당일수술에서
마취와 진통

Anesthesia and Pain Medicine for Ambulatory Anesthesia

서울아산병원 마취통증의학과
양홍석 지음

군자출판사

당일 수술에서 마취와 진통 둘째판

첫째판 1쇄 인쇄 | 2000년 7월 26일
첫째판 1쇄 발행 | 2000년 8월 5일
둘째판 1쇄 발행 | 2010년 8월 10일

지 은 이 양홍석
발 행 인 장주연
편집디자인 권연정
표지디자인 이지선
발 행 처 군자출판사
등 록 제 4-139호(1991. 6. 24)

본 사 (110-717) 서울특별시 종로구 인의동 112-1 동원회관 BD 6층
Tel. (02) 762-9194/5 Fax. (02) 764-0209
대구지점 Tel. (053) 428-2748 Fax. (053) 428-2749
광주지점 Tel. (062) 228-0252 Fax. (062) 228-0251
부산지점 Tel. (051) 893-8989 Fax. (051) 893-8986

www.koonja.co.kr

* 파본은 교환하여 드립니다.
* 검인은 저자와의 합의 하에 생략합니다.

ISBN 978-89-6278-315-5

정가 35,000원

새롭게 2판을 만들면서

"당일 수술에서 마취와 진통"을 첫 출간한 후 벌써 10년이 지났다. 급격하게 변화되는 의료계에서 당일수술에 대한 의사와 환자의 개념이 많이 바뀌게 되었으며 국내에서도 당일 수술이 증가되고 병원과 사회적 개념의 변화로 환자의 증가와 함께 관련된 많은 논문들이 발표되고 있다. 이와 같은 당일수술에 대한 새로운 지식을 함께하여 2판을 출판하게 되었다.

의학의 발전과 의료보험과 같은 복지 정책의 개선과 함께 노인 인구의 증가로 대상 환자의 분포가 변화되어 당일수술에서도 점차 고령 환자가 증가하게 되었다. 수술에서는 내시경과 복강경, 미세 현미경 수술 등 수기의 변화와 수술에 사용되는 기구의 발달로 수술 수기의 침습 정도가 줄어들면서 당일수술로 적용되는 범위도 점차 넓어지게 되었다.

마취에서는 propofol, remifentanil과 같은 정맥마취제 및 sevoflurane과 desflurane과 같은 흡입마취제, 비탈분극성 근이완제와 길항제의 소개와 상후두 기도유지기 등 약제와 기구의 발달은 마취 유도와 유지가 쉬워지고 빠른 회복과 수술 후 통증 치료를 안전하게 제공할 수 있게 되어 병원에 머무르는 시간이 단축되고 퇴원에 필요한 조건을 쉽게 충족시킬 수 있게 되었다. 이와 같은 변화는 "빠른 회복경로(fast track surgery)" 개념을 적용할 수 있게 되어 당일수술은 더욱 활성화 될 것이다.

이러한 변화들은 당일수술을 더욱 발전시키게 되었으나 아직 국민의 건강을 위한 제도와 보험의 보완이 뒤따르지 못하여 적용이 쉽지 않은 부분도 있다.

여기서는 의료 제도에 대한 내용보다는 첫 출판을 한 후에 얻을 수 있었던 당일수술을 위한 마취뿐만 아니라 내과, 영상의학과, 정신과, 응급실 등 수술실 밖에서 이루어지는 마취에서의 임상경험 및 새로운 정보에 대하여 문헌 고찰과 함께 설명하고자 한다. 여러 임상 분야에서 수고하시는 선생님들께 도움이 되었으면 한다.

2010년 5월

울산대학교 의과대학 서울아산병원 마취통증의학과 교수

양 홍 석

권두언

외래마취(당일수술)는 해마다 증가하는 추세에 있다. 영국을 비롯한 구미 각국에서는 예정 수술의 50%를 이미 넘어서고 있지만 우리 나라에서는 아직 10%를 넘지 못하고 있다. 세계적으로 매년 치솟기만 하는 의료비를 감당하기에는 이제 한계점에 도달하고 있으며 사람들도 불편한 병원 생활에서 벗어나 수술 전후 따뜻한 가정에서 보내려는 욕구가 맞아 떨어지는 결과라고 볼 수 있다. 우리나라에서는 외래환자에게 불리하게 책정된 의료보험 수가라든지 국민들의 의료 환경에 대한 협력부족 등으로 인하여 아직은 미미한 수준에 머물고 있으나 현재 대형 병원에서부터 시작된 외래마취에 대한 관심도가 빠른 시일 내에 확산되어 구미 각국과 비슷한 수준에 이를 것으로 예상된다.

외래마취에서 무엇보다 중요한 것은 수술이 끝난 후 최단 시간 내에 의식 및 신체 상태가 회복되도록 하여야 되며, 일반적으로 마취(수술)후에 흔히 발생하는 오심과 구토뿐만 아니라 술 후 통증 문제도 원만히 해결되어야 한다. 이러한 외래마취의 필요조건을 해결하기 위하여 propofol을 이용한 정맥마취에서 해법을 찾아보려는 많은 노력이 있어 왔으며, 근래에 외서는 sevoflurane과 desflurane과 같은 흡입마취제도 이에 가세를 하고 있다.

외래마취가 증가할 기미를 보이고 있는 이 시점에서 외래마취의 길잡이 역할을 할 교과서의 출간은 아주 반가운 소식이 아닐 수 없다. 그것도 세계적으로 외래마취가 제일 성행하고 있는 영연방에서 출간된 책을 울산대학교 양 홍석 교수의 성실한 번역뿐만 아니라 시대 변천에 따른 몇 가지 분야를 추가하여 전문의뿐만 아니라 전공의에게도 많은 도움이 될 것으로 기대된다.

2000년 5월

울산대학교 의과대학 교수

서 병 태

책을 쓰면서

의학의 발달과 함께 마취 수기와 감시 장비 및 약제뿐만 아니라 외과의 수술 수기가 개선되면서 점차 여러 분야의 수술들이 간단하게 시술하게 되면서 환자에게 최소한의 침습과 함께 조기 회복이 가능하게 되어 당일수술의 적용이 점차 확대되고 있다. 이러한 변화와 함께 세계적으로 당일수술은 점차 증가되고 있으며 국내에서도 일부 병원에서 소규모로 시도되기 시작하여 의사 및 환자의 인식 변화와 병원 경영 측면에서 병실의 부족 등을 만족시켜 주므로 점차 증가되고 있다.

당일수술을 위한 마취와 진통에서 입원 환자와 크게 차이는 없지만 병원에서 머무르는 시간이 짧고 지속적으로 관찰을 할 수 없으므로 마취과의사는 외과의사와 함께 간호사와 관리자들의 협조가 필요하며 환자와 보호자에게는 정확한 사전 교육이 필요하다.

마취과학의 기본적인 원리와 약제 등에 대한 설명은 제외하고 당일수술에 대한 내용을 위주로 하였으며, 대부분의 교과서에서는 학문적인 바탕에서 쓰여 졌지만 이 책에서는 마취 관리의 일반적인 분야는 제외하고 당일수술센터와 수술실에서 직접 환자관리 중에 당일수술의 확대 적용 및 환자의 안전을 위하여 반드시 숙지하여야 할 기본적인 수기를 중심으로 정리하였으며, 서울중앙병원 당일수술 센터에서 사용하고 있는 설명서와 질문서 등을 추가하였다. 당일수술에서 환자의 안전과 비용 효과를 증진시킬 수 있는 지침을 제공할 수 있었으면 한다.

2000년 5월

울산대학교 의과대학 서울중앙병원 마취과 교수

양 홍 석

목 차

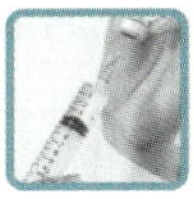

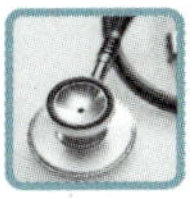

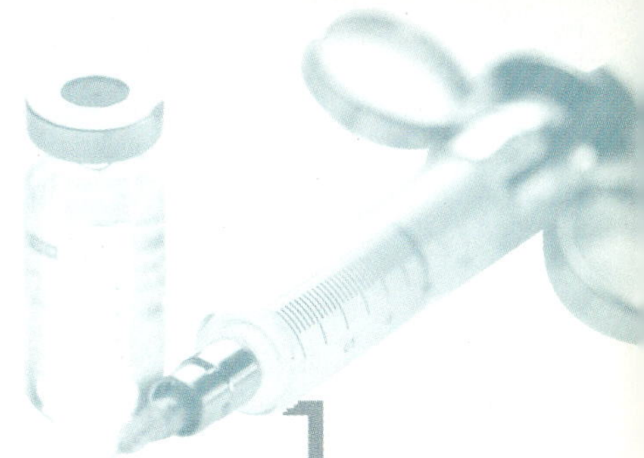

Chapter 1

당일수술을 위한 마취

당일수술(외래수술)을 위한 마취의 역사는 태초부터라고 할 수 있다. 성경(창세기 2장 21-25절)에서 "하느님은 아담에게 깊은 잠이 쏟아지게 하시어 잠들게 하신 다음 갈비뼈를 취하여 이브를 창조하시고 곧 원래대로 복원하였다." 라는 구절이 있다. 또한 인간이 시행한 최초의 마취에서도 CW Long이 1842년 3월에 ether를 이용하여 목 부위의 낭종을 제거하는 수술을 시행하였는데, 이 수술도 당일수술이었다. 이와 같이 당일수술은 인류의 역사와 함께 발전하였다.

당일수술은 건강관리측면에서 성공적인 사업 중의 하나로 지난 수년에 걸쳐서 세계적으로 전파되고 있다. 당일수술은 영국의 James H. Nicholl이 1909년 10년 동안 소아 환자 8,000명에서 실시한 당일수술에 대한 보고와[1] 1912년 Ralphwater가 미국의 Iowa Sioux city의 "The Down-town Anesthesia Clinic" 에 대한 보고에서 시작되었다.[2] Wallace Reed는 1970년에 근대적인 당일수술을 위한 개념을 도입하였다. 이후 점차 발전하여 영국에서는 1995년에서 1996년까지 총 1,900,000명이 당일수술을 받았으며, 지난 8년 동안 3배가 증가 한 것이다. 영국 정부의 국가의료제도 위원회와 Royal College의 외과 의사들은 당일수술은 전공분야에 따라서 차이는 있으나 모든 선택수술의 50%가 적절하다고 하였다.[2,3] 그러나 21세기 중반에는 당일수술이 75% 이상으로 증가할 것이라고 하였으며[4] 실제로 2000년대에 들어서면서 북미에서는 70%, 영국에서는 65% 이상의 외과 수술이 당일수술로 시행된다고 하였다.[5-7]

이러한 급격한 증가에는 3가지의 특별한 이유가 있다. 첫째는 의료기술의 변화와 함께 사회는 환자가 수술 후 조기활동을 독려하기 때문이다. 둘째는 수술과 마취에서 기술적으로 발전하였기 때문이다. 최근 마취과의사는 빠른 마취유도와 마취 후 합병증을 최소한으로 저하시키면서 빠른 회복을 기대할 수 있는 수기와 약물을 사용하게 되었다. 또한 외과의사는 당일수술의 확산과 발전을 시킬 수 있는 레이저 또는 내시경 등을 이용한 최소한의 침습적인 수술수기를 발전시켰다. 셋째로는 아마도 가장 중요한 것으로 최근 모든 나라에서 의료비 경감과 함께 최고의 환자관리를 제공하기 위하여 노력하고 있다는 것이다.[5,6)]

지난 수년 동안에 외과적 수기에서 가장 중요한 변화 중 하나로 입원 수술에서 당일 수술로 전환이었다.[8)] 새로운 수술과 마취 수기 및 약물의 발달과 개발은 당일수술의 보편화에 필수적인 요건이다. 최소한의 침습적인 수술 수기의 지속적인 발달과 부위마취 및 전신마취의 수기가 발전되고, 부작용이 적고 작용시간이 짧은 마취 약물의 개발로 당일수술은 점차 적용범위를 넓혀가고 있다.[9-11)] 이와 같은 변화로 인하여 1990년 초에는 Fast-track recovery 개념이 도입되면서 마취에서 빠른 회복과 병원에서 조기 퇴원으로 사회생활로 빠르게 복귀할 수 있어 당일수술의 효과를 증진시킬 수 있게 되었다.[12,13)]

이와 같이 당일수술의 빠른 성장 과정에서 당일수술센터 조직과 관리자들은 환자에게 제공되는 결과에 대한 질적 평가를 위한 기준이 필요하게 되었다. 많은 병원과 국가에서 소 수술과 중등도 수술의 대부분을 안전과 비용 절감 및 효과적인 치료를 제공하기 위하여 당일수술에 적용하려고 시도하고 있다. 더욱이 당일수술은 지나치게 엄격한 환자의 선택과 관리 규정 등으로 적용범위를 위축시켜 의료 수혜자(환자)와 제공자(병원 또는 의사)가 서로에게 방해가 될 수도 있다. 그러나 환자들은 법과 규정을 따라서 치료를 위한 대기시간을 줄일 수 있으므로 건강관리에서 경제적인 이득을 얻게 될 것이다. 당일수술의 장점을 표 1-1에 정리하였다.[1-4,14)]

표 1-1. 당일수술의 장점
대부분의 의사, 간호사, 관리자와 환자가 원한다.
정신적인 이득, 특히 소아에서 크다.
수술후 낮은 이환율
상처 감염률의 감소
효과적인 간호인력 보충
지속적인 환자수의 증가
수술을 대기하는 시간의 절약과 환자수의 감소
경제적인 이득, 즉 병원경비의 감소와 병실확보
적은 규모의 병원 시설로 충분하다.
귀가 후 치료 및 투약을 환자 자신이 직접 확인

최근의 경제적인 상황에서 많은 나라들은 보건 의료제도의 개선과 수년 동안 당일수술을 증가시키기 위한 노력으로 경제적인 부담, 관련자들을 위한 교육 및 수술을 위한 장기간 대기 등은 해결되어야할 문제점들이다. 유럽의 많은 나라들은 당일수술을 부족한 보건의료 재원을 해결할 수 있는 하나의 방법으로 인식하기 시작하였다. 새로운 수술 수기와 마취약물의 적용에 따른 환자치료에서 비용부담이 다소 늘어날 수 있지만 전체 비용에서 마취 약물이 차지하는 부분은 6% 이하이므로 비용은 크게 증가하지 않을 것이다.[15] 우리나라에서도 이러한 이론과 결과를 적용할 수 있다면 많은 외과의사, 마취과의사, 간호사 및 병원 관리자들의 당일수술에 대한 개념이 변화될 수 있을 것이다.

당일수술이 미국과 영국에서 발전하게 된 원인은 당일수술의 전파를 위하여 1987년과 1989년에 설립된 미국당일수술협회(Society of Ambulatory Anesthesia, SAMBA)와 영국당일수술협회(British Association of day Surgery, BADS)가 학술대회를 개최하고 전문분야로 성장하기 위한 노력을 경주하였기 때문이다. 1995년에는 호주, 벨기에, 영국을 포함한 13개 나라에서 International Association for Ambulatory Surgery(IASS)가 결성되었다.[16-18] 국내에서는 1980년대부터 일부 병원에서 극소수의 환자에게 제공되기 시작하였으나 1990년대 후반부터 활성화되기 시작하였으며 많은 연구 결과가 발표되었다.[19-25]

앞으로 당일수술의 발전과 함께 입원 환자를 당일수술로 전환시켜 적용하려면 기본 계획과 설비를 구축하고 필요한 자본의 확보와 적절한 집행이 중요한 인자가 될 것이다.[26]

당일수술이란?

당일수술의 정의는 응급수술이 아니며 세심한 선택 과정을 거쳐서 선택된 환자에게 제공되는 방법으로 입원과 수술 및 가정으로 퇴원이 하루 내에 이루어지는 것을 말한다.[8] 다시 말하면 당일수술은 회복을 위한 시설의 필요성이 적은 검사 또는 수술을 국소마취, 부위마취, 진정마취 또는 전신마취를 이용하여 시술한 후 입원하지 않고 회복 후에 귀가하는 경우를 말한다. 수술이 길어지거나 마취방법의 변화로 병원에 체류하는 시간이 지연된다면(예; 23시간 이상 체류) 엄격한 의미의 당일수술은 아니지만 연장된 의미로 포함될 수 있다.[8,27,28]

당일수술은 정상 생리적 조건으로 조기에 회복되고, 합병증은 거의 없으며, 정신적 및 이학적 이상의 발생을 저하시키고 조기에 정상 활동을 할 수 있도록 하여야 한다. 이러한 결과로 당일수술 환자들은 입원 환자보다 경비 부담을 저하시킬 수 있다.

일반적으로 당일수술을 영어로는 ambulatory surgery라고 하지만 일부 전문서적에서 outpatients surgery, come-and-go surgery, in-and-out surgery, same day surgery, one day surgery, day care surgery, short stay surgery 등으로 표현하기도 한다. 국내에서는 ambulatory surgery가 당일수술 또는 외래수술 등으로 표현하고 있다. Ambulatory anesthesia는 당일수술 마취 또는 외래수술마취 등 여러 가지로 사용되고 있으나 아직은 통일된 어휘로 사용되고 있지는 않다. 여기서는 당일수술과 당일수술 마취로 기술하였다.

기대하는 목표

당일수술에 대한 서적이 여러 가지가 있으나 대부분은 역사적인 변화, 당일수술실의 설치에 관련된 계획 등이 포함된다. 그러나 이 책에서는 이러한 부분과 함께 임상수기와 상식적인 접근을 시도하였다. 주요 목표는 당일수술과 같은 특수한 진료 방법에 관련된 모든 마취과의사와 전공의 및 의과대학 학생들을 대상으로 하였다. 또한 모든 간호사 특히 마취과 간호사와 모든 외래 수술을 받는 환자와 관련 종사자들에게 필요한 책이 되기를 바란다.

당일수술에서 많은 문제점들은 마취과의사의 개인적인 임상 실기와 전문분야의 한 부분으로서 영향을 받게 된다(표 1-2). 이 책에서는 이러한 문제점들을 어떻게 감소시킬 것인가를 보여줄 것이다.[12,13,17]

이 책의 각 장에서 마취과의사와 전공의 및 간호사에게 기본적인 교과서에서 알려주지 못하는 새로운 정보를 제공할 것이며, 정보는 가능한 범위에서 실제적이고, 간결하고, 응용할 수 있는 최근 지식들을 위주로 하였다.

표 1-2. 당일수술의 문제점
시작을 위한 비용부담, 즉 기구 및 인원 확보와 교육
선임 의료진과 관리자의 반대
환자 선택에는 지속적인 주의가 필요
이상적인 마취제의 선택
수술 후 이환율로 적절한 수술 종류의 제한
심각한 수술 후 합병증(예: 오심과 구토)과 통증 치료와 같은 문제점들
사회적인 부담의 증가, 특히 노인환자가 증가함에 따른
교육과 평가와 함께 연구 결과의 확인과 투자를 하여야 한다.

앞으로의 전망

당일수술의 전망은 마취과의사의 역할을 변화시켰다. 많은 마취과의사들이 일상적인 책임과 함께 예산의 집행과 질적 향상, 연구 및 교육 프로그램의 소개를 담당하는 당일수술실의 관리자가 되었다.

많은 나라에서 의료진들이 전통적인 방법에 호감을 가지고 있었으므로 당일수술의 발전에 실패하였다. 다른 문제점으로는 정보의 부재, 불충분한 설비와 관리체계 등이 있었다. 그러나 이러한 문제점들은 점차 변화되어 "Day surgery is the surgery of today" 라고도 하였다.[28] 이 책을 읽으면서 "Day surgery is the surgery of the future" 라는 것에 동의하게 될 것이다. 외과와 마취과의 급격한 발전은 이를 가능하게 만들 것이고 적용되는 수술범위도 점차 증가하게 될 것이다. 입원환자를 중요하게 교육하는 대규모 수련병원시대는 이미 과거가 되었다.

이 책을 읽은 일반인들에게는 당일수술에 대한 거부감을 해소시키고 아울러 당일수술의 장점을 충분히 이해시켜 그들이 바르게 의사결정을 하도록 도움이 되는 참고자료가 되고, 의사와 간호사들에게는 훌륭한 당일수술 전문가가 되어 당일수술 환자에게 최고의 서비스를 제공하는 데에 도움이 되는 안내서가 된다면 저자의 목적은 달성될 수 있을 것이다.

[참고문헌]

1. Nicholl JH: The surgery of infancy. Br Med J 1909; 2: 753
2. Royal College of Sergeons of England: Commission on the Provision of Surgical Service: Guideline for day case surgery reviced edition. 1992 RCS London.
3. Report by the Day Surgery Task Force: Day surgery. N.H.S. Management Excecutive, London.
4. Jevtovic-Todorovic V: Standards of care for ambulatory surgery. are we up to speed. Minerva Anesthesiol 2006; 72: 13-20
5. Troy AM, Cunningham AJ: Ambulatory surgery: an overview. Curr Opin Anaesthesiol 2002; 15: 647-57
6. Jarrett PEM: Day care surgery. Eur J Anaesthesiol 2001; 18: 32-5
7. Wetchler BV: Online shopping for ambulatory surgery: let the buyer beware? Ambul Surg 2000; 8: 111
8. McGrath B, Chung F: Postoperative recovery and discharge. Anesthesiology Clin N Am 2003; 21: 367-86
9. Shnaider I, Chung F: Outcomes in day surgery. Curr Opin Anaesthesiol 2006; 19: 622-9
10. American Society of Anesthesiologist task Force on Postanesthetic Care. Practice guidelines for postanesthetic care. Anesthesiology 2002; 96: 742-52
11. McGrath B, Chung F: Postoperative recovery and discharge. Anesthesiol Clin North Am 2003; 21: 367-86
12. White PF, Eng M: Fast-track anesthetic techniques for ambulatory surgery. Curr Opin Anaesthesiol 2007; 20: 545-57
13. Kehlet H, Wilmore DW: Multimodal strategies to improve surgical outcome. Am J Surg 2002; 183: 630-41
14. Smith I, Cooke T, Jackson I, et al: Rising to the challenges of achiving day surgery targets. Anaesthesia

2006; 61: 1191-9
15. White PF, Watcha MF: Pharmacoeconomics in anesthesia: what are the issue? Eur J Anaesthesiol 2001; 18: 10-5
16. Miller JM, Rudkin GE, Hitchcock M: Practical anesthesia and analgesia for day surgery. BIOS Scientific Publishers Limited 1997 pp1-3
17. Conlay LA: Ambulatory anesthesia: then and now. edited by Steele SM, Nielsen KC, Klein SM: Ambulatory anesthesia and perioperative analgesia. 2005 New York McGraw-Hill Co. pp3-8
18. De Lathouwer C, Poullier JP: How much amvulatory surgery in the world in 1996-1997 and trends? Ambulatory Surg 2000; 8: 191-210
19. 윤정수, 강태훈, 양홍석: 외래 소아 환자의 마취관리. 대한구급의학회지 1993; 8: 53-8
20. 양홍석, 김대영, 정화성, et al: 정형외과 외래수술 환자의 마취관리. 대한정맥마취학회지 1998; 2: 83-90
21. 김태엽, 황병문, 양홍석: 당일수술 환자의 마취 후 합병증. 대한마취학과회지 1999; 37: 268-75
22. 임태하, 김락범, 오현주, et al: 당일수술로 시행한 수근관 증후군(capal tunnel syndrome)에 대한 임상적 고찰. 대한정맥마취학회지 2000; 4: 292-7
23. 신진우, 임여정, 박숙희, et al: 당일수술로서 정형외과 하지수술의 분석. 2001; 대한정맥마취학회지 2001; 5: 216-23
24. 이정락, 박선정, 임정길, et al: 당일수술센터를 통한 정신과 환자의 전기경련용법. 대한마취과학회지 2002; 43: 520-4
25. 신상호, 이윤경, 조성강, et al: 산부인과 영역에서 당일수술 마취관리. 대한정맥마취학회지 2004; 8: 25-32
26. Gilliard N, Eggli Y, Halfon P: A methodology to estimate the potential to move inpatient to one day surgery. BMC Health Serv Res 2006; 6: 78
27. Department of Health: Day surgery: an operational guide. London DoH 2002
28. Russen K, Thomas A: Anesthesia for day surgery. J Perioper Pract 2007; 17: 302-7

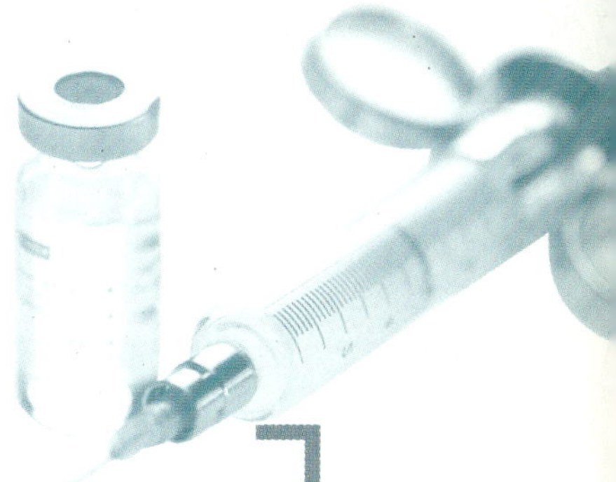

Chapter 2
당일수술실의 기본 구성

당일 수술을 적용하기 위해서는 병원의 운영과 시설에서 입원환자와는 다른 일부 구조적인 변화가 필요하다. 이 장에서는 당일 수술실의 운영 요건과 시설의 특징에 대하여 설명하고자 한다.

당일수술실 운영

성공적인 당일수술 센터를 운영하려면 먼저 준비하기 전에 당일수술에 대한 기능적인 분석과 함께 환자와 병원 및 의사들이 필요로 하는 것이 무엇인가를 확실하게 파악하고, 어떻게 지역사회와 환자들에게 알릴 것인가와 효과적인 운영을 위한 계획이 필요하다[1,2].

1. 당일수술이 제공될 수 있는 지역사회의 범위

당일수술이 제공될 수 있는 지역사회의 범위에 따라서 당일수술 센터 운영에 차이가 있을 수 있다는 것을 감안하여야 한다. 그러나 국내에서는 전국이 하루 생활권이므로 당일수술의 선택에 지역사회 구조와 범위 등의 영향이 크지 않을 것으로 추측된다.

2. 지역사회의 인구

지역사회의 인구와 주요 질병의 분포에 따른 차이를 감안하여야 한다.

남녀의 성비와 나이에 따른 영향도 분석하여야 한다.

대상 환자는 주로 어린이, 사춘기 및 여성 등으로 나이는 15-44세가 적합하다.

노인환자 특히 65세 이상의 환자가 많으면 입원환자로 전환될 가능이 높다.

3. 의료진의 특성

의사의 전문성을 감안하여 적용한다. 주로 일반외과, 산과, 부인과, 이비인후과, 정형외과, 성형외과, 안과, 치과 등이 선호된다. 또한 의사의 연령이 60세가 넘으면 수술 수기가 느려지기 시작하여 수술 시간이 길어질 수 있으므로 당일수술을 담당하는 것은 고려되어야 한다.

4. 제공될 수 있는 환자 수와 수술의 종류

위의 사항들과 함께 병원의 지리적 및 사회적 위치와 과거 내원 환자의 수와 제공되었던 수술의 종류를 감안하여 계획한다.

당일수술을 위한 수술실의 운영체계

수술실의 운영 방법에 따라서 통합운영, 분리운영, 위성운영, 자유설립 체계등으로 분류할 수 있다[1,3].

1. 통합운영체계(integrated system)

외래환자의 수술을 기존의 입원환자에 포함하여 운영하는 방법으로 새로운 수술실의 건립 없이 입원 환자와 같이 수술 전, 중, 후를 관리한다.

장점

a. 분리에 따른 추가되는 투자 없이 운영을 할 수 있다.
b. 추가 요원(의사, 간호사, 보조원 등)의 필요 없이 기존의 종사자들이 쉽게 할 수 있다.
c. 대부분의 경우에서 기존의 시설을 이용하므로 설립에 필요한 시간이 짧다.
d. 외과의사는 수술 중에 소견의 변화에 따른 더 복잡한 외과적 시술을 계속 진행할 수 있다.
예: 유방 생검 후 악성종양으로 판명될 경우 곧 이어 유방절제술을 할 수 있다.

단점

a. 입원환자와 외래환자의 중복으로 수술실 배치에 문제점이 있다.
b. 입원환자 관리에 초점을 두게 되므로 외래환자에게 소홀히 하기 쉽다.
c. 외래환자 수술로 입원환자 수술과 응급환자의 처치가 지연될 수 있다.
d. 술 전 환자 대기실과 술 후 회복실이 입원환자를 기준으로 설계 관리되므로 상태가 나쁜 입원 환자와 함께 간호하는 경우 외래환자에게 정신적인 충격을 줄 수 있다.
e. 입원환자와 함께 간호하므로 병원 감염의 위험성이 있다.

2. 분리운영체계(separated system)

독립된 외래환자 수술실을 만들어서 입원환자와 분리하여 운영하지만 기존의 수술실과 연결되어 운영하는 방법으로 당일수술 환자의 관리를 목적으로 수술실을 병원내 또는 부속건물을 건립한 경우이다.

장점

a. 환자의 관리가 쉽다.
b. 수술의 계획이 쉽고, 수술실을 차지하기 위한 경쟁이 없다.
c. 환자뿐만 아니라 의사, 간호사 등 당일수술실 근무자들의 만족도가 높다.

단점

a. 새로운 수술실 운영을 위한 인원 구성이 필요하며 의료기구의 이원화가 필요하다.
b. 수술실 운영에서 유연성이 적다. 당일수술실의 목적 변경에 따른 설계 변경이 필요한 경우에 추가 투자가 필요하다.

통합운영 체계와 분리운영체계의 완충형으로 술전 대기실, 수술실, 회복실 중의 일부를 입원환자와 당일수술 환차를 분리하여 사용하는 방법도 있다. 환자의 등록과 대기실은 분리하여 운영하는 것이 환자 관리에 효과적이다.

Phalen[4]은 외래환자 수술실을 응급실내에 구성하여 간단한 응급 또는 외래수술을 하는 방법을 권장 하였다. 이러한 방법은 응급실에 계속적인 의료진의 대기와 함께 기구 등을 함께 사용할 수 있는 장점이 있다. 그러나 단점으로는 응급수술과 외래수술이 중복될 경우에 조절의 문제점이 있으며 응급실의 긴장된 분위기로 환자에게 불안감을 조장할 수 있다.

3. 위성운영체계(satellite system)

병원과 일정거리 떨어져서 분리 독립되어 외래환자의 수술 및 마취를 할 수 있도록 설계된 방법으로 특별한 지역에서 건강관리를 목적으로 하며, 비용이 많이 들고 유연성이 결여될 수 있다.

4. 자유설립체계(free standing system)

병원과는 다른 형태로 의사에 의하여 운영되지만 대부분이 건강관리를 목적으로 하는 단체에서 운영하는 경우가 많다. 예를 들면 1970년에 Wallace Reed와 John Ford가 Arizona주의 Phoenix에 설립한 surgicenter가 있다. 병원과는 독립되어 관리되므로 당일수술의 시행은 쉽지만 어떤 병원에서나 적용이 쉬운 것은 아니다. 운영방법에 따라서 병원과 제휴하거나 협력을 유지하는 방법이 적용될 수 있다[5].

장점

a. 운영에 따른 비용이 적게 든다.
b. 병원 나름의 관료적인 관리에서 벗어날 수 있다.
c. 주거지와 근접된 구조로 구성원들의 근로의욕이 높다.
d. 독립된 외과의사와 그룹접근이 가능하다.
e. 환자의 가족이 병원 규정의 대상이 되지 않는다.

단점

a. 비용이 증가될 가능성이 있다.
b. 병원에서와 같이 응급처치를 할 수 있는 곳과 거리가 있다.

5. 의원에서의 당일수술(Office-based anesthesia)

이는 개원의가 의원의 수술실에서 직접 실시하는 방법(office-based surgery)도 적용 될 수 있다.[6] 미국에서는 1996년 마취과학회에서 office-based anesthesia를 위한 기준을 제공하여 적용할 수 있게 하여 더욱 증가할 추세이다. 국내에서도 통계 분석은 없으나 개원의가 실시하는 당일수술이 차지하는 범위가 점차 증가되고 있는 추세로 예측된다. 앞으로 office-based surgery가 전체 당일수술의 24%가 될 것이라고 하였다.[6-8]

의원에서도 수술 전에 환자를 정확하게 분석 평가를 위한 검사 방법과 수술 및 마취 중에 환자 상태를 감시하고 마취를 할 수 있는 여러 장비가 발달되었다. 또한 작용발현이 빠르고 작용시간이 짧아서 빠른 회복이 가능한 마취 약물들도 개발되었으며, 당일수술을 할 수 있는 안과, 피부과, 정형외과, 성형외과, 산부인과, 소화기내과, 소아과, 치과 등 각 과의 의료 인력뿐만 아니라 의원에서 전신마취가 가능하도록 마취과의사의 수가 늘어 난 것이다. 그러나 환자의 안전을 위한 기준은 병원 또는 자유설립체계와 같이 적용하여 응급 처치를 위한 장비와 약품들은 구비하고, 외과의사가 직접 시행하는 국소마취와 진정마취에 따른 위험 부담을 해소하기 위하여 지속적인 교육과 명확한 기준을 함께 적용하여야 한다.[7,9] 또한 응급 처치 및 입원을 위한 병원 단위로 후송을 위하여 서로 연결을 유지하는 것도 중요하다.

장점

a. 대부분이 간단한 수술이므로 위험 부담이 적다.
b. 수술실 운영에 따른 비용이 적게 든다.
c. 주거지와 근접되어 치료가 지속적으로 유지될 수 있어 환자의 만족도가 높다.
d. 감염의 위험이 적다.
e. 자유설립체계와 같이 병원의 관료적인 관리에서 벗어날 수 있다.
f. 환자에게 비용 부담이 적다.

단점

a. 질환의 종류에 따라서 큰 수술로 전환이 어렵다.
b. 응급상황에서 병원에서와 같은 처치의 어려움이 있다.

수술실의 구조

수술실은 환자와 보호자의 대기실과 수술실 및 2 단계의 회복실로 구성 된다.[1,2]

1. **대기실:** 수술 및 마취의 준비를 위한 환자 대기실과 보호자 대기실로 나눌 수 있다.
2. **수술실:** 대수술을 하는 종래의 수술실과 분리하여 외래 수술실로 독립하여 운영하는 것이 환자에게 안전하다.
3. **회복실:** 2 단계로 분리하여 운영

제 1 단계 회복실

a. 입원 환자에서 적용되는 것과 같이 수술 및 마취에서의 회복을 위한 회복실로, 완전 각성기까지 보호자와 격리, 감시 및 간호를 한다.

b. 입원 환자와 같이 환자 침대 또는 운반용 침대를 이용한다.

제 2 단계 회복실

a. 안정실이라고도 한다.

b. 마취에서 각성 된 후부터 사회생활로의 적응에 필요한 회복실로 보호자와 함께 있으면서 환자의 상태를 감시한다.

c. 감시 장치를 제거하고 보호자와 함께 관찰한다.

d. 항상 만일의 사태에 대비한 응급처치기구 및 약품의 준비와 하루 밤 관찰 또는 입원을 할 수 있도록 입원실의 준비가 필요하다.

e. 구조와 기능면에서 당일수술로 적용되는 수술의 종류에 따라서 유연성을 가질 수 있도록 세밀한 준비가 필요하다.

제 1과 2 회복실에서 소요되는 시간은 평균 100-170분이며[10-11] 최근에는 수술 수기의 개선과 마취약물의 발달로 수술과 회복 시간의 단축으로 수술실에서 직접 제2 회복실로 이송되는 경우가 증가되고 있다.[11-13] 그러나 당일 수술과 마취에서 제1 회복실은 매우 중요한 역할을 하므로 비용 효과적인 측면에서 분석이 필요하다.[10-14]

회복 환자 관리에서 질적인 관리를 위하여 성인과 소아의 구분된 간호 관리가 필요할 수 있으므로 여러 가지 환경과 조건을 고려하여 결정하여야 할 것이다.

▣ 빠른 퇴원(Fast-Tracking, Bypassing the PACU)의 적용

당일수술에서 빠른 퇴원의 목적은 외과의사에게 적절한 수술 조건을, 환자에게는 빠른 회복과 함께 편안함을 제공하는 것이다.[13] 이는 환자에게 회복실에서 감시와 간호를 위한 시간을 줄이고 빨리 회복되어 일찍 퇴원하여 가정으로 돌아갈 수 있게 한다.

대부분의 당일수술 환자는 전신마취 또는 진정마취(monitored anesthetic care, MAC) 등으로 수술 후 회복과 퇴원 과정에서 앞서 설명한 바와 같이 2단계의 회복실 과정을 지나게 된다. 여기서 제 1 회복실 과정을 단축시켜 환자에게는 안전과 만족감을 증진시키고 병원에는 경비를 절감시킬 수 있도록 한다.[11,15] 결국은 당일수술의 효과와 효능을 증진시키고 장시간 감시 장비의 거치에 따른 지연 퇴원을 제거하여 인력과 노동량을 감소시켜서 경비를 줄이기 위한 계획이다.[16] 적절한 환자의 선택을 위한 기준으로 나이, 환자 상태(예; 미국마취과학회 신체등급 분류)와 수술의 종류 및 시간 등을 적용할 수 있다.[15,17] 마취에서는 새로운 빠른 작용발현과 짧은 작용시간의 마취제, 아편유사제 및 근이완제를 적용할 수 있다. 그러나 단지 빠른 회복을 목적으로 투여량을 조기에 감소시킨다면 수술 중에 각성의 위험이 있다. 또한 짧은 시간내에 회복되기 위해서는 수술 후 통증, 오심과 구토, 기도폐쇄, 저환기, 혈압 상승 및 저하, 잔류 근이완 효과, 수술에 따른 합병증 등을 예방할 수 있어야 한다.[10,15-19] 환자의 위험부담을 감소시키고 만족감을 상승시키고 노동량과 경비의 부담을 감소시킬 수 있도록 정확한 분석이 필요할 것이다.[12,13,20] Song 등은[13] 빠른 퇴원은 수술의 종류와 마취 방법에 따른 차이가 있을 수 있으며 시간은 부분적으로 단축시킬 수 있으나 간호사의 일 부담은 줄일 수 없었다고 하였다.

당일수술에서 fast-track을 효과적으로 적용하기 위한 마취과의사의 역할은

- 효과적인 수술 전 처치를 하고
- 적합한 마취 약물과 방법을 선택하고 적용하며
- 부작용(예; 통증, 오심과 구토, 어지러움 등)을 저하시킬 수 있는 약물을 선택 투여하고
- 수술 전과 중 및 후에 동반된 질병을 적합하게 처치하며
  (예; 주요 장기의 기능 유지를 위한 보조 약물의 투여)

표 2-1. 당일수술 후에 빠른 회복(facilitating fast-track recovery)을 위하여 수술기간 중에 치료 및 관리해야 하는 중요한 문제점과 방법

시기	내용
수술 전	동반된 질환(예; 고혈압, 당뇨 등)의 안정과 재활운동 프로그램의 적용과 금연 불안과 불편함을 최소화하여 환자를 진정시킨다. 수분을 공급하여 진정 상태를 유지한다. 수술 후 합병증(예; PONV, 통증, 장폐색 등)을 예방하기 위한 적절한 치료를 한다.
수술 중	부작용을 최소화하고 빠른 회복과 진정된 수술 상태를 위하여 적합한 마취수기를 적용한다. 말초신경 차단, 상처 침윤마취 등으로 국소 진통을 한다. 여러 가지 방법을 병용하여 진통, 오심과 구토를 예방한다. 경비 위식도관의 사용과 과도한 수분 공급을 자제한다.
수술 후	빠른 회복과 퇴원을 위한 퇴원 조건에 적합한 환자에게 적용한다. 아편유사제의 필요성를 최소화하기 위하여 비아편유사제를 처방하여 수술 후 통증 조절을 한다. 조기 거동과 함께 일상생활에서 정상 활동을 하도록 권장한다.

- 수술 중에 최고의 수술 조건을 유지하며
- 마취에서 빠른 회복과 수술 후 부작용과 합병증을 최소화 할 수 있도록 하는 것이다(표 2-1).[21-23]

[참고문헌]

1. Wetchler BV: Anesthesia for ambulatory surgery. London. J.B. Lippincott Company.
2. Burn J: Facility design for outpatient surgery and anesthesia. edited by Woo SW: Ambulatory anesthesia care. Boston, Little Brown & Co. 1982 pp135-51
3. Royal Australarian College of Surgeons: Guideline and standards for day surgery in Australia. 2006
4. Phalen JF: Planning a hospital based outpatient surgery program. Hosp Prog 1976; 57: 64-5
5. Reed WA: Freestanding surgical care facilities. Int Anesthesiol Clin 1982; 20: 109-23
6. Cronin AJ, Miller AJ: Office-based anesthesia. Curr Opin Anaesthesiol 1998; 11: 425-8
7. Wetchler BV: Online shopping for ambulatory surgery: let the buyer beware! Ambul Surg 2000; 8: 111
8. Koch ME, Dayan S, Barinholtz D: Office-based anesthesia: an overview. Anesthesiology Clin N Am 2003; 21: 417-43
9. Sandler NA: The controversial role of the surgeon=anesthetist: lessons learned from oral and maxillofacial surgery. Int Anesthesiol Clin 2003; 41: 91-102
10. White PF, Rawal S, Nguyen J, et al: PACU fast-tracking: an alternative to “bypassing” the PACU for facilitating the recovery process after ambulatory surgery. J Perianesth Nurs 2003; 18: 247-53
11. Apfelbaum JL, Walawander CA, Grasela TH, et al: Eliminating intensive postoperative care in same-day surgery patients using short-acting anesthetics. Anesthesiology 2002; 97: 66-74
12. Song D, Chung F: Fast-tracking in ambulatory anesthesia. Can J Anaesth 2001; 48: 622-5
13. Song D, Chung F, Ronayne B, et al: Fast-tracking (bypassing the PACU) does not reduce nursing workload after ambulatory surgery. Br J Anaesth 2004; 93: 768-74
14. Jevtovic-Todorovic V: Standards of care for ambulatory surgery. Minerva Anesthesiol 2006; 72: 13-20
15. Twersky RS, Sapozhnikova S, Toure B: Risk factors associated with fast-track ineligibility after monitored anesthesia care in ambulatory surgery patients. Anesth Analg 2008; 106: 1421-6
16. Duncan PG, Shandro J, Bachand R, et al: A pilot study of recovery room bypass (“fast-track protocol”) in a community hospital: Can J Anaesth 2001; 48: 630-6
17. Patel RI, Verghese ST, Hannallah RS, et al: Fast-tracking children after ambulatory surgery. Anesthe Analg 2001; 92: 918-22
18. Wilmore DW, Kehlet H: Management of patients in fast track surgery. BMJ 2001; 322: 473-6
19. Chung F, Mezei G: Factors contributing to a prolonged stay after ambulatory surgery. Anesth Analg 1999; 89: 1352-9
20. Miller J: Fast-tracking in day surgery. is your journey to the recovery room really necessary? Br J Anaesth 2004; 93: 756-8
21. White PF, Eng M: Fast-track anesthetic techniques for ambulatory surgery. Curr Opin Anaesthesiol 2007; 20: 545-57
22. Halaszynski TM, Juda R, Silveman DG: Optimizing postoperative outcomes with efficient preoperative assessment and management. Crit Care Med 2004; 32: S76-S86
23. Hensel M, Schwenk W, Bloch A, et al: The role of anesthesiology in fast track concepts in colonic surgery. Anaesthesist 2006; 55: 80-92

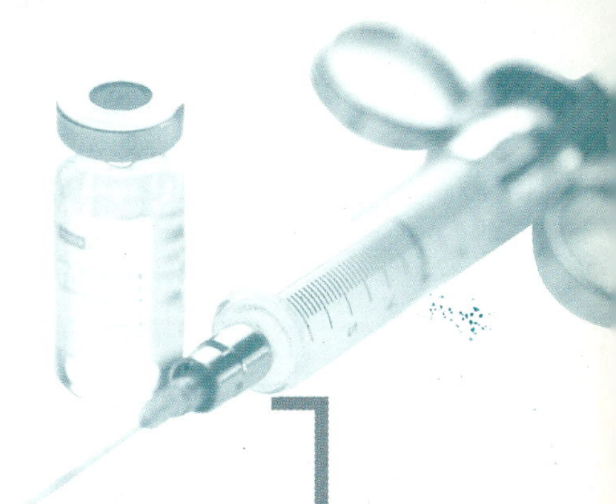

Chapter 3

환자의 선택과 검사

당일수술에 적합한 환자를 선택하는 것은 안전하고 효과적인 치료의 기본이다. 환자의 선택에는 신체 상태와 수술 수기에 따른 가능성 있는 모든 합병증과 위험성을 인식하고 분석하여 상세한 설명과 함께 승낙서에 서명(infomed consent)을 받는 일체의 모든 과정이 포함된다. 당일수술에서 술전 검사에 대하여 많은 논란이 있으나 환자의 평가는 신체 상태에 대한 적합성을 분석하고 증상과 병력에 따른 필요성과 비용 효과에 대하여 심사숙고하여야 하며 잘못된 술전 분석은 수술을 취소 또는 연기하게 되고, 불필요한 검사를 많이 하게 하며, 당일수술에 따른 환자의 부담을 증가시키고, 술 후 합병증의 원인이 될 수 있으므로[1,2] 환자에게 꼭 필요한 검사의 필요성과 비용 효과를 심사숙고하여 시행하여 편안함을 제공할 수 있도록 한다. Badner 등은[3] 환자가 마취과의사와 면담 전에 자신의 병력과 증상에 대한 서면 질문에 대한 답변서와 함께 평가를 받는다면 도움이 될 것이라고 하였다. 정확한 수술 전 평가에서 당일수술과 수술 후 입원에 따른 이점을 고려하여야 한다.[4]

당일수술을 위한 환자의 선택에서 가능한 위험은 표 3-1과 같다. 당일수술에서 대위험인자를 가진 환자는 적다. Warner 등은[5] 38,585 당일수술 중에서 단지 33명에서 사망하거나 이환율을 가지고 있었으며, 위험률은 0.0009% 또는 1:1366 이라고 하였다. 사망한 4명의 환자 중에 2명은 차량사고였으며 2명은 심근 경색증으로 모두 수술 후 1주일 이내에 사망하였다.[5] 이들 중에서 31명은 의학적으로 관련성이 있으나 치명적이지 않은 심근경색증, 폐색전증, 뇌졸중과 호흡부전을 포함한 이환과 사망으로 8시간 이내에 단지 4명, 40시간 이내에는 15명, 나머지는 28일 이내에 발생하였다. 캐나다에서는 약 7,000명을 시술하여 사망은 없었으며 극소수에서

표 3-1. 당일수술에서 선택과 검사의 목적(위험도 감소와 관련)
대 위험 - 위험 가능성이 큰 경우
치명적인 마취와 관련된 합병증
큰 수술과 관련된 이환율
큰 퇴원 후 이환율과 사망률
소 위험 - 위험 가능성이 적은 경우
당일수술의 취소
마취와 관련된 소 합병증
수술 중 외과적 어려움
예견되지 못한 입원
퇴원 후 견디지 못하는 통증
좋지 않은 수술 후 이환율

대 합병증이 있었을 뿐이었다.[5)]

▣ 사회적 인자

환자는 책임이 있고 건강한 16세 이상의 성인으로부터 수술 후 24시간 이상을 보호 및 간호를 받을 수 있어야 한다. 보호자가 함께 퇴원을 한다면 부작용과 합병증을 저하시키고 환자의 편안함과 만족도를 증가시킬 수 있으므로 보호자 동반은 의무사항이 되어야 할 것이다. 보호자가 동반할 수 없다면 하루 입원을 하여야 할 것이다.[6,7)] 환자를 간호할 보호자로는 16세 이하, 노인 또는 지체부자유인이라면 적합하지 않다. 보호자는 가정으로 안전하게 돌아온 후에는 통증, 오심과 구토 등의 경미한 합병증에 대한 간호를 하여야 한다.[6)] 비록 운전시간, 거리, 운송수단들은 인위적인 것이지만 안전을 위하여 당일수술 병원에서 정상적으로 1시간 운전거리에 거주하는 환자를 대상으로 하여야 한다. 움직임에 장애가 없는 환자에서는 당일수술 후 자동차 또는 기차로 1시간이 넘는 곳이라도 안전하지만 많은 환자에서 통증과 오심이 증가되었다고 한다.[8)] 노르웨이에서는 100-200 km를 배로 여행을 하였지만 치료를 충분하게 제공하여 줄 수 있다면 문제가 없다고 하였다.[9)]

판단하기 어려운 부분은 환자의 가정환경이다. 적절한 위생시설, 전화 시설, 계단의 이용 등이 기본적인 것이다. 이러한 문제점들은 수술 전 면담에서 확인하여야 하며 정확한 판단에는 가정 간호사가 더 효과적일 것이다.

만일 환자가 이러한 환경에 만족하지 않는다면 입원을 하여야 한다. 환자가 원하여 소수술을 하였더라도 예외는 아니다. 이러한 문제점을 설명하여 환자에게 조절할 수 있도록 하여야 한다.

적용 수술의 종류

1. 수술의 종류

당일수술로 적용할 수 있는 수술의 종류는 나라마다 또한 같은 나라에서도 병원의 조건에 따라서 차이가 있으며, 동일한 수술에서도 나라와 병원에 따라서 차이가 있다. 당일수술이 통상적인 수술 과정으로 보편화되지 않는 나라들이 있으므로 수술의 종류만으로 당일수술의 적합성을 결론 지을 수는 없다.[10)]

당일수술에 적용을 위한 접근은 2 가지 범위로 정리할 수 있다.

1) 외부적인 범위 : 적용이 가능한 수술의 종류들로 필요시간이 24시간 이내인 경우이다.

2) 내제적인 범위 : 수술과 마취에 따른 문제점의 복잡성(complexity)이 낮은 경우이다.

복잡성은 마취 시간과 이에 따른 부하되는 일의 양으로 설명할 수 있다.

이러한 범위는 미국마취과학회의 상대가치지침(American Society of Anesthesiologists Relative Value Guide, ASA RGV)으로 평가할 수 있다. ASA RGV에서 7점 이상이 되면 당일수술에 적용할 수 없다. ASA RGV에 대한 예를 들면 무릎 관절경 3점, 복막유착용해술(adhesiolysis) 6점, 전립선 절제술과 복강경식 담낭 적출술 7점, 심장이식 20점이다. ASA RGV는 침습 정도를 기준으로 분류한 것이며 마취의 복잡성과 부하되는 일의 양에 대한 평가와는 다르다.[10-12)]

그러므로 수술의 침습 정도, 출혈량, 수술 후 통증, 생리적 기능 회복의 어려운 정도 등을 감안하여 마취와 관련된 문제들뿐만 아니라 병원 체류시간에 영향을 줄 수 있는 인자들을 고려하여 적절하게 결정할 수 있어야 한다.[13)] Gilliard 등은[10)] 이미 제공되고 있는 당일수술의 종류와 기준에 ICD-9-CM(International Classification of Disease-9th revision- Clinical Modification)과 외과 수술 모델을 비교 분석하여 적용할 것을 제안하였다.

일반적으로 수술의 종류는 수술 후 통증과 출혈 등과 같은 합병증들이 퇴원 후에 발생할 위험이 적어야 한다. 이러한 제한 사항은 확실하게 결정된 것은 아니며 일부 당일수술을 하는 병원에서 실시하기에는 위험부담이 있는 수술들 즉 편도선 적출술,[14,15)] 복강경식 담낭절제술,[16,17)] 요추부 추간원판 적출술과[18)] 레이저 경뇨도 전립선 적출술[19)] 등이 적용되고 있다. 당

표 3-2. 수술의 크기 비교

Grade 1	예; 진단목적의 내시경, 복강경, 유방생검 등
Grade 2	예; 서혜부 탈장, 정맥류, 아데노이드편도절제술, 슬관절경 등
Grade 3	예; 개복식 자궁 전절제술(total abdominal hysterectomy), TURP, 요추부 추간판 절제술, 갑상선 절제술 등
Grade 4	예; 관절치환술, 동맥재건술, 대장 절제술, 근치목수술(radical neck disection) 등

일수술에서 개복, 개흉 및 뇌와 주요 혈관 수술들은 부적합하다. 당일 수술에 적용되는 수술의 크기에 대한 상대적 비교를 표 3-2에 정리하였다.

2. 통증

통증은 경구 또는 직장 진통제로 조절할 수 있어야 한다. 미래에는 더욱 발전된 투여방법이 개발되어 선택될 수 있겠지만 현재는 퇴원 후에 의사 또는 간호사의 즉각적인 도움을 받을 수 없으므로 대부분은 가정에서 경구 진통제를 이용하며 통증 완화가 불충분할 경우에는 응급실을 이용하게 될 것이다.

3. 수술시간

수술시간은 일반적으로 90-120분 이내로 제한된다. 2시간 이상 필요한 수술이라면 합병증의 위험이 증가된다는 보고도 있지만[20] 일부에서는 반론도 있다.[21] 수술시간 보다는 침습 정도가 더욱 중요한 요인이며, 수술 수기는 합병증 발생의 주요 예견 인자이다.[20-23] 하복부 수술, 비뇨기 수술, 복강경, 치과 수술과 백내장 제거술 등은 높은 이환율과 관련이 있다.[20-22,24] 침습 정도가 클수록 회복시간이 길어지므로 수술을 일찍 시작하여야 하며 입원할 가능성이 매우 높아진다.

당일수술로서 적절함을 결정하는 제한된 범위가 마취, 통증치료법과 수술수기의 발달로 계속 넓어지고 있다.

당일수술로 새로운 수술수기가 소개되면 같은 방법으로 수술을 시행한 환자는 입원하여야 한다. 이러한 시도가 잘 진행된다면 합병증에 대한 세심한 감시와 환자의 추적 관리 등을 실시하면서 서서히 당일수술로 적용을 진행시켜야 한다. 높은 입원율이 적용 초기에 나타난다면 충분히 개선되어 옳은 방법으로 인정을 받을 때까지 서두르지 말아야 한다.

표 3-3. 수술 전에 동반된 질환과 합병증 및 부작용의 발생 확률

환자 상태	합병증과 부작용
울혈성 심부전	12%에서 회복과 퇴원의 지연
고혈압	수술 중에 심혈관계 문제 발생이 2 배 증가한다.
기관지 천식	수술 후 호흡기계 문제가 5 배 증가 한다.
흡연	수술 후 호흡기계 문제가 4 배 증가한다.
비만	수술 중과 후에 호흡기계 문제가 4 배 증가한다.
위 식도 역류	기관내 삽관과 관련된 부작용 발생이 8 배 증가한다.

환자의 선택

마취과적인 합병증이 예견될 수 있는가? 캐나다의 연구에서[25] 수술 후 문제가 아닌 수술중의 문제들은 기관지 천식 또는 만성 폐쇄성 폐질환(chronic obstructive pulmonary disease, COPD), 고혈압 및 비만과 같은 환자의 기존 질환과 관련이 있었다. 당일수술학회(Federated Ambulatory Surgery Association, FASA)에서 87,492명의 분석에서 증상이 동반된 심장질환, 만성 폐질환, 고혈압, 비만 등은 합병증의 위험을 현저하게 증가시킨다고 하였다. 또한 천식, 인슐린 의존형 당뇨병(IDDM), 흡연과 나이, 위식도 역류, 폐쇄성 무호흡(obstructive sleep apnea) 등도 위험도를 증가시킬 수 있으므로 주의하여야 한다(표 3-3).[18,26-8] 안정된 미국마취과학회분류 신체등급(표 3-4) 3과 4에서 당일수술 후에 합병증과 입원할 가능성이 증가되는 것은 아니지만,[20] 신체등급 3과 4에서는 수술 수기 및 환자 상태와 관련된 합병증의 발생률이 증가된다고 하였다.[20,21] 비만과 신체등급 4에서는 부위마취의 실패율이 증가되고 전신마취로 전환되는 경우가 많다고 하였다.[29] 대수술 또는 응급수술에서 합병증은 신체상태의 악화와 함께 증가되며[30] 당일수술에서만 증가되는 것은 아니다. 당일 수술을 위한 환자선택의 기준에

표 3-4. 미국마취과학회 분류 신체등급

ASA 1. 건강한 환자
ASA 2. 경한 전신 질환, 기능 제한은 없음
ASA 3. 심한 전신 질환, 경한 기능 장애가 있음
ASA 4. 심한 전신 질환, 기능 제한이 심하며 지속적으로 생명을 위협받는 상태
ASA 5. 수술과 관계없이 24시간동안 생명을 유지할 수 없는 빈사상태
ASA 6. 뇌사를 판정 받고 장기를 기증한 환자
* 응급 수술을 하게 되는 경우에 각 등급에 "E"를 첨가하여 표기한다.

표 3-5. 당일수술로서 선택되기에 부적합한 환자

1. 위험인자가 동반된 유아
2. 수태기간이 60주가 되지 못하는 미숙아 병력이 있는 소아
3. 무호흡 병력이 있거나, 수유가 어려운 경우, 성장 장애가 있는 소아
4. 기관내 삽관과 보조호흡이 필요한 호흡부전(respiratory distress syndrome)이 동반된 환자(특히 1년 이상 치료로 호전된 환자)
5. 폐기능이 저하되고 산소공급이 필요한 bronchopulmononary dysplasia 환자
6. 급성질환이 동반된 환자
7. 안정된 상태가 유지되지 못한 미국마취과학회분류 신체등급 3과 4
8. 급성 중독
9. 전신질환(예; 폐쇄성 수면 무호흡증, 심실성 기능부전)이 동반된 심한 비만환자
10. 가정에서 간호할 인력이 없는 환자
11. 당일수술의 적용을 거부하는 환자
12. 당일수술에 따른 주의사항을 수용하지 못하는 환자

대한 카나다 마취과의사들의 수술 종류와 관계없이 "예와 아니오" 대답만 요구한 설문 조사에서 신체등급 3은 93.9%에서 "예"라고 대합하였으나 4는 82.4%에서 "아니오"라고 대답하였다.[31] 당일 수술로서 선택에 적합하지 못한 경우는 표 3-5와 같이 정리할 수 있을 것이다.

환자의 선택에 엄격한 규정이 필요하며, 미국마취과학회분류 신체등급 1과 2 환자만 선택하는 것은 도움이 되지 않는다. 신체등급 1과 2에서도 수술전 검사와 평가가 필요하다. 안정된

표 3-6. 미국마취과학회 신체등급 I과 II 및 III에 따른 당일수술 후에 예상하지 못한 입원의 원인과 비율

	ASA III	ASA I and II	P value
입원 환자수	26 (2.9%)	17 (1.89%)	p=0.16
입원 이유			
간호와 관찰	5	1	
통증	2	3	
출형	2	2	
오심과 구토	1	0	
어지러움(dizziness)	1	1	
감각이상(저림, numbness)	0	1	
졸음(drowsiness)	1	1	
혈압 저하	1	0	
운동 제한	3	3	
외과적인 사유	7	4	
사회적인 요인	3	1	

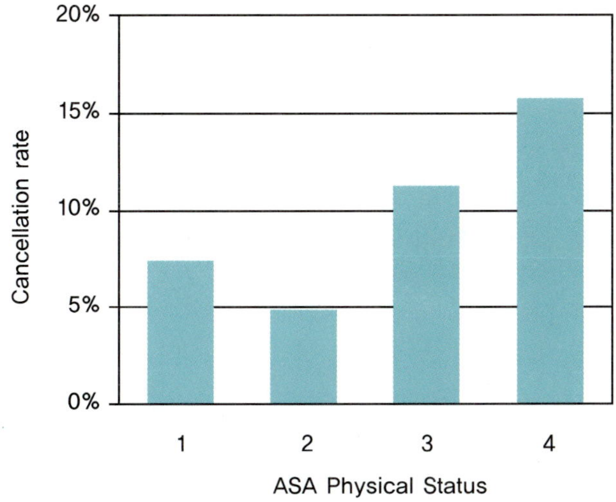

그림 3-1. 당일수술에서 미국마취과 학회 신체등급분류에 따른 수술 취소율의 비교
신체등급이 높을수록 높다($P < 0.001$).

신체등급 3과 4 환자들이 당일수술에서 증가되고 있지만 수술 취소율은 신체등급이 높을수록 증가하므로(그림 3-1)[32] 경험이 풍부한 의료진에 의하여 보다 더 정확한 평가가 이루어지고 마취와 수술이 시행되어야 할 것이다.[33-35] 신체등급 3 환자에서 수술 후 합병증과 입원율은 신체등급 1과 2보다 증가되지 않으므로 당일수술에서 반드시 제외될 필요도 없다(표 3-6).[35]

1. 나이

생리적인 나이는 연대기적 나이보다 중요하다. 환자의 적합성, 수술수기, 회복 또는 합병증 등의 위험 부담은 나이에 따라서 현저하게 증가 또는 감소되는 것은 아니다.[16-18] 생후 6개월 이하의 소아와 80세 이상의 노인에서도 마취 약물과 수기 및 수술 수기의 발달로 당일수술을 성공적으로 적용하고 있다(제 14, 15장 참조).[26,31,36]

노인들은 간호할 사람은 있으나 의지할 가정이 없는 경우가 있다. 그러므로 이러한 노인들은 퇴원하여 가족이 없는 낯 익은 환경으로 돌아가는 것보다 낯설은 환경의 병원에서 짧은 시간 머무르는 것도 안전을 위하여 효과적일 수 있다.

당일수술에서 인위적인 연령의 재한은 비논리적이지만 나이가 증가할수록 수술 전에 적합성과 사회적 상태를 평가하는 것은 중요하다. 수술실과 회복실에서 부작용과 합병증의 발생 빈도는 나이와 함께 증가하게 되며(그림 3-2),[26,37] 동반된 질환과 위험부담의 관계는 표 3-3과

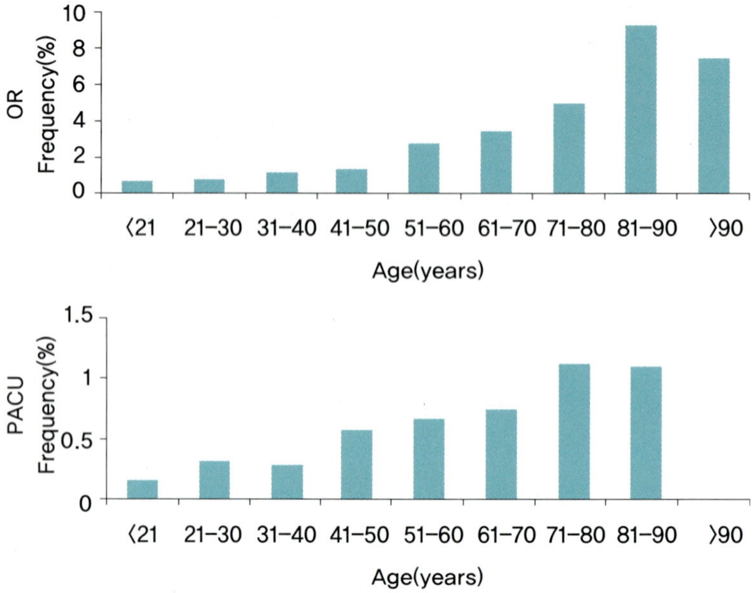

그림 3-2. 나이에 따른 수술실과 회복실에서 합병증과 부작용의 발생 빈도의 비교 [37)]

같다.[38)] 당일수술에서 85세 이상 노인, 긴 수술 시간, 심장질환, 말초혈관질환, 뇌혈관 질환, 악성 종양, HIV 양성 등은 수술 후 입원과 사망의 원인이 될 수 있으며 특히 노인에서는 수술 후 보다는 수술 중에 심각한 문제가 발생할 가능성이 높다.[4,37,39)]

마취 과정과 방법도 중요하다. 국소마취에서는 최소한의 진정을 유지하거나 전혀 없이도 실시할 수 있으나[39)] 수술 후 혼란(confusion),[40)] 저혈압, 저산소혈증의 원인이 되기도 한다. 빠른 회복과 대사율이 낮은 desflurane과 같은 마취제는 노인에서 회복시간을 개선시킬 것이다.[41)]

소아 환자에서는 노인보다 더 엄격한 선택기준을 적용하여야 한다. 미국마취과학회 신체등급 분류 1과 2에 속하며, 수술과 마취 시간이 1시간이내이어야 하고 수술 후 합병증의 빈도가 낮아야 한다. 그리고 출산 4주 이내 또는 보조호흡이 필요하거나 수태기간이 60주 이내인 유아 환자는 제외되어야 한다. 또한 소아 환자에서는 간호와 이동을 위하여 2명 이상의 보호자가 동반할 수 있어야 한다.[31,42)]

2. 고혈압

치료하지 않은 고혈압 환자에서 마취는 위험하다는 것을 알아야 하며, 당일수술에서 고혈압 환자는 합병증 발생의 위험이 크다.[43,44)] 반면에 조절된 고혈압은 당일수술에 적응이 되지만

"조절된 혈압"을 규정하기는 어렵다.[45] 이완기 혈압이 110 mmHg 또는 120 mmHg 이상이라면 수술은 연기 또는 취소되어야 할 것이다. 경한 고혈압도 수술 중 이환율에 대한 영향은 적으나 수술 전에 치료되어야 한다.[46] 입원 당시에 이완기 혈압이 110 mmHg 이상이라면 수술을 서두르지 말아야 하며, 특히 전신마취를 하는 경우에는 연기하여 치료를 한 후에 수술을 계획하여야 한다. 또한 환자의 주치의와 앞으로 환자 처치에 대하여 의논하여야 한다.

당일수술에서 치료하지 않은 고혈압은 가장 흔한 취소의 원인이다. 이러한 것은 일반적으로 혈압을 측정하지 않거나 치료하지 않았기 때문이다. 입원하기 전의 혈압은 만성 고혈압을 가지고 있는지 단순하게 예민한 것인지에 대한 적절한 판단과 치료 계획에 유용하다.

"White coat"[†] 고혈압은 마취과의사, 외과의 및 주치의들에서 흔한 논쟁의 대상이 된다. White coat 고혈압 환자에서 만성 고혈압 환자에서보다 좌심실 이상을 가지고 있는 경우가 많다.[49] 또한 입원시기의 수술 전 고혈압은 무증상의 술전[48] 또는 술중[49] 심근허혈(myocardial ischemia)을 예보하는 것이며 수술 후 심근 허혈의 위험 요인으로 전환될 수 있다.[43,50] 입원 시기에 한번 측정한 혈압이 170/110 mmHg 이상이라면 이완기 혈압이 100 mmHg 이상으로 3번 이상 측정되는 것과 같이 수술기 허혈의 좋은 예견 인자를 찾은 것이다.[45] 그러나 다른 조사에서는 고혈압[51] 또는 수술기 허혈이[52] 특히 비혈관 수술 환자에서 심혈관계 위험의 증가를 증명하지는 못하였다.[53]

당일수술에서 이러한 논쟁은 상태에 따라서 평가를 할 필요가 있다. 건강하였으나 극도로 흥분 상태에서 수술을 위한 입원 당시의 혈압이 높은 중년여성 환자가 유방의 악성 종양을 제거하는 경우와 불안정한 고혈압으로 수년간 치료를 받고 있으며 장기 흡연하고 있는 노인 환자에서 탈장 수술이 예정된 경우는 같은 위험도를 가지지 않는다.

이뇨제 한 가지 보다는 β-차단제와 함께 투여하는 방법은 심근 허혈을 더욱 효과적으로 예방할 수 있다.[44] 그러나 고혈압을 수술 직전에 β-차단제로 치료하는 것은 수술 중에 저혈압의 원인이 될 수 있다.[54] 안정으로 혈압을 저하시키는 것은 흔한 방법이지만 원인 질병을 치료하는 것은 아니다.

전신마취가 예정된 고혈압 환자에서는 심전도 검사를 하여야 하며, 이뇨제를 복용하고 있다면 전해질 검사가 필요하다. 수술 전후에 고혈압을 예방하려면 입원 당일에도 항고혈압제의 복용을 교육하여야 한다.

† "White coat" 고혈압 : 의사를 만나거나 병원에 오면 혈압이 상승하는 고혈압

3. 관상동맥 질환

Fleisher와 Barash는[55] 심혈관계 질환과 수술의 관계에서 위험도가 높은 수술은 혈관, 흉부내 또는 복강내 수술이라고 하지만 비심장 수술에서 내시경 수술은 비교적 위험도(〈 1% 심장 이상 빈도)가 낮다고 하였다.[26]

무증상 심장 판막질환과 정상 운동부하 환자에서는 항생제 치료와 함께 당일수술이 가능하다. 심장질환과 관련된 위험 요인들을 그림 3-3에 정리하였다.[55-57] 수술 전 평가는 위험한 환자

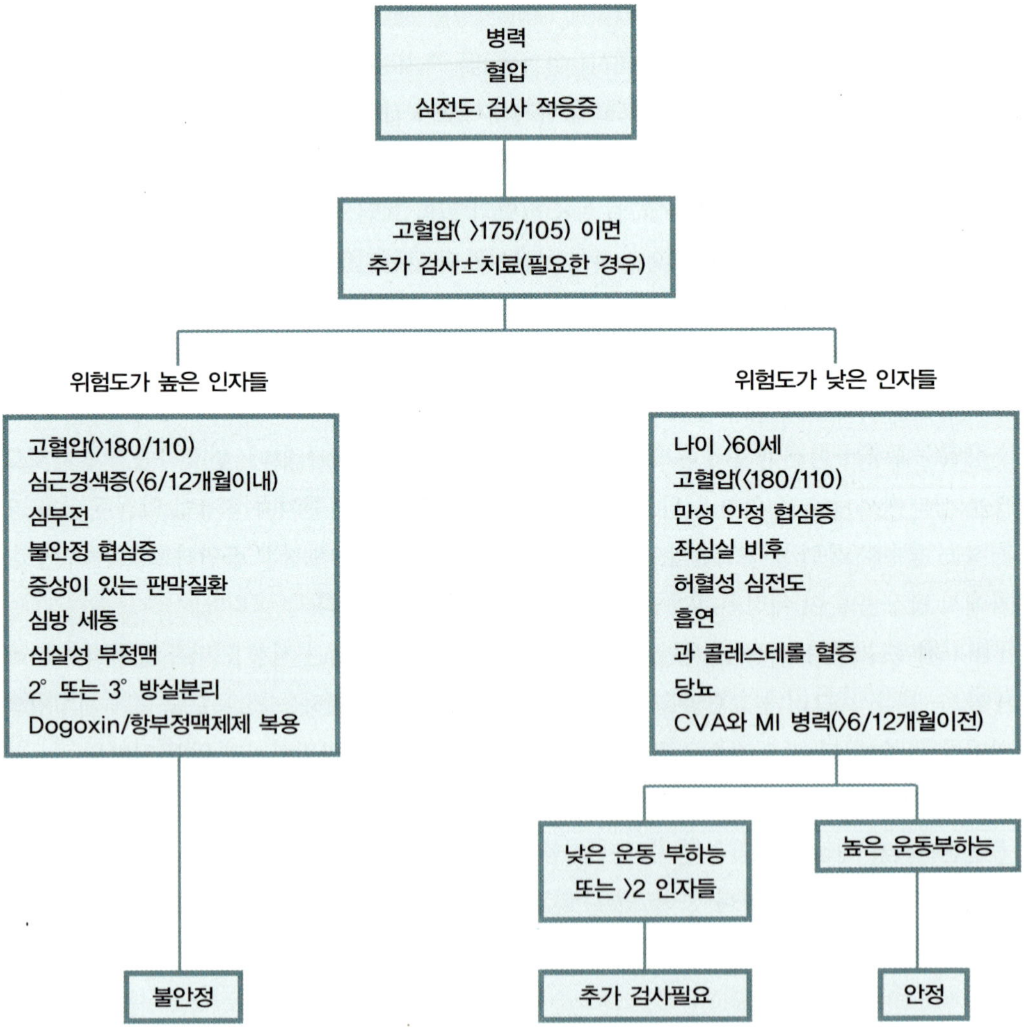

그림 3-3. 수술 중 낮은 또는 중등도의 허혈 위험이 있는 수술을 받는 환자의 심장 평가 순서
CVA ; 뇌졸중, cerebrovascular accident. MI ; 심근경색증, myocardial infarct.

표 3-7. Goldman 심장 위험지수[59)]

위험 인자들	점수
관상동맥 질환	
6개월 이내 심근경색	10
6개월 이전 심근경색	5
캐나다 심혈관학회 협심증 분류	
3 등급	10
4 등급	20
폐포 폐부종(alveolar pulmonary edema)	
1 주일 이내	10
언제나(ever)	5
대동맥판협착증 의심	20
부정맥	
동성 박동 또는 심방조기박동이 아닌 리듬	5
5회/분 이상의 심실기외수축	5
전신생태의 악화	5
PO_2 〈 60 mmHg, PCO_2 〉 50 mmHg, K^+ 〈 3 mmol/L	
BUN 〉 50 mmol/L, Cr 〉 260 mmol/L, 침상안정	
나이 70세 이상	5
응급수술	10

를 찾아내고 치료를 계획하는 것이다. 수술 중에 혈역학적 또는 심장이상의 위험은 고혈압, 부정맥, 심근경색 병력, 심부전, 당뇨, 신부전, 흡연 등의 병력이 있다면 주의하여야 하며[4)] 혈역학적 변화는 고혈압이 동반된 환자에서 가장 높다고 하였다.[58)] 심근경색의 재발은 최근 6개월 이내에 심근경색이 있었다면 수술 후 첫 3개월 이내에 가장 위험하다.[59, 60)] 그러므로 안정될 시기까지 약 6-8주 동안 연기를 권장한다.[61)] 혈압에서 수축기 혈압이 180 mmHg, 이완기 혈압이 110 mmHg 이상이라면 수술 중에 허혈, 부정맥, 심혈관계 불안정 등이 유발 될 수 있으므로 주의하여야 한다.[62)]

심장 검사는 modified cardiac risk index score(표 3-7)에서[63)] category I을 유지할 수 있어야 하며,[58)] Eagle과[64)] Vanzetto가[65)] 중등도(3-15%) 위험 인자들을 정리하였다(표 3-8).[26)] 그 외 다섯 가지 metabolic equivalents(METS)를 적용할 수도 있다.[66)] 수술 전 검사에서 stress-induced myocardial ischemia, 현저한 심실성 또는 판막 기능이상, 치료방법의 변경 등이 없다면 수술 전 검사를 추가로 할 이유는 적다고 하였다.[26)] 그러므로 중등도의 위험인자를 동반하고 심장에 위험을 가중시키는 수술을 하지 않는다면 당일수술을 진행하여도 된다.

표 3-8. 수술 중 심장 이환율에 영향을 줄 수 있는 인자들

Eagle 등의 보고[64]	Vanzetto 등의 보고[65]
70세 이상	70세 이상
협심증 병력	협심증 병력
당뇨	당뇨
심전도에서 Q 파	심전도에서 Q 파
심실성 기외수축 병력	심근 경색 병력
	심전도에서 허혈성 ST-segment 이상
	좌심실 비대가 동반된 고혈압
	울혈성 심부전 병력

마취 방법의 선택은 혈역학적 변화를 저하시킬 수 있는 방법을 선택하며, 심근 산소 요구량과 공급량을 유지하고 심전도에서 ST-segment 감시와 허혈에 대한 적절한 치료를 하여야 한다.[58]

4. 장기이식을 받은 환자

장기이식 환자에서 심장 이식 수술은 1977년 남아프리카공화국에서 처음 실시한 이후 미국에서 연간 2,000례를 실시하며, 국내에서도 1992년 처음 심장이식수술을 실시한 이후 이미 50례가 넘게 실시되고 있으며[67,68] 약물, 심장박동조절기 등의 발전으로 1년 생존율 84%, 5년 생존율 77%, 10년 생존율은 70% 이상이 되었다.[69,70] 이와 같이 수술 성공률이 점차 증가되고 환자 관리 방법이 개선되면서 국내에서도 심장이식을 받은 환자가 증가되고 있다.[67,68] 심장이식 환자의 21%에서 비심장 수술을 위하여 병원을 방문하게 되며,[69] 일반 환자보다 췌장과 담도계 질환이 증가된다.[73] 또한 당일 수술이 필요한 환자도 나타나게 될 것으로 예측된다.[26,72]

수술 전 면담에서 거부반응, 동종이식 후 혈관 질환(vasculopathy), 심실 이완기 기능이상(ventricular diastolic dysfunction), 감염 여부와 체온변화 등을 반드시 확인하여야 한다. 급성 거부반응은 수술 후 4-6주 후에 나타나며 troponin T와 I 검사는 권장되지 않으며 endomyocardial biopsy로 확인할 수 있다.[26,73]

심장이식수술 후에 교감신경계가 차단되어 있으므로 관상혈관질환을 발견하기가 어렵다. 동종이식 후 전신혈관과 관상혈관 질환 등은 45%에서 발생한다. 관상혈관 질환은 주로 적은 혈관에서 발생하며 dobutamine stress echocardiography(DSE) 등으로 알 수 있다.[26]

신장 기능은 calcineurin 억제제인 cyclosporin과 tacrolimus 모두 투여기간에 비례하여 신장

기능에 영향을 주게 된다.[74] 심장이식 후에 사구체 여과율은 38%, 말기 신부전은 3%에서 나타나며, 심폐 이식 수술 후에 creatinine은 5년에 53%에서 2배 증가되며, 말기신부전은 7.3%에서 나타난다고 하였다.[26,75]

마취과정에서 고려하여야 할 사항으로는 심장은 신경이 차단되어 있으므로 안정상태의 심박수는 90-100회/분으로 유지되며 기관내 삽관, 통증 등에 따른 즉각적인 심혈관계 반응이 없다. Atropine과 neostigmine과 같은 자율신경계 기능을 변화시키는 약물들은 심박수에는 제한적으로 영향을 미치게 된다.[76] Isoprenaline, norepinephrine과 epinephrine과 같은 직접작용 β 작용제는 아드레날린 수용체(adrenoceptor) 밀도가 증가되어 반응이 항진된다.[26,69]

복강경식 담낭절제술에서 복강내 가스를 주입(pneumoperitoneum)하여도 심장지수(cardiac index)와 혈역학적 변화가 없었으며 회복에서도 이상반응이 없었다고 하였다. 그러나 아직은 안전과 위험에 대한 자료가 부족한 상태이다.[26,77]

5. 과민성 호흡기질환

만성폐쇄성폐질환과 천식은 기도에서 공기의 흐름이 차단되는 질환으로 완전하게 다른 질환이지만 여러 가지 원인으로 서로 구분하기는 매우 어려우며 통상적으로 과민반응성 기도질환(hyper-reactivity airways)이라고 한다.[78,79] 만성폐쇄성 폐질환과 천식이 동반된다면 수술 중 합병증의 위험은 2배 증가된다.[80] 흡연은 폐합병증의 위험을 증가시키므로 최소한 수술 4주전에 중단을 권장하며 수술은 30일 연기한다면 호흡기 합병증을 최소화 할 수 있을 것이다.[26,81]

1) 천식

천식은 당일수술에서 접하게 되는 가장 흔한 질환 중에 하나로 특히 젊은이에서 많다. 운동부하에 잘 견디고 흡입치료로 조절이 되는 환자에서는 거의 문제가 되지 않지만 천식 환자의 약 2%에서 수술 중에 기관지 경련의 위험이 있다.[4,82] 과거에 steroid 복용과 입원치료를 받은 병력이 있다면 상세한 마취과적 평가가 필요하다. Peak expiratory flow rate(PEFR)과 폐활량검사(lung spirometry, FEV1/FVC)는 흉부 X-선 촬영보다 많은 정보를 제공하지만 임상적인 평가가 더 효과적이다. 폐기능 검사 결과로 수술 후의 상태를 예측하는 것은 어려울 뿐더러 급성 증상이 없다면 권장되지는 않는다.[83]

폐기능 검사에서 FEV1이 40% 이하에서는 기관지 경련의 위험이 있으며,[84] FEV1이 현저하게 감소(〈0.75 L)하였다면 폐합병증, 중환자실 입원, 사망 등을 예측할 수 있다. Forced expiratory volume이 70% 이하라면 복강경식 담낭절제술에서 과이산화탄소혈증, 산증 등의 위험이 있다.[84)]

최근 상기도 감염이 있었던 천식 환자에서는 당일수술을 연기하여야 한다. 과거 병력에서 기관지 경련 없이 비스테로이드성 항소염제(nonsteroid anti-inflamatory drugs, NSAIDs)를 복용한 병력을 알아내는 것은 유용하다. 이것은 천식 환자의 95%에서 이러한 약제에 견딜 수 있다는 것을 의미한다.[85)]

2) 만성 폐쇄성 폐질환(Chronic Obstructive Pulmonary Disease, COPD)

객담을 수반하는 기침(productive cough)이 없으며 운동부하검사에서 정상범위의 만성 폐쇄성 폐질환은 당일수술에 적합하다. 제한성 폐질환 환자는 마취과의사의 재평가가 필요하지만 국소 또는 부위마취를 적용할 수도 있다. 운동부하 검사는 적응증의 평가에 유용한 검사이다.

기관지 수축이 있다면 $\beta2$ adrenergic agonist, anticholinergics의 흡입 또는 steroid 등이 효과적이다. COPD 환자에서는 만성적인 호흡근의 피로가 동반되며, 영양, 전해질과 내분비 이상으로 호흡근의 허약이 동반 되었다면 수술 전에 교정이 필요하다. Cor pulmonale를 인지하지 못할 수 있으므로 감시가 필요하며 반드시 수술 전에 치료를 하여야 한다.[86)]

만성적인 저산소증이 있다면 산소를 지속적으로 투여하여야 하며, 산소를 투여하면 폐고혈압과 심장기능이 호전될 수도 있다.[86)]

6. 비만

얼마나 뚱뚱한 것이 비만인가? 비만이라 함은 통상적으로 이상적인 체중의 20%이상 초과하거나 과도하게 지방이 많은 경우로 정의한다.[27)] 여기서 이상적인 체중(ideal body weight, IBW)은 환자의 키에서 성인남자의 경우는 100, 성인여자에서는 105를 빼었을 때의 값을 말한다.[87)] 비만을 측정하는 일반적인 방법은 비만지수(BMI, body mass index; kg/m^2)를 이용하며 정상은 25이하이며, 25-30은 과체중으로 합병증의 위험은 낮다, 그러나 30 이상은 비만

표 3-9. 비만의 분류

〈 25 (kg/m^2)	정상 (normal)
25 - 30	과체중(overweight)
〉 30	비만 (obesity)
〉 35	병적 비만(morbid obesity)
〉 55	과병적 비만(super morbid obesity)

(obese), 35 이상은 병적비만(morbidly obese), 55 이상은 과병적 비만(super-morbidly obese)으로 분류한다(표 3-9).[88-90] 당일수술에 적합한 환자는 BMI가 30이하로 제한하고 있으나 효과적이지 못하며 35이상인 경우도 문제점 없이 적용할 수 있다.[91,92] 그러나 BMI가 30 이상이라면 이환율과 사망률은 급격하게 증가될 수 있다.[88] 카나다 마취과학회 조사에서는 BMI 35-44에서 91%, BMI 45 이상에서는 50%가 당일수술이 가능한다고 하였다.[93]

지방의 분포 형태도 중요하다. 허리가 굵은 경우에는 BMI와 심혈관계 질환은 서로 관련이 있다.[94] BMI 30 이상과 심혈관계 질환의 위험은 허리가 남자 102 cm 이상, 여자 88 cm 이상 또는 BMI 35 이상은 허리가 남자는 116 cm, 여자는 98 cm 이상에서 관련이 있다. 허리의 측정은 BMI 보다도 수술기 중의 문제점들을 예견하는 데에 효과적일 것이다. 복부 지방은 호흡뿐만 아니라 수술 특히 복강경과도 관계가 있다. 비만과 관련된 내과적 및 외과적 문제점들은 표 3-8과 같다.[88] 마취과학적으로도 비만은 약물의 용량 결정과 기관내 삽관이 어려울 수 있으며, 감시를 위한 동맥 천자가 어렵고 cuff의 거치가 어려워서 침습적 또는 비침습적 혈압측정 모두가 어려울 수 있으며, 정맥로 확보를 위한 카테터 삽입, 부위마취를 위한 지표를 찾기도 힘들어 실패하기 쉽다.[88]

비만은 고혈압, 심장 질환, 당뇨, 수면성 무호흡(sleep apnea), 열공탈장(hiatal hernia)과 같은 수술 전의 기존 질병들과 관련이 깊다. 수술중의 문제점으로는 정맥로 확보, 국소마취제의 침윤(infiltration), 부위마취의 실패,[29] 기도 유지 및 기관내 삽관 곤란, 저산소증 등이 있다.[27] 또한 수술도 어려울 수 있고 수술에 관련된 합병증의 발생도 증가할 수 있다. 그러므로 비만에 대한 병태생리의 이해는 효과적인 수술 및 마취 관리에서 매우 중요하며,[95] 환자 상태에 따라서 수술을 연기하고 체중 조절을 먼저 시도할 수도 있다.[96]

비만으로 약물에 대한 약역학 및 약동학적으로 변화가 나타나게 되므로 세심한 용량의 조절과 효과에 대한 관찰이 필요하다. 마취 약물에 대한 변화에서[7] 비만 환자는 정상인보다 흡입마취제의 축적으로 지연회복과 수술 후 합병증의 발생 가능성이 높으나 당일수술에서 고려대상이 되지 못하였다.[98] 최근에 이러한 문제는 수면성 무호흡을 가진 비만환자에서 propofol을 사용한 마취유도와 유지는 thiopentone-isoflurane을 사용하는 경우보다 빠른 회복과 수술 후 저산소혈증 발생의 감소로 해결되었다.[99] 중등도 비만 환자에서 체표면 수술과 같은 경우에 위식도 역류의 병력이 없다면 기관내 삽관 곤란 환자에서 기관 튜브를 사용하지 않고 후두마스크(laryngeal mask airway)와 같은 상후두 기도유지기(supraglottic airway divice)를 사용할 수 있다.[100] 목둘레로 기관내 삽관의 어려움을 예측한다면 40 cm은 5%에서 60 cm에서는 35%에서 문제점을 유발할 수 있다.[27,101]

표 3-10. 비만과 관련된 내과적 및 외과적 문제점들

범주	예
심혈관계 질환	갑작스런 사망(sudden death), 비만성 심근병증, 고혈압, 허혈성심장질환, 과지질혈증(hyperlipidemia), cor pulmonale, 뇌혈관질환, 말초혈관질환, 하지정맥류, 심부정맥혈전증, 폐색전증
호흡기계 질환	제한성 폐질환, 폐쇄성무호흡증, 비만성 저환기증
내분비 질환	당뇨, Cushing disease, 갑상선 기능저하증, 불임
소화기 질환	열공탈장(hiatus hernia), 담석증, 서혜부 탈장
비뇨기계 질환	생리불순, 여성 뇨실금, 신석증
종양	유방, 전립선, 대장과 직장, 자궁 경부 및 내막 종양
근골격계 질환	과체중 부하에 따른 골관절염, 요통

비만 환자의 흡인 예방을 위한 수술 전 준비에서 ranitidine, metoclopramide 등과 같은 H_2 길항제와 위 운동증가 약물의 투여는 선택된 환자에서 효과적이다. 특히 최고 효과를 나타낼 수 있도록 입원 전에 투여할 수 있다면 더욱 효과적일 것이다.[88)]

비만 환자에서 산소화의 저하(desaturation)와 기관지 경련이 발생하기 쉽다.[27)] 비만으로 폐의 기능성 잔류용적(Functional Residual Capacity, FRC)이 저하되어 정상 환자보다 빠르게 산소화가 저하된다. 정상인에서 산소포화도가 90%까지 저하에 6분이면, 비만 환자는 4분, 병적 비만에서는 2.6분이 소요된다고 하므로 주의하여야 할 것이다.[102,103)]

비만은 고혈압을 동반하게 되며 체중 10 kg에 수축기혈압 3-4 mmHg, 이완기 혈압 2 mmHg 상승하게 되며 혈액량과 함께 심박출량도 20-30 ml/kg로 증가된다고 하였다.[104-106)] 비만으로 심근 병증이 나타나며 고혈압, 관상동맥질환, 부정맥, 호흡기 질환 등과 함께 악화시킬 수 있다(표 3-10).[88)]

비만은 당일수술에서 수술 중에 발생하는 합병증과 관련은 있으나 이로 인한 입원의 가능성은 저하되었다.[20,25)] 다른 문제점 없이 수술을 마칠 수 있다면 비만 한가지만으로 입원을 권유하는 것은 불합리적이다.[27)]

7. 폐쇄성 수면 무호흡(Obstructive sleep apnea)

폐쇄성 무호흡은 중년 남성 4%, 여성의 2%에서 심각한 증상을 보이는 것으로 알려져 있다.[107,108)] 그러나 최소한 80% 이상의 환자가 진단되지 못하고 있어 마취과의사에게 진단과 치

표 3-11. 수면무호흡증과 관련된 증상들

성인	소아
심한 코골이	코골이
과도한 낮잠 또는 졸음	보채는 졸음(restless sleeping)
확인 된 무호흡 병력	졸림(somnolence)
숨 막힘과 함께 잠에서 깸	공격적이고 행동장애
수면과 관련된 사고 병력	과다 활동(hyperactivity)
낮은 기억력과 집중력	Odd sleeping postures
섬망(delirium)	잦은 기침과 상기도 감염(감기)
위식도 역류	
기분(Mood), 인격(personality)	
야간 발한(nocturnal sweating)	
수면 중 안절부절(restlessness)	
야뇨증	
유뇨증(enuresis)	
잠에서 깨어날 때 구강 건조	
야간 또는 아침에 두통	
발기불능	
야간 간질(nocturnal epilepsy)	

료에 부담을 줄 수 있다.[109,110]

수면 중에 상부 기도의 긴장도가 저하되어 기도가 좁아지고 공기의 흐름에 폐쇄가 발생하게 된다.[111] 수면 무호흡 환자에서 저환기, 산소화 저하, 교감신경계 흥분(symapthetic arousal), 각성 등으로 수면이 방해를 받는다. 수면무호흡의 심한 정도는 시간당 무호흡의 빈도 즉 apnea hypopnea index로 결정 할 수 있으며(경증; 5-15, 중등도; 15-30, 중증; 30회/시간), 증상은 표 3-11과 같이 나타날 수 있다.[108,112] 진단에는 polysomnography가 도움이 되며 치료 방법으로는 uvulopalatopharyngoplasty가 권장되기도 한다.[113]

수면 무호흡 환자의 22%에서 비만, retrognathia, 큰 목둘레 등으로 기관내 삽관이 곤란 할 수 있다.[109,116-118] 회복실에서는 고혈압, 부정맥, 산소화 저하, 기도폐쇄, 기관튜브의 재삽관 등이 초래될 수 있으며 진정제 또는 아편유사제를 투여한 경우에 호발 한다.[110117,118] 드물게 설명할 수 없는 심정지의 원인으로 작용할 수 있으므로 유의하여야 한다.[117,119]

치료는 비강을 통한 CPAP를 권장한다. 수술 3주 이상 전부터 적용하면 효과적으로 치료할 수 있다.[108,110,111,120]

마취 방법은 부위마취와 전신마취의 위험에 대한 분석은 없으나 수술의 종류, 진통제의 사용, 마취제의 선택과 수술 후 CPAP의 적용 등이 중요한 역할을 할 것이다. 잘 치료된 수면 무호흡 환자에서 국소 또는 부위 마취를 선택하고 진정제와 아편 유사제의 처방을 하지 않는다면 당일 수술 후에 안전하게 퇴원할 수 있을 것이다.[107,108,121]

8. 당뇨병(Diabetes Mellitus)

잘 조절된 인슐린 비의존형(NIDDM) 당뇨병은 당일수술에서 문제가 되지는 않지만 수술 당일에는 수술 전에 경구 혈당강하제를 투여하지 말아야 한다. Metformin은 저혈압, 저산소증, 신기능 저하와 관련이 있으며 방사선 조영제의 사용으로 lactic acidosis의 위험을 초래할 수 있으므로 수술 2일전에 투여중단을 권장하지만 반론도 있다.[122,123] 인슐린은 통상용량의 반을 intermediate duration 인슐린으로 투여하고 short 또는 ultra-short 인슐린으로 조절한다.[27] 혈당은 소변검사에서 ketone body가 관찰되지 않도록 정상범위(6-10 mmol/L)를 유지하여야 하며 퇴원 전에 물을 먹고 마실 수 있어야 한다. 수술 후 첫날 혈당이 12.2 mmol/L이상 유지된다면 감염의 위험이 2.7배 증가된다.[124-126]

인슐린 의존형(IDDM) 당뇨병은 당일수술에서 문제점이 많은 것은 아니지만 수술 전에 잘 조절되어야 한다. 수술에 따른 스트레스, 당뇨의 조절에 따른 흥분, 당일수술을 대기하는 것 등으로 마취과의사에게 환자관리에 따른 부담을 준다. 심혈관계 질환이 동반된 당뇨 환자는 수술 중에 합병증의 위험이 현저하게 증가하며[20] 신장 질환과 자율신경계 이상도 동반될 수 있다.

당뇨 환자에서 혈당 조절을 용이하게 하려면 수술시간을 다른 수술보다 먼저 아침 일찍이

표 3-12. 외래 수술실에서 전신마취를 받는 IDDM 환자의 치료 방법

목표는 가능한 빨리 정상 음식을 섭취하고 생활을 할 수 있도록 하는 것이다.

어리고, 약하고, ketosis 가 있는 당뇨 환자는 제외한다.
국소마취 또는 부위마취와 함께 최소한의 안정을 유지한다.
마취과의사는 수술 전에 환자 평가를 하여야 한다.
당일수술을 가능한 범위에서 일찍이 시작하도록 한다.
수술 당일 아침 인슐린 투여와 식사는 하지 않으며, 저혈당의 위험 있는 경우는 설탕(예; 사탕)을 준비한다.
도착 직후와 회복실에서 최소한 1번 이상 혈당 검사를 실시한다.
음식을 섭취하지 못하는 경우는 포도당 수액을 투여한다.
수술 후 오심과 구토를 최소화 할 수 있도록 한다.
수술 후 가능하면 빨리 정상 식단으로 전환시키며, 수술 당일일지라도 일상적인 식사와 인슐린 투여를 시작한다.

할 수 있도록 조절하여야 한다. Natof는[127] 모든 처치가 낮(해가 떠 있는 동안)에 끝날 수 있도록 하여야 한다고 하였으며 환자 처치방법을 정리하였다(표 3-12).

NIDDM과 IDDM 환자들은 국소마취로도 수술을 할 수 있으므로 이러한 경우에는 술전 금식과 정상 식이요법의 제한이 완화될 수 있다.[128] 부위마취는 수술에 따른 cortisol, glucagon과 glucose가 증가되는 반응을 차단한다.[129] 경막외 마취에서 glucose의 흡수와 단백질의 이화작용(catabolism)을 저하시키는 작용을 한다.[130]

인슐린 의존형 당뇨병 환자도 당일수술에 적응이 되지만 환자 개인별로 수술전 평가가 필요하다. 환자를 평가하고 수술기중의 처치를 대비한 준비가 필요하다.

당뇨 환자에서 마취과의사에게 중요한 합병증으로 "stiff joint syndrome"이 동반될 수 있다. Stiff joint syndrome은 collagen의 glycosylation으로 경추와 악관절의 움직임에 장애를 초래하여 후두경 조작과 기관내 삽관이 어려울 수 있다. 특히 4와 5번째 손가락 관절(interphalyngeal joint)에 경직(the prayer sign)이 있으면 기관내 삽관의 어려움을 예측할 수 있다.[131,132]

9. 조산아 병력의 소아

조산아는 수태기간이 60주가 되지 못한 소아를 말하며 수술 후 무호흡 발생률이 약 25%에 달한다고 하였다.[133] 무호흡은 임신기간과 수태기간과 비례하며 수태기간이 60주가 되면 무호흡이 5%이하로 저하된다. 적혈구 용적률(hematocrit)과도 밀접한 관계가 있어 30% 이하에서 흔히 발생한다. 수태기간이 60주 이상이면서 적혈구용적률이 30% 이상이라면 무호흡은 0.05% 이하로 저하된다.[27]

조산아 병력이 있는 소아에서 수술 후 무호흡의 위험을 저하시키기 위하여 수술 후 감시는 ASA 1이라면 최소한 6-8 시간 하여야 안전하다고 하였으나 8.8%에서 기관내삽관을 재시도하였다. 그러므로 ASA1 이더라도 감시기간을 한정할 수 없다.[134]

혈색소는 10.5 g/dl 이상이 안전하며 이하에서는 철분을 투여하여야 한다고 하였다. 일부 마취과의사들은 혈색소 8.0-10.0 g/dl의 중등도 빈혈에서 수혈을 권장하기도 한다.[133,135] 수태기간이 60주가 지났더라도 수술 후 무호흡의 위험이 있으므로 당일수술을 하려면 수술 중에 합병증이 없으면서 회복실에서 무호흡의 기미도 없어야 한다.[136]

조산아에서 caffeine 10 mg/kg은 수술 후 무호흡의 예방을 목적으로 투여하지만 효과는 만족하지 못하며, 수술 후 무호흡을 완전히 대체하지는 못한다.[27]

부위마취로 미추 경막외마취[137,138] 또는 척추마취를[139-145] ketamine 전투여와 함께 시도하였으나 수술 후 무호흡을 완전하게 제외시킬 수는 없다고 하였다.[146,147]

10. 약물의 오, 남용과 HIV 양성 환자

이러한 환자들도 당일수술에 적응이 되지만 다른 환자와 의료진의 건강에 대한 위험도를 조심스럽게 판단할 필요가 있다. 가장 염려되는 것은 발견되지 못한 감염 환자로부터 다른 환자에게 전파되는 것이다. 모든 환자에서 이러한 문제점에 대하여 조심하는 것은 기본이다.

11. 면역계에 이상이 있는 환자

면역억제제를 투여 받는 장기이식 환자와 면역체계에 이상이 있는 환자(예, HIV 양성 또는 백혈병)도 다른 이상이 없다면 당일수술에 적응이 될 수 있다. 이러한 환자에서 수술 후 병원 감염을 감소시키기 위하여 당일수술의 가장 효과적인 적응이 된다.

Latex 또는 약물에 알러지가 있는 환자에게는 마취제와 보조제의 선택에 유의하여야 하며, 수술실을 latex가 없는 환경으로 만들어야 할 것이다.[148)]

12. 약제의 투여 병력

Steroid, MAO 억제제, 항응고제, digoxin과 항부정맥 치료제 등 기타 심혈관계 약물을 복용하는 환자에서는 수술의 종류와 마취방법에 대하여 환자 개개인의 상태에 대한 평가가 필요하다.

MAO억제제를 복용한 환자에서는 수술 2-3주전에 투여중지를 권장한다.[149-151)] 투여를 중단한다고 위험이 없는 것은 아니며 우울증 환자에서는 악화될 수 있으므로 주의하여야 한다.[152)] MAO억제제(예; moclobemide, selegiline)는 meperidine,[153)] cocaine[149,154)] 등과 serotoninergic reaction을 초래한다.[155)] Meperidine은 neuronal serotonin 재흡수를 차단하여 serotonergic overactivity, agitation, 고혈압과 저혈압, 경련, 고열과 혼수 등을 유발하며, 간접작용 catecholamine과 함께 사용은 피하여야 한다.

MAO 억제제를 복용하는 환자에서는 barbiturate와 아편유사제(예; morphine, alfentanil, remifentanil, sufentanil, fentanyl, hydromorphone)의 작용을 강화시킨다.[153-158)] 그러나 propofol, ketamine, midazolam, ketorolac, vecuronium, atracurium은 안전하게 사용할 수 있다.[159-162)] Etomidate와 atracurium을 사용한 마취 유도는 심한 고혈압을 초래할 수 있다.[163)] 부위마취는 혈압저하를 수액공급과 직접작용 교감신경 작용제로 치료한다면 효과적이다.[149,151,163,164)] 대부분의 마취제에서 정상 반응을 기대할 수 있다.

영국에서는 estrogen을 함유한 경구 피임약을 복용하는 환자에서 지혈대를 사용하면서 하지를 수술하는 경우에는 4주전에 투여를 중단할 것을 요구한다.[165)] 다른 수술에서는 투여를

표 3-13. 혈전색전증의 위험인자와 예방법

위험인자 - 각 ☐ 에 표시하십시오.

☐	나이 〉60세
☐	비만(BMI 〉30 또는 이상 체중 〉50%)
☐	심부 정맥혈전(DVT) 또는 폐색전증(위험인자)
☐	임신 또는 estrogen 제제 경구피임약 복용
☐	수술전에 부동화(immobility)
☐	악성 종양
☐	심장 질환
☐	예상 수술시간 〉60 분
☐	골반내 수술
☐	복강경 수술
☐	위험 인자의 합계 점수

위험 인자		예방 방법
0-2		조기 거동
3 & 4	낮은 위험	장딴지 공기 압박대 또는 등급별 압박 양말 또는 저 분자량 heparin의 피하주사 수술전 1-2시간, 매일 조기 거동
5 & 6	중등도 위험	장딴지 공기 압박대 또는 등급별 압박 양말과 저 분자량 heparin의 피하주사 수술전 1-2시간, 매일 조기 거동
〉6	높은 위험	등급별 압박 양말과 장딴지 공기 압박대와 저 분자량 heparin의 피하주사 수술 전 1-2시간까지 투여, 매일 조기 거동

DVT, deep vein thrombosis

계속하여도 된다고 한다. 하지 수술에서 투여를 중단하지 않는다면 특히 혈전 색전증(thromboembolism)의 위험이 있는 환자에서 예방 목적으로 heparin을 피하로 투여한다.[166] 혈전색전증의 예방을 위한 처치방법은 표 3-13에 정리하였다.

폐경기로 호르몬 보충요법 중이거나 progesterone 단독 피임약을 복용하는 경우에는 어떤 당일수술을 하더라도 수술 전에 투여를 중지할 필요는 없다.[167]

13. 상기도 감염 환자(Upper Respiratory Tract Infection, URI)

상기도 감염은 마취과의사에게 가장 많이 질문하게 되는 문제이다. 소아에서 상기도 감염의 증상을 찾아내는 것은 매우 어렵다. 증상으로는 인후통(sore throar), 재채기(sneezing), 콧물(rhinirrhea), 코 충혈(nasal congestion), 권태감(malaise), 기침(cough), 발열(fever), 후두염(laryngitis) 등이 있으며 부모로부터 확인하여야 한다.[168-170] 발열은 38.3℃ 이상이라고 하지만 38.0℃ 또는 38.0℃ 이상과도 같이 사용된다.[171] 높은 발열과 코에서 화농성 분비물이 있다면 하기도 감염으로 당일수술에는 적합하지 않다.[172]

수술과 마취를 계획한 환자들은 수술 전 수일동안에 금기사항의 발생이 없어야 한다. 그러나 수술을 예정한 날에 특히 소아에서 상기도 감염이 발생할 수 있다. 이러한 경우에 수술의 진행 여부를 결정하여야 한다. Tait 등은[42] 소아 환자 1살에서 18세까지 1,078명에 대한 상기도 감염에 따른 위험도 조사에서 상기도 감염으로 35.6%가 취소되었으며, 상기도 감염이 있었거나 최근 1개월 이내에 회복된 환자에서 후두 경련 또는 기관지 경련 등의 합병증 발생에는 정상 환자와 차이가 없다고 하였다.[173] 그러나 현재 상기도 감염이 있거나 또는 최근 1개월 이내에 회복된 병력이 있다면 정상 환자보다 호흡 멈춤(breathing holding), 산소포화도 저하(90% 이하), 기침, 분비물 증가 등과 같은 호흡기 합병증 발생률이 높다고 하였다.[173-175] 상기도 감염이 있거나 최근 1개월 이내에 회복된 환자에서 수술 후 호흡기 합병증 발생의 위험인자로 기관내 삽관(후두마스크 또는 안면 마스크와 비교에서),[175] 미숙아 병력, 반응성 기도질환(reactive airway disease), 마취약물의 종류,[176] 부모의 흡연, 기도 주위 수술, 많은 기도 분비물이 있거나 코의 충혈 등이 영향을 줄 수 있다(표 3-14).[27,175] 호흡기 합병증은 현재 상기도 감염이 있다면 30%, 지난 4주 동안에 증상이 있었다면 24.2%, 정상에서는 18%에서 발생할 위험이 있다.[173] 그러므로 상기도 감염이 의심스럽다면 수술을 4주 이상 연기하여야 하지만 수술 지연의 효과에 대한 분석도 필요하다.[27]

표 3-14. 상기도 감염을 동반한 소아 환자에서 호흡기 합병증과 관련된 특징들

Tait의 조사결과[42]	Parnis의 조사 결과[171]
기관내 삽관	기관내 삽관
간접 흡연	간접 흡연
비강 울혈(congestion)	비강 울혈
많은 분비물	젖은(분비물이 있는) 기침
반응성 기도질환 병력	상기도 감염이 있다고 보호자가 말함
미숙아 병력(<37 weeks)	코를 곤다고 보호자가 말함
기도와 관련된 수술	Thiopental sodium의 사용
	근이완제의 길항이 완전하지 못함

일반적으로 상기도 감염은 있으나 정상 식욕을 가지며 체온과 호흡수가 정상이고 다른 독성 증상이 없다면 기도 자극이 적은 방법으로 수술과 마취를 하여도 될 것이다.[36] 그러나 수술의 결정은 환자 개인의 상태와 수술에 따른 위험과 효과를 평가한 후에 신중하게 결정하여야 한다.[172]

14. 악성고열증(Malignant Hyperthermia)

악성고열증은 드물지만 국내에서도 증례보고가 있는 마취와 관련된 유전성 질환으로[177] 의심되는 환자에서 유발 가능성이 적은 마취제(예: 정맥마취제, 아편유사제 등)와 보조제(예; 비탈분극성 근이완제)를 선택한다면 문제되지 않는다.[178-180] 당일수술 후 극소수에서 수술 후 발열반응이 수술 직후 회복실에서 관찰되었으나 모든 경우에서 악성고열증을 의심할 수는 없으며[178-180] 유발 가능성이 적은 마취제를 사용하여도 1% 이하에서 발생할 수 있다.[180,181] 악성고열증은 전신적인 장기 기능부전과 함께 근육의 대사 항진으로 Ca^{++}의 항상성 유지장애로 발생한다. 진단에는 caffeine-halothane-contracture test가 표준 방법으로 적용되고 있으나 아직 국내에서는 불가능하다. 수술과 마취 시간이 악성고열증 유발에 영향을 주지는 않는다. 탈장, 잠복고환, 안검하수와 사시 등 안과수술, 귀, 코와 후두, 치과 수술 등을 받는 소아에서 흔히 발생하며,[160] 유전성향이 있는 근골격계 질환이 동반된다면 악성고열증의 위험이 높다.[182]

수술 후 감시는 미국 악성고열증협회(MHAUS)에서는 3-5시간을, 캐나다 악성고열증협회(MHA Canada)에서는 4시간 감시를 권장하였다.[182,183] 악성고열증은 당일수술의 금기사항이 아니며 수술 후 4시간 감시로 안전을 확인할 수 있다고 하였다.[27]

수술 후에 38.5℃ 이상 발열반응이 있다고 모두 악성고열증으로 진행되는 것은 아니며 반드시 입원하여야 하는 것도 아니다.[178] 체온이 증가되는 속도가 5분에 1℃(0.2℃/min) 이상 증가된다면 악성고열증을 의심하여야 한다.[183,184] 악성고열증의 가능성이 있는 환자에서도 예방과 치료가 가능하므로 조기 발견이 중요하다.

악성고열증이 의심되는 환자에서는 유발 가능성이 적은 마취제와 보조제를 선택하고, 수술 후 4시간 이상 관찰하여 문제점이 없으며, 귀가 후에 보호자에게 가능성 있는 증상에 대한 충분한 설명을 추가한다면 당일수술을 적용할 수 있다.[27]

술전에 어떤 검사들이 필요한가?

수술전 검사는 시간과 비용을 필요로 한다. 그러므로 정말 필요한 검사는 무엇인가? 하는 것이다. 증상이 없는 것에 대한 일상 수술 전 검사들은 필요 없다. 만일 검사 결과가 비정상이더라도 치료에 영향을 주지 않고 유용하지 못하다면 무시되어 진다.[185-187] 검사 결과가 비정상인 환자의 대부분은 병력과 신체검사로 예견할 수 있다.[185] 비정상적인 검사 결과로 인하여 수술의 취소, 수술기중의 합병증과 계획되지 않은 입원에 영향을 주는 것은 아니다.[185] 비정상적인 검사 결과의 96%는 마취과의사와 외과의사에 의하여 무시된다.[186] 그러므로 1세에서 40세까지 환자가 당일수술로 소수술을 예정한다면 수술 전 일상검사가 반드시 필요한 것은 아니다.[31] 그러나 일상 검사를 하지 않는다면 이상을 발견할 수 없다는 것도 인지하여야 한다.[187]

술 전 검사의 선택은 환자의 병력, 이학적 검사 및 수술을 받게 되는 원인 질환과 마취 방법과 관련되어 선택되지만 반드시 고려하여야 할 사항은 아래와 같다.[188,189]

- 적절한 검사인가?(relevance)
- 널리 시행되고 있는 검사인가?(prevalence)
- 검사의 민감도(sensitivity)와 한정성(sepcificity)은 높은가?
- 비용 부담은 어느 정도 인가?

Wyatt 등은[190] 병력과 신체검사 결과에 의존한 검사와 표준 수술 전 일상검사(혈액검사, 소변검사와 간기능 검사 등)의 비교에서 취소율은 두 방법에서 비슷하였으며 취소는 병발한 질환, 수술 계획과 시간의 다툼과 기타 예상하지 못한 요인에 의한 것이 더 많았다고 하였다. Rudkin 등은[191] 술전 일상검사를 하지 않는 것보다 환자 1 명에게 AU$89.60가 부담되었다고 하였다. Golub 등은[186] 환자 1명당 US$397이 필요하였다고 하였다. 그러므로 환자 처치에 영향이 거의 없으므로 필요가 없다고 하였다. 국내에서는 아직 당일수술환자에서 술전 일상검사에 대한 비용효과 측면에 대한 비교는 없다.

1. 흉부 X-선 검사

흉부 X-선 검사는 대부분의 영상의학과 의사들은 대수술이더라도 필요하지 않다고 주장 한다. 영국의 영상의학과 의사들은[192] 환자들이 결과를 보고하기 전에 26%가 수술을 하여도 가능하며 흉부 X-선 검사가 치료에 영향을 주지 않는다고 하였다. 호흡기와 관련된 병력과 증상이 없다면 환자 치료에 영향을 줄 수 있는 비정상일 확율은 매우 낮다.[193,194] 흉부 X-선 검사가 필요한 환자는 폐질환의 병력이 있거나 증상이 의심되는 환자에서는 확인이 필요하다. 그러나 일부에서는 노인, 흡연, 안정된 만성폐쇄성 폐질환과 심장질환, 최근 상기도 감염 병력만으로는 반드시 필요한 것은 아니라고 하였다.[31)]

만일 마취과의사가 환자의 흉부 X-선 검사가 필요하다고 생각되는 대부분의 환자들은 당일수술에 부적합할 것이다. 국내에서는 폐결핵의 유병률(인구 10만명당 94.1명; 2007년 대한결핵협회 통계 참조)이 높으므로 술전 검사에서 세심한 주의가 필요하다.

2. 심전도

심전도 검사에서 비정상일 확률은 나이와 함께 증가한다.[194)] 그러나 75세 이상에서 전에 진단하지 못한 심근경색이 나타날 확률은 0.5% 미만이다. 심근경색이 나타나는 나이를 결정하는 것은 불가능하다. 나이가 60세 이상에서는 30일 이내에 이상이 없었다고 하여도 심전도를 확인할 필요가 있다.[195)] 심장의 위험요인이 부정맥이더라도 대부분은 병력과 신체검사에서 찾을 수 있다.

Johnson 등은[185)] 심전도에서 이상의 발견은 흔하지만 중요한 것은 병력에서 예견하는 것이며 이러한 소견들이 환자의 치료와 관련이 없는 경우가 많다고 하였다. 술전 심전도 이상으로 당일수술에서 심각한 심혈관계 이상을 예견할 수 없다는 것이다.[197-199)]

술전 심전도 검사의 적응증은 표 3-15에 정리하였다. 술전 심전도는 환자가 입원하기 전에 검토되어야 한다. 자동 진단 심전도 기계는 마취과의사에 의한 가장 중요한 부분의 검토에 효과적이다.

3. 혈액과 혈색소 검사

일상 혈색소 검사는 수술에서 출혈이 예상되거나 빈혈과 적혈구증가증의 위험이 있는 환자, 1세 이하의 어린이 또는 60세 이상의 노인, sickle cell 질환, 빈혈과 적혈구증가증을 의심할 수 있는 병력(예, 월경과다, 직장출혈, 신장질환 등), 출혈성향이 있거나 악성 종양이 의심되는 경

표 3-15. 수술 전 심전도 검사의 적응증

흉통	과거 심장질환의 병력
심계항진	당뇨(인슐린 의존형 또는 비의존형)
호흡곤란의 병력 또는 증상	심장작용약제 복용중
고혈압	40세 이상 남자와 50세 이상의 여자 환자

일부 환자에서는 병력 또는 고혈압만으로 당일 수술에서 제외될 수도 있다.

표 3-16. 수술 전에 Sickle cell 검사를 하여야 하는 환자들

1. 아프리카와 아프리카-카리비안 혼혈인
2. 동종접합 Sickle cell 질환 또는 이형접합 가족력이 있는 환자
3. 사이프러스 포함한 동지중해연안, 중동과 아시아 지역 환자

우, 선천성심장질환, 만성질환 등이 동반되거나 의심되는 60세 이상 노인 환자에서는 반드시 실시한다.[31,35]

일상 수술전 검사에서 혈색소가 11 g/ l 이하일 확률은 단지 0.34% 이며 병력으로 예측할 수 있다.[185,200]

충분하게 수분과 산소 공급이 된 만성 빈혈 환자에서 혈색소는 7 g/ l 이상이라면 안전하다.[201] 빈혈의 정도는 호흡곤란 병력으로 나타난다.

4. 겸상적혈구(sickle cell) 검사

겸상적혈구 검사는 위험도가 높은 인종(아프리카, 중동아시아, 지중해 연안 민족)에서는 일상검사에 포함되어야 하지만 발견되는 성인은 거의 없으므로 반드시 검사를 하여야 하는 것은 아니며 만성 용혈성 빈혈을 가진 소아에서는 하여야 한다. 수술 전 검사의 목적은 겸상적혈구 체질을 찾아내는 것이다. 국내에서 이러한 주장은 논란이 많으며 국제 결혼 등에 의한 혼혈로 인하여 찾아내는 것이 매우 어려울 수도 있으므로 수술 전에 반드시 확인하여야 하는 환자들은 표 3-16에 정리하였다.[202,203]

과거 15년 동안 겸상적혈구 체질을 가진 환자에서 겸상 적혈구로 인한 합병증은 없었다고 한다. 마취약제와 감시기구의 발달, 효과적인 수술 전 수액공급 등으로 호전되었기 때문이다.[204] 겸상적혈구 체질에서 이를 자극하는 극단적인 저산소혈증, 저혈압, 산증, 탈수 등이 당일수술에서는 거의 발생하지 않기 때문이다.

겸상적혈구 체질 환자에서 지혈대의 사용은 사지로 부터 혈액을 미리 빼내므로 안전하다.[205,206] 겸상적혈구 체질을 가진 환자도 당일수술을 할 수 있다. 성인에서 수술 전 겸상적혈구 검사는 반드시 필요하지는 않다.

5. Patial thrmboplastin time(PTT)와 prothrombin time(PT)

Patial thrmboplastin time와 prothrombin time은 출혈성향이 있거나 항응고제제를 복용하는 환자, 간 기능이 저하되거나 간질환과 영양상태가 나쁜 환자에서는 확인이 필요한 검사이다.[32]

6. Creatinine, Urea와 전해질 검사

이러한 검사는 고혈압, 당뇨병, 이뇨제, digoxin, steroid, angiotensin converting enzyme inhibitor 등을 복용하는 환자, 신장질환의 병력이 있는 환자가 전신마취를 할 경우에 수술 전에 확인이 필요하다.[31,207,208]

고혈압, 당뇨, 신장질환이 동반되거나 여러 가지 이유로 이뇨제를 복용하는 환자, digoxin, 스테로이드, angiotensin converting enzyme inhibitor 등과 같은 약물을 복용하는 환자에서는 전해질 상태를 반드시 검사하여야 한다.[35]

7. 소변 검사

소변 검사는 비용이 적게 들고 간단하여 수술 전 일상검사로 권장되지만 결과는 무시되며[209] 의심되지 못한 질환의 발견 가능성도 매우 낮다. 그러므로 "소변 검사는 계속되어야 하는가?" 하는 의문을 가지게 된다.

8. 임신 검사

임신 가능성이 있거나 가임 연령 범위에 있는 환자에서는 반드시 임신 검사를 하여 확인하여야 한다.

수술 전 검사로는 어떠한 것을 선택하여야 하는가?

일반적으로 모든 수술 전 검사는 환자의 증상과 수술 종류(예, 임신 중절 수술 전에 Rh혈액형 검사)에 따라서 결정되어야 한다. 수술 전 일상검사(routine laboratory test)를 하는 것보다는 증상을 확인하기 위한 평가과정에서 정확한 검사가 더욱 중요하다.

그러므로 수술 전 일상검사는 증상이 없는 당일수술 환자에서는 필요하지 않다. 그러나 국내에서는 앞서 설명한 바와 같이 법적인 책임 한계로 일상검사로 적용하고 있다.

술전 일상검사에는 미국마취과학회분류 신체등급 1에 속하는 환자에서 흉부 X-ray 검사, 심전도, 혈액검사(full blood count), 출혈성향 검사(coagulation test), 신기능 검사, 혈당검사, 소변검사 등이 적용되고 있다. 경증에서 심한 신체질환을 가진 환자로 미국마취과학회분류 신체등급 2와 3에 속하는 환자에서는 증상을 평가하기 위한 적합한 검사를 선택하고 실시하여 확인하여야 한다.

표 3-17. 당일수술을 하지 못하는 이유는?

당일수술에 적응이 되지 못하는 인자를 발견 - 가장 흔한 이유는 혈압상승
수술이 계획된 일시 전에 외과적 상태의 호전
예상치 못한 이유 - 상기도 감염, 환자상태의 갑작스런 변화
관리 체계의 변화 - 의료진 수의 변화, 과도한 예약 대기
환자에 의한 원인 - 내원을 하지 않았거나 수술에 대한 환자 마음의 변화
술 전 금식을 지키지 못함

보호자의 동반 여부

수술 전에 확인하여야 할 사항으로 보호자의 동반 여부이다. 환자는 마취 후에 현저한 정신운동과 인지능력에 장애를 동반할 수 있다.[6,210-212] 보호자는 안전하게 환자의 가정까지 이동을 도와야 하며, 가정에서 최소한 24시간 이상을 간호할 수 있어야 한다. 수술 후 환자의 간호는 통증, 오심과 구토 등 가벼운 증상들의 처치에 도움이 되며 수술 후 합병증과 기타 부작용들을 예방할 수 있다.[213]

보호자가 동반되지 않는 경우는 0.2%에서 28.2%로 병원과 조사대상에 따라서 차이가 있다. 보호자의 동반이 없다면 예상치 못한 입원, 응급실 방문, 당일수술 후 30일 이내 재입원의 가능성이 증가될 수 있다.[6,214] 일부 마취과의사는 전신마취를 하지 않았다면 보호자 동반이 없어도 된다고 생각하지만 환자의 안전을 보장할 수는 없을 것이다. 일부 병원에서는 "hotel bed" 개념을 도입하여 환자를 위한 간호 인력의 추가 배치 없이 하루 밤을 병원에 머무르는 프로그램을 적용하고 있다. 그러나 응급처치는 언제나 가능하다.[6]

그러므로 당일수술 환자는 수술 전과 후에 반드시 보호자를 동반할 수 있어야 한다.

왜 계획된 수술을 받을 수 없는가?

수술 전에 취소될 수 있는 예견되지 못하였거나 또는 예방될 수 있는 많은 인자들이 있다. 이러한 모든 인자들이 당일수술에 대한 적합성 판단과 관련된 것은 아니다(표 3-17).

수술의 취소는 입원 전에 환자를 선택하는 방법과 제외되는 범위뿐만 아니라 수술의 종류, 환자와 지역 인구 및 사회적 특성 등과도 관련이 있다.

[참고문헌]

1. Pasternak LR: Preoperative screening for ambulatory patients. Anesthesiol Clin North America 2003; 21: 229-42
2. Biboulet P, Aubas P, Dubourdieu J, et al: Fatal and non fatal cardiac arrests related to anaesthesia. Can J Anaesth 2001; 48: 326-32
3. Badner NH, Craen RA, Paul TL, et al: Anaesthesia preadmission assessment: a new approach through use of a screening questionnare. Can J Anaesth 1998; 45: 87-92
4. Lermitte J, Chung F: Patient selection in ambulatory surgery. Curr Opin Anaesthesiol 2005; 18: 598-602
5. Warner MA, Shields SE, Chute CG: Major morbidity and mortality within 1 month of ambulatory surgery and anesthesia. J Am Med Assoc 1993; 270: 1437-41
6. Chung F, Imasogie N, Ho J, et al: Frequency and implications of ambulatory surgery without a patient escort. Can J Anaesth 2005; 52: 1022-6
7. Jarrett PEM, Wallace M, Jarrett MED, et al: Experience of a hospital hotel. Ambulatory Surg 1996; 4: 1-3
8. Fogg KJ, Saunders PRI. Folly! The long distance day surgery patient. Ambolatory Surg 1995; 3: 209-10
9. Nygaard B: Are travelling distances a barrier to day surgery? 1 Day Surgery in the world. Proc. 1st Int. Congr Amb Surg 1995
10. Gilliard N, Eggli Y, Halfon P: A methodology to estimate the potential to move inpatient to one day surgery. BMC Health Serv Res 2006; 6: 78
11. Dexter F, Macario A, Penning DH, et al: Development of an appropriate list of surgical procedures of a specified maxmum anesthetic complexity to be performed at a new ambulatory surgery facility. Anesth Analg 2002; 95: 78-82
12. American Society of Anesthesiologists: Relative Value Guide 2006 [http://www2.asahq.org/ publications/p-159-relative-value-guide-2006.aspx].
13. Junger A, Klasen J, Benson M, et al: factors determining length of stay of surgical day case patients. Eur J Anaesthesiol 2001; 18: 314-21
14. Gabalski EC, Mattucci KF, Setezen M, et al: Ambulatory tonsillectomy and adenoidectomy. Laryngoscope 1996; 106: 77-80
15. Reiner SA, Sawyer WP, Clark KF, et al: Safety of outpatient tonsillectomy and adenoidectomy. Otolaryngol. Head Neck Surg 1990; 102: 161-8
16. Singleton RJ, Rudkin GE, Osborne GA, et al: Laparoscopic cholecystectomy as a day surgery procedure. Anaesth Intens Care1996; 24: 231-6
17. Arregui ME, Davis CJ, Arkush A, et al: In selected patients outpatient laparoscopic cholecystectomy is safe and significantly reduces hospitalization charges. Surg Laparosc Endosc 1991; 1: 240-5
18. Kell A, Griffith H, Jamjoo A: Results of day case surgery for lumbar disc prolapse. Br J Neurosugg 1994; 8: 47-9
19. Keoghane SR, Millar JM, Cranston DW: Is day case prostatectomy feasible? Br J Urol 1995; 76: 600-3
20. Gold BS, Kitz DS, Lecky JH, et al: Unanticipated admission to the hospital following ambulatory surgery. J Am Med Assoc 1989; 262: 3008-10
21. Meridy HW: Criteria selection of ambulatory surgical patients and guidelines for anesthetic management: a retrospective sturdy of 1533 cases. Anesth Analg 1982; 61: 921-6
22. Paix A, Rudkin GE, Osborne GA: Ambulatory surgery complications and patient fitness. Ambul Surg 1994; 21: 822-7
23. Osborn G, Rudkin G: Outcome after day-care surgery in a major teaching hospital: Anaesth Intens Care 1993; 3: 166-70
24. Philip B: Patient's assessment of ambulatory anesthesia and surgery. J Clin Anesth 1992; 4: 355-58
25. Duncan PG, Cohen MM, T Weed WA, et al: The Canadian Four-centre sturdy of anaesthetic outcomes: III. Are anaesthetic complications predictable in day surgical practice? Can J Anaesth 1992; 39: 440-48
26. Bryson GL, Chung F, Finegan BA, et al: Patient selection in ambulatory anesthesia - an evidence-based review: part I. Can J Anesth 2004; 51: 768-81
27. Bryson GL, Chung F, Cox RG, et al: Patient selection in ambulatory anesthesia - an evidence-based review: part II. Can J Anesth 2004; 51: 782-94

28. Chung F, Mezei G, Tong D: Pre-existing medical condition as predictors of adverse events in day-case surgery. Br J Anaesth 1999; 83: 262-70
29. Cotter JT, Nielsen KC, Guller U, et al: Increased body mass index and ASA physical status IV are risk factors for block failure in ambulatory surgery. - an analysis of 9,342 blocks. Can J Anaesth 2004; 51: 810-6
30. Wolters U, Wolf T, Stützer H, et al: ASA classification and perioperative variables as predictors of postoperative outcome. Br J Anaesth 1996; 77: 217-22
31. Ferschl MB, Tung A, Sweitzer B, et al: Preoperative clinic visit reduce operating room cancellation and delays. Anesthesiology 2005; 103: 855-9
32. White PF, Freire AR: Ambulatory anesthesia. edited in Miller RD: Anesthesia. 6th ed. Philadelphia, Elsevier Chruchill Livingstone 2005 pp2593-4
33. Ansell GL, Montgomery JE: Outcome of ASA III patients undergoing day case surgery. Br J Anaesth 2004; 92: 71-4
34. Friedman Z, Chung F, Wong DT: Ambulatory surgery adult patient selection cirteria - a survey of Canadian anesthesiologists. Can J Anaesth 2004; 51: 437-43
35. Gomillion MC: Ambulatory surgery. cited in Yao FF. Anesthesiology: problem- oriented patient management. 5th ed. Philadelphia, Lippincott Williams & Wilkins. 2003 pp1137-55
36. Lichter JL: Anesthesia for ambulatory surgery. cited in Barash PG, Cullen BF, Stoelting RK: Clinical anesthesia. 5th ed. Philadelphia, Lippincott Williams & Wilkins. 2006 pp1229-45
37. Chung F, Mezei G, Tong D: Adverse events in ambulatory surgery. a comparison between elderly and younger patients. Can J Anaesth 1999; 46: 309-21
38. Chung F, Mezei G: Adverse outcomes in ambulatory anesthesia. Can J Anaesth 1999; 46(5 Pt 2): R18-34
39. Nehme AE: Groin hernias in elderly patients. Management and prognosis. Am J Surg 1983; 146: 257-60
40. Williams-Russo P, Urquhart BL, Sharrock NE, et al: Postoperative delirium: predictors and prognosis elderly orthopedic patients. J Am Geriatr Soc 1992; 4: 378-81
41. Bennett JA, Lingaraju N, Horrow JC, et al: Elderly patients recover more rapidly from desflurane than from isoflurane anesthesia. J Clin Anesth 1992; 4: 378-81
42. Tait AR, Malviya S, Voepel-Leweis T, et al: Risk factors for perioperative adverse respiratory events in children with upper respiratory tract infections. Anesthesiology 2001; 95: 299-306
43. Hollenberg M, Mangano DT, Browner WS, et al: Predictors of postoperative myocardial ischemia in patients undergoing noncardiac surgery. J Am Med Assoc 1992; 268: 205-9
44. Stone JG, Foex P, Sear JW, et al: Risk of myocardial ischaemia during anaesthesia in treated and untreated hypertensive patients. Br J Anaesth 1988; 61: 675-9
45. Fahey TP, Peters TJ: What constitutes controlled hypertension? Patient based comparison of hypertension guidelines. Br Med J 1996; 313: 93-6
46. Goldman L, Caldera DL: Risks of general anesthesia and elective operatin in hypertensive patients Anesthesiology 1979; 50: 285-92
47. Glen SK, Elliott HL, Curzio JL, et al: White-coat hypertension as a cause of cardiovascular dysfunction. Lancet 1996; 348: 654-7
48. Allman KG, Muir A, Howell SJ, et al: Resistant hypertension and preoperative silent myocardial ischaemia in surgical patients. Br J Anaesth 1994; 73: 574-8
49. Bedford RF, Feinstein B: Hospital admission blood pressure: a predictor for hypertension following endotracheal intubation. Analg 1980; 59:367-70
50. McHugh P, Gill NP, Wyld R, et al: Continuous ambulatory ECG monitoring in the perioperative period: relationship of preoperative status and outcome. Br J Anaesth 1991; 66:285-91
51. Howell SJ, Sear YM, Yeates D, et al: Hypertension, admissin blood pressure and perioperative cardiovascular risk. Anaesthesia 1996; 51:1000-4
52. Fleisher LA, Rosenaum SH, Nelson AH, et al: The predictive value of preoperative silent ischemia for postoperative ischemic cardiac events in vascular and nonvascular surgery patients. Am Heart J 1991; 122:980-6
53. Windsor A, French GWG, Sear JW, et al: Slient myocardial ischaemia in patients undergoing transurethral prostatectomy. A study to evaluate risk scoring and anaesthetic technique. Anaesthesia 1996; 51:728-31
54. Stone JG, Foex P, Sear JW, et al: Myocardial ischemia in untreated hypertension patients: effect of a single

small of a bta-adrenergic-blocking agent. Anesthesiology 1988; 68:495-500
55. Fleisher LA, Barash PG: Preoperative cardiac evaluation for noncardiac surgery: a functional approach. Anesth Analg 1992; 74:596-8
56. Mangano DT, Browner WS, Hollenberg M, et al: Long-term cardiac prognosis following noncardiac surgery. The Study of perioperative Ischaemia Research Group. J Am Med Assoc 1992;268:233-9
57. Goldman L, Caldera DL, Nussbaum SR, et al: Multifactorial index of cardiac risk in noncardiac surgical procedures. New Engl J Med 1977;297:845-50
58. Duncan PG, Cohen MM, Tweed WA, et al: The Canadian four-centre study of anaesthetic outcomes: III. Are anaesthetic complications predictable in day surgical practice? Can J Anaesth 1992; 39(5 Pt 1): 440-8
59. Tarhan S, Moffitt EA, Taylor WF, et al: Myocardial infarction after general anesthesia. JAMA 1972; 220: 1451-4
60. Rao TL, Jacobs KH, El-Etr AA: Reinfarction following anesthesia in patients with myocardial infarction. Anesthesiology 1983; 59: 499-505
61. Eagle KA, Berger PB, Calkins H, et al: ACC/AHA guideline update on perioperative cadiovascular evaluation for noncardiac surgery. a report of the American College of Cardiology/Americam Heart Association Task Force on Practice Guidelines (Committee to Update the 1996 Guidelines on Perioperative Cardiovascular Evaluation for Noncardiac Surgery) 2002; avaiable from URL; http://www.american-heart.org/downloadable/heart/1013454973885perio_update.pdf
62. Howell SJ, Sear JW, Foex P: Hypertension, hypeertensive heart disease and perioperative cardiac risk. Br J Anaesth 2004; 92: 570-83
63. Detsky AS, Abrams HB, McLaughlin JR, et al: Predicting cardiac complications in patients undergoing non-cardiac surgery. J Gen Intern Med 1986; 1: 211-9
64. Eagle KA, Coley CM, Newell JB, et al: Combining clinical and thallium data optimizes preoperative assessment of cardiac risk before major vascular surgery. Ann Intern Med 1989; 110: 859-66
65. Vanzetto G, Machecourt J, Blendea D, et al: Additive value of thallium single-photon emission computed tomography myocardial imaging for prediction of perioperative events in clinically selected high cardiac risk patients having abdominal aortic surgery. Am J Cardiol 1996; 77: 143-8
66. Browner WS, Li J, Mangano DT: In-hospital and long-term mortality in male veterans following noncardiac surgery. The Study of Perioperative Ischemia Research Group. JAMA 1992; 268: 228-32
67. 노준량, 원태희, 이정렬, et al: 말기 심부전증 환자에 대한 심장이식술의 조기 성적. 대한흉부외과학회지. 1997; 30: 876-84
68. 박종빈, 송 헌, 송명근, et al: 심장이식술 20례의 조기 성적. 대한흉부외과학회지 1997; 30: 164-71
69. Cheng DCH, Ong DD: Anaesthesia for non-cardiac surgery in heart-transplanted patients. Can J Anesth 1993; 40: 981-6
70. Shaw IH, Kirk AJB, et al: Anaesthesia for patients with transplanted hearts and lungs undergoing noncardiac surgery. Br J Anaesth 1991; 67: 722-8
71. Richardson WS Surowiec WJ, Carter KM, et al: gallstone disease in heart transplant recipients. Ann Surg 2003; 237: 273-6
72. Gardner RS, McDouagh TA, MacDonald M, et al: Who needs a heart transplant? Eur Heart J 2006; 27: 770-2
73. Mullen JC, Bentley MJ, Scherr KD, et al: Troponin T and I are not reliable markers of cardiac transplant rejection. Eur J Cardiothorac Surg 2002; 22: 233-7
74. English RF, Pophal SA, Bacanu SA, et al: Long-term conparison of tacrolimus- and cyclosporine-induced nephrtotoxicity in pediatric heart-transplant recipients.Am J Transplant 2002; 2: 769-73
75. Ishani A, Erru가 S, Hertz MI, et al: Predictors of renal function following lung or heart-lung transplantation. Kidney Int 2002; 61: 2228-34
76. Backman SB, Fox GS, Stein RD, et al: Neostigmine decreases heart rate in heart transplant patients. Can J Anaesth 1996; 43: 373-8
77. Kostopanagiotou G, Smyrniotis V, Arkadopoulos N, et al: Anesthetic and perioperative management of adult transplant receiplants in nontransplant surgery. Anesth Analg 1999; 89: 613-22
78. American Thoracic Society, Anounymous: Standards for the diagnosis and care of patients with chronic

obstructive pulmonary disease. Am J Respir Crit Care Med. 1995; 152(5 Pt 2): S77-121
79. Dosman JA, Gomez SR, Zhou C: Relationship between airway responsiveness and the development of chronic obstructive pulmonary disease. Med Clin North Am 1990; 74: 561-9
80. Duncan PG, Cohen MM, Tweed WA, et al: The Canadian four-centre study of anaesthetic outcomes: are anaesthetic complications predictable in day surgical practice? Can J Anesth 1992; 39: 440-8
81. Moller AM, Villegro N, Pederson T, et al: Effect of preoperative smoking intervention on postoperative complication. Lancet 2002; 359: 114-7
82. Warner DO, Warner MA, Offord KP, et al: Airway obstruction and perioperative complications in smokers undergoing abdominal surgery. Anesthesiology 1999; 90: 372-9
83. Mitchell CK, Smoger SH, Pfeifer MP, et al: Multivariate analysis of factors associated with postoperative pulmonary complications following general elective surgery. Arch Surg 1998; 133: 194-8
84. Wittgen CM, Naunheim KS, Andrus CH, et al: Preoperative pulmonary function evaluation for laparoscopic cholecystectomy. Arch Surg 1993; 128: 880-6
85. Committee on Safety of Medicines. Avoid all NSAIDs in aspirin sensitive epatients. Curr Prob Pharmacoving 1993;70:349-359
86. Rock P, Passannante A: Preoperative assessment: pulmonary. Anesthesiol Clin North America 2004; 22: 77-91
87. Bray GA: Pathophysiology of obesity. Am J Clin Nutr 1992;55:488-94
88. Adams JP, Murphy PG: Obesity in anaesthesia and intensive care. Br J Anaesth 2000; 85: 91-108
89. Bray GA: Pathophysiology of obesity. Am J Clin Nutr 1992; 55: 488-94
90. Garrison RJ, Castelli WP: Weight and thirty-year mortality of men in the Framingham study. Ann Int Med 1985; 103(6 Pt 2): 1006-9
91. Bryson GL, Chung F, Cox RG, et al: Patient selection in ambulatory anesthesia - an evidence-based review: part II. Can J Anaesth 2004; 51: 782-4
92. Atkin M, White J, Ahmed K: Day surgery and body mass indesx: result of a national survey. Anaesthesia 2002; 57: 169-82
93. Freidman Z, Wong DT, Chung F: What are the ambulatory surgical patient selection criteria in Canada? Can J Anesth 2003; 50(s): A16
94. Han TS, van Leer EM, Seidell JC, et al: Waist circumference action levels in the identification of cardiovascular risk factors: prevalence study in a random sample. Br Med J 1995;311:1401-1405
95. Adams JP, Murphy PG: Obesity in anaesthesia and intensive care. Br J Anaesth 2000; 85: 91-108
96. Coe AJ, Saleh T, Samuel T, et al: The management of patients with morbid obesity in the anaesthetic assessment clinic. Anaesthesia 2004; 59: 570-3
97. Sjostrom LV: Mortality of severely obese subjects. Am J Clin Nutr 1992; 55: 516S-23S
98. Pasulka PS, Bistrian BR, Benotti PN, et al: The risk of surgery in obese patients. Ann Intern Med 1986; 104: 540-6
99. Hendolin H, Kansanen M, Koski E, et al: Propofol-nitrous oxide versus thiopentone-isoflurane-nitrous oxide anaesthesia for uvulopalatopharyngoplasty in patients with sleep apnea. Acta Anaesthiol Scand 1994; 38: 694-698
100. Natalini G, Franceschetti ME, Pantelidi MT, et al: Comparison of the standard laryngeal mask airway and the Proseal laryngeal mask airway in obese patients. Br J Anaesth 2003; 90: 323-6
101. Brodsky JB, Lemmens HJ, Brook-utne JG, et al: Morbid obesity and tracheal intubation. Anesth Analg 2002; 94: 732-6
102. Tucker DH, Sieker HO: The effect of change in body position on lung volumes and intrapulmonary gas mixing in patients with obesity, heart failure, and emphysema. Am Rev Respir Dis 1960; 82: 787-91
103. Jense HG, Dubin SA, Silverstein PI, et al: Effect of obesity on safe duration of apnea in anesthetised humans. Anesth Analg 1991; 72: 89-93
104. Alexander JK: Obesity and cardiac performance. Am J Cardiol 1964; 14: 860-5
105. Alpert MA, Hashimi MW: Obesity and the heart. Am J Med Sci 1993; 306: 117-23
106. Bjerkedal T: Overweight and hypertension. Acta Med Scand 1957; 159: 13-26
107. Benumof JL: Obstructive sleep apnea in the adult obese patient: implications for airway management. J Clin Anesth 2001; 13: 144-56

108. Tung A, Rock P: Perioperative concerns in sleep apnea. Curr Opin Anaesthesiol 2001; 14: 671-8
109. Young T, Evans L, Finn L, et al: Estimation of the clinically diagnosed proportion of sleep apnea syndrome in middle-aged men and women. Sleep 1997; 20: 705-6
110. Gupta RM, Parvizi J, Hanssen AD, et al: Postoperative complications in patients with obstructive sleep apnea syndrome undergoing hip or knee replacement: a case-control study. Mayo Clin Proc 2001; 76: 897-905
111. Strollo PJ Jr, Rogers RM: Obstructive sleep apnea. N Engl J Med 1996; 334: 99-104
112. Loadsman JA, Hillman DR: Anaesthesia and sleep apnoea. Br J Anaesth 2001; 86: 254-66
113. Saber C, Plevak DJ, Schroeder DR, et al: The diagnosis of obstructive sleep apnea as a rick factor for unanticipated admissions in outpatient surgery. Anesth Analg 2003; 96: 1328-35
114. Chung F, Imarengiaye C: Management of sleep apnea in adults. Can J Anesth 2002; 49: R1-6
115. Siyam MA, Benhamou D: Difficult endotracheal intubation in patients with sleep apnea syndrome. Anesth Analg 2002; 95: 1098-102
116. Hiremath AS, Hillman DR, James AL, et al: Relationship between difficult tracheal intubation and obstructive sleep apnoea. Br J Anaesth 1998; 80: 606-11
117. Lofsky A: Sleep apnea and narcotic postoperative pain medication: a morbidity and mortality risk. Anesthesia Patient Safety Foudation Newsletter 2002; 17: 24-5
118. Cullen DJ: Obstructive sleep apnea and postoperative analgesia-a potentially dangerous combination (Editorial). J Clin Anesth 2001; 13: 83-5
119. Parish JM, Somers VK: Obstructive sleep apnea and cardiovascular disease. Mayo Clin Proc 2004; 79: 1036-46
120. Rennotte MT, Baele P, Aubert G, et al: Nasal continuous positive airway pressure in the perioperative management of patients with obstructive sleep apnea submitted to surgery. Chest 1995; 107: 367-74
121. Deutscher R, Bell D, Sharma S: OSA protocol promotes safer care. Anesthesia Patient Safety Foundation Newsletter 2002; 17: 58
122. Jones P, Yate P: Contraindications to use of metformin. blanket banning of metformin two days before surgery may not be a good idea(letter). BMJ 2003; 326: 762
123. Salpeter S, Greyber E, Pasternak G, et al: Risk of fatal and nonfatal lactic acidosis with metformin use in type 2 diabetes mellitus. Cochrane Database Syst Rev 2002; 2: CD002967
124. Kohli M, Yuan L, Escobar M, et al: A risk index for sternal surgical wound infection after cardiovascular surgery. Infect Control Hosp Epidemiol 2003; 24: 17-25
125. Malone DL, Genuit T, Tracy JK, et al: Surgical site infections: reanlysis of risk factors. J Surg Res 2002; 103: 89-95
126. Pomposelli JJ, Baxter JK III, Babineau TJ, et al: Early postoperative glucose control predicts nosocomial infection rate in diabetic patyients. J Pen J Parenter Enteral Nutr 1998; 22: 77-81
127. Natof HE: Complications. cited in Wetchler BV: Anesthesia for Ambulatory Surgery. J B Lippincott Company, Philadelphia. 1990 pp454-6
128. Baily CJ, Turner RC: Metformin. N Engl J Med 1996; 334: 574-9
129. Lattermann R, Carli F, Wykes L, et al: Epidural blockade modifies perioperative glucose production without affecting protein catabolism. Anesthesiology 2002; 97: 374-81
130. Schricker T, Wykes L, Carli F: Epidural blockade improves substrate utilization after surgery. Am J Physiol Endocrinol Metab 2000; 279: E646-53
131. Fortier J, Chung F, Su J: Unanticipated admission after ambulatory surgery-a prospective study. Can J Anaesth 1998; 45: 612-9
132. Nadal JL, Fernandes BG, Escobar IC, et al: The palm print as a sensitive predictor of difficult laryngoscopy in diabetes. Acta Anaesthesiol Scand 1998; 42: 199-203
133. Cote CJ, Zaslavsky A, Downes JJ, et al: Postoperative apnea in former preterm infants after inguinal herniorrhaphy. a combined analysis. Anesthesiology 1995; 82: 809-22
134. Allen GS, Cox CS Jr, White N, et al: Postoperative respiratory complications in ex-premature infants after inguinal herniorrhaphy. J Pediatr Surg 1998; 33: 1095-8

135. Welborn LG, Hannallah RS, Luban NL, et al: Anemia and postoperative apnea in former preterm infants. Anesthesiology 1991; 74: 1003-6
136. Sims C, Johnson CM: Postoperative apnoea in infants. Anaesth Intensive Care 1994; 22: 40-5
137. Gunter JB, Watcha MF, Forestner JE, et al: Caudal epidural anesthesia in conscious premature and high-risk infants. J Pediatr Surg 1991; 26: 9-14
138. Bouchut JC, Dubois R, Foussat C, et al: Evaluation of caudal anaesthesia performed in conscious ex-premature infants for inguinal herniotomies. Paediatr Anaesth 2001; 11: 55-8
139. Welborn LG, Rice LJ, Hannallah RS, et al: Postoperative apnea in former preterm infants: prospective comparison of spinal and general anesthesia. Anesthesiology 1990; 72: 838-42
140. Veverka TJ, Henry DN, Milroy MJ, et al: Spinal anesthesia reduces the hazard of apnea in high-risk infants. Am Surg 1991; 57: 531-4
141. Sartorelli KH, Abajian JC, Kreutz JM, et al: Improved outcome utilizing spinal anesthesia in high-risk infants. J Pediatr Surg 1992; 27: 1022-5
142. Krane EJ, Haberkern CM, Jacobson LE: Postoperative apnea, bradycardia, and oxygen desaturation in formerly premature infants: prospective comparison of spinal and general anesthesia. Anesth Analg 1995; 80: 7-13
143. Somri M, Gaitini L, Vaida S, et al: Postoperative outcome in high-risk infants undergoing herniorrhaphy: comparison between spinal and general anaesthesia. Anaesthesia 1998; 53: 762-6
144. Williams JM, Stoddart PA, Williams SA, et al: Post-operative recovery after inguinal herniotomy in ex-premature infants: comparison between sevoflurane and spinal anaesthesia. Br J Anaesth 2001; 86: 366-71
145. Shenkman Z, Hoppenstein D, Litmanowitz I, et al: Spinal anesthesia in 62 premature, former-premature or young infants-technical aspects and pitfalls. Can J Anesth 2002; 49: 262-9
146. Watcha MF, Thach BT, Gunter JB: Postoperative apnea after caudal anesthesia in an ex-premature infant. Anesthesiology 1989; 71: 613-5
147. Cox RG, Goresky GV: Life-threatening apnea following spinal anesthesia in former premature infants. Anesthesiology 1990; 73: 345-7
148. Yuill GM, Saroya D, Yuill SL: A national survey of the provision for patients with latex allergy. Anaesthesia 2003; 58: 775-803
149. Wells DG, Bjorksten AR: Monoamine oxidase inhibitors revisited. Can J Anaesth
150. Stack CG, Rogers P, Linter SP: Monoamine oxidase inhibitors and anaesthesia. A review. Br J Anaesth 1988; 60: 222-7.1989; 36: 64-74
151. el Ganzouri AR, Ivankovich AD, Braverman B, et al: Monoamine oxidase inhibitors: should they be discontinued preoperatively? Anesth Analg 1985; 64: 592-6
152. Abdi S, Fishman SM, Messner E: Acute exacerbation of depression after discontinuation of monoamine oxidase inhibitor prior to cardiac surgery. Anesth Analg 1996; 83: 656-7
153. McFarlane HJ: Anaesthesia and the new generation monoamine oxidase inhibitors. Anaesthesia 1994; 49: 597-9
154. Tordoff SG, Stubbing JF, Linter SP: Delayed excitatory reaction following interaction of cocaine and monoamine oxidase inhibitor (phenelzine). Br J Anaesth 1991; 66: 516-8
155. Evans-Prosser CD: The use of pethidine and morphine in the presence of monoamine oxidase inhibitors. Br J Anaesth 1968; 40: 279-82
156. Errando CL, Mateo E, Lopez-Alarcon D, et al: Severe interactions with classic and selective monoamine oxidase inhibitors(Letter). Can J Anaesth 1998; 45: 706-7
157. Boakes AJ, Laurence DR, Teoh PC, et al: Interactions between sympathomimetic amines and antidepressant agents in man. Br Med J 1973; 1: 311-5
158. Ure DS, Gillies MA, James KS: Safe use of remifentanil in a patient treated with the monoamine oxidase inhibitor phenelzine. Br J Anaesth 2000; 84: 414-6
159. Powell H: Use of alfentanil in a patient receiving monoamine oxidase inhibitor therapy (Letter). Br J Anaesth 1990; 64: 528-9
160. O' Hara JF Jr, Maurer WG, Smith MP: Sufentanil-isoflurane-nitrous oxide anesthesia for a patient treated with monoamine oxidase inhibitor and tricyclic antide-pressant. J Clin Anesth 1995; 7: 148-50

161. Fischer SP, Mantin R, Brock-Utne JG: Ketorolac and propofol anesthesia in a patient taking chronic monoamine oxidase inhibitors. J Clin Anesth 1996; 8: 245-7
162. Doyle DJ: Ketamine induction and monoamine oxidase inhibitors. J Clin Anesth 1990; 2: 324-5
163. Sides CA: Hypertension during anaesthesia with monoamine oxidase inhibitors. Anaesthesia 1987; 42: 633-5
164. Ebrahim ZY, O' Hara J Jr, Borden L, et al: Monoamine oxidase inhibitors and elective surgery. Cleve Clin J Med 1993; 60: 129-30
165. British Medical Association and the Royal Pharmaceutical Society of Great Britain: Combined oral contraceptives. British National Formulary 1996; 32: 337
166. Thromboembolic Risk Factors(THRIFT) Consensus Group: Risk of prophylaxis for venous thromboembolism in hospital patients. Br Med J 1992; 305: 567-74
167. British Medical Association and the Royal Pharmaceutical Society of Great Brirain: Hormone replacement therapy and progesterone only contraceptives. British National Formulary 1996; 32: 305-41
168. Tait AR, Knight PR: The effects of general anesthesia on upper respiratory tract infections in children. Anesthesiology 1987; 67: 930-5
169. Schreiner MS, O' Hara I, Markakis DA, et al: Do children who experience laryngospasm have an increased risk of upper respiratory tract infection? Anesthesiology 1996; 85: 475-80
170. Tait AR, Reynolds PI, Gutstein HB: Factors that influence an anesthesiologist' s decision to cancel elective surgery for the child with an upper respiratory tract infection. J Clin Anesth 1995; 7: 491-9
171. Parnis SJ, Barker DS, Van Der Walt JH: Clinical predictors of anaesthetic complications in children with respiratory tract infections. Paediatr Anaesth 2001; 11: 29-40
172. Cohen MM, Cameron CB: Should you cancel the operation when a child has an upper respiratory tract infection? Anesth Analg 1991; 72: 282-8
173. Tait AR, Malviya S, Voepel-Lewis T, et al: Risk factors for perioperative adverse respiratory events in children with upper respiratory tract infections. Anesthesiology 2001; 95: 299-306
174. Levy L, Pandit UA, Randel GI, et al: Upper respiratory tract infections and general anaesthesia in children. Perioperative complications and oxygen saturation. Anaesthesia 1992; 47: 678-82
175. Tait AR, Pandit UA, Voepel-Lewis T, et al: Use of the laryngeal mask airway in children with upper respiratory tract infections: a comparison with endotracheal intubation. Anesth Analg 1998; 86: 706-11
176. Rieger A, Schroter G, Philippi W, et al: A comparison of sevoflurane with haothane in outpatient adenotomy in children with mild upper respiratory tract infections. J Clin Anesth 1996; 8: 188-93
177. 양홍석, 박숙희, 김대영, et al: 국내에서 보고된 악성고열증에 대한 분석. 대한마취과학회지 1999; 37: 105-12
178. Yentis SM, Levine MF, Hartley EJ: Should all children with suspected or confirmed malignant hyperthermia susceptibility be admitted after surgery? a 10-year review. Anesth Analg 1992; 75: 345-50
179. Grinberg R, Edelist G, Gordon A: Postoperative malignant hyperthermia episodes in patients who received "safe" anaesthetics. Can Anaesth Soc J 1983; 30(3 Pt 1): 273-6
180. Carr AS, Lerman J, Cunliffe M, et al: Incidence of malignant hyperthermia reactions in 2,214 patients undergoing muscle biopsy. Can J Anaesth 1995; 42: 281-6
181. Hackl W, Mauritz W, Winkler M, et al: Anaesthesia in malignant hyperthermia- susceptible patients without dantrolene prophylaxis: a report of 30 cases. Acta Anaesthesiol Scand 1990; 34: 534-7
182. Hopkins PM: Malignant hyperthermia: advances in clinical management and diagnosis. Br J Anaesth 2000; 85: 118-28
183. Wappler F: Malignant hyperthermia. Eur J Anaesthesiol 2001; 18: 632-52
184. Finsterer J: Current concept in malignant hyperthermia. J Clin neuromusc 2002; 4: 64-74
185. Johnson H Jr, Knee-loli S, Butler TA, et al: Are routine preoperative laboratory screening tests necessary to evaluate ambulatory surgical patients? Surgery 1988; 104: 639-45
186. Golub R, Cantu R, Sorrento JJ, et al: Efficacy of preadmission testing in ambulatory surgical patients. Am J Surg 1992; 163: 565-71
187. Gold BD, Wolfersberger WH: Finding from routine urinalysis and hematocrit on ambulatory oral and maxillofacial surgery patients. J Oral Surgery 1980; 38: 677-8
188. Pasternak LR: Preoperative screening for outpatient surgery. in geriatric patients. edited by Sieber FE:

Geriatric anesthesia. New York McGraw-Hill Co. 2007 pp173-9
189. American Society of Anesthesiologists Task Force on Preanesthesia Evaluation: Practice advisory for preanesthesia evaluation: a report by the American Society of Anesthesiologists Task Force on Preanesthesia Evaluation. Anesthesiology 2002; 96: 485-96
190. Wyatt WJ, Reed DN, Apelgren KN: Pitfalls in the role of standardized preadmission laboratory screening for ambulatory surgery. Am Surg 1989; 55: 343-6
191. Rudkin GE, Osborne GA, Doyle CE: Assessment and selection of patients for day surgery in a public hospital: Med J Aust 1993; 158: 308-12
192. National Study by the Royal College of Radiologists: Preoperative chest radiology. Lancet 1979; 2: 83-6
193. Archer C, Levy AR, McGregor M: Value of routine preoperative chest X-rays: a metanalysis. Can J Anaesth 1993; 40: 1022-7
194. Rucker L, Frye EB, Staten MA: Usefulness of screening chest roentgenograms in perperative patients. J Am Med Assoc 1983; 250: 3209-11
195. Fleisher LA: The preoperative electrocardiogram. what is the role in 2007? Ann Surg 2007; 246: 171-2
196. Goldberer AL, O'Konski M: Utility of routine electrocardiogram before surgery and on general hospital admission. Ann Intern Med 1986; 105: 552-7
197. Gold BS, Young ML, Kinman JL, et al: The utility of preoperative electrocardiograms in the ambulatory surgical patient. Arch Intern Med 1992; 152: 301-5
198. Noordzij PG, Boersma E, Bax JJ, et al: Prognostic value of routine preoperative electrocardiography in patients undergoing noncardiac surgery. Am J Cardiol 2006; 97: 1103-6
199. Murdoch CJ, Murdoch DR, McIntyre P, et al: The pre-operative ECG in day surgery: a habit? Anaesthesia 1999; 54: 899-908
200. Walton GM: The cost benefit of routine pre-operative Hb inverstigations for oral surgery. Br Dent J 1988; 165: 406-7
201. Shapiro MF, Greenfield S: The complete blood count and leucocyte differential count. an approach to their rational application. Ann Intern Med 1987; 106: 65-74
202. Crawford MW, Galton S, Abdelhaleem M: Preoperative screening for sickle cell disease in children: clinical implications. Can J Anaesth 2005; 52: 1058-63
203. Rogers ZR, Powars DR, Kinney TR, et al: Non-black patients with sickle cell disease have African beta-s-gene cluster haplotypes. J Am Med Assoc 1989; 261: 2991-4
204. Wong EM, Tillyer ML, Saunders PRI: Pre-operative screening for sickle cell trait in adult day surgery; is it necessary? Ambulatory Surg 1996; 4: 41-5
205. Adu Gyamfi Y, Sankarankutty M, Marwa S: Use of a tourniquet in patients with sickle cell disease. Can J Anaesth 1993; 40: 24-7
206. Riner CS: Hematologic disorders. edited by Hines RL, Marschall KE: Anesthesia and co-existing disease. 5th ed. Philadelphia Churchill Livingstone 2008 pp407-35
207. McCleane GJ: Urea and electrolyte measurement in pre-operative surgical patients. Anaesthesia 1988; 43: 413-5
208. Campbell IT, Gosling P: Preoperative biochemical screening. Br Med J 1998; 297: 803-4
209. Morgan AG: Is routine urine testing in outpatient clinics useful? Br Med J 1988; 297: 1173
210. Apfelbaum JL, Lichtor JL, Lane BS, et al: Awakening, clinical recovery, and psychomotor effects after desflurane and propofol anesthesia. Anesth Analg 1996; 83: 721-5
211. Grant SA, Murdoch J, Millar K, et al: Blood propofol concentration and psychomotor effects on driving skills. Br J Anaesth 2000: 85: 396-400
212. Sinclair DR, Chung F, Smiley A: General anesthesia does not impair simulator driving skills in volunteers in the immediate recovery period - a pilot study. Can J anaesth 2003; 50: 238-45
213. Lieber CP, Seinige UL, Sataloff DM: Choosing the site of surgery. an overview of ambulatory surgery in geriatric patients. Clin Geriatr Med 1990; 6: 493-7
214. Correa R, Menezes RB, Wong J, et al: Complience with postoperative instruction: a telephone survey of 750 day surgery patients. Anaesthesia 2001; 56: 481-4

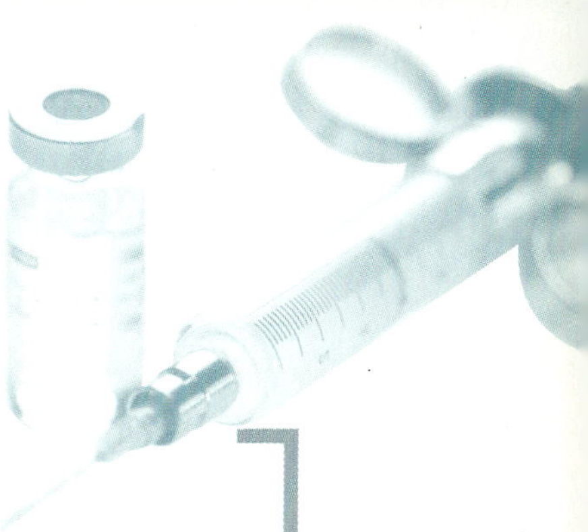

Chapter 4

성인 환자의 평가와 준비

당일수술에서 환자의 선택과 검사를 위한 기준은 이미 알려져 있다. 제 3 장에서 설명한 바와 같이 이러한 기준을 증명하는 체계가 필요하다. 결과의 대폭적인 개선이 없다면 환자의 평가에만 많은 자본을 쉽게 소모하게 된다. 효과적인 체계 구축은 더욱 연구와 개발을 추구하는 사람들의 목표이다. 판단 체계는 환자 수와 당일수술 설비의 형태에 의존한다. 문제를 해결하는 판단 과정에는 융통성 있게 하여야 당일수술에 적절한 환자가 될 수 있을 것이다. 모든 술전 검사와 타과 의뢰 등은 당일수술 전에 시행되어야 하며 환자, 의료진 및 관리자 모두에게 안전과 편안함을 증진시킬 수 있어야 한다. 당일수술 평가의 목적은 표 4-1에 정리하였다.

표 4-1. 당일수술을 위한 평가의 목적

환자는 반드시
마취와 수술에 적절하게 준비되어야 한다.
예방될 수 있는 문제로 취소되어서는 안된다.
제공되는 마취와 수술은 안전하여야 한다.
안전하게 귀가하고 간호를 받을 수 있어야 한다.

당일수술에서 환자의 평가는 왜 중요한가?

환자에 대한 정보는 환자와 보호자, 일차 진료 의사, 외과의사 등 다양한 통로로 정보를 얻을 수 있으나 서로 다른 방향으로 적용되고 있는 것을 종합하고 표준화하여 적용할 수 있도록 하여야 한다. 특히 소아는 환자에게서 직접 정보를 얻는 것이 어려우므로 이러한 정보들을 적극 활용하여야 한다.[1]

술전 평가는 수술전 30일 이내에 이루어 져야 한다.[2] 환자가 술전 평가를 위한 방문에서 신체검사와 의무기록을 재확인하고 전문과에 자문을 의뢰한 결과와 앞으로의 치료 계획 등을 확인하여야 한다.

당일수술에서 환자에 대한 술전 평가는 여러 가지 장점이 있다. 첫째, 수술의 취소와 지연을 저하시킬 수 있다.[3-5] 수술의 취소는 시간과 경비의 소모를 증가시킬 뿐만 아니라 환자에게 고통을 가중시킨다. 둘째, 술전 평가는 환자의 상태를 호전시키고 당일수술에 더욱 적합하게 조절하도록 한다. 즉 환자의 문제점(예; 높은 혈압, 귀가 후 간호 불가능 등)을 인식하여 환자의 상태를 당일수술에 적합하도록 접근시키는 방법이 될 수 있다.[6] 셋째, 효과적인 평가는 시간 절약과 함께 진행과정을 빠르게 한다. 그러나 과도한 환자 평가나 정보 또는 수술의 결과를 수집하는 과정은 당일수술의 회전 속도를 느리게 하고 수술을 취소시킬 수도 있다.[7]

술전 평가는 입원과 수술기중에 이환율을 감소시켜야 한다.[8] 수술 당일 적절하지 않거나 준비되지 않은 환자를 수술하도록 압력을 받게 되면 수술기중 합병증의 발생과 계획하지 않은 입원을 증가시킬 수 있다.

평가는 내원하지 않는 비율을 저하시키고 환자가 수술 전과 후에 준수사항을 지키도록 한다.[9] 평가과정에서 환자를 직접 관여시키면 수술 예정일을 지킬 수 있게 하며, 환자의 병력과 주의사항 등 정보를 주고받을 수 있고, 불안감도 저하시킬 수 있다.[10,11]

확실한 술전 평가는 법의학적 위험도 저하시키며 효율적으로 구성되고 기록된 평가체계는 매우 유용하다.

환자 선택의 기준 설정

선택기준은 당일수술에 관계하는 마취과의사의 동의와 협조가 필요하다. Wilson 등은[12] 수술수기를 위한 환자에게 적절한 마취과의사의 의견을 비교하면 비관적 또는 낙관적 생각에 따라서 차이가 있다는 것을 밝혔으나 증례의 96%에서 동의를 얻을 수 있었다고 한다. 마취과의사가 당일수술에 적합한 선택 기준에 동의하지 않는다면 경계 증례의 조정은 마취를 직접 시술하는 마취과의사 개인적인 관점으로 평가하게 된다.

표 4-2. 외과의사를 위한 당일수술 선택기준

전신마취로 당일수술을 하는 경우 성인 환자에서 선택기준

사회적 기준
- 환자를 가정까지 함께 동반하고 하루 밤을 간호할 수 있는 책임질 수 있는 성인
- 최고 1시간 내 운전거리에서 거주
- 적절한 사회적 환경 - 계단, 전화, 화장실, 냉난방 등

신체적 기준
- 일반적인 조건과 거동성
- 비만{비만지수(BMI 〉35)}이 아니고
- 환자는 1층 계단을 올라갈 수 있어야 한다.

다음 사항이 있으면 제외한다.
- 심혈관 질환 - 조절되지 않은 고혈압(혈압 〉 170/100)
  - 협심증, 울혈성 심부전 또는 말초혈관 질환
  - 심근경색증, 일과성 허혈성 발작(transient ischemic attack), 뇌혈관질환이 최근 6개월 이내에 있었을 경우.
  - 증상이 있는 심장판막 질환
- 호흡기 질환 - 심한 천식 또는 흉부 질환
- 당뇨 - 인슐린 의존성 또는 조절되지 않은 인슐린 비의존성 당뇨
- 신장 또는 간 질환, 알코올 중독, 마약 중독
- 다발성 경화(진행된), 중증근 무력증, 심한 경부 척주증(spondylosis)
- 심한 정신과 질환

약제 - 다음 약제를 복용한 환자는 제외 한다.

항응고제들	부정맥 치료제들
digoxin	glycerol trinitrate
Monoamine oxidase inhibitors	경구 피임약(?)
스테로이드	

일부 당일수술실과 마취과의사들은 적합성이 낮은 환자의 적용을 준비하여야 한다. 이러한 환자들에게 마취과의사는 술 전 평가와 수술 당일에 더욱 관심을 기울여야 하며, 선택 기준도 마취과의사가 환자관리에 얼마나 많은 관심을 가지고 투자를 하느냐에 있다(표 4-2).[13] 예를 들면 인슐린 의존형 당뇨 환자는 더 많은 내과적 처치가 필요하다는 것이다. 선택 기준은 당일수술실이 자유설립체계(free-standing system)이거나 계획되지 않은 입원의 가능성이 있는 경우에는 더욱 정확하고 엄격하게 적용하여야 한다. 그러나 귀가하기에 부적절한 극소수의 불가항력적인 환자들은 어디에 어떻게 입원을 시키든 강제적인 사항이다.[13]

선택 기준에 동의하면 널리 공표하고, 각 외과의사에게 배부하고 새로운 의사로 바뀌어도 기억할 수 있게 하여야 하며 마취과 외래(예; 술전 면담실), 당일수술실과 관리 사무실 등에도

비치한다. 간호사는 실질적으로 환자 평가에는 참여하지 않지만 도울 수 있어야 한다. 더 많은 사람들이 선택 기준을 알고 있다면 부적절하게 입원되는 경우를 감소시킬 것이다. 기준은 간단하게 하여야 하며 명확하지 않은 기준을 길게 적어 두는 것은 도움이 되기보다는 혼란스럽게 한다.

환자의 평가 방법

환자의 평가는 건강상태에 대하여 객관적으로 나타내는 검사실 결과만으로 되는 것이 아니고 여러 가지 요소를 포함하여 고려하여야 한다. 당일수술실 시설과 환자가 거주하는 지역의 지리적 위치에도 의존하게 된다. 시내에 위치하는 당일수술실은 일정 거리 이상 이동하여야 하는 시외 또는 변두리에 위치하는 경우와는 다른 체계가 필요하다. 환자의 거주지역이나 경제적인 능력에 따라 건강상태의 차이나 사회적인 문제점 등을 가질 수 있다. 수술의 종류에 따라 환자군도 다르다. 예를 들면 부인과 당일수술 환자는 비뇨기과 환자보다 일반적으로 더 젊으므로 당일수술에 적합하다.

융통성 있는 환자 분류 체계는 추가 검사와 평가가 필요한 환자를 조기에 구분 할 수 있어야 한다. 이것은 노력과 자본이 필요하므로 최소한의 검사와 평가가 필요한 환자는 병원과 환자 모두에게 소모를 줄일 수 있도록 빠르게 찾아내어야 한다(그림 4-1). 환자 상태는 미국 마취과

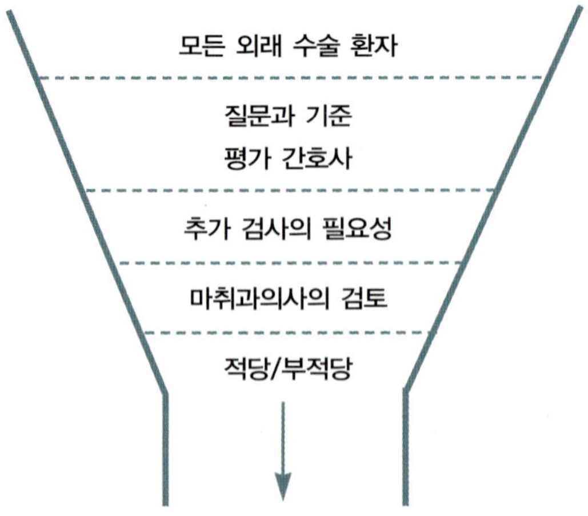

그림 4-1. 평가과정에서 환자의 선택

학회 신체 상태 분류 5 등급을 적용할 수 있으나 당일수술 환자에서 수술의 취소, 예기치 않은 입원, 합병증 발생 등과는 관계가 없다.[14,15]

1. 환자에 대한 질문

환자의 병력은 당일수술의 적합성을 결정하는 데에 가장 중요하다. 환자에 대한 질문은 문제를 찾아내어 마취과의사가 적합성을 빠르게 결정하는 것을 도와준다.[16] 수술 전 질문의 예를 부록에 정리하였다.

질문은 환자가 적합한가, 추가 검사가 필요한가? 또는 부적절한 것은 즉시 인지할 수 있도록 차이를 두어야 한다.[12] 일반적으로 증상이 없는 환자는 적합하다. 그러나 질문을 의무기록으로만 사용하고 무시하려면 소용이 없다.

2. 누가 당일수술을 위한 환자를 선택할 것인가?(표 4-3)

수술 순서를 결정하는 시기에서 외과의사가 평가하는 것은 쉬운 사항이다. 그러나 마취과 관점에서 무엇이 적절한 것인가에 대하여 교육받지 않은 외과의사가 선택한다는 것은 전혀 평가하지 않은 것보다 나을 것이 없다. 이것은 입원전 평가를 위한 진료과정의 소개는 취소, 검사, 입원, 비용의 감소를 위하여 보여주는 것과 같이 비경제적이다.[3,17,18] MacArther 등은[19] 술전 판단을 위한 진료에서 마취과의사의 면담은 단지 외과의사만을 만난 환자보다 취소율이 5배 낮다고 하였다.

평가 과정에서 첫 번째 단계는 수련 과정의 간호사가 환자에게 실시하는 질문과 신장/체중 기록표(그림 4-2)를 작성하며 혈압도 측정한다. 간호사가 실시하는 입원전 진료에서 예방할 수 있는 취소와 의사의 부담을 감소시킨다.[20] 간호사들은 면담과정에서 환자 가정환경과 관련된 문제점들을 찾아내어 효과를 증진시킬 수 있도록 한다.

마취과적인 관점에서 융통성이 없다면 선택사항의 빠른 적용은 당일수술에서 불필요한 제

표 4-3. 누가 당일수술환자를 평가할 것인가?

좋은 ↓		? 경비 부담 증가 ↑
	마취과의사	
	간호사 - 마취과의사와 함께 융통성을 가지고	
	간호사 - 엄격한 기준을 적용하여 ↑	
	외과 의사/ 평가 하지 않음	
나쁨		? 경비 부담 감소

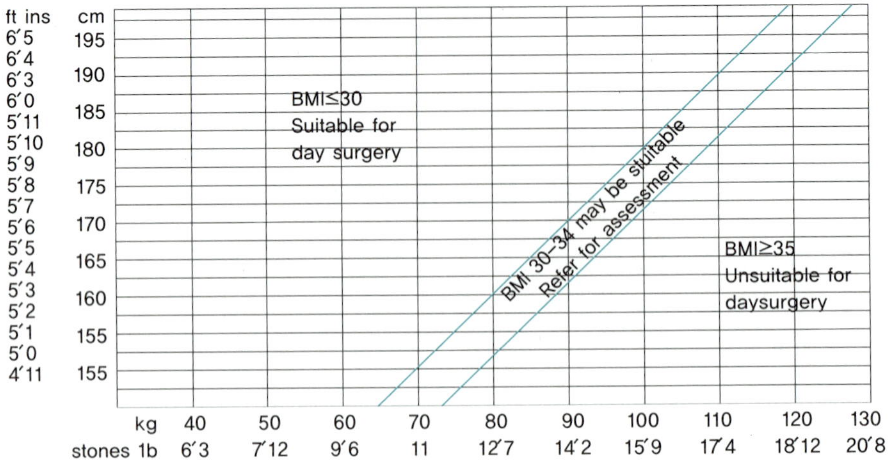

그림 4-2. 당일수술 환자의 키와 몸무게를 이용한 선택기준

한된 정책을 낳게 된다. 규격화된 평가 지침과 질문의 통합은 검사와 추가되는 어떤 조치가 필요한 것을 알 수 있으며 더 많은 환자들에게 당일수술을 제공할 수 있다(부록 참조).

컴퓨터 프로그램(예; information and communication technology)은 질문과 지침을 알리고 환자의 정보를 얻기 위하여 사용되고 있으며 미래에는 더 많이 사용될 것이다. 환자와 보호자는 직접 병원에 방문하여 의료진과 대면하는 것보다 효율적일 수 있다. Videophone, telemedicine 기술의 적용은 병원과 멀리 떨어진 환자에서 적합하며 비용절감과 함께 효과적으로 적용할 수 있다.[21] 일반의들은 환자의 기록과 비용에 걸 맞는 환자관리에 관심을 가지는 것처럼 평가 과정에도 더 많은 부분에서 관여하게 될 것이다.

3. 마취과의사의 면담

모든 입원 전 환자의 평가를 위하여 마취과의사와 면담은 반드시 필요하다.[22] 당일수술에 대한 대부분의 질문들은 환자의 병력에 관한 것으로 흔히 전화로 실시할 수도 있다. 때로 마취과의사는 적응증에 대한 평가를 위하여 마취와 불안감에 대하여 의견교환을 목적으로 입원 전에 환자를 직접 면담하게 된다.

1) 어디에서 환자의 평가를 하는가?

당일수술 환자의 평가는 당일수술센터에서 진료하도록 하며 외래 환자로 방문하도록 한다. 이러한 면담은 환자가 직접 당일수술센터를 관찰할 수 있도록 하므로 이상적이다. 그러나 환자가 다른 곳에서 외과의사와 면담을 하였다면 당일수술센터로 다시 이동하게 되는 것이 적절하지 못하다는 것을 알게 될 것이다. 평가에 참여하는 간호사는 초기 진료의뢰를 하면서 다른 장소에서 환자를 면담하게 된다. 그러므로 수술 전 평가를 위한 마취과 외래가 효과적으로 환자에게 접근하는 방법으로 추천되고 있다.

전화 면담은 효과적이며 오후에 전화방문을 하는 것이 좋다.[23] 간호사는 질문 문항을 이용하여 평가하며 혈압 측정과 그 외 필요한 검사는 일반 의사 또는 임상 간호사가 실시한다. 마취과의사가 환자를 방문한다면 수술 전 검사 의뢰를 줄일 수 있으나[24] 경계증례에서 추가 검사가 필요하다면 당일수술센터에 방문할 것을 부탁하여야 한다.

담당 의사는 컴퓨터에 환자의 정보를 가지고 있으므로 환자에 대한 추가 정보가 필요하다면 직접 평가할 수 있다.

환자에 대한 검사를 하였다면 마취과의사는 추가 검사를 하기 위하여 확인을 하여야 한다. 최종 평가를 한 후에 적절한 환자에게 수술 수기, 수술 전 준비와 당일수술에 대한 정보와 함께 수술예정일을 알려줄 수 있다. 적응이 되지 못하는 환자는 외과의사에게 되돌려 보낸다.

* 수술 전 평가를 위한 마취과 외래

수술 전 평가를 위한 마취과 외래(anesthesia preoperative medicine clinic, APMC)는 당일 환자뿐만 아니라 입원 환자에게도 필요한 기구이다. 일부에서는 마취과의사가 직접 하는 "Preoperative anesthesia consultation and evaluation (PACE) clinic"과 내과 의사가 관여하는 "The internal medicine perioperative assessment consultation and treatment (IMPACT) center"를 두어 당일수술 환자의 수술 전 평가와 자문을 하여 환자 선택에 따른 문제를 해결하여 수술 시간과 취소 및 지연을 저하시킬 수 있었으며 환자의 안전과 만족감을 증진시킬 수 있었다고 하였다.[25]

술전 면담과 함께 입원 전에 병력, 신체검사, 환자 상태에 대한 점검과 필요한 검사 및 동반된 질환과 이상에 대한 자문을 구하는 등 분석과 평가 및 치료를 하여 수술 전에 보다 더 안정된 상태를 유지할 수 있도록 하는 곳이다. 그러므로 근무하는 마취과의사는 마취과뿐만 아니라 각 분야에 대한 전문지식을 가질 수 있는 마취과 전임의 과정 이상을 수련하여 해당 분야에 대한 전문성을 가지고 근무를 하여야 효과적일 것이다.[1,26]

APMC의 효과적인 운영은 철저한 수술 전 준비로 수술의 취소와 연기 및 수술실 운영에서 과도한 경비와 시간 낭비를 저하시킬 수 있으며 환자의 안전과 만족도를 증진시키게 된다.[26]

표 4-4. 환자가 당일수술에서 제외되기 전에 필요한 질문들

수술을 국소마취 ± 진정제로 수술을 할 수 있을까?
환자의 상태가 회복 될 수 있을까?
입원 전과 후에 입원이 어떠한 이점이 있는가?
다음 날 입원하면 수술에 적합한가? 그렇다면 무엇이 다른가?

2) 언제 마취과의사는 환자를 만나야 하는가?

당일수술 전에 마취과의사의 환자 평가는 특별한 환자에서만 필요하다. 당일수술 전에 마취과의사와 면담은 환자에게 반드시 이득이 되지는 않는다. Twersky 등은[22] 마취과의사의 수술 직전 면담은 불안감과 수술중 문제점들의 개선과 저하 또는 안전도 증진에서 내원 당일에 마취과의사를 만나는 것과 비교에서 도움이 되지 못한다고 하였다. Leigh 등은[10] 불안감은 병원 안내에 종사하는 사람과 수술에 대한 설명으로도 감소시킬 수 있으며 환자를 위한 안내책의 사용을 주장하였다.

그러나 마취과의사를 마취 준비실이나 수술실에서 처음 만나는 것은 마취에 대한 의견교환 시간이 짧아서 적절하지 못하며 문제점들을 놓칠 수 있다. 마취과적 판단은 수술 전과 수술실로 들어가기 전에 하여야 하며 충분한 시간을 가지고 하여야 한다.

외래 수술을 거부하거나 연기하기 전에 입원수술이 분명하게 효과적인가를 판단하여야 한다(표 4-4). 환자는 수술실에 들어가지 전에 당일수술센터에서 마취과의사를 면담하여야 한다.

환자의 면담과정은 그림 4-3에 정리하였다. 각 당일수술센터는 각각의 환경과 필요성에 맞게 적용한다. 취소, 연기, 입원의 이유들은 진료과정의 효과를 증명하기 위하여 규칙적으로 재평가하여야 한다.

평가가 효과적이라면 수술과 마취에 적절하지 못한 것을 예견하여 취소하여야 하며, 낮 시간에 치료할 수 있도록 하는 것이 부드럽고 효과적일 것이다.

당일수술을 위한 환자의 준비

환자의 준비는 효과적인 당일수술에서 중요한 부분이다. 수술이 물리적으로 적응이 되지 않는 것이 아닌 다른 이유로 취소되는 경우는 표 4-5에 정리하였다. 양호한 준비와 정보는 환자관리를 발전시키고 당일수술센터의 효과를 증진시킬 것이다.[10] 환자에게 수술전 정보와 준

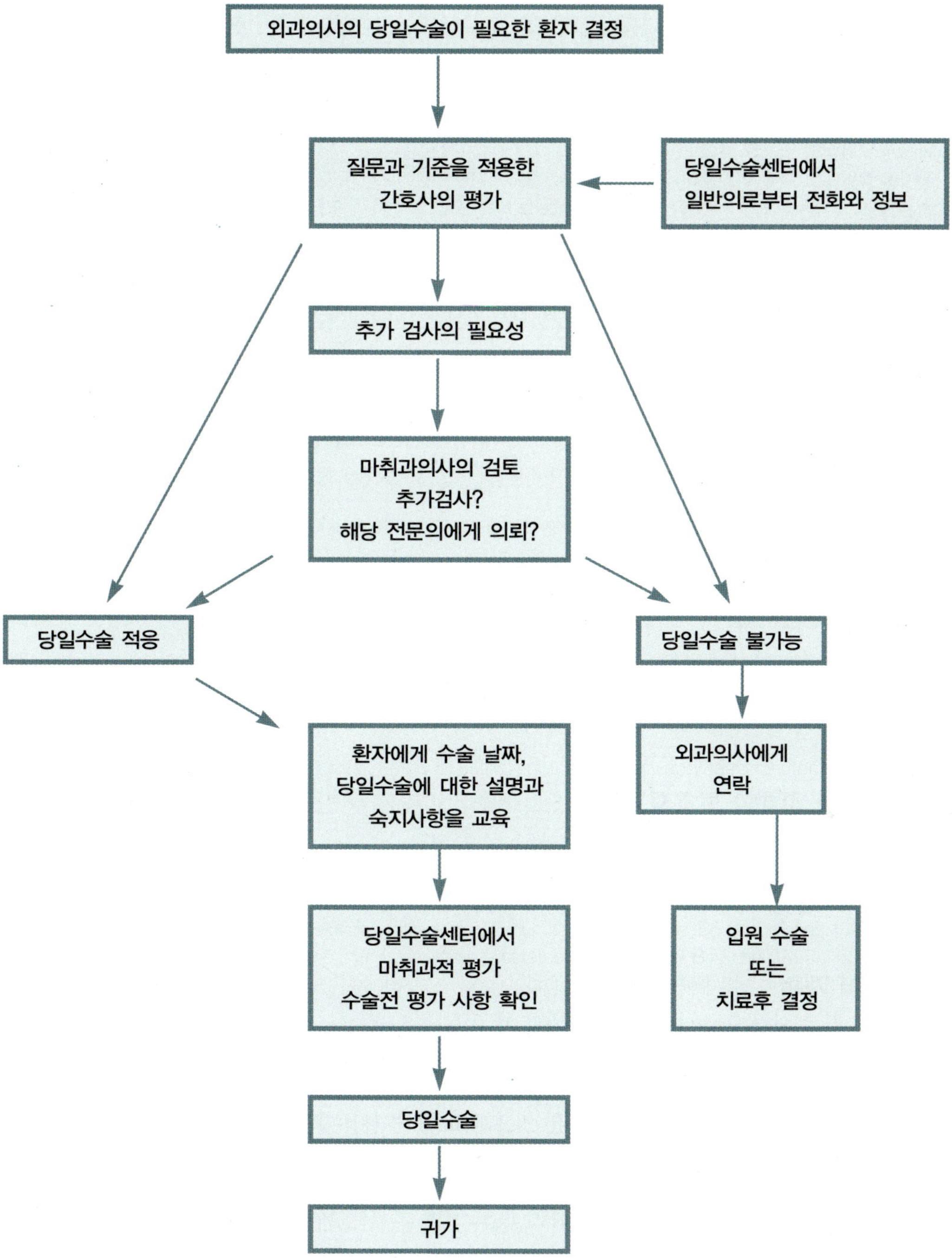
외과의사의 당일수술이 필요한 환자 결정
질문과 기준을 적용한 간호사의 평가
당일수술센터에서 일반의로부터 전화와 정보
추가 검사의 필요성
마취과의사의 검토 추가검사? 해당 전문의에게 의뢰?
당일수술 적응
당일수술 불가능
환자에게 수술 날짜, 당일수술에 대한 설명과 숙지사항을 교육
외과의사에게 연락
당일수술센터에서 마취과적 평가 수술전 평가 사항 확인
입원 수술 또는 치료후 결정
당일수술
귀가

그림 4-3. 평가 과정

표 4-5. 마취에 신체적인 적합성과 관련되지 않은 연기 또는 취소 사유들
약속을 지킬 수 없다.
수술에 대한 공포와 불안감
환자가 수술시행 여부를 결정하지 못함
환자를 동반하고 수술당일 밤에 간호할 보호자가 없다.
직장과 소아간호 시간의 조절이 가능하지 못한 경우
술전 금식을 지킬 수 없는 경우
투약 조건을 지킬 수 없을 경우
귀가후 응급상태에 대하여 당일수술 센터로 연락이 불가능한 경우

비 및 수술 후에 지켜야할 내용에 대한 교육 자료를 비디오를 통하여 실시하여도 좋은 효과를 얻을 수 있을 것이다.[27,28]

1. 환자에게 어떤 정보를 제공할 것인가?

1) 수술일자와 시간

우선 환자가 동의한다면 환자가 약속을 지킬 수 있는 좋은 시기를 찾아야 한다. 우편을 이용한다면 환자가 받은 후 반송될 수 있도록 하여야 한다.

2) 동반과 간호할 보호자

보호자는 환자를 안정되게 동반하여 귀가를 시킬 수 있어야 하며 또한 하루 밤 이상을 간호할 수 없다면 당일수술을 할 수 없다는 것을 수술 전에 알고 있어야 한다.

3) 금식 계획

환자는 수술 전에 긴 시간동안의 금식을 동의하여야 한다.[29,30] 일반적으로 수술 6시간 전부터 금식하여야 한다고 권고하지만 물은 수술 전 2~3시간까지 안전하게 마실 수 있다. 수술 2시간 전까지 음료수 또는 330 ml의 물은 권고되고 있는 양보다 많은 양이지만 잔류 위액의 양과 pH에 영향이 없다.[31,32] 미국마취과학회에서 office-based anesthesia에서 금식 시간에 대하여 표 4-6과 같이 제시하였다.[33] 껌을 씹는 것도 수술 2시간 전까지만 허락된다.[34]

논리적으로 적절한 수술 시작시간의 예상 없이 음료수 섭취의 허락 또는 과도하게 긴시간 금식은 당일수술을 어렵게 한다. 당일수술에서 환자가 2시간 이상 대기하여야 한다면 음료수 섭취를 선택사항으로 허락하여야 할 것이다.

표 4-6. 미국마취과 학회에서 제시한 수술 전 금식 기준

음식 종류	최소 금식 기간
맑은 음료수	2 (시간)
모유	4
이유식	6
모유를 제외한 유제품	6
가벼운 음식들	6

* 미국마취과 학회에서 마취과의사가 아닌 의사에 의한 진정과 진통을 시행할 경우에 기준으로 적용하는 술전 금식 시간이다(Anesthesiology 2002; 96: 1004).

맑은 음료 : 물, pulp가 없는 과일주스, 탄산음료, 맑은 홍차, black coffee.

가벼운 음식: 토스트와 맑은 음료를 말하며 후라이를 한 음식, 지방이 많거나 고기류는 위의 emptying time을 지연시킬 수 있다.

반드시 먹은 양과 종류를 점검하여 금식 시간을 적용하여야 한다.

임산부에서는 위에 제시한 금식시간이 적용되지 않으므로 주의하여야 한다.

당뇨, 비만 등이 동반된다면 위 배출시간이 지연되므로 주의하여야 하며, 당뇨 환자에서 밤새 금식을 한다면 수술 후에 insuline에 저항을 초래할 수 있으므로 탄수화물을 함유한 음료수를 공급하는 것이 정상 범위 유지에 용이하며 저혈당도 예방할 수 있다.[35]

4) 약물 섭취 교육

일반적으로 권장하는 방법은 모든 규칙적으로 복용하던 약제는 수술 전과 같이 계속 복용한다는 것이다. 항고혈압제, 항경련제, 스테로이드 또는 기관지 확장제와 같은 약제들은 특히 중요하다. 규칙적인 투약을 복용하지 않아야 하는 유일한 환자는 경구 혈당강하제, 인슐린, 항응고제, 이뇨제 또는 estrogen 함유 경구 피임약 등이 있다. 이러한 약제를 복용하던 환자는 약물 투여를 중단하기 전에 마취과의사와 면담을 하여야 한다.

열공 탈장, 심각한 위식도 역류 또는 비만 환자에서 H_2 차단제는 위액을 감소시키기 위하여 수술 전날 밤에 경구 복용하도록 한다.[36,37] 예를 들면 ranitidine 300 mg은 최고 효과가 나타날 수 있도록 수술 전날 밤에 경구 복용한다.[37]

5) 전신마취 또는 진정제 투여 후 운전

먼저 경고되지 않았다면 환자는 병원으로 직접 운전하여 올 것이고 수술 후 귀가에서도 운전을 하려고 할 것이다. 운전과 기계의 조작을 금지하는 시간에 대하여 분명하게 주지시켜야 할 것이다(제 20장 참조).

6) 임신

여자 환자는 수술 전에 임신여부에 따른 주의점에 대하여 충분하게 경고를 하여야 한다. 미리 경고 없이 경구 피임제를 복용하지 않은 환자에서 불임검사를 위하여 복강경을 실시하는

표 4-7. 수술 전 숙지사항

먼저 숙지하여야 하는 것
수술 일자와 시간
귀가에 이용할 운송수단 (대중 교통은 안됨)
동반하고 귀가 후 당일 밤을 간호할 수 있는 보호자
금식
특별하게 허용되지 않은 약제의 복용은 금지
수술 후 24~48 시간 동안은 운전과 기계작동은 금지*
옷을 갈아입고 시간을 보내기 위한 것의 준비
약속을 지킬 수 없을 경우 접촉할 수 있는 전화번호
여자에서는 임신 가능성이 있다면 당일수술센터에 알릴 것
당일수술센터와 수술 당일 일어날 수 있는 그 외의 숙지사항
당일수술 센터를 찾아 가는 방법
수술 전 간호 과정
마취과정 : 통증. 술후 오심과 구토, 불안과 주사바늘에 대한 두려움
수술에 대한 질문과 수술동의서에 서명한다.
수술실과 회복실에서 처치과정
머무르는 기간과 동반할 보호자가 도착할 시간
마취 후 운전, 알코올, 결정사항 등에 대한 제한
퇴원 후 접촉할 사람
퇴원 후 처지과정
수술에 따른 숙지사항
무슨 수술인가? 간단하게 그림을 그려서 쉬운 단어를 이용하여 설명
수술 전 준비
끝나는 시간
예상되는 정상 활동으로 회복
예상되는 수술 후 이환율
도움이 필요한 경우 - 수술 후 문제점
상처 관리, 꿰멘 자리 처치와 수술후 관리

* 시간제한은 개인적, 지역적 및 사회적인 특성에 맞게 조절될 수 있다.

경우에 특히 중요하다. 일상 검사로 실시할 필요는 없으며 환자의 병력으로 충분하다.[38] 그러나 아직 월경주기가 되지 않은 초기 임신인 경우에는 알기 힘들기 때문에 주의하여야 한다.

7) 당일수술 날과 예정 수술에 대한 수술 전 정보

환자가 수술하는 날에 무엇을 할 것인가를 미리 인지하고 이해하고 있다면 불안은 저하될 것이다. 또한 소아 간호, 직장과 사회활동에 대한 적절한 조절을 할 수 있도록 한다. 예상되는 통증과 이환율의 정도에 대한 경고는 환자를 대처할 수 있도록 하며 환자의 만족도를 증진시킨다.[39]

수술을 진정제 투여 없이 국소마취 또는 부위마취로 실시한다면 환자에게 설명할 수 있는 좋은 시기이다. 간호사가 선택사항으로 환자와 시행할 수술을 확인하는 데에 도움이 되는 규정이 필요하다.

불안을 의논할 수 있고 필요에 따라서 도와 줄 수 있는 당일수술센터에서 환자에게 정보를 제공하는 것이 이상적이다. 쉽게 읽고 이해할 수 있도록 기록된 정보를 제공하여야 한다(표 4-7, 4-8).[40] 환자에게 제공된 정보를 받았는가, 읽고 이해를 하였는가에 대한 조사와 평가도 필요하다. 환자에게 정보를 제공하는 방법으로 직접 설명하거나 인쇄된 설명서 또는 비데오와 녹음 테이프 등도 도움이 된다.[27,28] 환자가 수술 전에 마취에 대한 정보를 이해하는 것은 중요하다. 잘 준비되고 안정된 환자는 마취 유도와 유지 및 회복을 쉽게 할 수 있게 한다.

표 4-8. 수술 전과 후에 하여야 할 것과 하지 말아야 할 환자의 숙지사항들
모든 숙지사항을 기록하여 줄 것(가능 한 것은 설명과 함께)
의학용어를 적절한 말로 번역을 하여 사용할 것
환자가 읽지 않을 것은 간단하게 요점을 정리하고
활동적인 어휘를 이용하여 분명하게 표현하는 짧은 문장
친근한 형태로 하지만 보호하지 않는 형태로
조리있게 표현
속어로 표현하지 말 것
농담은 피한다. - 환자가 즐거운 것이 아니다.
적극적으로 - "무엇을 하여야 한다." 고 말한다.
수술에 대한 질문과 환자의 의문을 고려하여서
개개인의 외과의사가 필요로 하는 과정을 조절하여
눈에 잘 띄고 쉽게 읽을 수 있도록
앞면에 간단하게 중요한 것을 정리 표현한다.
연락할 수 있는 전화번호를 크게 표시한다.
컴퓨터는 숙지사항을 새롭고 개인적으로 쉽고 경제적으로 사용할 수 있다.
정기적으로 정리 보완하여야 한다.

2. 지금 당신의 판단은 진행되고 있는가?

환자가 수술 당일에 내원하지 않거나, 수술의 취소와 예상되지 못한 입원의 이유 및 안전과 효율성에 대하여 지속적인 조사와 평가를 하여야 한다. 그러나 당일수술에서 제외된 이유에서 선택기준이 광범위한 가에도 관심을 가져야 할 것이다. 환자의 진행과정에 대한 만족도에도 관심을 가져야 한다.

환자의 평가가 안정되고 유익한 가 또는 지나치게 소모적이고 불편한 가를 알고 있는가? 당일수술에서 환자의 평가는 외과의사, 마취과의사, 간호사와 환자 모두가 관련된 공동의 진행과정이다. 환자 평가의 진행과정에 마취과 정보를 포함하는 것은 반드시 필요한 것이다.

[참고문헌]

1. Ferrari LR: Preoperative evaluation of pediatric surgical patients with multisystem consideration. Anesth Analg 2004; 99: 1058-69
2. Pollard JB, Olson L: Early outpatinet preoperative anesthesia assessment: does it help to reduceoperating room cancellation? Anesth Analg 1999; 89: 502-5
3. Pollard JB, Zboray AL, Mazzer RI: Economic benefits attributed to opening a preoperative evaluation clinic for outpatients, Anesth Analg 1996; 83:407-10
4. Hand R, Levin P, Stanziola A: The causes of cancelled elective surgery. Qual Ass Util Rev 1990; 5: 2-6
5. Conway JB, Goldberg J, Chung F: Preadmission anesthesia consultation clinic. Can J Anaesth 1992; 39: 1051-7
6. MacDonald JB, Dutton MJ, Stott DJ, et al: Evaluation of preadmission screening of elderly patients accepted for major joint replacement. Health Bull Edind 1992; 50: 54-60
7. Boothe P, Finnegan BA: Changing the admission process for elective surgery: an economic analysis. Can J Anaesth 1995; 42: 391-4
8. Macpherson DS, Lofgren RP: Outpatient internal medicine preoperative evaluation: a randomized clinical trial: Med Care 1994; 32: 498-507
9. Banahan I, Quenby S, Stewart H, et al: Preliminary evaluation of the effectiveness of a preoperative clinic for gynaecolgial surgery. Br J Hosp Med 1994; 52: 535-8
10. Leigh JM, Walker J, Janaganathan P: Effect of pre-operative anaesthetic visit on anxiety. Br Med J 1997; 2: 987-9
11. Rutten CL, Gubels JW, Smelt WL, et al: Outpatient preoperative examination by the anaesthesiologist. II. Patient satisfaction. Ned Tijdschr Geneeskd 1995; 139: 1032-6
12. Wilson ME, William NB, Baskett PJF, et al: Assessment of fitness for surgical procedures and the variability of anaesthetists' judgments. Br Med J 1980; 280: 509-12
13. Miller JM, Rudkin GE, Hitchcock M: Practical anesthesia and analgesia for day surgery. Oxford, BIOS Scientific Publishers Limited, 1997 pp19-29
14. Apfelbaum JL: preoperative evaluation, laboratory screening, and selection of adult surgical outpatients in the 1990s. Anesthesiol Rev 1990; 17: 4-12
15. Meridy HW: Criteria for selection of ambulatory surgical patients and guidelines for anesthetic management:

a retrospective study of 1553 cases. Anesth Analg 1982; 61: 921-6
16. Badner NH, Craen RA, Paul TL, et al: Anaesthesia preadmission assessment: a new approach through use of a screening questionnare. Can J Anaesth 1998; 45: 87-92
17. Rotten CL, Post D, Smelt WL: Outpatient preoperative examination by the anaesthesiologist. I. Fewer procedures and preoperative hospital days. Ned Tijdschr Geneeskd 1995; 139: 1028-32
18. Rotten CL, Gubbels JW, Smelt WL, et al: Outpatient preoperative examination by the anesthesiologist. II. patient satisfaction. Ned Tijdschr Geneeskd 1995; 139: 1032-6
19. Macarthur AJ, Macarthur C, Bevan JC: Determinants of pediatric day surgery cancellation. J Clin Epidemiol 1995; 48: 485-9
20. Koay CB, Marks MJ: A nurse led per-admission clinic for elective ENT surgery-the first eight months. Ann R Coll Surg Engl 1996; 78: 15-9
21. Murto K, Bryson GI, Abushahwan I, et al: Parental are reluctant to use technological means of communication in pediatric day care. Can J Anesth 2008; 55: 214-22
22. Twersky RS, Lebovits AH, Lewis M, et al: Early anesthesia evaluation of the ambulatory surgical patients: does it really help? J Clin Anesth 1992; 4: 204-7
23. Patel RI, Hanallah RS: Preoperative screening for pediatric ambulatory surgery: evaluation of a telephone questionnaire method. Anesth Analg 1992; 75: 258-61
24. Germond M, Narchi P, Mahiou P, et al: A traditional anesthesia consultation or a "telephone interview" within the framewark of ambulatory surgery. Cah Anesthesiol 1993; 41: 459-61
25. Parker BM, Tetzlaff JE, Litaker DL, et al: Redefining the preoperative evaluation process and the role of the anesthesiologist. J Clin Anesth 2000; 12: 350-6
26. Ferschl MB, Tung A, Sweitzer BJ, et al: Preoperative clinic visit reduce operating room cancellation and delays. Anesthesiology 2005; 103: 855-9
27. Zvara DA, Mathes DD, Brooker RF, et al: Video as a patiuent teaching tool: does it add to the preoperative anesthetic visit? Anesth Analg 1996; 82: 1065-8
28. Done ML, Lee A: The use of a video to convey preanesthetic information to patients undergoing ambulatory surgery. Anesth Anlag 1998; 87: 531-6
29. Scarr M, Maltby JR, Jani K, et al: Volume and acidity of residual gastric fluid after oral fluid ingestion before elective ambulatory surgery. Can Med Assoc J 1989; 141: 1151-4
30. Strunin L: How long should patient fast before surgery? Time for new guidelines(editorial). Br J Anaesth 1993; 70: 1-3
31. Phillips S, Hutchinson S, Davidson T: Preoperative drinking dose not affect gastric contents. Br J Anaesth 1993; 70: 6-9
32. Greenifield SM, Wedster GJM, Brar AS, et al: Assessment fo residual gastric volume and thirst in patient who drink before gastroscapy. Gut 1996; 39: 306-2
33. Horton JB, Reece EM, Broughton G 2nd, et al: Patient safety in the office-based setting. Plast Reconstr Surg 2006; 117: 61e-80e
34. Cook-Sather SD, Litman RS: Modern fasting guidelines in children. Best Pract Res Clin Anaesthesiol 2006; 20: 471-81
35. Soreide E, Ljungqvist O: Modern preoperative fasting guidelines: a summary of the present recommendations and remainging questions. Best Pract Res Clin Anaesthesiol 2006; 20: 473-91
36. Gallagher EG, White M, Ward S, et al: Prophylaxis against acid aspiration syndrome. Single oral dose of H2-antagonist on the evening before elective surgery. Anaesthesia 1988; 43: 1011-4
37. Lam AM, Grace DM, Manninen PH, er al: The effects of cimetidine and ranitidine with and without metoclopramide on gastric volume and pH in morbidly obese. Can Anaesth Soc J 1986; 33: 773-9

38. Malviya S, D'Errico C, Reynolds P, et al: Should pregnancy testing be routine in adolescent patients prior to surgery? Anesth Analg 1996; 83: 854-8
39. Vallerand WP, Vallerand AH, Heft M: The effects of postoperative preparatory information on the clinical course following third moral extraction. J Oral Maxillofac Surg 1994; 52: 1165-70
40. Kitching JB: Patient information leaflets-state of the art. J R Soc Med 1990; 82: 298-300

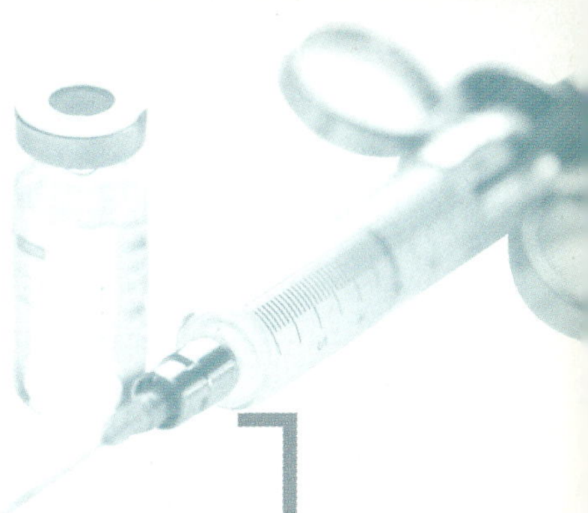

Chapter 5
성인 당일 수술 환자의 전투약

당일수술에서는 전투약이 필요하지 않다고 하지만 마취의 질과 안전을 위하여 투여하기도 한다. 전투약은 지역사회와 병원 및 전문과 등에 따른 성향의 차이가 많으므로 선택에 유의하여야 한다. 이 장에서는 전투약을 마취 유도 직전에 정맥 투여하는 것보다 당일수술센터에서 투여하는 약제에 대하여 설명하고자 한다. 대부분의 당일수술센터에서 전투약은 가정에서 병원으로 출발하면서 하게 되므로 정맥 투여가 어려워서 경구 또는 직장으로 투여하게 되어 병원으로 이동 중에 위험에 노출될 수 있으므로 주의가 필요하며 반드시 보호자가 동행하여야 한다. 정맥투여 약제에는 제한사항이 있으므로 당일수술센터에서 수술실로 이동 직전에 투여한다(표 5-1).[1,2]

표 5-1. 당일수술에서 전투약의 적응증
불안해소와 진정
위산 역류와 흡인의 위험요소 저하
항 구토
정맥로 확보와 수술후 통증을 위한 진통
기타 (예; 기관지 천식 예방)

수술 전 처치

환자의 불안은 수술 전 대기실에서부터 마취 유도 직전까지 소아와 성인 모두에서 경험할 수 있으므로 적절한 수술 전처치는 환자에게 안전하고 효과적으로 당일수술을 받을 수 있게 한다.

전 처치의 목표는

- 수술과 마취에 따른 위험 부담을 저하시키고
- 수술 결과를 개선시키며
- 환자와 가족에게 더욱 즐거운 당일수술을 경험하게 한다.

수술 전 투약

당일 수술에서 최소량의 수술 전 투약은

- 안정을 제공하며
- 불안감을 저하시키고
- 수술 중에 혈역학적 안정을 유지하고
- 수술 후 부작용과 수술 후 지연 회복을 저하시킬 수 있다.[3,4]

전투약의 투여 경로

전투약의 목적은 앞서 말한 바와 같이 정신적인 스트레스를 저하시키고 괴로워하는 소아 환자를 편안하게 하며, 빠른 작용발현과 함께 약물에 취하는(hangover) 등의 부작용이 적으면서 수술실로 이동을 기억하지 못하고 마취유도가 용이하게 되도록 도움이 되어야 한다.

당일 수술에 전투약을 위한 투여 경로는 대부분에서 수술실 내에서 정맥투여를 하거나 필요에 따라 가정에서 병원으로 떠나면서 또는 당일수술센터에 도착한 직후에 경구로 투여하기도 한다. 그러나 소아에서는 정맥로 확보가 어렵거나 경구로 투여하기에 어려움이 있어 근육주사, 항문, 혀밑 또는 비강을 통한 투여법을 적용하기도 한다.

경구 또는 직장 투여법은 일부 소아에서는 투여가 어려울 수 있다. 경구 투여법에서는 투여량의 일부(18-44%)가 장으로 흡수되어 first-pass effect를 나타내게 된다. 직장 투여법은 투여량에 따른 효과를 기대하기에 어려움이 있다. 작용발현이 늦고 때로는 원하는 효과를 얻기 위하여 과도한 용량을 투여할 수 있으므로 유의하여야 한다.[5]

근육주사는 성인에서 수술과 약물의 종류에 따라서 선호될 수 있으나,[6] 소아에서는 주사기 또는 바늘에 과민한 반응을 나타낼 수 있으며 통증이 있어 주의하여야 한다.[7] 혀밑 투여를 권장하기도 하지만 효과의 유연성(compliance)이 적어서 선호되지는 않는다.[7]

비강내 투여법은 55-83%가 first-pass effect가 없이 전신 순환계로 빠르게 흡수되어 효과적이다. 그러나 환자에게는 불편하고 비강내에서 약물의 보존력이 떨어지므로 비강 후 공간으로 흘러서 위로 내려가게 되어 first-pass effect를 지나는 약물의 양이 증가할 수 있다.[8-10] 비강내 투여법에는 방울(drops) 투여법과 분무(spray) 투여법이 있다.[5] Midazolam을 비강내로 투여하게되면 울음, 일시적인 고통, 기분 나쁜 맛을 느끼거나, 제채기(sneezing), 기침, 코흘림(spilling), 삼킴 등으로 약물의 손실로 원하는 효과보다 발현이 지연되거나 저하될 수 있다.[5,9,11]

진정과 불안해소

수술 전 불안은 긴장(tension), 염려(apprehension), 신경질(nervesness), 걱정(worry) 등과 같은 감정으로 표현되며 수술 전 불안감은 수술 후 회복과 통증에 영향을 줄 수 있다고 하였다.[12,13]

진정제의 전투약은 일반적으로 간단한 당일수술 환자에서는 불안해소의 장점이 적으며 진정제 투여에 따른 지연회복으로 퇴원이 늦어지므로 생략한다.[2] 그러나 이러한 것이 항상 적용되는 것은 아니다.[14]

당일수술 환자들은 불안을 경험한다. Mackenzie의 조사에서[15] 수술 환자의 19%에서 불안을 해소하기 위한 무엇인가를 원하였으며, 특히 젊은 여자, 처음 마취를 하거나 과거에 불쾌한 마취경험을 하였던 환자에서 필요하다고 하였다. 유방 소괴 절제술(breast lumpectomy), 구강수술 또는 포경수술 등에서 더 큰 불안감을 호소하였다.

적절한 수술전 교육과 안전하게 수술이 이루어 질 것이라는 확신을 심어줌으로써 당일수술실에 도착한 환자의 불안을 해소시키고 진정을 유도할 수 있을 것이며 혹시 수술 전에 마취과의사와 간호사의 도움이 필요한 환자가 있다면 구분해야 할 것이다. 마취과의사의 수술 당일에 수술 전 방문으로 불안을 평가하고 환자를 진정시킬 수 있어야 하며 불안해하는 환자에게는 더 관심을 가져야 할 것이다. 경한 진정은 퇴원을 지연시키지 않으며[16] 전투약은 마취 유도에 필요한 마취제의 요구량을 감소시킨다.[17]

전투약의 정맥 투여는 감시되지 않는 환자에서는 주의하여야 한다. 수술을 위한 입원 전부터 불안해하는 환자는 가정에서 당일수술센터로 출발하기 전에 불안해소를 위한 약물을 경구투여할 수도 있다. 그러나 전투약으로 간호사의 감시가 필요하거나, 누운 자세가 필요하거나, 수술 준비실까지 걸을 수 없는 환자는 실용성 및 위험과 비용부담에 대한 고려가 필요하다.

소아 환자에서는 수술 전 불안으로 대기실에서 심하게 울거나 투쟁적(combativeness)으로 변하거나 공황상태(panic state)가 초래될 수 있다. 수술 후에는 악몽을 꾸거나 부모와 분리 불안(seperation anxiety), 섭식장애(eating disorder), 의사에 대한 공포감 등이 2주 이후에도 나타난다.[18,19] 소아 환자에서는 수술 전에 불안감이 큰 환자에서는 수술 후 회복에서 통증이 더욱 심하게 나타나며 진통제의 요구량도 증가되고 회복 후에도 수면 등에서 다양한 변화가 나타날 수 있다.[20] 소아에서 불안과 관련된 요인들로는 나이, 성숙도, 과거의 병력과 진료 등 경험, 개인의 조절 능력, 부모와 환자의 불안 특성 등이 있으며,[21,22] 수술실에서 환자에게 영향을 줄 수 있는 인자들은 수술방의 밝기, 준비 과정에서 발생되는 소음과 의료진과 환자와의 관계 등이 있으므로 마취과의사를 비롯한 의료진들은 환자에게 영향을 최소화 하도록 노력하여야 할 것이다.[23] 소아 환자에서 불안감을 해소하기 위하여 대기실에서부터 장난감을 준비하는 것도 효과적이라고 하였다.[18] 마취 유도를 실시할 때까지 부모와 함께 하는 방법도 권장된다.[20,21,23]

환자의 불안을 해소하려고 시도하는 방법 중에 안정을 유도할 수 있는 적절한 음악을 들려주어 진정제의 요구량을 저하시키고 환자를 편안하게 하여 만족감을 증진시키려는 방법도 시도되고 있다. 특히 수술 전 대기실에서부터 마취 유도 전까지뿐만 아니라 부위마취를 한 경우에는 수술 중에도 지속적으로 들려주어 진정 효과를 얻을 수 있다고 하였다.[24-26]

수술 전 불안에 대한 평가

수술 전 불안에 대한 평가 방법으로 "gold standard"로 적용되는 Spielberger's State-Trait Anxiety Inventory(STAI)가 있으며 성인용(STAI)과 소아용(STAI, 5세 이상)가 있다.[27-29] Kain 등이[30] 소개한 Yale Preoperative Anxiety Scale(YPAS)는 활동도(activity), 발성(vocalization), 감정 표현(emotional expressivity), 외견적 각성상태(state of apparent arousal), 부모의 요구(use of parents)와 같은 5가지 항목을 기준으로 2세 이상의 어린이에서 적용하여 수술 전 불안을 평가할 수 있다. 평가 결과에 따라서 마취과의사는 환자에게 적용하여 수술 전 마취와 수술에 따른 불안을 저하시킬 수 있을 것이다. 그러나 아직은 상용화되고 있지 않다.

전투약을 위한 약물들

수술전 진정을 위하여 사용되는 약제는 진정제, 아편유사제, anticholinergics, 제산제, 위운동촉진제(gastrokinetics), H_2 수용체 길항제, 항구토제 등이 사용된다.

1. 진정제

전투약에 가장 많이 사용되는 약물은 benzidiazepine계 약물이며, 수용성이며 작용시간이 짧은 midazolam이 흔히 사용된다.[31-34] Midazolam (15 mg 경구, 또는 10-20 ㎍/kg 정주)으로 불안 해소, 진정, 기억상실과 함께 환자의 협조와 만족도를 증진시킬 수 있으며, 마취 유도가 원활하게 되고, 수술 후 오심과 구토의 빈도를 저하시킬 수 있다.[34] Midazolam은 불안을 해소하지만 회복의 지연 가능성이 크며,[35,36] 기억 상실 특성으로 수술 후 지켜야 할 사항을 기억하지 못하게 될 수 있다.[37] Midazolam 7.5 mg 경구 투여는 15 mg에 비하여 불안을 해소하지 못하지만 수술후 정신과적 장애를 초래할 수 있다.[38] Midazolame은 경구, 근육주사, 정맥투여, 직장, 비강내 분무 등 다양하게 투여할 수 있어 선호되고 있다.[39]

Temazepam(상품명: Restoril, Euhypnos, Normison, Remestan, Tenox, Norkotral)은 국내에서는 흔히 사용되는 약물은 아니지만 benzodiazepine계 약물로서 최면과 진정, 항경련 및 근이완 작용을 목적으로 이용되고 있다. Temazepam 10 mg 또는 20 mg은 모두 불안을 해소하지만 많은 양은 확실히 불안을 해소시킬 수 있으나 회복을 지연시킨다.[16,40] Temazepam 10 mg의 경구 투여 후에 재확인하여도 불안을 호소하는 환자는 추가로 20 mg을 투여할 수도 있다.[16,40]

그 외 전투약에 사용되는 약물로는 α2-작용제(예: clonidine, dexmedetomidine), [41,42] β-차단제(예: atenolol, esmelol),[43-45] NSAIDs(예; ketorolac, diclofenac, ibuprofen) 등이 마취제와 진통제 요구량을 저하시킬 수 있다.[3]

α2-작용제는 아편유사제의 요구량을 저하시키고, 수술 후 오심과 구토를 감소시키며, 수술 중 출혈량을 저하시킬 수 있다.[41,42,46] Dexmedetomidine은 전투약보다는 짧은 시간의 진정과 마취 보조제로서 매우 효과적이다.[6,47] α2-작용제의 sympathoadrenergic과 hypothalamopituitary stress response에 대한 억제효과는 제 2형 당뇨에서 glycemic control 효과를 촉진시키며 수술 후 심근허혈의 위험을 저하시킨다.[48-50]

β-차단제는 수술에 따른 순환 catecholamoine의 증가를 억제하고, 특히 노인환자에서 수술 중의 심혈관계 변화에 대한 예방 효과가 있다.[44,45,51] β-차단제는 회복 중에 혈역학적 안정을 유지하고, 마취제와 진통제의 요구량 감소로 빠른 회복을 유도하며, 수술 후 PONV와 같은 부작용의 예방 효과가 있다.[3]

Propofol의 진정과 불안해소 효과를 이용하여 대기실에서부터 환자가 직접 투여를 조절하는 방법(patient controlled sedation)으로 투여 양과 속도 및 차단시간(lockout period)을 조절하여 심혈관계의 안정과 함께 만족도를 증진시킬 수 있다고 하였다.[52)]

전투약에 사용하는 약물들에서 진정제들은 마취에서 회복을 지연시킬 수 있으며, 아편유사제들은 수술후 오심과 구토의 원인이 될 수 있으므로 유의하여야 한다.

2. 수술 전 금식과 수액 공급

당일수술에서도 입원 환자에서와 같이 수술 중에 흡인의 위험을 저하시키기 위하여 수술 전에 금식을 하여야 한다(제 3 장 참조). 그러나 금식에 따른 탈수와 수술 후 오심과 구토와 같은 부작용을 예방하기 위하여 적절한 수분 공급도 필요하다. 수술 2-3시간 전에 경구로 맑은 물 또는 마취 유도전에 수액을 투여한다.[53-56)] 비만 환자에서도 수술 2시간 전까지 수분의 경구섭취는 안전하다.[54)]

당뇨환자에서 수술 전에 glucose 함유 수액을 투여한다면 수술 중에 저혈당과 수술 후에 insuline 저항을 예방하며 수술에 따른 이화작용을 개선시킬 수 있다.[57,58)] 또한 수술 중에 적절한 수액 공급은 PONV의 빈도를 저하시켜 조기 퇴원에 도움이 된다.[59-61)]

3. 위산 역류와 흡인의 예방

당일수술에서는 역류와 흡인은 극히 드물며, 만일 위 역류와 흡인이 발생한다면 스트레스와 불안의 영향으로 입원환자보다 더 위험하다.[62)] 당일수술 환자의 76~88%에서 pH는 2.5 이하, 위 잔류 내용물은 52-60%에서 25 ml 이상이라고 하였다. 이는 위내용물의 흡인에 대한 위험인자로 고려하여야 한다(표 5-2).[63,64)]

부인과 환자에서도 위험 부담이 있다. 초기 임신 환자에서는 위내용물이 지연 배출되고,[65,66)] 식도 하부 괄약근의 긴장도가 저하되며,[67)] 특히 쇄석위를 할 경우에 더욱 저하된다.[68)] 복강경은 머리를 낮게 하고 쇄석위를 하게 되므로 복강내압은 더 높게 상승하게 되고, 위역류의 위험

표 5-2. 당일 수술에서 위산 역류와 흡인의 위험요인
땅일 수술에서 휴식기의 많은 위 내용물의 양과 낮은 위산도
불안
열공 탈장 또는 증후성 위역류
비만
초기 임신
복강경

도 증가하게 된다.[69,70)]

일상적인 위산 흡인 예방법은 다음과 같다. 비만은 열공, 탈장 및 위역류와 관련이 있으며, 과체중은 느린 위배출과 높은 위산도 때문에 위험이 높다는 것이다.[71)]

Ranitidine 50~100 mg 정주 또는 150 mg 경구 투여는 sodium citrate,[66)] cimetidine,[72,73)] famotidine[74)] 또는 omeprazole과[74,75)] 같은 약물보다 더 효과적이다. Ranitidine 150 mg 경구 투여는 60분 후에 효과를 나타내며,[76)] 300 mg은 150 mg 보다 현저하게 효과를 증진시키지는 않는다.[77)] Ranitidine 300 mg을 수술전날 밤과 당일수술센터에 도착한 시간에 경구 투여하면 수술 후와 퇴원시기의 오심과 구토를 현저하게 저하시킨다.[77-79)]

Ranitidine과 metoclopramide의 병용은 위험 인자를 더 감소시키지는 않지만 하부 식도 경계부위의 압력이 증가되지 않으며 수술 후 항구토 작용을 갖는다.[80-82)]

수술 3시간 전에 음료수의 섭취는 ranitidine의 투여와 관계없이 위 내용물의 양과 pH의 증가도 감소도 관찰되지 않았다고 하였다.[83-85)]

Ranitidine 150 mg를 metoclopramide 10 mg와 함께 또는 단독으로 수술 60분전에 경구 투여하는 것은 위산 역류와 흡인에 대한 예방효과가 있다. 위산 역류 가능성이 증가되는 환자에서 투여하여야 하며 그 외 환자에서도 고려하여야 한다.[77-79)]

4. 항구토 작용

전신마취에서 환자 상태와 수술 종류에 따라서 항구토제를 투여할 수 있으나 일반적으로 아편유사제를 투여하지 않는다면 전투약에 포함할 필요는 없다. 수술 부위와 종류에 따라서 항구토제를 예방 목적으로 투여할 수 있으며 수술 중에 적절한 양의 수액 공급으로 수술 후 오심과 구토를 예방할 수 있다.[86,87)]

항구토제로 여러 약물이 소개되었으나 $5HT_3$ 수용체 길항제인 ondansetron, granisetron, tropisetron 등이 선호되고 있다. 최근에 소개된 substance P(SP)와 Neurokinin-1(NK-1) 길항제가 항구토제 효과가 증명되었으며 전 투약에서도 효과가 있을 것으로 예측되지만 아직 증명된 것은 없다.[88,89)]

5. 진통제

전투약으로 수술 후 통증치료를 목적으로 NSAIDs를 경구로 투여하는 것이 환자가 회복되는 시기에 효과가 나타날 수 있는 짧은 수술이라면 효과적일 것이다.[85,90-92)]

수술 전 NSAIDs 투여는 혈소판 기능의 변화로 출혈을 조장할 수 있으며,[93] 위궤양 또는 신장 질환 병력이 있는 환자에서는 투여하지 않는다.[94-97]

NSAIDs는 주로 수술 후 통증 경감과 아편유사제의 요구량을 저하시킴으로 아편유사제에 의한 호흡부전 또는 오심과 구토의 빈도를 저하시킬 목적으로 사용한다. Diclofenac과 ketorolac은 수술 후 통증저하와 진통제 요구량을 저하시킬 수 있다고 하였다.[98] Diclofenac 50 mg을 수술 1시간 전에 경구 투여로 수술전 진정과 함께 수술 후 진통작용을 얻을 수 있다.[98] 그러나 NSAIDs는 부작용으로 혈소판 기능의 변화로 출혈을 조장할 수 있으며 위장관 점막과 신세뇨관 기능에도 변화를 초래할 수 있으므로 주의하여야 한다.[99,100]

경구 투여가 비경구 투여보다 경제적이다. Diclofenac은 직장에서 흡수되지만 항문 투여 방법이 생소한 환자에서는 수술 전에 직접 투여하는 것이 쉽지 않으므로 충분한 설명이 필요하다. 장에서 흡수되도록 가공된 diclofenac은 십이지장에서 흡수되며 metoclopramide와 같은 prokinetic 약제를 함께 사용하면 용해 촉진 제제를 투여하지 않더라도 흡수 속도의 증가에 도움이 된다.[101]

Cyclooxygenase type 2(COX-2) 억제제(예; celecoxib, recoxib)를 사용하기도 한다. Celecoxib(200-400 mg 경구)는 NSAIDs와 같은 혈소판, 위장관 및 신장에서 부작용이 없으며 수술 후 통증을 저하시켜서 아편유사제의 요구량을 저하시킬 수 있다고 하였다.[94]

Gabapentin은 항경련제제로 전투약으로 사용한다면 마취에서 진정과 수술 후 진통 효과를 증진시킬 수 있다.[101]

성인에서 정맥로 확보에 대하여 불안해하는 환자를 수술 전 방문에서 발견할 수 있다. 이러한 환자에서는 정맥로 확보를 할 부위에 60분 전에 EMLA cream(2.5% lidocaine와 2.5% prilocaine의 공융혼합물) 또는 35 분 전에 Ametop®(amethocaine 4% 젤리)을 바른다면 천자에 따른 통증을 저하시킬 수 있다.[103,104]

6. 항콜린성 약물 (anticholinergics)

Atropine, scopolamine과 glycopyrrolate가 임상에 적용되고 있으나 glycopyrrolate가 선호되고 있다. 타액분비를 억제하기 위하여 사용하였으나 최근에는 타액분비를 자극하는 마취약제가 거의 없으므로 선호되지 않는다. 일부에서 서맥이 있는 경우에 적용하는 경우가 있다.

7. 기타 약제

기관지 천식 환자에서 수술 1시간 전 또는 도착시기에 통상적인 기관지 확장제 또는

salbutamol 분무 흡인의 추가는 유용하다. 일부 천식환자에서 불안감은 천명을 유발할 수 있으므로 유의하여야 한다.

각 외과의 특성에 따라서 산과에서는 임신 중절을 위한 prostaglandin 또는 외과 수술에서는 예방 목적으로 항생제 투여와 같은 수술 전투약을 필요로 한다.[105] 전투약은 수술 전 불안감, 위산 역류의 위험과 통증을 저하시키므로 수술 전에 효과가 나타나려면 환자가 도착한 직후 투여하여야 한다.

[참고문헌]

1. Miller JM: Premedication in adult day surgery. In Practical anesthesia and analgesia for day surgery. Edited by Miller JM, Rudkin GE, Hitchcock M: BIOS Scientific Publishers Limited 1997 pp33-7
2. Shafter A, White PF, Urquhart ML, et al: Outpatient premedication: use of midazolam and opioid analgesics. Anesthesiology 1989;71:495-501
3. White PF, Eng M: Fast-track anesthetic techniques for ambulatory surgery. Curr Opin Anaesthesiol 2007; 20: 545-57
4. White PF: Pharmacologic and clinical aspects of preoperative medication. Anesth Analg 1986; 65: 963-74
5. Griffith N, Howell S, Mason DG: Intranasal midazolam for premedication of children undergoing day-case anaesthesia comparison of two delivery systems with assessment of intra-observer variability. Br J Anaesth 1998; 81: 865-9
6. Virkkila M, Ali-Melkkila T, Kanto J, et al: Dexmedetomidine as intramuscular medication for day-case cataract surgery. Anaesthesia 1994; 49: 853-8
7. Karl HW, Rosenberger JL, Larach MG, et al: Transmucosal administration of midazolam for premedication of pediatric patients. Comparison of the nasal and sublingual routes. Anesthesiology 1993; 78: 885-91
8. Wilton NC, Leigh J, Rosen DR, et al: Preanesthetic sedation of preschool children using intranasal midazolam. Anesthesiology 1988; 69: 972-5
9. Bjorkman G, Rigemar G, Idvall J: Pharmacokinetics of midazolam given as an intranasal spray to adult surgical patients. Br. J Anaesth 1997; 79: 575-80
10. Houi N, Boishardy N, Chapotte C, et al: Premedication par le midazolam chez l'enfant. Cahiers d'Anesthesiologie 1992; 40: 167-70
11. Payne K, Mattheyse FJ, Liebenberg D, et al: The pharmacokinetics of midazolam in paediatric patients. Eur J Clin Pharmacol 1989; 37: 267-72
12. Salmon P: Psychological factors in surgical stress: implication for management. Clin Psychol Rev 1992; 12: 681-704
13. Johnston M: Pre-operative emotional states and post-operative recovery. Adv Psychosom Med 1986; 15: 1-22
14 White PF: Pharmacology and clinical aspects of preoperative medication. Anesth Analg 1986; 65: 963-74
15. Mackenzie JW: Day case anaesthesia and anxiety. A study of anxiety profiles amongst patients attending a Day Bed Until. Anaesthesia 1989; 44: 437-40
16. Obey PA, Ogg TW, Gilks WR: Temazepam and recovery in day surgery. Anaesthesia 1988; 43: 49-51
17. Redfern N, Stafford MA, Hull CJ: Incremental propofol for short procedures. Br J Anaesth 1985; 57: 1178-82

18. Golden L,. Pagala M, Sukhavasi S, et al: Giving toys to children reduces their anxiety about receiving premedication for surgery. Anesth Analg 2006; 102: 1070-2
19. Kain ZN, Mayes LC, O'Conner Cicchetti DV: preoperative anxiety in children: predictors and outcomes. Arch Pediatr Adolesc Med 1996; 150: 1238-43
20. Kain ZN, Mayes LC, Caldwell-Andrews AA, et al: Preoperative anxiety, postoperative pain, and behavirol recovery in young children undergoing surgery. Pediatrics 2006; 118: 651-8
21. Kain ZN, Caldwell-Andrew AA, Mayes LC, et al: Family-centered preparation for surgery improves perioperative outcomes in children. Anesthesiology 2007; 106: 65-74
22. Kain ZN, Caldwell-Andrew AA, Maranets I, et al: Predicting which child-parent pair will benefit from parental presence during induction of anesthesia: a dicision-making approach. Anesth Analg 2006; 102: 81-4
23. Kain ZN, Mayes LC, Caramico LA, et al: Parental presence during induction of anesthesia. a randomized controlled trial. Anesthesiology 1996; 84: 1060-7
24. Kain NZ, Wang SM, Mayes LC, et al: Sensory stimuli and anxiety in children undergoing surgery: a randomized, controlled trial. Anesth Analg 2001; 92: 897-903
25. Cruise CJ, Chung F, Yogendran S, et al: Music increases satisfaction in elderly outpatinets undergoing cataract surgery. Can J Anaesth 1997; 44: 43-8
26. Kain ZN, Caldwell-Andrews AA, Krivutza DM, et al: Interactive music therapy as a treatment for preoperative anxiety in children: a randomized controlled trial: Anesth Analg 2004; 98: 1260-6
27. Kain ZN-5. Spielberger CD: Manual for the State-Trait Anxiety Inventory (STAI:Form Y). Polo Alto, CA: Consulting Psychologists Press, 1983
28. Spielberger CD: Manual for the State-Trait Anxiety Inventory for children. Polo Alto, CA: Consulting Psychologists Press, 1973
29. Spielberger CD: State-Trait Anxiety Inventory: a comprehensive bibliography. Polo Alto, CA: Mind Garden, 1989
30. Kain ZN, Mayes LC, Cicchetti DV, et al: The Yale preoperative anxiety scale: how does it compare with a "gold standard"? Anesth Analg 1997; 85: 783-8
31. Duggan M, Dowd N, O'Mara D, et al: Benzodiazepine premedication may attenuate the stress response in daycase anesthesia: a pilot study. Can J Anesth 2002; 49: 932-5
32. Bauer KP, Dom PM, Ramires AM, et al: Preoperative intravbenous midazolam: benefits beyond anxiolysis. J Clin Anesth 2004; 16: 177-83
33. Kain ZN McLaren J, McClain BC, et al: Effects of age and emotionality on the effectiveness of midazolam administered preoperatively to children. Anesthesiology 2007; 107: 545-52
34. Splinter WM, MacNeil HB, Menard EA, et al: Midazolam reduces vomiting after tonsillectomy in children. Can J Anaesth 1995; 42: 201-3
35. Hargreaves J: Benzodiazepine premedication in minor day-case surgery: comparison of oral midazolam and temazepam with placebo. Br J Anaesth 1988; 61: 611-6
36. Nightingale JJ, Norman J: A comparison of midazolam and temazepam for premedication of day case patients. Anaesthesia 1988; 43: 111-3
37. Philip BK: Hazard of amnesia after midazolam in ambulatory surgical patients. Anesth Analg 1987; 66: 97-8
38. Raybould D, Bradshaw EG: Premedication for day case surgery. A study of oral midazolam. Anaesthesia 1987; 42: 591-5
39. Malinovsky JM, Populaire C, Cozian A, et al: Premedication with midazolam in children. effect of intranasal, rectal and oral route on plasma midazolam concentrations. Anaesthesia 1995; 50: 351-4
40. Bailie R, Christmas L, Price N, et al: Effects of temazepam premedication on cognitive recovery following alfentanil-propofpl anaesthesia. Br J Aneasth 1989; 63: 68-75
41. Segal IS, Jarvis DJ, Duncan SR, et al; Clinical efficacy of oral-transdermal clonidine combination during the

perioperative epriod. Anesthesiology 1991; 74: 220-5

42. Aho MS, Erkola OA, Scheinin H: Effect of intravenous administred dexmedetomidine on pain after laparoscopic tubal ligation. Anesth Analg 1991; 73: 112-8
43. Mackenzie JW, Bird J: Timolol: a sedative anxiolytic premedicant for day cases. Br Med J 1989; 298: 363-4
44. Zaugg M, Tagliente T, Lucchinetti E, et al: Beneficial effects from beta adrenergic blockade in elderly patients undergoing noncardiac surgery. Anesthesiology 1999; 91: 1674-6
45. Lindenauer PK, Pekow P, Wang K, et al: Perioperative beta-blocker therapy and mortality after major noncardiac surgery. N Engl J Med 2005; 353: 349-61
46. Okuyama K, Inomata S, Toyooka H: The effects of prostaglandin E1 or oral clonidine premedication on blood loss during paranasal sinus surgery. Can J Anaesth 2005; 52: 546-7
47. Gerlach AT, Dasta JF: Dexmedetomidine: an update review. Ann Pharmacother 2007; 41: 245-54
48. Mertes N, Goetters C, Kuhlmann M, et al; Postoperative alpha-2 adrenergic stimulation attenuates protein catabolism. Anesth Analg 1996; 82: 258-63
49. Belhoula M, Ciebiera JP, De La Chapelle A, et al; Clonidine premedication improves metabolic control in type 2 diabetic patients during ophthalmic surgery. Br J Anaesth 2003; 90: 434-9
50. Wallace AW, Galindez D, Salahieh A, et al: Effect of clonidine on cardiovascular morbidity after noncardiac surgery. Anesthesiology 2004; 101: 284-93
51. Devereaux P, Beattie W, Choi P, et al: How strong is the evidence for the use of perioperative beta-blocker in patients undergoing noncardiac surgery? a systemic review and metaanalysis. BMJ 2005; 331: 313-21
52. Murdoch JAC, Kenny GNC: Patient-maintained propofol sedation as premedication in day-case surgery: assessment of target-controlled system. Br J Anaesth 1998; 82: 429-31
53. Maltby JR, Sutherland AD, Safle JP, et al: Preoperative oral fluids: is a five-hour fast justified prior to elective surgery? Anesth Analg 1986; 11: 1112-6
54. Maltby JR, Pytka S, Watson NC, et al: Drinking 300 mL of clear fluid two hours before surgery has no effect on gastric fluid volume and pH in fasting and nonfasting obese patient. Can J Anaesth 2004; 51: 111-5
55. Yogendran S, Asokumar B, Cheng D, et al: A prospective, randomized double-blind a study of the effect of intravenous fluid therapy on adverse outcomes after outpatient surgery . Anaesth Analg 1995; 80: 682-6
56. Maharaj CH, Kallam SR, Malik A, et al: Preoperative intravenous fluid therapy decreases postoperative nausea and pain in high risk patients. Anesth Analg 2005; 100: 675-82
57. Ljungqvist O, Nygren J, Thorell A: Insulin resistance and elective surgery. Surgery 2000; 128: 757-60
58. Hausel J, Nygren J, Thorell A, et al: Randomized clinical trial of the effects of oral preoperative carbohydrates on postoperative nausea and vomiting after laparoscopic cholecystectomy. Br J Surg 2005; 92: 415-21
59. Bisgaasrd T, Kristiansen VB, Hjortsoe NC, et al: Randomized clinical trial comparing an oral carbohydrate beverage with placebo before laparoscopic cholecystectomy. Br J Surg 2004; 91: 151-8
60. Noblett SE, Watson DS, Huong W, et al: Preoperative oral carbohydrate loading in colorectal surgery: a randomized controlled trial: Colorectal Dis 2006; 8: 563-9
61. Grocott MP, Mythen MG, Gan TJ: Perioperative fluid management and clinical outcomes in adults. Anesth Analg 2005; 100: 1093-106
62. Ong BY, Palhniuk RJ, Cumming M: Gastric volume and pH in outpatients. Can Anaesth Soc J 1978; 25: 36-9
63. Manchikanti L, Roush JR: Effect of preanesthetic glycopyrrolate and cimetidine on gastric fluid pH and volume in outpatients. Anesth Analg 1984; 63: 40-6
64. Manchikanti L, Canella MG, Hohlbein LJ, et al: Assessment of effect of various modes of premedication on

acid aspiration risk factors in outpatients surgery. Anesth Analg 1987; 66: 81-4
65. Levy DM, Williams OA, Magides AD, et al: Gastric emptying is delayed at 8-12 weeks' gestation. Br J Anaesth 1994; 73: 29-32
66. Duffy BL, Woodhouse PC, Schramm MD, et al: Ranitidine prophylaxis before anaesthesia in early pregnancy. Anaesth Intens Care 1985; 13: 237-8
67. Brock-Utne JG, Dow TGB, Dimopoulos GE, et al: Gastric and lower oesophageal sphincter(LOS) pressures in early pregnancy. Br J Anaedth 1981; 53: 381-4
68. Jones MJ, Mitchell RWD, Hindochaa N, et al: The lower oesophaeal: sphincter in the first trimester of pregnancy: comparison of supine with lithotomy positions. Br J Anaesth 1988; 61: 475-6
69. Duffy BL: Regurgitation during pelvic laparoscopy. Br J Anaesth 1979; 51: 1089-90
70. Roberts CJ, Goodman NW: Gastro-oesophageal reflux during elective laparoscopy. Anaesthesia 1990; 45: 1009-11
71. Vaughan RW, Bauer S, Wise L: Volume and pH of gastric juice in obese subjects. Anesthesiology 1975; 43: 686-9
72. Stock JL, Sutherland AD: The role of H2 receptor antagonist premedication in pregnant day care patients. Can Anaesth Soc J 1985; 32: 463-7
73. Lam AM, Grace DM, Manninen PH, et al: The effects of cimetidine and ranitidine with and without metoclopramide on gastric volume and pH in morbidly obese patients. Can Anaesth Soc J 1986; 33: 773-9
74. Boulay K, Blanloeil Y, Bourveau M, et al: Effects of oral ranitidine, famotidine, and omeprazole on gastric volume and pH at induction and recovery from general anaesthesia. Br J Anaesth 1994; 73: 475-8
75. Nishina K, Mikawa k, Maekawa N, et al: A comparison of lansoprazole, omeprazole, and ranitidine faor reducing preoperative gastric secretion in adult patients undergoing elective surgery. Anesth Analg 1996; 82: 832-6
76. Escolano F, Sierra P, Ortiz JC, et al: The efficacy and optimum time of administration of ranitidine in the prevention of the acid aspiration syndrome. Anaesthesia 1996; 51: 182-4
77. Christensen S, Farrow-Gillespie A, Lerman J: Effects of ranitidine and metoclopramide on gastric fluid pH and volume in children. Br J Anaesth 1990; 65: 456-60
78. Nishina K, Mikawa K, Takao Y, et al: A comparison of rabeprazole, lansoprasole, and ranitidine for improving preoperative gastric fluid property in adults undergoing elective surgery. Anesth Analg 2000; 90: 717-21
79. Doenicke AW, Hoernecke R, Celik I: Premedication with H1 and H2 blocking asgents reduces the incidence of postoperative nausea and vomiting. Inflamm Res 2004; 53: S154-8
80. Maltby JR, Elliott RH, Warnell I, at al: Gastric Fluid volume and pH in elective surgical patients: triple prophylaxis is not superior to ranitidine alone Can J Anaesth 1990; 37: 650-5
81. Brock-Utne JG, Rubin J, Welman S, et al: The action of commonly used antiemetics on the lower oesophageal sphincter. Br J Aneasth 1978; 50: 295-8
82. Miller CD, Anderson WG: Silent regurgitation in day case gynaecological patients. Anaesthesia 1988; 43: 321-3
83. Hutchinson A, Maltby JR, Reid CR: Gasric fluid volume and pH in elective inpatients. Part 1: Coffee or orange juice versus overnight fast. Can J Anaesth 1988; 32: 12-5
84. Scarr M, Maltby JR, Jain K, et al: Volume and acidity of residual gastric fluid after oral fluid ingestion before elective ambulatory surgery. Can Med Assoc J 1989; 141: 1151-4
85. Bunnemann L, Thorshauge H, Herlevesen P, et al: Analgesia for outpatient surgery: placebo versus naproxen sodium(a non-steroidal anti-inflammatory drug) given before or after surgery. Eur J Anaesthesiol 1994; 11: 461-4

86. Holte K, Kehlet H: Fluid therapy and surgical outcomes in elective surgery: a need for reassessment in fast-track surgery. J Am Coll Surg 2006; 202: 971-89
87. Holte K, Kristensen BB, Valentiner L, et al: Liberal versus restrictive fluid management in knee arthroplasty: a randomized, double-blind study. Anesth Analg 2007; 205: 465-74
88. Navari RM: Casopitant, a neurokinin-1 receptor antagonist with anti-emetic and anti-nausea activities. Curr Opin Investig Drugs 2008; 9: 774-85
89. Apfel CC, Malhotra A, Leslie JB: The role of neurokinin-1 receptor antagonists for the management of postoperative nausea and vomiting. Curr Opin Anaesthesiol 2008 ; 21: 427-32
90. Rosenblum M, Weller RS, Conaard PL, et al: Ibuprofen provides longer lasting analgesia than fentanyl after laparoscopic surgery. Anesth Analg 1991; 73: 255-9
91. Code WE, Yip RW, Brown ME, et al: Preoperative naproxen sodium reduces postoperative pain following arthroscopic knee surgery. Can J Anaesth 1994; 41: 98-101
92. Gillberg LE, Harsten AS, Stahl LB: Preoperative diclofenac reduces post-laparoscopy pain. Can J Anaesth 1993; 40: 406-8
93. Thiagarajan J, Bates S, Hitchcock M, et al: Blood loss following tonsillectomy in children. A blind comparison of diclofenac and papaveretum. Anaesthesia 1993; 48: 132-5
94. Recart A, Issioui T, White PF, et al: The efficacy of celecoxib premedication on postoperative pain and recovery times after ambulatory surgery: a dose-ranging study. Anesth Analg 2003; 96: 1631-5
95. Gunter JB, Varughese AM, Harrington J, et al: Recovery and complications after tonsillectomy in children: a comparison of ketorolac and morphine. Anesth Analg 1995; 81: 1136-41
96. Rusy LM, Houck CS, Sullivan LJ, et al: A double-blind evaluation of ketorolac tromethamine versus acetaminophen in pediatric tosillectomy: analgesia and bleeding Anesth Analg 1995; 80: 226-9
97. Feldman HI, Kinman JL, Berlin JA, et al: Parenteral ketorolac the risk for acute renal failure. Ann Intern Med 1997; 126: 193-9
98. Rautoma P, Santanen U, Luurila H, et al: Preoperative diclofenac is a useful adjunct to spinal anesthesia for day-case varicose vein repair. Can J Anaesth 2001; 48: 661-4
99. Rusy LM, Houck CS, Sullivan LJ, et al: A double-blind evaluation of ketorolac tromethamine versus acetaminophene in pediatric tonsillectomy: analgesia and bleeding. Anesth Analg 1995; 80: 226-9
100. Swift GL, Heneghan M, Williams GT, et al: Effect of ranitidine on gastroduodenal mucosal damage in patients on long-term non-steroidal anti-inflammatory drugs. DIgestion 1989; 44: 86-94
101. Todd PA, Sorkin EM: Diclofenac sodium. A reappraisal of its pharmacodynamic and pharmacokinetic properties, and therapeutic effect. Drugs 1988; 35: 244-285
102. Dahl JB, Mathiesen O, Moiniche S: 'Protective premedication': an option with gabapentin and related drugs?: a review of gabapentin and pregabalin in the treatment of post-operative pain. Acta Anaesthesiol Scand 2004; 48: 1130-6
103. McCafferty DF, Woolfson AD: New patch delivery system for percutaneous local anaesthesia. Br J Anaesth 1993; 71: 370-4
104. Jimenez N, Bradford H, Seidel KD, et al: A comparison of a needle-free injection system for local anesthesia versus EMLA® for intravenous catheter insertion in the pediatric patient. Anesth Analg 2006; 102: 411-4
105. Mackenzie IZ, Fry A: Prostaglandin E2 pessaries facilutate first trimester aspiration termination. Br J Gynaecol 1981; 8: 1033-7

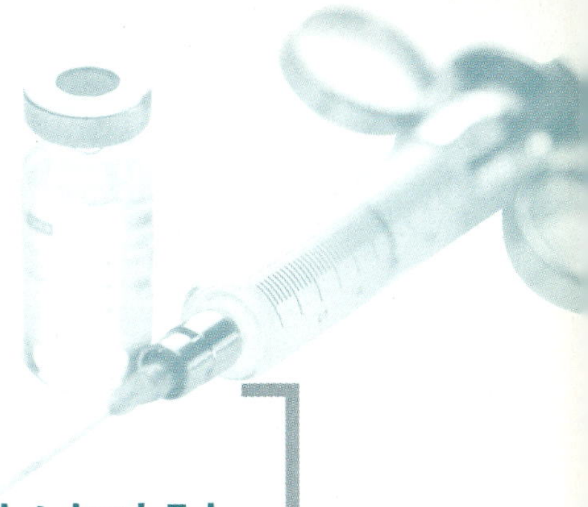

Chapter 6
성인에서 당일수술을 위한 전신마취

수술의 종류와 부위에 따라서 필요한 마취방법과 약물의 선택에는 제한이 있다. 여러 가지 인자에 따라서 제공될 수 있는 마취 방법은 크게 부위마취(예; 척추마취, 경막외 마취, 말초신경차단), 진정마취, 전신마취(예; 전정맥마취, 흡입전신마취) 3 가지로 분류할 수 있다.

당일수술을 위한 마취 방법과 약제는 입원 환자와 다를 것이 없으며, 환자 상태와 요구, 수술의 종류와 부위 및 침습 정도와 외과의사의 요구에 따라서 부위마취와 진정마취 또는 전신마취를 단독으로 또는 동반하여 선택될 수 있다. 이러한 선택에는 환자 상태와 병력, 이학적 검사, 생화학적 검사 등 술 전 평가에서 얻은 정보를 기준으로 가장 적합한 방법과 약물을 적용하게 된다.[1]

효과적인 전신마취는 당일수술의 성공과 가능성에서 기본이 된다. 마취약물의 부작용은 수술의 침습 정도와는 관련이 없으며 당일수술 확대의 제한 요인이 될 것이다. 당일수술에서 더 길고 복잡한 수술의 증가는 환자가 수술 후 귀가에 적합한 회복에 의존한다. 당일수술의 일반화는 귀가 후 불편함으로 담당 의사와 면담을 갖게 되는 환자들로 인하여 증가되지 못하고 있다. 환자의 만족은 외과와 마취과의사들에게 점차 중요한 문제가 되고 있다.[2]

적합한 당일수술 마취 수기와 약제는 어떻게 선택할 것인가?

당일수술에서 이상적인 전신마취제의 판단을 규정하고 측정하는 것은 어려운 일이다(표 6-1).

표 6-1. 당일수술을 위한 마취에서 결과를 판단하는 방법

표 6-1. 당일수술을 위한 마취에서 결과를 판단하는 방법
빠른 회복 : 예 - 눈을 뜨는 시간, 환자의 생일을 대답하는 것 등
1 차 회복실에 머무르는 시간
수술 후 오심과 구토의 빈도
기타 수술 후 이환율(퇴원 전과 후)
퇴원까지의 시간
예상하지 못한 입원과 재입원
길고 큰 당일수술의 처리 능력
환자의 만족도
정상 활동으로 회복
비용부담에 대비한 효과

반드시 빠른 회복이 좋은 결과와 함께 하는 것은 아니며 서서히 회복되고 더 많은 간호를 필요로 한다면 회복실에서 보내는 시간이 중요하다.[3] 일차 회복에서 소모되는 시간은 느린 회복보다는 수술 후 오심과 구토 및 통증과 관련이 있다.[4] 수술 후 오심과 구토, 어지러움, 졸음 등의 이환율은 퇴원시간의 지연, 예기치 않은 입원 및 재입원의 증가와 함께 중요한 평가 자료이다.[5-7]

퇴원까지의 시간은 외과적 합병증 또는 귀가까지 필요한 시간과 같은 요인들과 같이 마취 결과의 평가 자료는 아니다.[8] 서로 다른 연구에서 퇴원의 기준은 회복이 비교되는 상태에서 귀가를 허락하는 것이 아니므로 관찰자에 의존하게 되므로 주관적이다.

환자의 만족과 긴 회복은 평가하기 어려우며 비용 부담이 문제점이다. 일반적으로 당일 수술에서 환자의 만족도는 높지만,[9,10] 적절함을 판단하기 위한 질문의 입안은 어렵다.[2,11].

마취약물의 가격이 중요하지만 당일 수술의 모든 비용의 합계에서 마취와 관련된 부분은 적다. 개선된 결과를 보여주고,[12] 약제를 적절한 적응증에 사용하는 것은 전체적으로 당일수술 센터 또는 병원 비용이 증가됨에 따른 마취과 비용의 감소로 얻어지는 이익은 매우 적다.[13,14] 당일수술에서 마취제의 가격 저하는 계산하기는 쉽지만 극복하여야 할 비용에 대한 적절한 방법은 아직은 정확하지도 않다.

당일수술에서 이상적인 마취제의 판단은 다른 결과에 따른 가치에 의존한다. 예를 들면 조사연구는 당일 수술에 동등하게 적합한 두 가지의 다른 마취방법에서 수술 후 오심과 구토의 발생이 현저하게 다른 점을 보일 것이다.[15-17] 그러나 수술 후 오심과 구토, 통증을 판단하는 것은 당일수술을 위한 마취 방법의 선택에는 중요하지 않다.[18]

회복의 질은 회복 속도보다 중요하다. 마취 방법은 결과 평가를 위하여 지정된 가치에 따라서 주관적 또는 객관적으로 판단하게 될 것이다.

표 6-2. 이상적인 당일수술 마취약제의 조건들
심혈관계와 호흡 억제가 적으며 안전한 약제
빠르고 부드러운 마취유도
양호한 수술조건 제공
수술실의 빠른 회전을 도울 수 있으며
빠른 회복과 회복실에 머무름이 짧음
수술 후 오심과 구토가 적고
수술 후 이환율이 낮고 - 특히 졸음과 어지러움
숙취현상이 적고, 빠른 정상 정신운동 상태로 회복
적절하고 확실한 퇴원

표 6-3. 이상적인 흡입마취제의 조건들
a. 화학적으로 분자구조가 안정되고 안정제가 포함되지 않아야하며 이산화탄소 제거제, 빛, 또는 알카리와 반응하거나 파괴되지 않아야 한다.
b. 공기 아산화질소, 산소와 반응하여 화제 또는 폭발성이 없어야 한다.
c. 마취작용의 역가가 효과적으로 높아야 한다.
d. 용해도가 낮아야 한다. 마취유도가 빠르고 빨리 회복되어야 한다.
e. 흡입에서 냄새가 없고 자극이 없어야 한다.
f. 체내에서 대사되지 않고 장기간 낮은 농도에 노출되어도 장기에 독성이 없어야 한다.
g. 심혈관계와 호흡기계가 안정되어야 한다.
h. 알러지 반응이 없어야 한다.
i. 다른 약제와 상호작용이 없어야 하며 catecholamine에 과민반응을 유발하지 않아야 한다.

당일수술에 이상적인 마취제는?

당일수술에 이상적인 마취제는 빠르고, 부드러우며 쾌적하게 마취를 유도하며 적절한 마취 깊이를 빠르게 유지할 수 있으며 부작용 없이 빠른 각성과 회복을 시킬 수 있어야 한다 (표 6-2, 3).[19-21] 각각의 마취제와 보조약물은 마취 유도, 유지, 진통과 근이완에 사용되며 함께 사용에 따른 효과도 고려할 필요가 있다. 당일 수술에서 이상적인 마취제에 대한 연구들을 종합하여 마취유도에는 propofol을, 마취유지를 위한 약물은 desflurane과 sevoflurane을 추천하였다. 수술 후 오심과 구토의 예방에는 아산화질소를 피하고 propofol를 사용하는 것이 이상적이라고 하였다.[22] 마취 유도제에 의한 부작용은 표 6-4에 정리하였다.

표 6-4. 마취 유도에서 사용되는 약물의 부작용

A 형: 투여량에 의존하며 높은 빈도이지만 사망률은 낮다.

마취 유도
흥분 : 불수의적 근육 움직임. 예; 떨림(tremor)
이상 호흡 : 기침, 딸꾹질, 후두 경련 등
호흡 억제
심혈관계 변화
약물 투여에 따른 통증
회복
정신적인 영향 : 꿈을 꾸거나 환상, 해리현상, 정신착란(delirium), 흥분(agitation), 정서 장애 등
운동 장애 : 근육 긴장도의 변화로 불수의적인 움직임(예; 떨림, 경련 등)

기타 :
통증
오심과 구토
약물의 작용시간과 축적작용
태반 통과와 태아에 미치는 영향
조직에 대한 자극과 손상(약물과 용해제) : 정맥 합병증과 동맥 주입에 따른 효과 등
내분비 변화 (예; etomidate)

B 형 : 빈도는 낮으나 유병률과 사망률이 높다.

알러지 반응
유전적인 이상과 관련된 반응
악성고열증
근육긴장증과 같은 근육 질환
Cholinesterase phenomena
'Halothane' hepatitis (familial disposition, cross-reaction between agents)
Porphyria

마취 방법

일반적으로 전신마취의 유도와 유지는 정맥마취제를 이용한 마취유도와 흡입마취제를 이용한 유지, 정맥마취제를 이용한 마취 유도와 유지를 함께하는 방법과 흡입마취제를 이용한 마취 유도와 유지를 함께 하는 방법으로 나눌 수 있다. 당일수술에서도 입원 환자와 같이 어떠한 방법을 적용하여도 마취과의사가 숙달된 적절한 약물을 선택한다면 문제가 되지 않을 것이다.

마취 유도제

이상적인 마취유도제는

- 쉽게 사용할 수 있어야 하며
- 작용발현이 빠르고
- 비용부담이 적으며
- 빠른 회복을 제공하며
- 오심과 구토가 적어야 한다.[23]

1. 정맥마취 유도제

Thipental sodium

Thiopental sodium은 barbiturate계 약물로 마취유도제의 표준으로 임상에 적용되고 있다. 국내에서 가장 많이 사용되는 마취 유도제로 통상적으로 3-5 mg/kg를 환자 상태와 목적에 따라서 정맥 투여한다.

Thiopental sodium은 pH가 10.5의 강 알카리성을 가지므로 혈관외로 누출되거나 동맥내 투여 된다면 심각한 합병증을 초래할 수 있으므로 반드시 확실한 정맥로가 확보된 상태에서만 투여하여야 한다.

Etomidate

Etomidate는 carboxylate imidazole 유도체로서 thiopental sodium과 propofol보다는 느리지만 빠른 마취유도와 회복을 특징으로 하는 약물이다. 아직은 thiopental sodium과 propofol에 비하여 용량, 투여 방법 등이 표준화되어 있지 않다. 장점으로는 혈역학적 안정을 유지할 수 있으며, 단점으로는 간대성 근경련, 무호흡, 주입에 따른 통증, 어지러움 등이 나타날 수 있다.[24] 주입에 따른 통증은 propofol과 같은 방법으로 예방 할 수 있다.[24] 진정마취에서 사용하려면 단독보다는 midazolam 또는 아편유사제와 함께 사용하는 것이 효과적이다. 전기경련요법에서는 경련시간이 짧은 환자에서 연장을 목적으로 사용할 수 있을 것이다.[25,26]

Ketamine

Ketamine은 phencyclidine 유도체로서 해리성 마취제이다. Ketamine은 다른 정맥마취유도제와는 달리 근육주사를 할 수 있어 정맥로 확보가 어려운 소아 환자에서 선호된다. Ketamine

은 마취유도제보다는 진정마취 또는 국소마취와 부위마취 후에 midazolam, propofol과 함께 사용한다면 효과적일 것이다(제 12 장 참조).

Benzodiazepine계 약물

Benzodiazepine계 약물은 진정과 불안감을 저하시킬 목적으로 사용되며, 다양한 종류가 있으나 선호되는 약물로는 midazolam이 있다. Midazolam은 수용성으로 작용시간이 짧고 높은 역가를 가진다(diazepam의 6-7배). 분포반감기는 5-10분이며, 배설반감기는 2-4시간이다.[27,28] Midazolam은 정맥, 근육, 경구 투여뿐만 아니라 소아에서는 비강과 직장으로도 투여할 수 있다. 일반적으로 마취전 처치에서 불안 저하를 목적으로 투여되지만 마취 유도제로도 드물게 사용된다. Benzodiazepine계 약물은 진정과 기억상실을 제공하며 항경련 작용제로도 선호된다.

Dexmedetomidine

Dexmedetomidine은 α_2-아드레날린수용체 작용제로 clonidine보다 8배 높은 친화성을 가진다. 정맥투여하며 진정, 진통, 불안제거 효과가 있다. 혈역학적으로 투여용량에 비례하여 혈압과 심박수를 저하시키며 혈장 catecholamine 농도를 저하시킨다.[29]

임상 용량으로 0.2-0.7 ㎍/kg/h에서 효과적인 진정과 진통 작용을 얻을 수 있으며 호흡억제는 없다. 그러나 부작용으로 혈압 저하, 서맥, 오심과 구토가 있다.[29]

Dexmedetomidine은 마취유도제보다는 전투약과 동시마취유도제로서 효과적으로 적용될 수 있을 것이며, 안정된 마취 유도, 마취제의 절약효과와 회복기에는 지연회복과 흥분 등을 예방할 수 있다.[30,31]

Propofol

Propofol은 사용이 쉽고, 부작용이 적으면서 빠르고 깨끗한 회복으로 당일수술에서 정맥마취 유도제로 선호되고 있다.[32,33] Propofol은 마취유지 약물의 선택에 영향이 적은 짧은 수술에서 수술후 이환율 특히 수술 후 오심과 구토의 빈도가 낮고, 회복 시간이 thiopentone, methohexitone과 enflurane에 비하여 짧다.[34,35]

Thiopenton-enflurane 또는 thiopentone 단독 사용과 비교에서 propofol은 수술 24 시간 후의 주관적인 회복이 개선된다고 하였다.[34,36] Jakobssen 등은[37] propofol-fentanyl 마취가 thiopentone 또는 methohexitone과 fentanyl 또는 ketamine과 함께 하는 마취와 propofol 마취

의 비교에서 회복의 질이 더 좋다고 하였다.

1) 유도제로서의 장점과 단점

장점

- 빠르고 부드러운 마취 유도
- 빠른 회복과 함께 마취 유지에도 적용할 수 있다.
- 수술 후 오심과 구토를 감소시킬 수 있다.

단점

- 주입에 따른 통증이 있다.
- 심혈관계 억제 효과가 있다.
- 무호흡을 유발할 수 있다.
- 안정된 마취 깊이의 유지가 어렵다.

마취유도제뿐만 아니라 마취 유지를 위하여 사용한다면 마취 중 각성의 위험을 예방하기 위하여 BIS(bispectral index)와 같은 마취 깊이를 측정할 수 있는 기구가 도움이 된다.

2) Propofol 주입에서 통증의 예방

Propofol은 주입 중에 특히 적은 정맥으로 주입하는 경우에 통증을 호소한다.[38] 이와 같은 통증을 저하시키기 위하여 여러 가지 방법이 적용되고 있다(표 6-5).[39-41] 통증 제거에 효과적인 방법으로는 전주와 정맥(antecubital vein)을 이용하거나 propofol 200 mg에 2% lidocaine 2 ml(40 mg)를 혼합 투여하는 방법이 있다.[38,39] Propofol 현탁액의 안정도는 200 mg propofol에 20 mg lidocaine의 혼합은 영향을 받을 수 있으므로 혼합은 가능하면 주입직전에 하는 것이 효과적이다.[42] 이러한 문제점의 원인은 아직 밝혀지지 않았다. 그러나 이러한 방법은 지속 주입

표 6-5. Propofol 투여에 의한 통증 저하 방법

	효 과
큰 정맥으로 투여	↓
Lidocaine 20-40 mg을 propofol과 혼합하여 투여	
정맥혈류를 차단한 후 lidocaine 20-40 mg 투여	
혈액을 propofol 주사기로 흡인한 후 투여	
4-5℃로 propofol을 냉각	
빠른 주입	

법으로 주입 펌프를 이용하는 경우에서는 적절하지 않다.

Johnson 등의[39] 연구에서 2% lidocaine 2 ml 투여와 함께 일시적 정맥로 차단법으로 전처치 한 후에 propofol과 혼합하여 투여하는 방법과 차이가 없다고 하였으므로 정맥압을 증가시키면서 전주입하거나 또는 정맥로 시작 부위에 lidocaine을 예비 주입하는 방법이 만족할 만한 대체 방법이다. Propofol을 주입하기 전에 lidocaine 20-40 mg 투여는 통증에 대한 만족스러운 대처 방법일 것이다.[43]

3) Propofol과 간질(epilepsy)

수술 후 경련과 propofol과의 관계에서 간질 환자에 사용할 경우 효과에 대하여 아직 확실하게 밝혀지지 않았다. 1992년 propofol 사용 후 경련과 불수의적 움직임에 관하여 170예의 보고가 있었다.[44] 이러한 증례들은 propofol의 대뇌피질억제작용과 등전압 뇌파(isoelectric EEG)를 나타내고,[45,46] 불응성 간질지속상태(status epilepticus)의 성공적인 치료[46], 전기경련요법에서 경련의 지속시간을 감소시키는 작용으로 혼란스럽게 한다(제 18장 참조). Propofol은 간질 환자의 뇌파 검사에서 경련성 활동을 유발하지 않는다.[47-50]

Cochran 등은[51] 경련 발생의 위험이 있는 환자에서 propofol의 사용을 피해야 한다고 하였으나 예방 치료법이 없는 경우, 간질이 치료되지 않은 경우, 항경련 치료가 제외된 경우 등에서는 사용할 수 있다.

2. 흡입마취 유도(inhalation induction)

흡입마취 유도는 주사바늘에 두려움을 호소하거나 정맥로 확보가 어려운 경우에 또는 자발호흡을 계속 유지를 하고자 할 경우에 선호된다. 흡입마취 유도에서 투명 마스크를 사용하고 있으며 마취 유도전 산소화에도 이용되고 있다.

흡입마취유도는 마취제의 농도를 점차적으로 증가시키는 방법(incremental induction)과 처음부터 흡입 농도를 높게 적용하는 방법(vital capacity induction)이 있다.[20]

호흡방법에 따라서는 일회호흡량법(tidal breathing technique)과 폐활량 호흡법(vital capacity breathing technique)가 있다. Sevoflurane 8%을 이용한 일회호흡량법은 propofol보다 30초 정도 느리다고 하였으며,[52,53] 폐활량호흡법은 적용하기 전에 마취 회로에 마취제를 충진시켜서 한다면 빠른 마취유도를 얻을 수 있다.[21,54,55] 호흡회로에 충분하게 충진이 되지 않았다면 일회호흡량법과 차이가 없을 수 있다.[56-58]

흡입마취 유도에 선호되는 약물은 sevoflurane으로 빠른 마취 유도와 회복을 기대할 수 있어 처음부터 6%이상의 농도를 적용하는 방법을 선호한다. Sevoflurane으로 4분 이상 흡입으로 유도하여 충분한 마취 깊이를 유지하였다면 근이완제 없이 상후두 기도유지기 또는 기관내 삽관을 시도 할 수 있다.[59,60] 대부분에서 sevoflurane은 8% 이하를 선호하며 12%를 적용하기도 하지만 무호흡을 초래할 수 있으므로 주의하여야 한다.[61] Desflurane은 기도 자극 효과와 혈압과 심박수가 상승될 수 있으므로 단독으로 사용은 선호되지 않으며 적용한다면 점차 농도를 증가시키는 방법을 적용한다.[20]

흡입마취제를 이용한 유도의 장점과 단점(정맥마취제 propofol과 비교에서)

장점

- 마취 유도에 따른 무호흡이 없으며 호흡에 문제가 발생하여도 조절이 쉽다.
- 산소를 계속 투여할 수 있다(정맥마취에서는 흡입마취로 전환이 필요할 수 있다).
- 심혈관계의 안정: 혈압 저하가 적다.
- 투여에 따른 통증이 없다.[52,62]
- 마취 유도와 유지를 위한 약물이 같다.
  (single agent anesthesia, VIMA; volitile induction and maintenance of anesthesia)
- 낮은 fresh gas flow(예; 1 L/min)를 적용할 수 있다.
- 각성은 빠르지만 수술 도중에 움직임이나 조기 각성의 위험이 적다.[59]
- 경제적 부담이 적다.[52]

단점

- 수술 후 오심과 구토의 빈도가 높다.[21,62]
- 환자의 선호도가 낮다.[52,62]

Desflurane의 유도제로서의 장점과 단점

장점

- 낮은 혈액 가스 용해도
- 안정된 마취 깊이 유지가 쉽다.
- 빠른 각성과 회복을 할 수 있다.

단점

- 유도 중에 기도 자극효과가 있다. 유도 중에 기침, 호흡정지, 후두경련 등을 유발할 수 있다.
- 특수 제작된 기화기가 필요하다.
- 빠르게 투여 농도를 증가시킨다면 교감신경계 자극 효과가 있다. 혈압과 심박수가 증가될 수 있다.
- 수술 후 오심과 구토 효과[21]

Sevoflurane의 유도제로서의 장점과 단점

장점

- 안정된 혈압 유지
- 흡입마취유도에서 높은 농도를 사용할 수 있어 빠르다.
- 근이완제의 효과를 증강시킨다.[20,21]

단점

- 경련 유발 인자로 작용할 수 있다. 특히 과환기 상태에서 흔히 나타난다.[63-66]
- 흡입마취제 농도를 서서히 증가시키는 방법을 적용하면 흥분 효과가 나타날 수 있다.[21,67]
- 환자가 배출하는 이산화탄소가스, 흡수제(soda lime, baralyme)와 작용하여 콩팥에 독성이 있는 compound A를 생산할 수 있다. 콩팥 독성으로 enzymuria, proteinuria, glycosuria를 초래할 수 있다.[68,69]
- 수술 후 오심과 구토를 초래할 수 있다.

동시마취유도(co-induction)

동시마취유도는 마취과의사가 아닌 의사에 의하여 이미 2가지 이상의 불안제거제, 진정제, 진통제 등을 투여하여 의사소통이 되지 않거나, 기도폐쇄, 무호흡, 심한 부정맥, 혈압저하 등 심각한 심장과 폐합병증이 초래된 환자에서 시도된 마취유도를 말하였다.

그러나 2가지 이상의 약물을 정맥 투여하여 정상적인 과정으로 마취를 유도하는 방법을 말한다.[70] 동시마취유도는 혈역학적 안정을 도모하며, 마취제의 요구량을 저하시키고, 기억상실을 유발할 수 있으므로 마취의 전투약, 유도, 유지 및 회복 과정의 개선에 목적이 있다(표 6-2). 사용될 수 있는 약물은 앞서 설명한 바와 같이 여러 가지 약물(표 6-3)을 사용할 수 있으며 부작용은 표 6-4와 같이 정리할 수 있을 것이다. 당일수술에서 전투약의 효과를 목적으로 동시마

표 6-6. 동시유도의 목적

한가지 약물을 사용하는 것보다 두 가지 이상의 약물을 함께 사용하여 약동학적 효과를 증진시키는 데에 목적이 있다.
약물 상호 간의 상승작용은 진정제와 진통제의 상대적으로 소량을 함께 투여하면 정맥마취 유도 약물의 요구량을 크게 감소시킬 수 있다.
이렇게 하여 마취 유도에서 사용 약물의 부작용을 저하시키고 마취 유도와 유지를 부드럽게 할 수 있을 것이다.

- 각성의 예방
  - 당일수술
    - 전투약의 생략
    - 빠른 회복의 유도
  - 정맥마취
    - 마취유도, 전정맥마취
    - 전통적인 개념
      - 특수한 목적의 마취약물
      - 최면제
      - 진통제
      - 근이완제
    - 문제점
      - 광범위한 환자의 요구사항
      - 환자에 따라 일관되지 않은 효과
      - 짧은 작용시간의 약물
      - 예측하지 못한 심각한 부작용(예; propofol과 아편유사제의 심각한 서맥)
  - 흡입마취
    - 최소폐포농도 (minimal alveolar anesthetic concentration, MAC) 국제적인 표준으로 적용
    - 문제점
      - 나이의 영향
      - 정맥마취에서 흡입마취로 전이
      - 불충분한 마취깊이
  - 중환자(critically ill patients)
    - 뉴욕 심장상태 분류 III IV (New York Heart Classification III IV)
    - 미국마취과학회 신체상태 분류등급 IV-V (American Society of Anesthesiologists IV V)
    - 심혈관계 불안정
    - 불충분한 마취제의 투여 경향
- 효과적인 회복 과정
  - 불안해소, 진통, 정신과적인 문제점의 감소

표 6-7. 동시마취유도에서 기준이 되어 사용되는 약물들
정맥마취유도 약물
Thiopentone, methohexitone, etomidate, propofol
Benzodiazepine
Midazolam
아편유사제
Fentanyl, sufentanil, alfentanil, remifentanil, morphine, nalvuphine, pethidine
Phencyclidine
Ketamine
α2- 작용제
Dexmedetomidine

취유도를 시도할 수 있으나 이에 따른 장점은 없으며 약물의 상호작용으로 원하지 않는 부가 또는 상승효과가 나타날 수 있다.[70]

예를 들면 propofol과 midazolam을 함께 사용하였다면 midazolam 단독으로 사용하는 방법에 비하여 flumazenil을 사용하더라도 propofol 단독 사용보다 회복이 지연된다.[71] 적은 량의 dexmedetomidine(1.0 μg/kg)[31] 또는 midazolam(0.03~0.06 mg/kg)과 propofol 및 alfentanil을 함께 사용하면 propofol의 요구량을 감소시키며, 회복이 늦어지지만 퇴원은 지연되지 않는다.[72] 많은 양의 midazolam은 회복을 지연시킬 수 있다.[73]

Midazolam의 회복을 위하여 사용되는 길항제 flumazenil의 장점은 짧은 작용시간이지만 60~90분 후에 안정효과가 다시 나타날 수 있으므로 조기 퇴원은 위험하다.[74,75]

Remifentanil, dexmedetomidine 등은 마취 유도제로 사용되기 보다는 midazolam, propofol 등과 같은 진정제 또는 최면제와 함께 진통제로서 동시유도(co-induction), 진정마취 등에서 보조제로 사용된다.[30,31,76,77] Propofol과 아편유사제를 함께 사용한다면 심한 서맥, 혈압저하, 심정지 등이 초래될 수 있으므로 주의하여야 한다.[78]

마취 유지

Propofol은 마취유도제로뿐만 아니라 마취유지를 위한 약제로도 선호되고 있다. 낮은 용해도의 흡입마취제 desflurane, sevoflurane 등과 비슷한 효과를 기대할 수 있다.[21]

당일 수술을 위한 전신마취에서 주요 마취약물로는 가스형태로 아산화질소와 Xenon이 있

표 6-8. 흡입마취제의 일반적인 특성

	분자량	증기압 (mmHg, 20℃)	용해계수		최소폐포농도 (vol%, 30-55세)	soda lime과 안정성
			혈액-가스	뇌-혈액		
아산화질소(N_2O)	44		0.46	1.1	105-110	안정
Xenon	131.3		0.115		60-70	안정
Isoflurane	184.5	240	1.4	1.6	1.15	안정
Desflurane	168	669	0.42	1.3	7.25	안정
Sevoflurane	200	160	0.68	1.7	2.05	불안정

으며, 액체상태의 흡입마취제로는 desflurane과 sevoflurane이 가장 많이 사용되고 있다.

각 약물에 대한 상세한 내용은 다른 참고문헌을 참고로 하고 여기서는 기본적인 내용을 소개합니다.

1. 가스 마취제

1) 아산화질소(Nitrous Oxide, N_2O)

아산화질소는 낮은 용해도(0.47)를 가지므로 빠른 마취 유도와 회복으로 선호되며 가장 오래 사용되는 마취약물이다. 또한 값이 저렴하고, 진통작용을 가지며, 다른 마취제 요구량을 감소시키는 장점으로 50년 이상 사용되고 있다.[79,80] 그러나 사용에 대해서는 논란이 많다.

아산화질소는 마취 중 각성(awareness)의 위험과 다른 마취제의 요구량과 비용 부담을 감소시킨다.[81] 일부에서는 드물게 부작용으로 비용부담을 증가시킬 수 있다고 주장한다.[82] Tramar 등은[83] 마취 중에 인지(awareness)의 위험은 아산화질소의 다른 이점보다 중요하다고 하였다.

아산화질소가 수술 후 오심과 구토를 증가시킨다고 하지만,[84,85] 그렇지 않다는 보고도 있다.[83,86-88] 대부분의 다기관분석(meta-analysis)에서는 thiopentone과 흡입마취제를 사용한 경우를 주로 고려하였다. 마취 유도와 유지에 propofol을 사용한 경우에서는 아산화질소가 오심과 구토를 증가시키지 않는다고 하였다.[89,90]

아산화질소는 수술실 근무자들에서 부작용을 유발할 수 있다고 하지만 전향적 조사에서만은 흡입마취제 사용과 관련되어 심각한 직업병의 위험은 보고되지 않았다.[91,92] 심각한 마취제의 오염에도 불구하고 Stollery 등은[93] 수술실 근무자에서 어떠한 정신과적 장애도 관찰할 수 없었다고 하였다. 마취가스 배출장치(Scarvenger system)의 적용으로 위험은 크게 감소하였다.[80]

장점

a. 마취 유도와 관련되어

- 마취 유도 시간과 요구량을 저하시킬 수 있다.
- 안전 범위(margin of safety)가 넓다.
- 이차가스 효과(second gas effect)로 마취 유도를 빠르게 한다.[94)]

b. 마취 유지와 관련되어

정맥마취제와 흡입마취제 중에 어떤 약물을 사용하여도 유지하는 중에 마취 상태를 개선시킨다.

- 유지를 위한 약물의 요구량을 저하시킬 수 있다(anesthetics sparing effect).
- 빠르게 원하는 마취 깊이에 도달하게 한다.
- 수술 중에 움직임을 저하시킬 수 있다.
- 다른 마취제와 함께 사용하므로 심장 억제 작용이 적다.[80)]

c. 마취에서 회복과 관련되어

- 낮은 용해도를 가지므로 빠르게 배출되어 빠른 회복으르 기대할 수 있다.[80)]

단점

- Greenhouse gas로 작용하여 Ozone 층에 영향을 줄 수 있다.
  (마취에 사용되는 양의 영향은 1% 이하).
- 수술실의 오염으로 유산율의 증가 : 배출 시스템의 적용으로 관계 없음
- 골수 억제 작용 : methionine 합성을 억제하여
- 체내에서 공기 주머니로 확산되어 팽창시킨다.
  (안구 및 두 개내 공기가 있거나, 기흉, 장폐색 등에서 주의)
- 회복 과정에서 diffusion hypoxia의 위험이 있다.
- 수술 후 오심과 구토의 요인으로 작용할 수 있다.[80)]

아산화질소는 다른 마취제와는 다르게 투여 농도에 따른 BIS값의 변화에 영향이 없다. 그 외 다른 대뇌 감시 방법인 entropy와 cerebral state index에도 영향이 없다. 그러므로 아산화질소를 투여한 환자에서는 마취 깊이에 영향이 크므로 회복의 정도를 BIS 값에 의존한다면 회복

이 지연될 수 있다. Remifentanil과 Xenon의 소개로 점차 아산화질소의 임상 적용이 감소하는 경향이 있다.[80]

2) Xenon

Xenon의 마취효과는 50년 전에 규명은 되었으나 임상 마취에서 관심이 없었다.[95] Lachmann의 연구원들이[96] 1990년에 fentanyl의 요구량을 저하시킬 수 있다는 opioid sparing 효과를 보고한 후에 점차 관심이 증가되고 있는 가스 마취제이다.[97] Xenon은 폭발성과 발화성이 없으며, 독성이 없고 기형유발작용(teratogenic effect)이 없어 이상적인 흡입마취제이다.[97] 마취 약리학적 특징으로는 안전하게 빠른 마취 유도와 회복, 뇌혈류를 증가시키며, 심혈관계의 안정을 제공하므로 아산화질소를 대체할 수 있다고 하였다.[98-101] Xenon의 혈액가스 용해계수(blood-gas partition coefficient)는 0.115로 흡입마취제 중에서 가장 낮으며 흡기와 폐포 농도가 90% 균형을 이루는 시간은 5분이다.[101] MAC(minimum alveolar concentration)은 63%(과거에는 71%)이며,[100] MAC-awake는 33%다.[102] 다른 약물과 상호작용에서 mivacurium, rocuronium 등과 같은 비탈분극성 근이완제의 작용시간에는 영향이 없다.[103,104]

그러나 당일수술뿐만 아니라 모든 마취 관리에서 xenon을 공급할 수 있는 장비가 아직은 준비되어있지 않으며 가격에 따른 경제적인 부담이 문제점이다.[104,105]

장점

- 독성이 없다.
- 기형발생 효과가 없다.
- 공기와 혼합하여 사용하여도 폭발성이 없다.
- 빠른 마취 유도와 회복을 제공할 수 있다.
- 심혈관계 안정을 유지할 수 있다.
- 심근과 뇌 보호 작용이 있다.

단점

- 생산에 따른 비용 부담
- 장비 준비에 따른 경제적 부담

2. 휘발성 흡입마취제

당일수술에서 적용할 수 있는 isoflurane, sevoflurane과 desflurane 등과 같은 흡입마취제의 일반적인 특성에 대한 정보는 표 6-8에 정리하였다.[21]

1) Desflurane

낮은 용해도와 가장 빠른 회복시간을 갖는 흡입마취제이지만 퇴원시간과 수술 후 오심과 구토의 빈도는 isoflurane 및 sevoflurane과 비슷하다.[106-108] Desflurane의 자극성은 기침, 타액분비와 후두경련의 원인이 되며,[16] 전투약을 하지 않은 자발호흡 환자에서 부드러운 마취유도가 어렵다. 기분 점수(mood score)는 desflurane보다 isoflurane이 더 좋으며, 각성기 섬망(emergence delirium)과 수술 후 오심과 구토의 빈도가 높다.[108-110]

그러나 심한 비만과 노인 환자 마취에서 회복과 수술 후 회복기의 산소포화도 유지가 다른 마취제보다 용이하지만 회복실에서 퇴원과 가정 적응력(home-readiness)은 차이가 없다고 하였다.[20]

2) Sevoflurane

임상적으로 선호되는 마취제이다. 얕은 마취에도 잘 견디며 성인에서 흡입마취 유도제로도 사용 가능하며[101,112] 정맥로가 확보되지 않은 소아 환자에서 마취유도제로 선호되고 있다.[113]

빠른 회복에도 불구하고 isoflurane에 비하여 복강경 수술 후 퇴원시간은 단축되지 않으며 수술 후 오심과 구토의 빈도는 isoflurane과 비슷하다.[7,114] Desflurane과 비교에서는 회복속도가 다소 느리다.[107]

당일수술에서 흡입마취제의 주요 장점은 유사하지만 propofol과 비교에서 수술후 오심과 구토의 빈도이다.[7,10,107] 이는 회복에 있어 각성시간이 줄어드는 효과보다는 회복의 질에 더 큰 영향을 주게되어 퇴원이 지연될 수 있다.[7,115] Desflurane과 sevoflurane 중 어느 약제도 isoflurane 또는 propofol과 비교에서 퇴원시간은 차이가 없다.[21]

최근 사용되는 흡입마취제는 각성시간의 적은 차이보다는 회복의 질에 영향을 줄 수 있는 수술후 오심과 구토는 비슷한 빈도로 초래한다.

3. 정맥마취제

Propofol

Propofol은 다른 마취유도제와는 다르게 마취유지에도 적용할 수 있다(표 6-9)(제 7장 참조).[116]

표 6-9. 당일수술에서 propofol에 의한 마취유지

장점	제한사항
수술중 조절이 용이	마취 중 각성(awareness)의 위험
악성고열증의 위험이 없다.	환자에 따른 혈중 농도의 차이
수술 후 오심과 구토의 저하	기구 - 주사기 펌프 등이 필요하다.
환자의 편안함	무균 상태가 유지되지 않는다면 감염의 위험
빠르고 확실한 퇴원	비용부담

Propofol은 항구토 작용이 있으나,[117,118] 긴 수술의 마취유지에 흡입마취제를 사용한다면 수술 후 오심과 구토를 저하시키는 효과를 잃어버릴 수 있다.[17,119,120] 그러나 isoflurane과 비교하여 propofol은 당일수술로 2~4 시간의 구강수술 후에 회복을 개선하고, 수술 후 오심과 구토를 저하시키고, 빠르게 퇴원 시킬 수 있다고 하였다.[121]

Desflurane과[108,122] sevoflurane[123]의 각성 시간은 propofol과 비슷하거나 조금 빠르다. Dexter와 Tinker는[124] 마취제에 따른 구두반응(obey command)과 마취 후 퇴원시간의 다기관 분석(meta-analysis)에서 desflurane이 가장 빠른 회복을 보였으며 propofol에서 가장 빠르게 퇴원을 하였으나 회복과 수술 후 오심과 구토의 질은 고려하지 않았다.

그러나 퇴원시간은 흡입 마취제와 관련된 수술 후 오심과 구토로 인하여 흔히 지연 또는 방해를 받게 된다.[108,105] 복강경 수술에서 desflurane과 아산화질소(nitrous oxide)를 사용하는 경우 propofol 마취(20%)에서보다 높은 빈도(80%)의 수술 후 오심과 구토로 인하여 퇴원이 지연될 수 있다.[108] Ondansetron 4 mg은 desflurane 마취 후 오심과 구토의 빈도를 40%로 저하시키며, 퇴원시간도 propofol과 비슷하게 단축시키지만 비용부담이 증가된다.[125,126]

완전정맥마취 후 회복의 질은 행복감과 편안함을 느끼는 것이다. 마취의 유도와 유지를 위한 propofol은 회복의 질을 개선하였으며 특히 수술후 오심과 구토를 저하시킬 수 있다.[34,127-129]

마취 중 아편유사제

아편유사제는 마취 유도와 유지보다는 진통과 진정 효과를 이용하는 마취제의 보조제로서 안정된 마취 깊이 유지와 함께 마취제의 요구량을 저하시키는 효과가 있다.

1) Morphine

당일수술에서 morphine은 조절할 수 없는 오심과 구토, 진정, 퇴원의 지연과 원하지 않는 입원을 초래한다.[130-134] 작용시간이 길어서 propofol의 항구토작용보다 오래 지속되므로 수술 후 오심과 구토는 회복 후에 증가된다(제 7 장 참조).[118,128,135]

2) Alfentanil과 Fentanyl (Sufentanil)

이러한 짧은 작용시간의 아편유사제는 propofol 요구량 저하와 수술 후 오심과 구토의 증가 없이 수술중 진통작용으로 회복을 개선할 수 있다고 하지만[34,136,137] 아직은 논란이 많다.[138,139] Alfentanil과 fentanyl은 thiopentone과 사용하면 droperidol을 투여하더라도 수술 후 오심과 구토를 증가시킨다.[140] Alfentanil은 빠른 작용발현과 함께 propofol의 유도용량을 감소시키지만 진통작용은 fentanyl이 오래 지속된다.[141]

Alfentanil의 지속 주입은 완전정맥마취에서 propofol과 함께 사용되지만 많은 양의 alfentanil은 당일수술에서는 적합하지 않다.[142-144]

3) Remifenatanil

초단기 작용 아편유사제로 당일수술에 선호되는 아편유사제로 조직과 혈장에서 비특이성 esterase에 의하여 분해되며 상황민감성 반감기(context-sensitive half-life)는 3분이며 제거반감기(elimination half-time)는 10분이다. 작용발현은 alfentanil과 역가는 fentanyl과 비슷하다. 회복이 빠르므로 지속 주입이 필요하다.[145] 또한 수술 후 단기간 진통에 대하여 많은 관심이 집중되고 있으나 비용부담이 문제점이다.[145,147]

- 청소율은 체중, 나이, 성별의 영향을 받지 않는다.
- 호흡기능장애가 있거나 신장과 간 기능이 저하된 환자에서는 주의하여야 한다.[148,149]
- 대사산물인 carboxylic acid 유도체(GI90291)은 신장을 통하여 배설되어 신부전에서 배설이 지연될 수 있으나 역가가 0.1-0.3%이다.[150,151]
- Glycine 구조를 가지므로 신경전달을 억제하므로 척수강과 경막외 주입은 금기이다.
- 빠르게 대사되므로 반복 또는 지속 주입법을 하여도 축적작용이 없다.
- 작용에서 회복은 단순하게 반감기만으로 설명할 수 없다.[153-155]
  영향 인자들은 혈장과 효과처 농도 차이, 투여 방법, 투여 기간 등이 있다.
- Naloxone으로 길항시킬 수 있다.[156]
- 뇌파에는 다른 아편유사제와 비슷한 효과가 있다.[157]

• 부작용으로는

오심과 구토 : 다른 아편유사제보다는 적다.[158]

근강직 : 빈도 8%이며 투여량과 속도에 비례한다.[147]

Remifentanil의 주입(예; 1 ug/kg 일시주입 후 0.25 ug/kg 지속 주입)은 기관내 삽관에 필요한 흡입마취제의 농도를 낮출 수 있으며 마취 유지에서도 흡입 마취제와 propofol의 요구량을 저하시킬 수 있다.[159] 그러나 과도한 양의 remifentanil을 초기에 투여하면 혈압 저하를 초래할 수 있으므로 유지량 만으로도 충분하다.[20]

당일수술에서 이상적인 마취제

앞에서 설명한 대부분의 주제는 환자와 수술에 대한 마취 계획에 필요한 사항들이다. 서로 다른 약제를 함께 사용하는 방법은 한가지 약제 또는 방법을 단독으로 사용하는 것보다 부작용 감소와 함께 더 좋은 결과를 얻을 수 있다. 마취제와 방법의 선택에 영향을 줄 수 있는 인자는 표 6-10에 정리하였다. 비용부담에 대비한 효과(cost-effectiveness)가 가장 중요하지만, 비용과 회복의 불편함은 마취제의 가격보다 더 중요하다.

환자와 수술이 필요로 하는 것을 고려하여 마취계획을 수립하고 효과적으로 적용할 수 있는 마취약제를 선택하여 회복과 수술의 결과를 향상시켜야 한다.

전신마취 중 과역동 상태(hyperdynamic response)의 조절

마취 중에 기관내 삽관과 후두경 조작 및 외과적 조작은 혈역학적으로 과역동 상태를 유발하게 된다.[160-162] 당일수술에서도 마취 중에 발생할 수 있는 빈맥과 고혈압 등을 효과적으로 조절하고 부작용 없이 회복을 촉진할 수 있다면 환자에게 매우 효과적이다. 이러한 경우에 흡입마취제 농도 증가, 아편유사제 투여 등 다양한 방법을 시도하게 된다. α_2-아드레날린수용체 작용제인 dexmedetomidine과[29] β-차단제인 esmolol의 일시투여 또는 지속 주입은 혈역학적으로 안정을 유지하며, 흡입마취제와 아편유사제의 요구량을 저하시키고, BIS 점수를 높게 유지하면서도 수술중 각성을 예방하면서 빠르고 조기 회복을 유도할 수 있다고 하였다.[163,164]

표 6-10. 성인의 당일 수술에서 마취계획

고려 사항	
전투약	
불안감	Temazepam 전투약
비만 또는 임신 증후성 위식도 역류 복강경	Ranitidine ± metaclopramide PO
진통	
통증이 큰 수술?	NASID - PO(전투약) 또는 IV/PR(수술중) 가능하면 국소마취 또는 부위마취
마취 유도	
유도제	일반적으로 propofol
아편유사제	
짧은 수술	Alfentanil, Remifentanil
길고 통증이 큰 수술?	Fentanyl
기도	
기관내 삽관이 필요 없는 경우	LMA 또는 안면 마스크
빠른 기관내 삽관 - 위산 흡인 위험	succinylcholine
빠른 작용발현	Rocuronium
짧은 작용지속시간	Mivacurium
기타, 적은 비용으로 만족하며	Vecuronium 0.6 mg/kg
길항제가 필요하다면	Neostigmine ± Glycopyrrolate
유지	
수술 후 오심과 구토 병력 수술 후 오심과 구토와 관련된 수술 긴 수술	Propofol N_2O의 제외 수액공급
기타	
적은 비용, 길게 작용하며 빠른 회복	Enflurane 또는 Isoflurane
비싸고 빠른 회복	Desflurane 또는 Sevoflurane
수술후 오심과 구토 빈도는 비슷하다.	

당일 수술에서 수액 공급

당일수술에서 수액공급은 논란이 많으나 소수술에서는 통상적으로 수액공급은 환자 관리에서 제외된다.

흡입마취가 필요한 소수술 환자에서 수액공급은 졸음, 어지러움, 두통과 갈증을 감소시키고, 특히 과거에 마취 경험이 있는 환자에서 주관적으로 더욱 평안함을 갖는다.[165]

Propofol, isoflurane, 또는 enflurane 마취에서 수액공급이 회복을 개선시킨다고 증명하기는 어렵다. 특히 20분 이내의 짧은 수술에서 적절한 장점을 보이기는 어렵다.[166-168]

그러나 30분 정도의 부인과 소수술을 위한 propofol과 isoflurane 마취에서 등장 전해질 용액 20 ml/kg/hr 투여로 퇴원시간을 단축시키지 못한다고 하였으나 갈증, 졸음, 어지러움을 저하시킬 수 있다. 수술 중에 충분한 수액공급은 폐기능, 어지러움, 갈증, PONV 등의 수술 후 이환율을 감소시켜 병원체류시간의 단축과 fast-track의 효과를 증진시킬 수 있다고 하였다.[169]

수액공급이 권장되는 수술 전 금식기간의 감소에는 중요하지 않다. 그러나 150~1000 ml 물을 수술 1.5~2.5 시간 전에 마시는 것은 위산 흡인의 위험을 증가시키지 않으며, 짧은 수술에서 회복에도 영향이 없다고 하였다.[170,171]

대부분의 수술 환자들은 술전 금식, 수술을 위한 장처치(bowel preparation) 등과 함께 충분한 수액공급이 되지 않아서 저혈량 상태를 나타내게 된다. 때로는 수술 후까지 저혈량 상태가 조절되지 못하는 경우도 있다. 수술 전 또는 중에 충분한 수액을 공급한다면 내장 관류를 개선하여 수술 후 오심과 구토의 빈도를 저하시킬 수 있다.[172]

복강경 수술과 같은 침습적인 수술, 긴 수술 또는 더운 날씨에서 수액공급이 제한된 경우에서 수액공급은 장점이 있다. 갈증의 감소는 구토를 유발하는 조기 경구 수분 섭취의 필요성을 감소시키며 수술 후 이환율의 감소에도 유용하다. 이러한 방법은 비용부담이 적으므로 침습적이고 긴 당일수술에서 고려하여야 할 것이다.[167]

[참고문헌]

1. Hassan ZU, Fahy BG: Anesthetic choices in surgery. Surg Clin North Am 2005; 85: 1075-89
2. Klock PA Roien MF: More or bettter-educating the patient about the anesthesiologists's role as perioperative physician. Anesth Analg 1996; 83: 671-2
3. Marais ML, Maher MW, Wetchler BW, et al: Reduced demands on recovery room resources with propofol(Diprivan) compared with thiopental-isoflurane. Anesthesiol Rev 1989; 16: 29-40
4. Twersky R, Levoaits AH, Lewis M, et al: Early anesthesia evaluation of the ambulatory surgical patient: dose it really help? J Anesth 1992; 4: 204-7
5. Cardosa M, Rudkin GE, Osborn GA: Outcome from day-case knee arthroscopy in a major teaching hospital: Arthroscopy 1994; 10: 624-9
6. Ramon C, Pelegry D, Turon E, et al: Selection criteria used in 1,310 patients in ambulatory major surgery. Rev Esp Anesthesiol Reanim 1993; 40: 234-7
7. Eriksson H, Haasio J, Korttila K: Recovery from sevoflurane and isofilurane anaesthesia after outpatient gynaecological laparoscopy. Acta Anaesthesiol Scand 1995; 39: 377-80
8. Chung F: Recovery pattern and home-readiness after ambulatory anesthesia and surgery. Anesth Analg 1995; 80: 806-902

9. Philip BK: Patients' assessment of ambulatory anesthesia and surgery. J Clin Anesth 1992; 4: 355-8
10. Osborn GA, Rudkin GE: Outcome after day-care surgey in a major teaching hospital: Anaesth Intens Care 1993; 21: 822-7
11. Cohen G, Forbes J, Garraway M: Can different patient satisfaction survey methods yield consistent results? Comparison of three surveys. Br Med J 1996; 313: 841-4
12. Wetchler BV: Economic impact of anesthesia decision making; they pay the money, we make the choic. J Clin Anesth 1992; 4: 205-45
13. Hitchcock M, Rudkin GE: The real cost of total intravenous anaesthesia: cost versus price. Ambulatory Surg 1995; 3: 43-8
14. Sung YF, Reiss N, Tillette T: The differential cost of anesthesia and recovery with propofolnitrous oxide anesthesia versus thiopental sodium-isoflurane-nitrous oxide anesthesia. J Clin Anesth 1991; 3: 391-4
15. Rapp SE, Conhan TJ, Pavlin DJ, et al: Comparison of desflurane with propofol on outpatients undergoing orthopedic surgery. Anesth Analg 1992; 75: 572-9
16. Lebendorn-Mansour MH, Pandit SH, Kothary SP, et al: Desflurane versus propofol anesthesia: a comparative analysis outpatients. Anesth Analg 1993; 76: 936-41
17. Ding Y, Fredman B, White PE: Recovery following outpatient anesthesia: use of enflurane versus propofol. J Clin Anesth 1993; 5: 447-50
18. Eberhart LH, Morin AM, Wulf H, et al: Patient preferences for immediate postoperative recovery. Br J Anaesth 2002; 89: 760-1
19. Smith I, Nathanson MH, White PF: The role of sevoflurane in outpatinet anesthesia. Anesth Analg 1995; 81: 567-72
20. Joshi GP: Inhalation techniques in ambulatory anesthesia. Anesthesiology Clin N Am 2003; 21: 263-72
21. Ghatge S, Lee J, Smith I: Sevoflurane: an ideal agent for adult day-case anesthesia? Acta Anaesthesiol Scand 2003; 47: 917-31
22. Pollard BJ, Elliott RS, Moore EW: Anaesthetic agents in adlut day case surgery. Eur J Anaesthesiol 2003; 20: 1-9
23. Fleischmann E, Akça O, Wallner T, et al: Onset time, recovery duration, and drug cost with four different methods of inducting general anesthesia. Anesth Analg 1999; 88: 930-5
24. Falk J, Zeci P: Etomidate for procedural sedation in the emergency department. Ann Pharmacother 2004; 38: 1272-7
25. Khalid N, Atkin M, Kirov G: The effects of etomidate on seizure duration and electrical stimulus dose in seizure-resistant patients during electroconvulsive therapy. ECT 2006; 22: 184-8
26. Rosa MA, Rosa MO, Belegarde IM, et al: Recovery after ECT: comparison of propofol, etomidate and thiopental: Rev Bras Psiquiatr 2008; 30: 149-51
27. Reves JG: Midazolam compared with thiopentone as a hypnotic component in balanced anaesthesia: a randomized, doubleblind study. Can Anaesth Soc J 1979; 26: 42-9
28. Khanderla U, Pandit SK: Use of midazolam hydrochloride in anesthesia. Clin Pharm 1987; 6: 533-47
29. Bhana N, Goa KL, McClellan KJ: Dexmedetomidine. Drugs 2000; 59: 263-8
30. Ngwenyama NE, Anderson J, Hoernschemeyer DG, et al: Effects of dexmedetomidine on propofol and remifentanil infusion rates during total intravenous anesthesia for spine surgery in adolescents. Paediatr Anaesth 2008; 18: 1190-5
31. Boizkurt P: Premedication of the pediatric patient - anesthesia for the uncooperative child. Curr Opin Anaesthesiol 2007; 20: 211-5
32. White PF: Studies of desflurane in outpatient anesthesia. Ansth Analg 1992; 75: S47-54
33. Heath PJ, Kennedy DJ, Ogg TW, et al: Which induction agent for day surgery? A comparison of propofol, thiopentone, methohexitone and etomidate. Anaesthesia 1988; 43: 365-8

34. Millar JM, Jewkes CF: Recovery and morbidity after day case anaesthesia. A comparison of propofol with thiopentone-enflurane with and without alfentanil. Anaesthesia 1988; 43: 738-43
35. Doze VA, Westphal LM, White PF: Comparison of propofol with methohexital for outpatient anesthesia. Anesth Analg 1986; 65: 1189-95
36. Sanders LD, Clyburn PA, Rosen M, et al: Propofol in short gynaecological procedures. Comparison of recovery over two days with propofol or thiopentone as sole anaesthetic agent. Anaesthesia 1991; 46: 451-5
37. Jakobsson J, Oddby E, Rane K: Patient evaluation of four different combinations of intravenous anaesthetics for short patient procedures. Anaesthesia 1993; 48: 1005-7
38. Scott RPF, Saunders DA, Norman J: Propofol: clinical strategies for preventing the pain of injection. Anaesthesia 1988; 43: 492-4
39. Johnson RA, Harper NJN, Chadwick S, et al: Pain on injection of propofol. Methods of alleviation. Anaesthesia 1990; 45: 439-42
40. McDonald DS, Jameson P: Injection: the effect of injectate temperature. Anaesthesia 1990; 45: 434-44
41. McDonald DS, Jameson P: Injection pain with propofol. Reduction with aspiration of blood. Anaesthesia 1996; 51: 815-8
42. Lilley EMM, Isert PR, Carasso ML, et al: The effect of the addition of lignocaine on propofol emulsion stability. Anaesthesia 1996; 51: 815-8
43. Rochette A, Hocquet AF, Dadure C, et al: Avoiding propofol injection pain in children: a prospective, randomized, double-blinded, placebo-controlled study. Br J Anaesth 2008; 101: 390-4
44. Finley GA, MacManus B, Sampson SE, et al: Delayed seizures following sedation with propofol. Can J Anaesth 1993; 40: 863-5
45. Smith M, Smith SJ, Scott CA, et al: Activation of the electrocorticogram by propofol during surgery for epilepsy. Br J Anaesth 1996; 76: 499-502
46. Mackenzie SJ, Kapadia F, Grant IS: Propofol infusion for control of status epilepticus. Anaesthesia 1990; 45: 1043-5
47. Avaramov MN, Huain MM, White PF: The comparative effects of methohexital: propofol, and etomidate, for electroconvulsive therapy. Anesth Analg 1995; 81: 596-602
48. Ebrahim ZY, Schubert A, Van Ness P, et al: The effect of propofol on the electroencephalogram of patients with epilepsy. Anesth Analg 1994; 78: 275-9
49. Cheng MA, Tempelhoff R, Silbergeld DL, et al: Large-dose propofol alone in adult epileptic patients: electrocorticographic results. Anesth Analg 1996; 83: 169-74
50. Eranti SV, Mogg AJ, Pluck GC, et al: Methohexitone, propofol and etomidate in electroconvulsive therapy for depression: a naturalistic comparison study. J Affect Disord 2008; 113: 165-71
51. Cochan D, Price W, Gwinnutt CL: Unilateral convulsion after induction of anaesthesia with propofol. Br J Anaesth 1996; 76: 570-2
52. Thwaites A, Edmends S, Smith I: Inhalation induction with sevoflurane: a double-blind comparison with propofol. Br J Anaesth 1997; 78: 356-61
53. Kirkbride DA, Parker JL, Williams GD, et al: Induction of anesthesia in the elderly ambulatory patient. A double-blind comparison of propofol and sevoflurane. Anesth Analg 2001; 93: 1185-7
54. Philip BK, Lombard LL, Philip JH: Vital capacity induction with sevoflurane in adult surgical patients (letter). J Clin Anesth 1996; 8: 426
55. Molloy ME, Buggy DJ, Scanlon P: Propofol or sevoflurane for laryngeal mask airway insertion. Can J Anaesth 1999; 46: 322-6
56. Nelskylä K, Korttila K, Yli-Hankala A: Comparison of sevoflurane-nitrous oxide and propofol-alfentanil-nitrous oxide anaesthesia for minor gynaecological surgery. Br J Anaesth 1999; 83: 576-9
57. Baker CE, Smith I, Sevoflurane: A comparison between vital capacity and tidal breathing techniques for the

induction of anaesthesia and laryngeal mask airway placement. Anaesthesia 1999; 54: 841-4
58. Ganatra SB, D'Mello J, Butani M, et al: Conditions for insertion of the laryngeal mask airway: comparisons between sevoflurane and propofol using fentanyl as a co-induction agent. A pilot study. Eur J Anaesthesiol. 2002; 19: 371-5
59. Smith I, Thwaites AJ: Target-controlled propofol vs. sevoflurane: a double-blind, randomised comparison in day-case anaesthesia. Anaesthesia 1999; 54: 745-52
60. Smith CE, Lever JS, Sawkar S, et al: Sevoflurane-N2O versus propofol/isoflurane-N2O during elective surgery using the laryngeal mask airway in adults. J Clin Anesth 2000; 12: 392-6
61. Chawathe M, Zatman T, Hall JE, et al: Sevoflurane (12% and 8%) inhalational induction in children. Paediatr Anaesth 2005; 15: 470-5
62. Joo HS, Perks WJ: Sevoflurane versus propofol for anesthetic induction: a meta-analysis. Anesth Analg 2000; 91: 213-9
63. Yli-Hankala A, Vakkuri A, Sarkela M, et al: Epileptiform electroencephalogram during mask induction of anesthesia with sevoflurane. Anesthesiology 1999: 91: 1596-1603
64. Vakkuri A, Yli-Hankala A, Sarkela M, et al: Sevoflurane mask induction of anaesthesia is associated with epileptiform EEG in children. Acta Anaesthesiol Scand 2001; 45: 805-11
65. Vakkuri AP, Lindgren L, Korttila KT, et al: Transient hyperdynamic response associated with controlled hypocapneic hyperventilation during sevoflurane-nitrous oxide mask induction in adults. Anesth Analg 1999; 88: 1384-8
66. Watts ADJ, Herrick IA, McLachlan RS, et al: The effect of sevoflurane and isoflurane anesthesia on interictal spike activity among patients with refractory epilepsy. Anesth Analg 1999; 89: 1275-81
67. Yurino M, Kimura H: Induction of anesthesia with sevoflurane, nitrous oxide, and oxygen: a comparison of spontaneous ventilation and vital capacity rapid inhalation induction (VCRII) techniques. Anesth Analg 1993; 76: 598-601
68. Munday IT, Ward PM, Foden ND, et al: Sevoflurane degradation by soda lime in a circle breathing system. Anaesthesia 1996; 51: 622-6
69. Eger EI, Gong D, Koblin DD, et al: Dose-related biochemical markers of renal injury after sevoflurane versus desflurane anesthesia in volunteers. Anesth Analg 1997; 85: 1154-63
70. Whitwam JG: Co-induction of anesthesia: day-case surgery. Eur J Anaesthesiol 1995; 12(suppl): 28-34
71. Norton AC, Dundas CR: Induction agents for day-case anaesthesia. A double blind comparison of propofol and midazolam antagonised by flumazenil. Anaesthesia 1990; 45: 198-203
72. Elwood T, Huchcroft S, MacAdams C: Midazolam coinduction does not delay discharge after very brief propofol anaesthesia. Can J Anaesth 1995; 42: 114-8
73. Shultz RE, Richardson DD, Nespeca JA: Comparison of recovery times of isoflurane and enflurane as a sole anesthetic agent for outpatient oral surgery. Anesth Prog 1989; 36: 13-4
74. Ghouri AF, Ruiz MA, White PF: Effect of flumazenil on recovery after midazolam and propofol sedation. Anesthesiology 1994; 81: 333-9
75. Philip BK, Simpson TH, Hauch MA, et al: Flumazenil reverses sedation atfer midazolam induced general anaesthesia in ambulatory surgery patients. Anesth Analg 1990; 71: 371-6
76. Avramov MN, Smith I, White PF: Interaction between midazolam and remifentanil during monitored anesthesia care. Anesthesiology 1996; 85: 1283-9
77. Melloni C, Antolini F, Di Mauro L, et al: Propofol and remifentanil in day surgery. Miverva Anesthesiol 2000; 66: 671-84
78. Maurtua MA, Deogaonkar A, Bakri MH, et al: Dosing of remifentanil to prevent movement during craniotomy in the absence of neuromuscular blockade. J Neurosurg Anesthesiol 2008; 20: 221-5
79. Bovill JG: Inhalation anesthesia: from diethyl ether to xenon. Handb Exp Pharmacol 2008; 182: 121-42

80. Smith I: Nitrous oxide in ambulatory anaesthesia: does it have a place in day surgical anaesthesia or is it just a threat for personnel and the global enviroment? Curr Opin Anaesthesiol 2006; 19: 592-6
81. Davidson JAH, Macleo AD, Howie JC, et al: Effective concntration 50 for propofol with and without 67% nitrous oxide. Acta Anaesthesiol Scand 1993; 37: 458-64
82. de Grood PMRM, Harbers JBM, van Egmond J, et al: Anaesthesia for laparoscopy. A comparison of five techniques including propofol, etomidate, thiopentone and isoflurane. Anaesthesia 1987; 42: 815-23
83. Tramer M, Moore A, McQuay H: Omitting nitrous oxide in general anaesthesia: meta-anaalysis of intraoperative awareness and postoperative emesis in randomized controlled trials. Br J Anaesth 1996; 76: 186-93
84. Lonie DS, Harper NJN: Nitrous oxide anaesthesia and vomiting. The effect of nitrous oxide on the incidence of vomiting following gynaecological laparoscapy. Anaesthesia 1986; 41: 703-7
85. Muir JJ, Warner MA, Offord KP, et al: Role of nitrous oxide and other factors in postoperative nausea and vomiting: a randomized and blinded prospective study. Anesthesiology 1987; 66: 513-8
86. Jensen AG, Prevedoros H, Kullman E, et al: Peroperative nitrous oxide does not influence recovery after laparoscopic cholecystectomy. Anesthesiology 1993; 37: 683-6
87. Taylor E, Feinstein R, White PF, et al: Anesthesia for laparoscopic cholecystectomy. Is nitrous oxide contraindicated? Anesthesiology 1992; 76: 541-3
88. Hartung J: Twenty four of twenty seven studies show a greater incidence of emesis associated with nitrous oxide than with alternative anesthetics. Anesth Analg 1996; 83: 114-6
89. Sukhani R, Lurie J, Jabamoni R: Propofol for ambulatory gynecologic laparospocy: does omission of nitrous oxide alter postoperative sequelag and recovery? Anesth Analg 1994; 78: 831-5
90. Sengupta P, Plantevin OM: Nitrous oxide and day case laparoscopy: effects on nausea, vomiting and return to normal activity. Br J Anaesth 1988; 60: 570-3
91. Spence AA: Environmental pollution by inhalation anaesthetics. Br J Anaesth 1987; 59: 96-103
92. Davenport HT, Halsey MJ, Wardley-Smith B, et al: Occupational exposure to anaesthetics in 20 hospitals. Anaesthesia 1980; 35: 354-9
93. Stollery BT, Broadbent DE, Lee WR, et al: Mood and cognitive function in anaesthetist working in actively scavenged operating theatres. Br J Anaesth 1988; 61: 446-55
94. Peyton PJ, Horrit M, Robinson JB, et al: Magnitude of the second gas effect on arterial sevoflurane partial pressure. Anesthesiology 2008; 108: 381-7
95. Cullen SC, Gross EG: The anesthetic properties of xenon in animals and human beings with additional observations on krypton. Science 1951; 133: 580-2
96. Lachmann B, Armbruster S, Schairer W, et al: Safety and efficacy of xenon in routine use as an inhalational anesthetic. Lancet 1990; 335: 1413-5
97. Hecker K, Baumert JH, Horn N, et al: Xenon, a modern anaesthesia gas. Minerva Anesthesiol 2004; 70: 255-60
98. Goto T, Saito H, Shinkai M, et al: Xenon provides faster emergence from anesthesia than does nitrous oxide-sevoflurane or nitrous oxide-isoflurane. Anesthesiolgy 1997; 86: 1273-8
99. Hettrick DA, Pagel PS, Kersten JR, et al: Cardiovascular effects of xenon in isoflurane-anesthetized dogs with dilated cardiomyopathy. Anesthesiology 1998; 89: 1166-73
100. Rossaint R, Reyle-Hahn M, Schulte AM, et al: Multicenter randomized comparison of the efficacy and safety of xenon and isoflurane in patients undergoing elective surgery. Anesthesiology 2003; 98: 6-13
101. Goto T, Suwa K, Uezono S, et al: The blood/gas partition coefficient of xenon may be lower than generally accepted. Br J Anaesth 1998; 80: 255-6
102. Goto T, Nakata Y, Ishguro Y, et al: Minimum alvelar concentration-awake of xenon alone and in combination with isoflurane or sevoflurane. Anesthesiology 2000; 93: 1188-93

103. Kunitz O, Baumert JH, Hecker K, et al: xenon does not prolong neuromuscular block of rocuronium. Anesth Analg 2004; 99: 1398-401
104. Derwall M, Coburn M, Rex S, et al: Xenon: recent developments and future perspectives. Minerva Anesthesiol 2008; 74: 1-9
105. Luginbuhl M, Petersen-Felix S, Zbinden AM, et al: Xenon does not reduce opioid requirement for onthopedic surgery. Can J Anesth 2005; 52: 38-44
106. Ghouri AF, Bodner M, White PF: Recovery profile after desflurane-nitrous oxide versus isoflurane-nirous oxide in outpatients. Anesthesiology 1997; 74: 419-24
107. Nathanson MH, Fredman B, Smith I, et al: Anaesthesia for day care arthroscopy - a comparison between desflurane. Anaesthesia 1996; 51: 51-62
108. Eriksson H, Korttila K: Recovery profile after desflurane without ondansetron compared with propofol in patients undergoing gynaecological laparoscopy. Anesth Analg 1996; 82: 533-8
109. Muir JJ, Warner MA, Offord KP. et al: Role of nitrous oxide and other factors in postoperative nausea and vomiting: a randomized and blinded prosective study. Anesthesiology 1987; 66: 513-8
110. Davis PJ, Cohen IT, McGowan FX, et al: Recovery characteristics of desflurane versus halothane for maintenance of anesthesia in pediatric ambulatory patients. Anesthesiology 1994; 80: 298-302
111. Sloan MH, Conard PF, Karsunky PK, et al: Sevoflurane versus isoflurane: induction and recovery characteristics with single-breath inhaled inductions of anesthesia. Anesth Analg 1996; 82: 528-32
112. Yurino M, Kimura H: Vital capacity rapid inhalational induction technique: comparison of sevoflurane and halothane. Can J Anaesth 1993; 40: 440-3
113. Black A, Sury MRJ, Hemington L, et al: A comparison of the induction characteristics of sevoflurane and halothane in children. Anaesthesia 1996; 51: 539-42
114. Frink EJ, Malan TP, Atals M, et al: Clinical comparison of sevoflurane and isoflurane in healthy patients. Anesth Analg 1992; 71: 241-5
115. Rftery S, Sherry E: Total intravenous anaesthesia with propofol and alfentanil protects against postoperative nausea and vomiting. Can J Anaesth 1992; 39: 37-40
116. Kashtan H, Edelist G, Mallpn J, et al: Comparative evaluation of propofol and thiopentone for total intravenous anaesthesia. Can J Anaesth 1990; 37: 170-6
117. Borgeat A, Wilder-Smith OHG, Saiah M, et al: Subhypnotic doses of propofol possess direct antiemetic properties. Anesth Analg 1992; 74: 539-41
118. McCollum JSC, Milligan KR, Dundee JW: The antiemetic effect of propofol. Anaesthesia 1988; 43: 239-40
119. Valanne J, Korttila K: Comparison of methohexitone and propofol(Diprivan) for induction of enflurane anaesthesia in outpatients. Postgrad. Med J 1985; 61: 138-43
120. Sanders LD, Isaac PA, Yeomans WA, et al: Propofol induced anaesthesia. Double blind comparison of recovery after anaesthesia induced by propofol or thiopentone. Anaesthesia 1989; 44: 200-4
121. Valanne J: Recovery and discharge of patients after long propofol infusion vs isoflurane anaesthesia for ambulatory surgery. Acta Anaesthesiol Scand 1992; 36: 530-3
122. Van Hemelrijck J, Smith I, White PF: Use of desflurane for outpatient anesthesia. Anesthesiology 1991; 75: 197-203
123. Fredman B, Nathanson MH, Smith I, et al: Sevoflurane for outpatient anesthesia: a comparison with propofol. Anesth Analg 1995; 81: 823-8
124. Dexter F, Tinker JH: Comparison between desflurane and isoflurane or propofol on time to following commands and time to discharge. A meta-analysis Anesthesiology 1995; 83: 77-82
125. Gan TJ, Ginsberg B, Grant AP, et al: Double-blind, randomize comparison of ondansetron and intraoperative propofol to prevent postoperative nausea and vomiting. Anesthesiology 1996; 85: 1036-42
126. Zuurmond WWA, Van Leeuwen L, Helmers JHJ: Recovery from propofol infusion as the main agent for

outpatient arthroscopy. Anaesthesia 1987; 42: 356-9
127. Ræder JC, Gupta A, Pedersen FM: Recovery characteristics of sevoflurane- or propofol-based anaesthesia for day-surgery. Acta Anaesthesiol Scand 1997; 41: 988-94
128. Korttila K, Ostman PL, Faure E, et al: Randomised comparison of outcome after propofol-nitrous oxide or enflurane-nitrous oxidein operation of long duration. Can J Anaesth 1989; 36: 651-7
129. Marshall CA, Jones RM, Bajorek PK, et al: Recovery characteristics using isoflurane or propofol for maintenance of anaesthesia. Anaesthesia 1992; 47: 461-6
130. Kalman SH, Jensen AG, Ekberg K, et al: Early and late recovery after major abdominal surgery. Comparison between propofol anaesthesia. Acta Anaesthiol Scand 1993; 37: 730-6
131. Weinstein MS, Nicolson SC, Schreiner MS: A single dose of morphine sulfate increases the incidence of vomiting after outpatients surgery in children. Anesthesiology 1994; 81: 572-7
132. Vijay V, King TA: Postoperative intramuscular opiates in day surgery. J One Day Surg 1995; 4: 6-7
133. Cade L, Kakulas P: Ketorolac or pethidine for analgesia after elective laparoscopic sterilization. Anaesth Intens Care 1995; 23: 158-61
134. McGuire DA, Sanders K, Hendricks SD: Comparison of ketorolac and opioid analgesics in postoperative ACL reconstruction outpatient pain control. Arthroscopy 1993; 9: 653-61
135. Schofield NM, White JB: Interrelations among children, parents, premedication, and anaesthetists in paediatric day surgery. Br Med J 1989; 299: 1371-5
136. Oddby-Muhrbeck E, Jakodsson J, Andersson L, et al: Postoperative nause and vomiting. a comparison between intravenous and inhalation anaesthesia in breast surgery. Acta Anaesthesiol Sacnd 1994; 38: 52-6
137. Jakobsson J, Davidson S, Andreen M, et al: Opioid supplementation to propofol anaesthesia for outpatient abortion: a comparison between fentanyl and alfentanil. Acta Anaesthesiol Scand 1991; 35: 767-70
138. Lindholm P, Helbo-Hansen HS, Jensen B, et al: Effect of fentanyl or alfentanil as supplement to propofol anaesthesia for termination of pregnancy. Acta Anaesthesiol Scand 1994; 38: 545-9
139. Moffat AC, Murray AW, Fitch W: Opioid supplementation during propofol anaesthesia. The effect of fentanyl or alfentanil anaesthesia in day case surgery. Anaesthesia 1989; 44: 644-7
140. Bagshaw ON, Singh P, Aitkenhead AR: Alfentanil in dy case anaesthesia. assessment of a singl dose on the quality of anaesthesia and recovery. Anaesthesia 1993; 48: 476-81
141. White PF, Coe V, Shafer A, et al: Comparison of alfentanil with fentanyl for outpatient anaesthesia. Anesthesiology 1986; 64: 99-106
142. Vuyk J, Hennis PJ, Burm AG, et al: Comparison of midazolam and propofol in combination with alfentanil for total intravenous anaesthesia. Anesth Analg 1990; 71: 645-50
143. Roberts FL, Dixon J, Lewis GT, et al: Induction and maintenance of propofol anaesthesia. a manual infusion scheme. Anaesthesia 1988; 43(Suppl): 14-17
144. Shafer SL, Varvel JR: Pharmacokinetics, pharmacodynamics, and rational opioid selection. Anesthesiology 1991; 74: 53-63
145. Glass PSA, Hardman D, Kamiyama Y, et al: Preliminary pharmacokinetics and pharmacodynamics of an ultra-short-acting opioid: remifentanil(G187084B). Anesth Analg 1993; 77: 1031-40
146. Dershwiz M, Randel GI, Roscow CE, et al: Initial clinical experience with remifentanil, a new opioid metabolized by esterases. Anesth Analg 1995; 81: 619-23
147. Thompson JP, Rowbotham DJ: Remifentanil - an opioid for the 21st century. Br J Anaesth 1996; 76: 341-3
148. Tonner PH, Scholz J: Total intravenous or balanced anaesthesia in ambulatory surgery? Curr Opin Anaesthesiol 2000; 13: 631-6
149. Wesrmoreland CL, Hoke JP, Sebel PS, et al: Pharmacokinetics of remifentanil (GI87048B) and its major metabolite (GI90291) in patients undergoing elective inpatient surgery. Anesthesiology 1993; 79: 893-903

150. Dershwitz M, Hoke JF, Rosow CE, et al: Pharmacokinetics and pharmacodynamics of remifentanil in volunteer subjects with severe liver disease. Anesthesiology 1996 ; 84: 812-20
151. Hoke JF, Shlugman D, Dershwitz M, et al: Pharmacokinetics and pharmacodynamics of remifentanil in persons with renal failure compared with healthy volunteers. Anesthesiology 1997; 87: 533-41
153. Stanski DR, Hug CC: Alfentanil - a kinetically predictable narcotic analgesic. Anesthesiology 1982; 57: 435-8
154. Shafer SL, Varvel JR: Pharmacokinetics, pharmacokinetics, and rational opioid selection. Anesthesiology 1991; 74: 53-63
155. Shafer SL, Stanski DR: Improving the clinical utility of anesthetic drug pharmacokinetics. Anesthesiology 1992; 76: 327-30
156. Amin HM, Sopchak AM, Esposito BF, et al: Naloxone-induced and spontaneous reversal of depressed ventilatory responses to hypoxia during and after continuous infusion of remifentanil or alfentanil. J Pharmacol Exp Ther 1995; 274: 34-9
157. Egan TD, Minto CF, Hermann DJ, et al: Remifentanil versus alfentanil: comparative pharmacokinetics and pharmacodynamics in healthy adult male volunteers. Anesthesiology 1996; 84: 821-33
158. Kaygusuz K, Toker MI, Kol IO, et al: The effects of different doses of remifentanil on intraocular pressure after tracheal intubation: a randomized, double-blind and prospective study. Ann Ophthalmol (Skokie). 2007 ; 39: 198-204
159. Larsen B, Seitz A, larsen R, et al: Recovery of cognitive function after remifentanil-propofol anesthesia: a comparison with desflurane and sefoflurane anesthesia. Anesth Analg 2000; 90: 168-74
160. White PF, Wang B, Tang J, et al: The effect of intraoperative use of esmolol and nicardipine on recovery after ambulatory surgery. Anesth Analg 2003; 97: 1633-8
161. Monk TG, Mueller M, White PF: Treatment of stress response during balanced anesthesia: comparative effects of isoflurane, alfentanil, and trimethaphan. Anesthesiology 1992; 76: 39-45
162. Monk TG, Ding Y, White PF, et al: Total IV anesthesia versus hypnotic supplementation on autonomic responses and recovery. Anesth Analg 1992; 75: 798-804
163. Zaugg M, Tagliente T, Lucchinetti E, et al: Beneficial effects from β-adrenergic blockade in elderly patients undergoing noncardiac surgery. Anesthesiology 1999; 91: 1674-86
164. Oxorn D, Knox JW, Hill J: Bolus doses of esmolol for the prevention of perioperative hypertension and tachycardia. Can J Anaesth 1990; 37: 206-9
165. Keane PW, Murray PF: Intravenous fluids in day surgery. Their effect on recovery from anaesthesia. Anaesthesia 1986; 41: 635-7
166. Spencer EM: Intravenous fluids in minor gynaecological surgery. Their effect on postoperative morbidity. Anaesthesia 1988; 43: 1050-51
167. Cook R, Anderson S, Riseborough M, et al: Intravenous fluid load and recovery. A double-blind comparison in gynaecological patients who had day-case laparoscopy. Anaesthesia 1990; 45: 826-30
168. Ooi LG, Goldhill DR, Griffiths A, et al: I.V. Fluide and minor gynaecological surgery: effect on recovery from anaesthesia. Br J Anaesth 1992; 68: 576-9
169. Yogendran S, Asokumar B, Cheng DCH, et al: A prospective randomized double-blinded study of the effect of intravenous fluid therapy on adverse outcomes in outpatient surgery. Anesth Analg 1995; 80: 682-6
170. Goodwin AP, Rowe WL, Ogg TW, et al: Oral fluids priol to day surgery. The effect of shortening the pre-operative fluid fast on postoperative morbidity. Anaesthesia 1991; 46: 1066-68
171. Gilbert SS, Easy WR, Fitch WW: The effect of pre-operative oral fluids on morbidity following anaesthesia for minor surgery. Anaesthesia 1995; 50: 79-81
172. Ali SZ, Taguchi A, Holtmann B, et al: Effect of supplemental pre-operative fluid on postoperative nausea and vomiting. Anaesthesia 2003; 58: 775-803

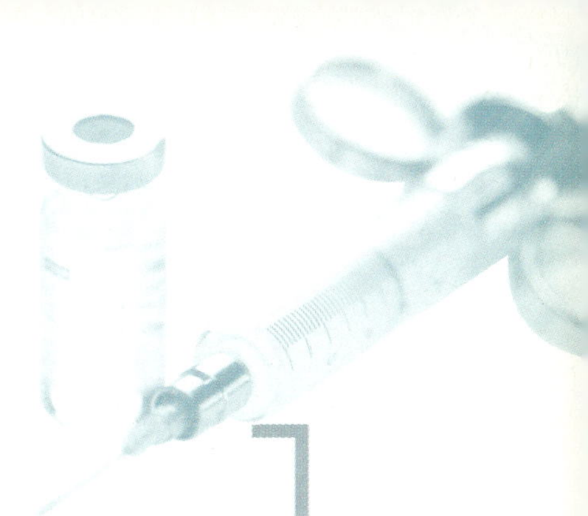

Chapter 7

완전정맥마취 (Total Intravenous Anesthesia, TIVA)

완전정맥마취(TIVA)는 마취제 투여를 정맥로만을 이용하여 마취의 유도와 유지를 관리하는 것이다. 성공적인 TIVA를 위해서는 사용하는 약제가 중요하다. Schuttler 등은[1] TIVA에 사용되는 약제는 부작용이 적고, 갖추어야 할 약동학적 효과를 약역학적 특성에 따라서 적절하게 조절할 수 있어야 한다고 하였다. TIVA는 많은 정맥 투여 약제를 사용할 수 있으나 thiopentone과 같이 축적작용이 있는 약제는 당일수술에서 사용이 제한된다.[2] 최근 당일수술에서 TIVA를 이용하여 전신마취에서 선호되는 약제는 propofol과 remifentanil 등이 있다.

Propofol에 의한 마취유도 후에 뒤이어 propofol을 간헐적 주입 또는 여러 가지 주입속도로 마취를 유지하게 된다. 최소한의 부작용으로 균형마취를 유지하려면 일시 또는 지속 주입하는 짧은 작용시간의 아편유사제(예; remifentanil), 국소마취 또는 부위마취, 근이완제 등과 propofol을 함께 사용하는 것이 필요하다. Midazolam과 같은 최면제를 마취 유도를 위하여 소량을 일시에 주입할 수 있다. 또한 아산화질소는 TIVA에 포함시키거나 제외 할 수도 있다.

왜 TIVA를 이용하는가?

Thiopentone에 비하여 propofol을 사용한 마취유도는 회복을 개선하며, 마취 유지에서도 propofol을 사용한다면 효과를 증진시킬 수 있으나 비용부담이 문제점이다(표 7-1).[3,4]

표 7-1. Propofol에 의한 TIVA의 장점
빠른 회복
PONV의 저하
주관적인 회복의 개선
마취 깊이의 빠른 조절
악성 고열증의 위험이 없다.
수술실과 회복실의 오염이 적다.

1. 빠르고 조기 회복

TIVA는 질적으로 우수하고 빠른 회복을 제공한다.[5-8] 조기 회복은 isoflurane과 비교에서 효과적이며, 회복실에 머무르는 시간을 단축시키고, 조기 퇴원을 할 수 있다.[3,9,10] 이와 같은 방법은 긴 시간이 필요한 당일수술에서 더욱 효과적이다.[9] 흡입마취제 desflurane 및 sevoflurane과 비교에서 TIVA의 회복은 비슷하거나 다소 늦지만 퇴원 시간은 비슷하다.[11-13]

2. 수술후 오심과 구토(PONV)가 적다

Propofol은 항구토작용이 있어 PONV의 빈도가 높은 수술에서도 효과적으로 저하시킬 수 있다.[14-16] TIVA는 유방암 수술후 PONV를 저하시키는 ondansetron 보다 더 효과적이며 비용 부담도 적다.[17,18] Desflurane과 sevoflurane도 다른 흡입마취제와는 비슷하며 TIVA보다 PONV가 현저하게 증가한다.[19,20] PONV는 빠른 회복보다 퇴원시간의 지연에 관여하며 예상하지 못한 입원을 증가시킨다.[21]

3. 주관적인 회복의 개선

다른 마취방법에 비하여 propofol을 이용한 TIVA는 수술 후 24 시간이상 주관적인 회복과 편안함을 개선한다.[5,22,23] 이에 대비하여 desflurane 마취에서 회복은 각성기 섬망과 관련이 있으며, isoflurane과 비교에서는 기분점수(mood score)가 낮다.[24,25]

Propofol과 비교에서 desflurane과 sevoflurane 회복은 더 빠르지만 PONV와 같은 수술 후 이환율이 높으며 퇴원은 비슷하다.[26]

4. 마취깊이의 빠른 조절성

마취 유지를 정맥투여로 하는 것은 마취 깊이를 빠르게 조절하는 장점이 있으며 환자의 분시환기량, 기능적 잔기량 및 마취회로의 사강과는 관련이 없다.

5. 위험 유발 인자의 제거

마취 유지를 위한 propofol의 사용은 악성고열증의 유발위험을 피할 수 있으며, 포르피린증(porphyria)에서도 안전하게 사용할 수 있다.[27-29]

6. 수술실 오염 예방

영국에서 흡입마취제의 사용은 Control of Substance Hazardous to Health(COSHH)의 관리 대상이다.[30] 흡입마취제의 수술실 밖으로 배출 장비는 수술실의 기본 시설이지만 대부분의 회복실에서는 설치되지 않고 있다. 또한 배출시설은 예상한 것보다는 효과적이지 못하므로 마취제에 장기적인 노출을 초래할 수 있다.[31-33] 공기와 산소를 사용하는 TIVA는 수술실과 회복실의 대기 오염을 피할 수 있다.

TIVA 사용의 장애 요인들

TIVA는 장점이 있음에도 불구하고 당일수술에서 널리 사용되고 있지 않다. 이것은 다른 인자들도 중요하지만 이점을 찾고 또 이용하지 못하기 때문이다(표 7-2).[3,4]

표 7-2. TIVA 사용의 장애물
수기가 낯설고 숙련되지 못함
특수한 기구가 필요하고 시간을 필요로 하는 조정작업
각성의 위험
비용부담

1. 원리와 개념에 대하여 익숙치 못함

TIVA는 많은 마취과의사들에게는 익숙하지 못한 방법이다. TIVA의 사용에 따른 약역동학적 변화는 흡입마취제에서와 같이 이해하고 있으나 마취유지는 전통적으로 흡입마취제를 사용한다고 배웠다. 당일수술이 확대되면서 마취과의사는 결과를 개선하려고 수기의 숙련이 필요하였다. TIVA 또한 당일수술 이외의 여러 가지 상황에 유용한 수기이며 마취과의사의 수기 중의 하나로 되어야 할 것이다.[34]

표 7-3. 주사기 펌프의 원하는 형태
구조적으로
모양과 진열이 단순하게
적용할 수 있는 주사기 크기의 다양화
쉽게 조정되고 주사기 거치가 쉽다.
오랫동안 사용 가능한 배터리 장착
주 전원을 쉽게 변화시킬 수 있다.
튼튼하고
가벼울 것
기능적으로
정확하고
한 손으로 쉽게 일시 주입을 할 수 있다.
주입속도 범위가 넓게
일시 주입, 유도 용량과 주입 속도를 미리 조절 할 수 있으며
변수를 최소한의 조작으로 변화시킬 수 있도록
주입 속도와 총 용량을 깨끗하게 표시할 수 있을 것
경보 장치
눈과 귀 모두로 할 수 있으며
펌프는 정지하고
주사기가 거의 비었을 경우
높은 압력(폐색, occlusion)
낮은 압력(분리, disconnection)

2. 특별한 기구의 필요

흡입마취에서도 특수한 공급과 감시 기구가 필요하며 대부분의 수술실에 준비되어 있다. TIVA는 간헐적 일시 주입법을 적용할 수 있으나 긴 수술에서는 주입 펌프가 필요하다. 정맥마취제의 주입 펌프는 TIVA를 상대적으로 단순하게 만드는 새로운 모습으로 구체화하게 되었다. TIVA에서 주입 펌프의 원하는 형태는 표 7-3에 정리하였다. 다른 기구와 같이 주입 펌프도 사용 전에 검사를 하여야 한다.

주입법을 단순하게 하려면 propofol의 약역학적 모형과 컴퓨터 프로그램을 조화시키는 것이다. 목표 농도주입법(target controlled infusion, TCI)은 환자의 체중과 나이로 조절하면 propofol의 목표 혈중 농도를 유지하기 위한 주입속도가 자동적으로 조절된다. Propofol이 주입되도록 준비된 주사기는 TIVA를 위한 준비시간을 절약할 수 있다.

3. 각성에 대한 주의

TIVA에 대하여 미숙함은 수술 중 각성을 유발하는 주요 원인이 된다. 일부 연구에 의하면 어떠한 수기를 사용하더라도 전투약을 하지 않은 당일수술 환자의 9%에서 각성이 일어난다고 하였다.[35)] 각성은 모든 마취방법에서 보고되고 있으므로 지속적으로 세심하게 환자를 관찰하는 것이 필요하다. Sandin과 Nordstrom은[36)] propofol을 사용한 TIVA중에 5예에서 각성이 있었다. 이 5예 중에서 4예에서 각성을 예견하는 데 유용한 심박수와 혈압과 같은 생리적 측정으로 찾아내어 보고하였다. 이러한 연구에서 각성의 빈도는 흡입마취제와 비교하는 것이 적절하다.[37)] 흡입마취제와 TIVA의 비교에서 마취의 깊이를 판단하는 것은 더 이상 어려운 것은 아니다. 최근에는 bispectral index(BIS), auditory evoked potentials(AEP) 등과 같은 감시 장비의 적용으로 더욱 용이하여 졌다.

환자에 따른 Propofol 요구량의 차이는 관련된 여러 가지 이유가 있으며,[38)] 각성은 다른 어떤 마취 유지방법과 비교에서 TIVA에서 더 많지도 적지도 않다는 것이다.

4. 비용 부담

TIVA는 다른 마취방법보다 비용부담이 크고, 흡입마취제보다 월등히 우월하지 않기 때문에 증가된 비용을 정당화할 수 없다고 일부에서는 생각한다. Propofol의 마취 유지비용이 흡입마취제를 이용한 방법보다 2~4배 더 소요되며, 당일수술센터의 많은 처리 업무와 함께 TIVA를 널리 보급하는 데에는 경제적인 문제를 고려하여야 한다.[39)]

그러나 마취 약제의 비용은 수술에 관련된 모든 비용과 비교하면 매우 적으며 단지 사용되는 마취 약제의 비용만을 고려하여 나타나는 오해이다.[39)] 마취의 질은 수술 후 이환율, 예상치 못한 입원의 빈도와 환자의 만족과 사회 보건관리와 관련된 부담등의 영향을 받게 된다.[40)] 이러한 추가 부담이 분석에 포함된 상태에서 흡입마취와 비교하여 TIVA의 증가된 비용부담은 결과의 개선으로 오히려 비용절감 효과를 나타낼 것이다.[41)] TIVA의 모든 비용을 고려하여 흡입마취와 비교한다며 비용에 대한 효과의 증가를 보여 주며 수술시간이 30분 이내인 수술에서는 비용부담이 저하될 것이다.[42)]

환자의 비용부담을 산출하기 어려우나 마취약제의 가격은 쉽게 얻을 수 있다. 또한 TIVA가 모든 비용을 감소시키지만 결과와 관계없이 항상 값싼 약제의 사용을 장려하며 분리된 예산으로 적용되어서는 안될 것이다. 비용은 항상 문제가 되는 것이지만 마취의 질적인 기본 결정인자는 아니며 질적으로 낮은 마취방법과 관련된 이환율은 심각한 비용부담 뿐만 아니라 의료의 질을 저하시키는 것이다.

Propofol을 이용한 TIVA의 비용은 회복과 결과의 질을 향상시키는 것으로 상쇄할 수 있다.

당일수술에서 TIVA를 이용한다면 PONV의 저하만으로도 비용과 효과의 판단에 좋은 지표가 될 것이다.

약역학

약역학에 대한 상세한 설명은 제외하였으나 이를 이해하는 것은 효과적인 TIVA 사용에 필요하다. 여러 가지 주입방법들은 얻으려는 혈중 propofol 농도를 일정하게 유지하도록 하는 것이다. 이러한 방법은 다른 마취제와 진통제의 효과에서 나타나는 "BET" (bolus, elimination, transfer) 원리를 기초로 한 것이다.[43,44]

- 초기 부하량(bolus)은 약물의 분포용적을 충만시키는 데에 필요한 양이다.
- 주입 속도는 약제의 청소율(elimination)을 고려하여야 한다.
- 중간 주입 방법은 말초로 재분포하는 중앙 용적과 약제 이동(transfer)의 조화가 필요하다.

주입 속도에 영향을 주는 임상 인자들

여러 가지 임상 변수들은 마취에 필요한 유도량과 주입속도에 영향을 주게된다(표 7-4).

표 7-4. TIVA의 유도용량과 주입속도에 영향을 주는 인자

환자의 인자
나이
체중
신체 상태(예; ASA status)
불안
마취에 다른 인자
전 투약
보조 사용 약제들 : benzodiazepine, 아편유사제(예; remifentanil), 아산화질소
마취 유도에서 주입 용량과 주입 속도
국소 또는 부위 마취의 효과
외과적 인자
외과적 자극의 정도
필요한 마취 깊이
주입 지속 기간

1. 환자의 인자들

1) 나이

소아와 젊은 성인에서 초기 분포용적과 전체 청소율이 저하되는 노인과 비교에서 마취 유도와 유지를 위한 propofol 용량을 조절하여야 한다.[45)]

2) 체중

Sear는[46)] 평균 체중 70 kg을 기준으로 주입방법을 체중 60~90 kg 범위에서 임상적으로 충분한 마취를 제공한다고 하였다. 이상체중(理想體重)을 기준으로 한 주입 방법이 더 적절하다.[47)]

3) 미국마취과 학회 분류 환자 상태

환자들은 모든 마취제에 예민하며, 때로는 느린 순환 시간으로 효과처 농도의 증가는 지연된다. 느린 마취 유도와 느린 주입속도는 임상 반응에 따른 조절에 적용되어야 한다.

4) 불안

수술 전에 불안해하는 많은 환자는 propofol 유도량의 증가를 필요로 할 것이며 마취 유지에 필요한 주입속도 또한 증가시켜야 한다.

2. 마취에 따른 인자

1) 전투약

당일수술에서 전투약의 경구투여는 흔히 하는 것은 아니다. Benzodiazepine과 아편유사제 등을 전투약한 환자에서 일반적인 주입 방법은 이미 설명한 것과 같이 propofol 유도와 유지에서 전투약을 하지 않은 환자들 보다 필요한 주입속도를 낮추어야 한다.[48,49)]

2) 아편유사제

Propofol과 아편유사제를 함께 사용하면 서로 상승작용으로 마취 유도량과 주입속도를 낮추어야 한다. Remifentanil은 효과처 농도에 빠르게 도달하며, 짧은 배설 반감기와 contex-sensitive half-time(상황민감성 반감기: 주입을 중단한 후 혈중 농도가 50% 저하에 필요한 시간이다.)의 특성을 가지고 있어 신속한 회복이 요구되는 당일수술을 위한 TIVA에서 선호되는 아편유사제이다.[50)] Fentanyl 1-3 ㎍/kg은 당일수술에서 수술 중 또는 후에 진통을 위하여 일시 주입할 수 있다. 수술이 끝날 무렵에 아편유사제의 혈중 농도는 회복에서 propofol의 농도에 영향을 미친다. 마취가 끝날 무렵에 아편유사제의 농도가 높으면 환자가 회복되기 전에 propofol의 투여량을 낮게 하여야 한다.[50]

Remifentanil은 새로운 짧은 작용시간의 아편유사제(제 6장 참조)로 TIVA에서 propofol의 요구량을 저하시키며 흡입마취에서도 N_2O를 대체시킬 수 있을 것이라고 하였다.[51] 혈중 농도가 매우 빠르게 저하되므로 진통작용도 빠르게 사라지게 되고 회복도 빠르다. 그러므로 수술 후 통증치료에는 유의하여야 한다.[52]

3) 최면제

Midazolam은 기억상실과 propofol의 유도용량을 저하시킨다.[53,54] Propofol과 midazolam의 동시유도는 propofol의 주입속도를 저하시키며, 회복 속도를 지연시키지만 퇴원에는 영향이 없다.[55]

4) 마취 유도에 사용되는 주입속도와 용량

마취유도에 필요한 propofol 용량은 마취유지에 필요한 서서히 주입할 수 있는 속도의 지표가 된다.

"Bristol" 주입방법은 흔히 이용하는 방법(표 7-5)으로 유도용량으로 1 ㎎/㎏를 서서히 주입한다. 이러한 방법은 많은 마취과의사가 임상에서 흔히 사용하지는 않지만 유도량 2.5-3 ㎎/㎏ 또는 그 이상을 사용하면 효과처 농도에 도달하기 전에 빠르게 마취에 필요한 농도를 유지하게 되어 시간을 절약하게 된다. 그러므로 초기 마취 유지를 위한 주입속도를 저하시킨다.[56,57]

표 7-5. 일반적인 주입 방법

전 투약	Temazepam 20 mg PO
마취 유도	Propofol 1 mg/kg Fentanyl 3 μg/kg Remifentanil 0.5-1.0 μg/kg/min
마취 유지	Propofol 10 mg/kg/hr 처음 10분간 8 mg/kg/hr 계속된 10 분간 6 mg/kg/hr 이후 아산화질소 67% in Oxygen

5) 아산화질소(N_2O)

TIVA의 보조제로 아산화질소의 사용은 propofol의 요구량에 영향을 미치게 되어 67% 아산화질소는 EC_{50}을 33% 감소시킨다.[38]

3. 외과적 자극

당일수술에서 마취 깊이는 차이가 있다.[58] 수술에 따른 자극이 큰 수기에 앞서 propofol의 주입속도를 증가시키거나 대량을 일시 주입하거나 진통제를 추가 투여하여야 한다. 또한 국소마취제에 의한 선행진통은 propofol의 주입속도를 현저하게 저하시키며 적은 량에서도 진정 효과를 유지할 수 있어서 빠른 회복을 가능하게 한다.

이러한 인자들은 당일수술 환자에서 TIVA 주입속도와 확고한 관계를 가지며 과도하게 깊은 마취 또는 얕은 마취를 하게 된다. 권장되는 주입방법은 기준일 뿐이다. 주입속도에 따른 마취 깊이는 지속적으로 감시되어야 하며 수술에 따른 반응을 기준으로 조절되어야 한다.[58]

일반적으로 임상에서 성인에게 사용되는 propofol 주입속도는 혈중 농도를 3 ㎍/㎖로 유지하도록 조절하는 것으로 표 7-5에 정리하였다. Midazolam 또는 temazepam 전투약, 진통제로 remifentanil 0.05-1.0 ㎍/kg/min, fentanyl 3 ㎍/kg과 아산화질소 등을 보조제로 사용할 수 있다.[56]

아편유사제 remifentanil의 지속 또는 일시 주입

TIVA는 대부분의 당일수술에서 진통제의 추가 투여를 필요로 한다. 수술 중에는 흔히 alfentanil 또는 fentanyl을 사용한다. TIVA에서 propofol과 alfentanil을 주입한다면 서로 상승 작용을 한다.[59] 그러나 아편유사제를 주입한다면 특히 새로운 약제인 remifentanil을 약역학적 개념을 고려하여 주입 펌프를 사용한다면 효과적이다.[60] 반면에 아편유사제의 간헐적 주입은 대부분의 마취과의사들은 숙달되어 있으나 지속 주입도 유용한 방법으로 진통작용에 맞게 투여속도의 조절이 필요하다. 그러나 remifentanil은 작용시간이 짧으므로 일시 주입보다는 지속 주입이 효과적이다.

TIVA의 보조방법으로 아편유사제의 사용은 수술시간이 짧은 당일수술에서는 필요성이 적으나 간헐적 주입법으로 통증 자극을 차단할 수 있다.

TIVA의 보조 방법으로 아산화질소를 사용하여야 하는가?

아산화질소는 어느 정도의 마취와 진통을 제공할 뿐만 아니라 비용부담이 적기 때문에 널리 사용하고 있다. 최근 보고에 의하면 PONV의 빈도 증가가 아산화질소 사용과 관련이 있다고 하며,[61] TIVA의 보조제로 사용하면 propofol의 요구량을 저하시키고, 회복 속도를 빠르게 하고, PONV 빈도를 현저하게 증가시키지는 않는다고 하였다.[62]

TIVA의 보조방법으로 아산화질소의 사용은 기본적인 것은 아니지만 각성의 위험을 저하시킬 목적으로 권장되기도 한다.

지속 또는 일시 주입에 의한 마취 유지

짧은 10분 이내의 수술에서 propofol의 일시주입은 효과적이며 지속주입을 위한 준비를 절약할 수 있다. 긴 수술에서는 지속주입이 마취깊이 조절을 더욱 안정되게 하며 마취과의사의 손을 여유롭게 하지만 마취유지에 20 ml 이하가 필요하다면 약의 소모가 증가될 수 있다.

TIVA 사용에서 어떻게 확신을 얻을 것인가?

- 처음 사용할 경우에는 가능하다면 TIVA에 경험이 있는 마취과의사와 같이 한다.
- TIVA를 자발호흡을 하는 환자에서 처음 사용한다면 소아, 머리와 목 부위 수술은 피하고 앙아위에서 수술하는 정형외과, 일반외과, 산부인과 등의 수술이 이상적이다.
- Propofol 지속주입을 위한 전용 정맥로를 사용하고 항상 관찰 할 수 있는 위치에 확보한다.
- Propofol 주입 정맥로를 수액공급에도 사용한다면 propofol이 환자에게 주입되지 않고 역류되어 수액과 혼합되지 않도록 역류 방지용 판막을 사용한다.
  Propofol이 주입되는 정맥로가 환자로 부터의 거리에 의존하므로 수액 주입속도가 환자에게 propofol 주입량에 영향을 미치게 된다는 것을 고려하여야 한다.
- 목적에 맞게 특별히 고안된 주입 펌프를 사용한다(예; Ochestra, Asan pump).
- 전투약은 적응증이 아니라면 필요하지 않으며 초기에는 TIVA의 보조제로 remifentanil 또는 아산화질소 등을 투여할 수 있다. TIVA에서 propofol은 진통작용이 없으므로 진통을 위하여 remifentanil과 같은 아편유사제를 추가로 투여한다.
- Eyelash reflex가 사라지는 충분한 마취유도를 위한 propofol의 일시주입 용량은 일반적으

로 3 ㎎/kg 이상과 remifentanil 0.5-1.0 ㎍/kg/mim, alfentanil 3-7 ㎍/kg 또는 fentanyl 1-1.5 ㎍/kg으로 하며, 수술이 시작하기 전까지 propofol은 10 mg/kg/hr로 유지한다.

Alfentanil 또는 fentanyl을 초기 투여량 이후 시간에 따라서 피부절개에 앞서 투여한다.

예를 들면 아래와 같이 적용할 수 있다.

(i) 환자가 외과적 자극에 움직이거나 임상적으로 얕은 마취에서는 propofol을 일시 주입을 하고 효과가 나타날 때 까지 lag time을 고려하여야 한다.

(ii) 수술 자극에 반응이 없다면 주입속도를 6 mg/kg/hr로 저하시킨다.
(즉 주입속도, ml/h = 0.6 x kg). 투여량은 환자의 반응(예; 혈압, 심박수 등), 또는 수술 진행 속도에 맞추어 조절한다.

(iii) 먼저 수술이 끝나면 주입을 중단하고 회복되는 시간을 관찰한다.
지속 주입에 경험이 있다면 조금 일찍이 중단하여 환자의 반응에 따라서 조절한다.

목표농도 주입법(Target-controlled infusion, TCI)

모든 투여 농도와 속도의 계산은 propofol의 약역학적 모형에 대한 프로그램이 미리 입력된 컴퓨터로 실행되는 TCI 펌프를 이용한다. 마취과의사는 환자의 체중과 나이 및 필요한 목표 propofol 농도를 입력하면 펌프는 자동적으로 유도용량과 마취 유지에 필요한 주입속도로 투여하게 된다. 목표 혈중 농도를 입력하면 주입 속도와 계산된 혈중농도를 모두 나타낸다.

Propofol의 목표 혈중 농도는 얼마인가?

- 마취 유도 : 목표 농도 = 4-8 ㎍/*ml* (55세 이하에서)
- 마취 유지 : 목표 농도 = 3-6 ㎍/*ml* (추가 투여되는 진통제 양에 따라서)
- 각성 : 일반적인 농도는 1-2 ㎍/*ml*

TCI 펌프의 사용은 컴퓨터로 조절되지 않는 펌프를 이용하여 수동으로 조절하는 방법보다 propofol의 혈중농도를 안정되게 유지할 수 있다. 그러나 TIVA를 이용한다면 마취과의사는 마취 깊이를 지속적으로 평가하여야 한다. 마취깊이의 변화는 종래의 흡입마취제 기화기와 유사한 원리를 이용하는 목표 농도 변화로 조절 할 수 있다. TCI의 장점은 표 7-6에 정리하였다.

표 7-6. TCI의 장점

사용이 간편
계산이 필요 없다.
Propofol의 계산된 혈중 농도를 표시한다.
TCI가 끝날 무렵 저하된 혈중 농도를 표시한다.
주입을 일시 중단의 대상 반응
마취 깊이의 예측 가능한 조절

기억하여야 할 사항들

- 목표농도는 혈중 농도와 관련되며 효과처(뇌) 농도와는 관계가 없다. 혈중 농도 증가와 뇌에서 최고 효과 사이에는 지체시간(lag time)이 있다.[63] 이러한 반응을 고려하지 못한다면 특히 마취 유도에서 과용량을 투여할 수 있다. 느린 마취유도는 효과를 적정할 수 있으며 적은 용량의 propofol로 마취를 할 수 있다.
- 각성 시간은 유지된 주입속도의 혈중 농도에 의존한다. 농도가 높으면 높을수록 각성시간은 지연된다. 상황민감성반감기는 지속주입기간동안 분획 간에서 여러 가지의 재분포와 제거과정을 참고하여야 한다.[64] Propofol의 상황민감성반감기는 중심구획으로 돌아오는 propofol은 빠르게 대사 되므로 장시간 주입하는 다른 약제와 비교하여 짧다. 이러한 작용들은 propofol이 당일수술에 적합한 조건이다.
- 환자에 따른 propofol의 역역동학적 차이로 인하여 모든 환자에서 만족하는 마취를 할 수 있는 단일 목표 농도를 얻을 수는 없다. 마취유도에 필요한 목표농도는 유지에 필요한 양의 결정에 유용하지만 마취 깊이를 계속 감시하여야 하며 목표 농도를 조절하여야 한다.

TCI 기구의 발달은 관련된 개념과 수기에 익숙하지는 못하지만 당일수술에서 TIVA를 널리 사용하는 데에 주요 장애물들을 극복하게 한다. 흡입마취제 기화기와 같이 조절하기 쉬운 새로운 펌프가 개발된다면 TIVA의 사용을 더 넓게 전파될 수 있을 것이다.

TIVA는 당일수술에서 흡입마취제로 유지하는 것 이상의 장점을 가진다. 비용 부담은 깨끗한 회복과 수술후 이환율의 저하로 해소되며 비용부담에 상응하는 효과가 있다.

Propofol 등 정맥마취제를 투여하기 위한 프로그램과 장비

마취과의사는 마취 약물을 투여하면서 환자 상태에 맞게 빨리 원하는 농도에 도달하고 적절한 마취 깊이에 도달하게 하려고 시도하고 있다. 흡입마취제에서는 투여 기준으로 MAC을 적용하고 있지만 정맥마취제에서는 각 환자의 약동학적 및 약역학적 변수에 따른 영향의 차이를 추정하는 것은 어렵다. 이를 위하여 Marsh 모델, Schneider 모델이 개발되었고, 약동학적 및 약역학적 모델을 환자의 체중과 키, 나이, 성별 등의 변수를 적용하여 Stanpump, Stelpump, Tivatrainer, Rugloop, Gasman 등을 만들어 보급하였으며 최근에는 한국 사람을 기준으로 한 Asan pump도 개발되어 보급되고 있다. 이러한 모델을 이용한 Difrifuser, Ochestra 등 주입 펌프도 임상에 적용되어 propofol, remifentanil 및 근이완제 등을 목표농도조절주입법(target controlled infusion, TCI)을 함으로써 보다 정확한 용량을 투여하여 알맞은 마취 깊이와 근이완을 유지할 수 있어 안정된 마취 깊이는 물론 빠른 회복도 얻을 수 있을 것이다.[65]

마취 깊이의 판단

마취 깊이는 심박수, 혈압, 호흡경향, 움직임의 유무 등으로 판단할 수 있다. 이러한 변화가 마취깊이를 판단하는데 도움은 되지만 심박수와 혈압과 같은 심혈관계의 변화만으로는 약물의 안정효과를 판단하는 기준으로 적용하기는 어렵다. 예를 들어 마취 깊이가 얕지 않으며 혈압과 심박수가 안정되게 유지되고 각성이 없는 상태에서도 환자는 외과적 자극에 움직일 수 있다.[66]

마취 깊이의 정확한 판단은 수술 후에 수술 중 일어난 일에 대한 각성과 이에 따른 합병증의 예방에 필수적이다. 과거 ether를 사용하던 시절에는 Guedel과 Gillespie의 분류법에 따라 호흡, 안구 활동, 동공 변화, 안검 반사 유무, 삼킴 반사와 구토 등을 기준으로 마취 깊이를 적용하였으나 점차 마취과학의 수기와 약물의 변화에 따라서 호흡과 움직임은 근이완제를 사용하여 조절호흡을 하고, 동공의 크기는 atropine과 같은 축동제를 전투약에 사용하는 등으로 인하여 정확한 판단이 어려워지면서 임상에서 점차 멀어지게 되었다. 흡입마취제는 최소폐포농도(minimum alveolar concentration, MAC)를 기준으로 적용할 수 있으며,[67] 정맥마취제는 EC_{50}(50% effctive concentration)을 적용할 수 있으나 정확한 마취 깊이를 확인 할 수가 없다. Propofol이 임상에서 중요한 마취제로 사용되면서 마취 깊이를 파악하기 위한 개념이 바뀌면서 뇌파를 이용하게 되었다. 뇌파는 마취약물의 효과를 실시간으로 측정할 수 있으며, 비침습적이고 지속적으로 적용할 수 있다.[68]

뇌파를 이용하여 마취 깊이를 측정할 수 있는 장비의 적용은 흡입마취와 정맥마취 모두에서 마취요구량을 적절하게 유지하여 요구량을 저하시킬 수 있으며, 회복을 빠르게 촉진할 수 있다.[69-72] 근이완제는 BIS에 영향을 주는 근육의 움직임을 제거하며, 마취 깊이를 깊게 할 수 있다.[73,74]

마취 깊이를 측정할 수 있는 장비로는 이중분광지수(Bispetral index, BIS)와 청각유발전위(Auditiry evoked potential, AEP), SEDLine, processed electroencephalogram(pEEG), entropy 등이 선호되고 있다.[75-77]

1) 이중분광 지수(Bispectral Index, BIS)

뇌의 전두엽에서 나타나는 서로 다른 주파수의 뇌파들에서 응집성을 기본으로 하여 산출한 값이다. BIS는 흡입마취제, propofol 등에 의한 의식 수준을 감시할 수 있는 장비로서 2 가지 이상 약물의 혼합사용에서는 약간의 차이가 있을 수 있다. 아산화질소, xenon, ketamine과 같은 NMDA(N-methyl-D-aspartate) 수용체 작용 마취제와 아편유사제 등은 BIS 값에 영향이 없거나 적으므로 마취 깊이 판단에서 과용량을 투여할 수 있으므로 유의하여야 한다.[78-80] Xenon은 BIS 값을 투여량에 비례하여 감소시키지만 마취 깊이와는 관련이 적다.[80] BIS의 적용은 소아에서도 효과적이지만 1세 이하에서는 제한점이 있다.[81-83] 소아 3세 이상에서는 마취 소모량의 저하와 빠른 회복의 장점이 있으나,[84] 성인에서보다 수술 중 각성의 위험이 크다. 물론 나이에 따른 뇌파의 차이에 대하여 이해가 필요하며, 전극은 소아용을 사용하여야 한다.[85]

BIS 값은 15-30초 전의 뇌파를 측정하여 나타낸 값을 0-100으로 표준화하여 나타낸 것이다. 마취 깊이는 BIS 값이 70 이하가 되어야 하며 이상일 경우에는 각성의 위험이 증가되며 60 이하에서 현저하게 감소된다. BIS 40 이하에서는 뇌파에서 돌발파 억제(burst suppression) 또는 등전위(isoelelcticity)가 나타날 수 있다(표 7-7).[86,87] BIS 값으로 마취 약물의 투여 정도뿐만 아니라 뇌 대사의 증가와 감소를 간접적으로 예측할 수 있다.[88,89] 마취 중 환자의 움직임과 BIS 점수는 관계가 매우 미약하며 40 이하에서도 10% 정도는 움직일 수 있다.[90,91] 그러므로 마취과의사는 BIS 값에 의존하기보다는 투여 된 마취약물에 의한 BIS 값과 외과적 자극에 따른 환자의 반응 차이를 잘 알고 있어야 한다.[92]

당일수술에서 BIS의 적용은 마취약물의 소모량을 19% 감소시키고, 수술 후 오심과 구토의 빈도를 32-38% 감소시키며, 회복실 체류 시간을 4분 단축시킬 수 있다고 하였다.[89]

표 7-7. Bispetral index의 점수표와 마취 깊이

Bis 점수	마취 깊이
100	각성상태
80	얕은 최면 상태
60	중등도 최면 상태
40	깊은 최면 상태
20	억제 상태(supression)
0	피질 무반응(cortical silence)

2) 청각유발전위(Audotory Evoked Potential, AEP)

분리된 청각기관에 70 db의 자극을 1 ms 동안 주어 10-100 msec 후에 나타나는 피질의 반응을 기준으로 산출한다. 일반적으로 AEP 값을 산출하기 위하여 25에서 1000번의 자극이 필요하지만 15 자극 내에서 산출될 수 있다. 청각유발신호가 마취제의 농도와 효과의 관계를 측정할 수 있는 방법으로 적용되고 있으나 아편유사제, midazolam, ketamine, 아산화질소 등은 청각유발전위에 대한 영향이 적거나 없다.[66,80]

[참고문헌]

1. Schuttler J, Kloos S, Schwilden H, et al: Total intravenous anaesthesia with propofol and alfentanil by computer-assisted infusion. Anaesthesia 1988; 43: 2-7
2. Kashtan H, Edelist G, Mallon J, et al: Comparison evaluation of propofol and thiopentone for total intravenous anaesthesia. Can. J. Anaesth 1990; 37: 170-6
3. Joshi GP: Inhalational techniques in ambulatory anesthesia. Anesthesiol Clin North America 2003; 21: 263-72
4. Visser K, Hassink EA, Bonsel GJ, et al: Randomized controlled trial of total intravenous anesthesia with propofol versus inhalation anesthesia with isoflurane-nitrous oxide: postoperative nausea with vomiting and economic analysis. Anesthesiology 2001; 95: 616-26
5. Millar JM, Jewkes CF: Recovery and morbidity after day case anaesthesia. A comparison of propofol with thiopentone-enflurane anaesthesia with and without alfentanil. Anaesthesia 1988; 43: 738-43
6. Doze VA, Shafer A, White PF: Propofol-nitrous oxide versus thiopental-isoflurane- nitrous oxide for general anesthesia. Anesthesiology 1988; 69: 63-71
7. Gupta A, Larsen LE, Sjöberg F, et al: Thiopentone or propofol for induction of isoflurane-based anaesthesia for ambulatory surgery? Acta Anaesthesiol Scand 1992; 36: 670-4
8. Pavlin JD, Kent CD: Recovery after ambulatory anesthesia. Curr Opin Anaesthesiol. 2008; 21: 729-35
9. Valanne J: Recovery and discharge of patients after long propofol infusion vs isoflurane anaesthesia for ambulatory surgery. Acta Anesthesiol Scand 1992; 36: 530-3
10. Siler JN, Horrow JC, Rosenberg H: Propofol reduces prolonged outpatient PACU stay. Anesthesiol Rev 1994; 11: 129-32
11. Van Hemelrijck J, Smith I, White PF: Use of desflurane for outpatient anaesthesia: a comparison with propofol and nitrous oxide. Anesthesiology 19991; 75: 197-203
12. Wandel C, Neff S, Böhrer H, et al: Recovery characteristics following anaesthesia with sevoflurane or propofol in adults undergoing out-patient surgery. Eur J Clin Pharmacol 1995; 48: 185-8
13. Raeder J, Gupta A, Pedersen FM: Recovery characteristics of sevoflurane- or propofol-based anaesthesia for day-care surgery. Acta Anaesthesiol Scand 1997; 41: 988-94
14. Weir PM, Munro HM, Reynolds PI, et al: Propofol infusion and the incidence of emesis in paediatric outpatient strabismus surgery. Anesth Analg 1993; 76: 760-4
15. Korttila K, Ostman P, Faure E, et al: Randomised comparison of recovery after propofol-nitrous oxide versus thiopentone-isoflurane-nitrous oxide anaesthesia in patient undergoing ambulatory surgery. Acta Anaesthesiol Scand 1990; 34: 400-3
16. Borgeat A, Wildwr-Smith OHG, Sariah M, et al: Subhypnotic doses of propofol possess direct antiemetic properties Anesth Analg 1992; 74: 536-40

17. Gan TJ, Ginsberg B, Grant AP, et al: Double-blind, randomised comparison of ondansetron and intraoperative propofol to prevent postoperative nausea and vomiting. Anesthesiology 1996; 85: 1036-42
18. Hitchcock M, Ogg TW: Antiemetics in laparoscopic surgery. Br J Anaesth 1994; 72: 608-9
19. Rapp SE, Conahan TJ, Pavlin DJ, et al: Comparison of desflurane with propofol in outpatients undergoing peripheral orthopaedic surgery. Anesth Analg 1992; 75: 572-9
20. Gupta A, Stierer T, Zuckerman R, et al: Comparison of recovery profile after ambulatory anesthesia with propofol, isoflurane, sevoflurane and desflurane: a systematic review. Anesth Analg 2004; 98: 632-41
21. Eriksson H, Korttila K: Recovery profile after desflurane with or without ondansetron compared with propofol in patients undergoing outpatients gynaecological laparoscopy. Anesth Analg 1996; 82: 533-8
22. Jakobsson J, Oddby E K: Patient evaluation of four different combination of intravenous anaesthetics for short outpatient procedures. Anaesthesia 1993; 48: 1005-7
21. Kalman SH, Jensen AG, Ekberg K, et al: Early and late recovery after major abdominal surgery. Comparison between propofol anaesthesia with and without nitrous oxide and isoflurane anaesthesia. Acta Anaesthesiol Scand 1993; 37: 730-6
24. Davis PJ, Cohen IT, Mcgowan FX, et al: Recovery characteristics of desflurane versus halothane for maintenance of anaesthesia in paediatric ambulatory patients. Anesthesiology 1994; 80: 298-302
25. Gupta A, Kullander M, Ekberg K, et al: Anaesthesia for day-care arthroscopy. A comparison between desflurane and isoflurane. Anaesthesia 1996; 51: 56-62
26. Apfelbaum JL, Lichtor JL, Lane BS, et al: Awakening, clinical recovery, and psychomotor effects after desflurane and propofol and malignant hyperthermia: a case anaesthesia? Anaesthesia 1993; 48: 455-6
27. Khan KJ, Cooper GM: Propofol and malignant hyperthermia: a case for day case anaesthesia? Anaesthesia 1993; 45: 455-6
28. Elcock D, Norris A: Elevation porphyrins following propofol anaesthesia in acute intermittent porphyria. Anaesthesia 1994; 49: 957-8
29. Harrison GG, Meissner PN, Hift RJ: Anaesthesia for the porphyric patient. Anaesthesia 1993; 48: 417-21
30. The Control of Substance Hazardous to Health: Guidance for initial Assessment in Hospitals. HMSO. London. http://www.hse.gov.uk/healthservices/index.htm 2009
31. Armstrong PJ, Spence AA: Long term exposure of anaesthetic personnel Clin. Anesthesiol 1993; 7: 915-35
32. Wood C, Ewen A, Goresky G: Exposure of operating room personnel to nitrous oxide during paediatric anaesthesia Can J Anaesth 1992; 32: 682-6
33. Burm AG: Occupational hazards of inhalational anaesthetics. Best Pract Res Clin Anaesthesiol. 2003; 17: 147-61
34. Phillips AS: Total intravenous anaesthesia with propofol or inhalational anaesthesia with isoflurane for major abdominal surgery. Anaesthesia 1996; 51: 1055-9
35. Ghoneim MM, Block RI, Haffaman M, et al: Awareness during anesthesia: risk factors, causes and sequelae: a review of reported cases in the literature. Anesth Analg 2009; 108: 527-35
36. Sandin R, Nordstrom O: Awareness during total IV anaesthesia. Br J Anaesth 1993; 71: 782-7
37. Ghoneim MM, Block RI: Learning and consciousness during general anaesthesia. Anesthesiology 1992; 76: 279-305
38. Davidson JAH, Macleod AD, Howie JC, et al: Effective concentration 50 for propofol with and without 67% nitrous oxide. Acta Anesthesiol Scand 1993; 37: 458-64
39. Macario A, Vitez TS, Dunn B, et al: Where are the costs in perioperative care? Analysis of hospital costs and charges for inpatient surgical care. Anesthesiology 1995; 83: 1138-44
40. Ratcliffe F, Lawson R, Millar J: Day- case laparoscopy revisited: have postoperative morbidity and patient accepatance improved? Health Trends 1994; 26: 47-9
41. Bulpitt CJ, Fletcher AE: Economic assessment in randomised controlled trials. Med. J. Aust. 1990; 153(Suppl): S16-19
42. Hitchcock M, Rudkkin G: The real cost of total intravenous anaesthesia: cost versus price. Ambulatory Surg 1995; 3: 43-8

43. Wagner JG: A safe method for rapidly achieving plasma concentration plateaux. Clin. Pharmacol Ther 1974; 16: 691-7
44. Vaughan DP, Tucker GT: General theory for rapidly establishing steady state drug concentration using two consecutive constant rate infusions. Eur J Clin Pharmacol 1975; 9: 235-8
45. Hannallah RS, Baker SB, Casey W, et al: Propofol: effective dose and induction characteristics in unpremedicated children. Anesthesiology 1991; 74: 217-9
46. Sear JW: Practical treatment recommendations for the safe use of anaesthetics. Drugs. 1992; 43: 54-68
47. Chassard D, Berrada K, Bryssine B, et al: Influence of body compartments on propofol induction dose in female patients. Acta Anesthesiol Scand 1996; 40: 889-91
48. Turtle MJ, Cullen P, Prays-Roberts C, et al: Dose requirements of propofol by infusion during nitrous oxide anaesthesia in man: II. Patients premedicated with lorazepam. Br J Anaesth 1987; 59: 283-7
49. Spelina KR, Coates DP, Monk CR, et al: Dose requirements of propofol by infusion during nitrous oxide anaesthesia in man: I. Patients predicated with morphine sulphate. Br J Anaesth 1886; 58: 1080-4
50. Maurer WG, Kalhan S: Propofol and alfentanil mixture for outpatient surgery. J Clin Anesth 1994; 6: 166-7
51. Mathews DM, Gaba V, Zaku B, et al: Can remifentanil replace nitrous oxide during anesthesia for ambulatory orthopedic surgery with desflurane and fentanyl? Anesth Analg 2008; 106: 101-8
52. Tonner PH, Scholz J: Total intravenous or balanced anaesthesia in ambulatory surgery? Curr Opin Anaesthesiol 2000; 13: 631-6
53. Gonzalez-Arrieta ML, Juarez Melendez, Silva Hernanadez J, et al: Total intravenous anaesthesia with propofol vs. propofol/midazolam in oncology patients. Arch Med Res 1995; 26: 75-8
54. The J, Short TG, Wong J, et al: Pharmacokinetic interactions between midazolam and propofol: an infusion study. Br J Anaesth 1994; 72: 62-5
55. Elwood T, Huchcroft S, MacAdams C: Midazolam coinduction dose not delay discharge after very brief propofol anaesthesia. Can J Anaesth 1995; 42: 114-8
56. Roberts FL, Dixon J, Lewis GTR, et al: Induction and maintenance of propofol anaesthesia: a manual infusion scheme. Anaesthesia 1988; 43(Suppl) :14-7
57. Tackley RM, Lewis GTR, Prys-Roberts C, et al: Computer controlled infusion of propofol. Br J Anaesth 1989; 62: 46-53
58. Dunnet JM, Prys-Roberts C, Holland DE, et al: Propofol infusion and the suppression of consciousness: dose requirements to induce loss of ocnsciousness and to suppress response to noxious and non-noxious stimuli. Br J Anaesth 1994; 72: 29-34
59. Gepts E, Jonckhleer K, Maes V, et al: Dispositon Kinetics of propofol during alfentanil anaesthesia. Anaesthesia 1988; 43(Suppl.): 8-13
60. Hull CJ: The pharmacokinetics of alfentanil in man. Br J Anaesth 1983; 55(Suppl.2): 157S-64S
61. Hartung J: Twenty-four of twenty-seven studies show greater incidence of emesis associated with nitrous oxide than with alternative anaesthetics. Anesth Analg 1996; 83: 114-6
62. Sukhani R, Lurie J, Jabamoni R: Propofol for ambulatory gynaecologic laparoscopy: dose omission of nitrous oxide alter postoperative emetic sequelae and recovery? Anesth Analg 1994; 78: 831-5
63. Ludbrook GL, Upton RN, Grant, et al: Brain and blood concentration of propofol after rapic intravenous in sheep, and their relationship to cerebra effects. Anaesth Intens Care 1996; 24: 445-52
64. Hughe MA, Glass PSA, Jacobs JR: Context-sensitive half-time in multicompartment pharmacokinetic models for intravenous anaesthetic drugs. Anesthesiology 1992; 76: 334-41
65. 대한정맥마취학회: 정맥마취의 임상적용. 서울, 의학문화사 2006
66. Bowdle TA: Depth of anesthsia monitoring. Anesthesiol Clin 2006; 24: 793-822
67. Heavner JE: Anesthesia update: agents definitions, and strategies. Comp Med 2001; 51: 500-3
68. Rampil IJ: A primer for EEG signal processing in anesthesia. Anesthesiology 1998; 89: 980-1002

69. Ghatge S, Lee J, Smith I: Sevoflurane: an ideal agent for adult day-case anesthesia? Acta Anaesthesiol Scand 2003; 47: 917-31
70. Song D, Joshi GP, White PF: Titration of volitile anesthetics using bispectral index facilitates recovery after ambulatory anesthesia. Anesthesiology 1997; 87: 842-8
71. Nelskyla KA, Yli-Hankala AM, Puro HP, et al: Sevoflurane titration using bispectral index decreases postoperative vomiting in phase II recovery after ambulatory surgery. Anesth Analg 2001; 93: 1165-9
72. Gan TJ, Glass PS, Windsor A, et al: Bispectral index monitoring allows faster emergence and improved recovery from propofol, alfentanil; and nitrous oxide anesthesia. Anesthesiology 1997; 87: 808-15
73. Forbes AR, Cohen NH, Eger EI 2nd: Pancuronium reduces halothane requirement in man. Anesth Analg 1979; 58: 497-9
74. Schwartz AE, Navedo AT, Berman MF: Pancuronium increases the duration of electroencephalogram burst suppression in dogs anesthetized with isoflurane. Anesthesiology 1992; 77: 686-90
75. Nishiyama T, Matsukawa T, Hanaoka K: A comparison of the clinical usefulness of three differect electroencephalogram monitor: bispectral index, processed electroencephalogram, and alaris auditory evoked potentials. Anesth Analg 2004; 98: 1341-5
76. Drover DR, Lemmens HJ, Pierce ET, et al: Patient state index: tiration of delivery and recovery from propofol, alfentanil, and nitrous oxide anethesia. Anesthesiology 2002; 97: 82-9
77. White PF, Tang J, Ma H, et al: Is the patient state analyzer with the PSArray2 a cost-effective alternative to the bispectral index monitor during the perioperative period? Anesth Analg 2004; 99: 1429-35
78. Anderson RE, Jakobsson JG: Entropy of EEG during anaesthetic induction: a comparative study with propofol or nitrous oxide as sole agent. Br J Anaesth 2004; 92: 167-70
79. Hirota K, Kubota T, Ishihara H, et al: The effects of nitrous oxide and ketamine on the bispectral index and 95% spectral edge frequency during propofol-fentanyl anaesthesia. Eur J Anaesthesiol 1999; 779-83
80. Hirota K: Special cases: ketamine, nitrous oxide and xenon. Best Pract Res Clin Anaesthesiol 2006; 20: 69-79
81. Constant I, Seeman R, Murat I: Sevoflurane and epileptiform EEG changes. Paediatr anaesth 2005; 15: 266-74
82. Kerssens C, Sebel PS: To BIS or not to BIS: That is the question. Anesth Analg 2006; 102: 380-2
83. Murat I, Constant I: Bispectral index in pediatrics: fashion or a new tool? Paediatr Anaesth 2005; 15: 177-80
84. Bannister CF, Brosius KK, Sigl JC, et al: The effect of bispectral index monitoring on anesthetic use and recovery in children anesthetized with sevoflurane in nitrous oxide. Anesth Analg 2001; 92: 877-81
85. Davidson AJ, Huang GH, Czarnecki C, et al: Awareness during anesthesia in children: a prospective cohort study. Anesth Analg 2005; 100: 653-61
86. Sandler NA: The use of bispectral analysis to monitor outpatient sedation. Anesth Prog 2000; 47: 72-83
87. Dahaba AA: Different conditions that could result in the bispectral index indicating an incorredt hypnotic state. Anesth Analg 2005; 101: 765-73
88. Alkire MT: Quantitative EEG correlations with brain glucose metabolic rate during anesthesia in volunteers. Anesthesiology 1998; 89: 323-33
89. Liu SS: Effects of bispectral index monitoring on ambulatory anesthesia. A meta-analysis of randomized controlled trials and a cost analysis. Anesthesiology 2004; 101: 311-5
90. Sebel PS, Lang E, Rampil IJ, et al: A multicenter study of bispectral electroencephalogram analysis for monitoring anesthetic effect. Anesth Analg 1997; 84: 891-9
91. Valjus M, Ahonen J, Jokela R, et al: Response entropy is not more sensitive than state entropy in distinguishing the use of esmolol instead of remifentanil in patients undergoing gynaecological laparoscopy. Acta Anaesthesiol Scand 2006; 50: 32-9
92. Nieuwenhuijs D, Coleman EL, Douglas NJ, et al: Bispectral index values and spectral edge frequency at different stages of physiologic sleep. Anesth Analg 2002; 94: 125-9

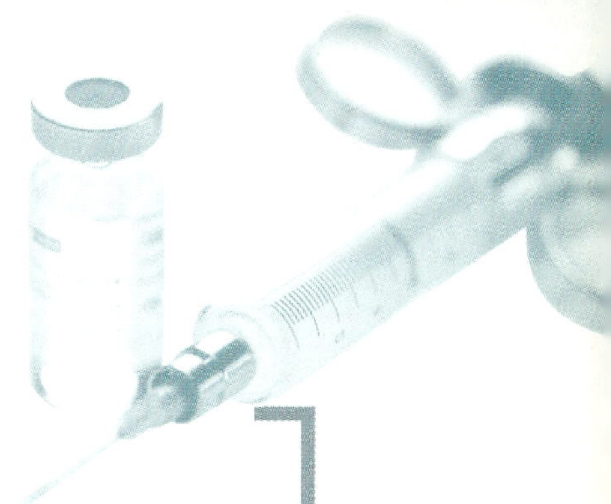

Chapter 8
당일수술에서 근이완제

당일 수술이 점차 확대 적용되면서 소요시간이 긴 수술과 전신마취가 필요한 수술이 증가하게 되었으며 또한 당일 수술을 받는 환자의 상태에서도 점차 복합적인 문제가 증가하게 되었다.[1] 그러나 당일수술실에서는 환자의 순환을 빠르게 하고, 신속한 회복과 함께 적절한 시기에 퇴원하는 것은 당일 수술의 효능을 보장하는 기본이다.[2]

근이완제는 당일 수술을 위한 조직의 환경과 수술 후 환자의 안전을 저해할 수 있다. 탈분극성 근이완제는 조기에 거동을 하는 환자에서 근육통을 초래하고 비탈분극성 근이완제는 신경근 기능의 감시가 적용되기 전에 추정하였던 것보다 더 크게 수술 후 잔류 근이완 효과와 관련이 있다. 기관 튜브를 발관하기에 적합한 무지내전근에 적용한 사연속자극을 이용한 안전 범위는 0.9 이다.[3] 이러한 기준은 환자의 순환을 느리게 하며, 근이완제의 길항제 사용을 증가시키고, 수술 후 오심과 구토의 빈도를 증가시킨다. 더욱이 근이완제들은 심혈관계에 영향을 줄 수 있으며 히스타민 분비의 원인이 될 수 있다.[4]

근이완제의 필요성은 후두마스크(laryngeal mask airway, LMA)와 같은 상후두 기도유지기(supraglottic airway)(제 9 장 참조)의 소개로 현저하게 저하되었으나 당일수술에서 아직 사용되고 있다. 이상적인 근이완제는 빠른 작용발현과 짧은 작용시간을 가지며 회복에 neostigmine과 같은 길항제가 필요하지 않는 것 등이다(표 8-1). 새로운 비탈분극성 근이완제들 중 이러한 이상적 조건을 만족시키지만 환자가 부담할 비용은 증가된다. 기관내 삽관에 더 긴 시간이 필요하다는 것은 아마도 모든 환자관리에서 중요한 것은 아니다.[4] 새로운 비탈분극성 근이완제들도 아직은 이러한 문제를 해결하지 못하였으며 수술 후에는 길항제를 투여하여

표 8-1. 당일수술에서 이상적인 근이완제의 조건

Anaphylaxis, 이환율 사망률의 위험이 낮고
빠른 작용 발현과 짧은 작용지속시간
길항제가 필요 없다. 또는 짧은 시간 내에 쉽게 회복된다.
비용부담이 적다.
대사산물이 없거나, 있더라도 근이완 작용이 없어야 한다.

도 잔류 근이완 효과로 인하여 호흡부전 등에 의한 회복실에서 퇴원이 지연될 수 있다. 결국은 이러한 문제점으로 인하여 많은 경우에서 근이완제의 사용을 제한하게 되었다.[3,4]

당일수술에서 근이완은 반드시 필요한 것인가?

당일수술에서 적절한 수술 수기의 기본 요건으로 수술 후 합병증의 빈도가 낮아야 한다. 당일수술 수기의 대부분은 근이완 없이 시행되고 있다. 그러나 미세현미경 수술, 안구 수술, 이비인후과 수술, 복강경 또는 내시경 수술 등에서 많은 마취과의사들은 기관내 삽관과 수술을 용이하게 하고 환자의 움직임을 예방하기 위하여 근이완제를 사용하게 된다.[5] 당일수술에서도 경제적으로 부담이 되는 가격이 비싼 새로운 근이완제의 사용은 어렵다. 그러나 당일수술에서 비용과 효과는 비교하여야 할 것이다.[4]

근이완 없는 기관내 삽관

근이완제를 사용하지 않고 기관내 삽관을 시도한 연구에서는 propofol과 fentanyl, alfentanil 또는 remifentanil과 함께 기관지에 lidocaine으로 도포마취를 시도한 후에 실시할 수 있다.[6-9] 근이완제를 단지 기관내 삽관을 하기 위하여 사용하고 수술 수기에서 요구되지 않는다면 반드시 필요하지는 않다. Alfentanil과 propofol을 사용하여 86%에서 효과적으로 기관내 삽관을 할 수 있으며, 충분한 propofol의 투여로 기관내 삽관에 필요한 상태를 얻을 수 있다.[10] 이러한 방법이 propofol 단독 또는 lidocaine의 병용으로 근이완제 없이 기관내 삽관을 시도할 수 있다.[11,12] 이러한 시도에서는 대량의 아편유사제를 사용하지만 모든 환자에서 만족할 수 있는 기관내 삽관 조건을 제공하지는 못하였으나 혈압의 상승은 예방할 수 있다.[13] 근이완제 없이 심혈관계 반응을 저하시키면서 기도를 확보하는 방법으로 상후두 기도유지기를 사용할 수도 있다(제 9 장 참조).

근이완제를 사용한 기관내 삽관은 인후두부의 이환율을 감소시킨다.[9,14] Mencke 등은[15] 근이완제를 사용하지 않은 경우보다 atracurium 0.5 mg/kg를 사용한 경우에서 인후두부 통증과 성대 손상이 적었다고 하였다. 일부 연구에서는 근이완제의 사용이 성대손상의 위험을 저하시키지는 않는다고도 하였다.[16] 이러한 자료들은 전신마취에서 기관내 삽관을 위한 상태는 인후두부 합병증의 빈도에 현저한 영향을 미치게 된다고 확인시켜주고 있다. 그러므로 당일수술에서 근이완제 없이 기관내 삽관을 시도하는 것은 논리적이지 못하며 수술 후 성애와 인후두부 손상 빈도를 증가시키는 원인이 될 수 있다.

근이완제를 사용하지 않는다면 회복을 촉진할 수 있으며, 잔류 근이완 효과를 제거하여 시력장애, 보조없이 체위 변화가 어렵거나, 안면근육 허약, 전신 허약, 수술 후 오심과 구토 등으로 회복을 지연 시킬 수 있다.[17-19]

기관내 삽관을 위한 빠른 작용발현이 필요하다면 rocuronium이 가장 효과적일 것이나 mivacurium은 가장 짧은 작용시간을 갖는다. 그러나 일반적으로 근이완제가 필요하다면 histamimine 분비가 없는 vecuronium 0.6 mg/kg으로 만족한 효과를 얻을 수 있다. 당일수술에서는 특히 propofol과 alfentanil을 마취제로 사용한다면, 근이완제를 사용하지 않거나 소량으로도 충분하며 작용시간이 짧은 것이 더 효과적일 것이다.[20]

당일수술에서 이상적인 근이완제

당일수술에 적합한 이상적인 근이완제는 아직 없으며 각각의 근이완제들은 약점을 가지고 있다. 짧은 당일수술에서 이상적인 근이완제는 예견할 수 있는 발현시간(1-2분)과 짧은 작용시간(15-30분)을 가지며 정확한 회복 가능성과 함께 활성을 갖는 대사산물과 채내에 축적 작용이 없어야 한다.

당일 수술에서 필요한 근이완제의 요건은 부작용이 없는 것이다. 선택의 기준으로는 심혈관계 영향이 없고, 히스타민 분비가 없으며, 나이와 장기 기능부전에 의한 영향을 받지 않아야 하며 가격에서도 경쟁력이 있어야 한다.[21]

임상에서 사용되고 있는 비탈분극성 근이완제들에서 작용발현과 역가는 반비례하므로 빠른 발현과 짧은 작용시간을 함께 갖는 비탈분극성 근이완제는 이러한 요구사항을 만족하지 못하고 있다. 적은 용량으로 적절한 기관내 삽관 상태를 얻는 데에는 긴 시간이 필요하게 된다.[22] 그러나 최대 용량을 사용하게되면 회복을 위한 길항제가 필요하게 되므로 오심과 구토와 같은 부작용이 증가된다.[19,23]

근이완제의 종류와 특성

1. 탈분극성 근이완제

Succinylcholine

가능하다면 succinylcholine은 사용하지 않아야 하는가? Succinylcholine은 단지 빠른 작용발현과 짧은 작용시간으로 여러 가지 부작용이 있음에도 불구하고 대체할 수 있는 약물이 없는 관계로 아직 임상에서 사용되고 있다.[24] 성대와 횡격막을 포함한 전체 근육의 깊은 근이완으로 기관내 삽관에 필요한 상태를 제공하며 가격 부담도 적다.

그러나 succinylcholine은 근육통, anaphylaxis(모든 마취와 관련된 anaphylaxis의 44%),[25] pseudocholinesterase 결핍에 의한 무호흡의 연장, 심혈관계 변화와 과칼륨혈증, 미오글로빈혈증(myoglobinemia)을 초래하거나 위내압, 뇌압과 안압을 상승시키며 악성고열증의 유발 인자로 작용한다. 특히 유, 소아에서 치명적인 부작용의 빈도가 높다.[26] 당일수술에서 succinylcholine의 중요한 단점은 젊고, 활동적인, 여성에서 발생하는 수술 후 근육통이다.[27,28] 주로 수술 다음 날에 나타나며, 마취과의사가 가볍게 생각하기 쉽지만 5일 이상 지속될 수 있다.[29] 이러한 근육통은 succinylcholine을 투여하지 않아도 발생할 수 있다.[10,30]

비탈분극성 근이완제의 전처치(precurarization)는 succinylcholine의 요구량을 증가시킬 수 있으며, 근육통의 저하에 완전하게 효과적이지는 않다.[31,32] 아스피린의 경구투여 또는 diclofenac 근주로 전투여하면 빈도와 심한 정도를 저하시킬 수 있다.[33,34]

최근에는 빠른 작용발현을 하는 안전한 비탈분극성 근이완제가 있으므로 succinylcholine은 당일수술에서 단지 열공 탈장, 증후성 위 역류와 같이 위산 흡인의 위험이 있는 환자에서만 적응이 된다. 그렇지만 빠른 기관내 삽관을 위하여 비탈분극성 근이완제중 가장 빠른 rocuronium을 이용하여 도전할 수도 있다.

기관내 삽관을 위하여 rocuronium 0.6 mg/kg를 thipentone 또는 propofol과 함께 사용하는 것은 succinylcholine과 alfentanil 20 ㎍/kg을 병용하는 방법과 비교에서 마취유도 방법으로 유용할 수 있다.[35,36] Succinylcholine의 반복 투여는 서맥 등 부정맥을 초래할 수 있다.[37] 어떤 방법으로든 기관내 삽관을 위하여 비탈분극성 근이완제를 사용하는 방법은 succinylcholine의 위험보다는 매우 적다. 그러나 아직은 succinylcholine은 응급상황에서 빠른 기관내 삽관을 위하여 계속 준비되어야 할 것이다. Succinylcholine은 당일수술에서도 위산 역류, 폐 흡인의 위험이 있거나 또는 응급상황에 있는 환자를 위하여 아직은 남겨두어야 할 약물이라고 생각된다.

표 8-2. 당일수술에 적합한 근이완제들

Atracurium :	느린 작용발현. 길항제가 필요 없다. Histamine을 분비한다.
Cisatracurium :	Atracurium과 비슷하지만 histamine 분비가 없다.
Vecuronium :	느린 작용발현과 중간 작용시간, 소수술에서 적은 용량(0.6 mg/kg)으로 효과적이다.
Mivacurium :	작용발현은 느리지만 짧은 작용시간, 길항제가 필요 없다.
Rocuronium :	빠른 작용발현, 작용시간은 vecuronium과 비슷하지만 비싸다.

2. 비탈분극성 근이완제

기존의 비탈분극성 근이완제 d-tubocurare, alcuronium과 pancuronium 등은 늦은 작용발현, 긴 작용시간 및 부작용 등으로 당일수술에 적합하지 못하다. 만일 근이완제가 필요하다면 새로운 비탈분극성 근이완제들 중에서는 mivacurium, rocuronium 등이 선호 될 것이다(표 8-2).

1) Benzylisoquinoline 계

(1) Mivacurium

Mivacurium은 benzylisoquinoline계로 작용시간이 짧은 비탈분극성 근이완제로 소개되었다.

작용시간은 atracurium과 vecuronium의 반 정도로 당일수술에 적합하다.[38)] 그러나 단점으로는 작용발현이 늦다는 것이다.[39)] 작용 발현을 단축시키기 위하여 ED_{95}의 3 배를 투여한다면 심혈관계 부작용과 작용시간이 길어지게 된다.[40)] Mivacurium.은 혈장 chlinesterase에 의하여 분해되므로 길항제가 필요 없다.[36)] 그러나 작용시간은 짧지만 비전형 혈장 cholinesterase를 가진 환자에서는 작용시간이 연장될 수 있으며 잔류차단 효과도 보고되었다.[41)]

(2) Atracurium과 Cisatracurium

Atracurium과 cisatracurium은 ester hydrosis 또는 Hoffman식으로 대사 배설되므로 간과 신장 기능의 영향을 받지 않으므로 간과 신장 기능부전 환자에서 선호된다.

Atracurium

Atracurium의 ED_{50}은 0.2 mg/kg이고 작용발현은 2-3분이며 용량을 증가하면 단축시킬 수 있으나 회복이 지연된다. 25% 회복지수는 30-40 분이지만 회복시간은 45-60분 정도이다. ED_{95}의 2.5배를 투여한다면 투여량에 비례하여 히스타민이 분비되며 작용시간이 연장되어 당일수술에서는 선호되지 않는다. Atracurium은 투여 35∼45분 후에 neostigmine 없이 회복되지만

짧은 수술에서는 자연회복이 어려울 수 있다.[42]

Cisatracurium

Cisatracurium은 atracurium의 10가지 이성체 중에 하나로 역가가 크며 작용발현이 늦다. Atracurium의 cis 이성체로 히스타민 분비가 없으나 작용발현이 mivacurium보다 늦고 작용시간이 길어서 당일수술에서는 선호되지 않는다.[43]

c. Gantacurium

Gantacurium(GW280430A)은 아직 임상에서 사용되지는 않지만 작용발현이 빠르고 작용시간이 매우 짧은 asymmetrical mixed-onium Chlorofumalates 구조의 비탈분극성 근이완제로 기대되는 약물이다. 다른 benzylisoquinolinium계 근이완제와 같이 히스타민을 미량 분비를 시킨다.[39] Succinylcholine과 같이 장기 기능에 의존하지 않고 빠른 작용발현과 회복을 제공할 수 있으며 부작용도 적다고 하였다.[44,45] 길항제로는 cysteine을 사용하면 steroid형 근이완제의 길항제 sugammadex와 같이 빠른 회복을 기대할 수 있다.[46]

2) Steroid 계

(1) Vecuronium

Vecuronium의 작용발현은 3분이고 25% 회복지수는 25-40분이다. 중요한 특징은 미주신경 차단작용과 같은 심혈관계 작용이 없다는 것이다. 그러나 간기능 부전과 노령 환자에서 회복이 지연될 수 있다. 기관내 삽관을 위하여 용량을 증가시킨다면 회복이 지연되므로 당일수술에서는 선호되지 않는다.

복강경 수술에서 낮은 용량 vecuronium 0.06 mg/kg와 atracurium 0.3 mg/kg은 비슷한 기관내 삽관 상태를 제공하지만 회복은 vecuronium이 빠르다.[42] 일부 연구에서는 복강경 수술에서 vecuronium과 atracurium의 차이점은 거의 없다고 하였다.[47,48]

Vecuronium은 서맥과 관련이 있지만[49] atracurium은 적으므로 복강경 수술과 같은 미주신경 자극이 있는 수술에서 선호될 수 있다.[47] 통상적으로 glycopyrrolate의 사용은 서맥 예방에 효과적이며[50] 미주신경 자극이 예상되는 수술에서는 사용을 고려하여야 할 것이다.

(2) Rocuronium

Rocuronium은 작용발현이 빠르고 기관내 삽관에 필요한 상태를 제공하므로 선호되고 있다.[51,52] 특히 신부전 환자에서 기관내 삽관과 짧은 작용시간이 필요한 경우에도 사용할 수 있다.[53] Rocuonium 0.6 mg/kg으로 60-90초 내에 효과적인 기관내 삽관에 적합한 상태를 제공하며 심혈관계 부작용도 매우 적다.[54] Rocuronium 0.6 mg/kg의 작용시간이 약 40분이므로 당일수술에서 문제가 될 수 있으며 0.45 mg/kg로 한다면 작용발현이 지연될 수 있다.[55]

치과수술에서 rocuronium은 atracurium 및 vecuronium과 비교에서 rocuronium은 60초 후에서 기관내 삽관에 더 효과적이었으며 자연 회복도 더 빨랐다.[56] Rocuronium 0.9 mg/kg를 alfentanil 20 ㎍/kg 또는 propofol과 투여하여 45 초 이내에 기관내 삽관을 할 수 있다.[57]

근이완 작용의 길항

근이완제의 길항을 위하여 사용되는 anticholinesterase로는 neostigmine, pyridostigmine과 edrophonium이 있다. Neostigmine은 근이완제의 길항작용을 위한 anticholinesterase의 기준이 되는 약물로서 깊은 근이완 상태에서도 효과가 가장 크다.[58] Edrophonium은 비탈분극성

표 8-3. 사연속 자극과 임상 증상과의 관계

임상 증상	TOF
5초간 머리를 들 수 있다	0.6 (0.45-0.75)
다리를 들 수 있다	0.59 (0.5-0.65)
혀를 내밀 수 있다.	0.86 (0.68-0.95)
시력 장애	0.9→1.0
쥐는 힘	환자에 따른 차이가 크다.

각 값은 평균이며 ( )는 분포 범위입니다. TOF = train-of-four.

표 8-4. 중간시간과 장시간 작용 비탈분극성 근이완제의 회복에서 TOF 반응수에 따른 edrophonium과 neostigmine의 예상 요구량 비교

TOF	Fade	Agent	Dose (mg/kg)
Visible twitches			
None	반응이 나타날 때까지 연기		
1-2	++++	Neostigmine	0.07
3-4	+++	Neostigmine	0.04
4	++	Edrophonium	0.5
4	+ / -	Edrophonium	0.25

TOF = train-of-four

근이완제 작용의 길항에 빠른 효과를 나타내며[59-62] 수술 후 오심과 구토도 적다고 하지만 확인되지는 않았다.[63] 국내에서는 사용되고 있지 않다.

근이완 작용의 회복을 위하여 길항제의 투여 시기는 근이완 상태에 따라서 길항제의 투여 용량과 시기를 결정하여야 한다(표 8-3, 4).[58,59] 근이완 상태가 깊다면 안전하다고 수용될 수 있을 상태로 회복에는 더 긴 시간이 소요된다. 근이완 작용의 회복을 위한 길항제의 투여 시기는 자연회복의 기미가 있을 때까지 기다려야 한다. 신경근 기능의 회복이 25% 이하라면 회복 시간이 길어질 수 있다.[64] 회복기에 길항제 neostigmine을 추가로 투여한다면 후두근육이 약화되어 호흡부전을 초래할 수 있으므로 주의하여야 한다.[65,66]

근이완의 회복을 위하여 길항제의 신경근 기능의 회복 정도에 따른 약물의 종류와 투여용량은 표 8-4)와 같이 권장하고 있다.[67] 그러나 길항제는 자연회복이 되어 횡격막의 움직임이 있거나 연축반응이 25%이상 자연회복이 된 이후에 투여하는 것이 안전하다.[64,67]

Mivacurium이더라도 근이완 작용에서 회복의 지연은 잔류 근이완을 초래한다.[41] 그러나 muscarine성 작용을 차단하기 위하여 투여하는 atropine과 glycopyrrolate는 항상 함께 투여하거나 먼저 투여하여야 anticholinesterase의 부작용을 예방할 수 있다.[68] 또한 glycopyrrolate와 neostigmine 혼합 주입은 자연회복 또는 atropine과 neostigmine 혼합 주입보다 수술 후 오심과 구토의 빈도가 증가된다고 하였다.[19]

Glycopyrrolate은 콜린성 작용을 피할 수 있어서 atropine보다 선호된다. Atropine은 혈뇌장벽을 통과하여 짧은 기간동안 기억장애의 원인이 되거나 지연 회복이 나타날 수 있다.[70,71]

새로운 길항제로서 sugammadex은 cycledextrin계 약물로 steroid 계열의 비탈분극성 근이완제의 길항제로 빠른 회복을 기대할 수 있다고 하였다.[72] 아직은 국내 임상에 소개되지는 않았으나 빠른 작용발현을 위하여 대량의 rocuronium을 투여한 직후에도 심혈관계 부작용 없이 빠른 회복을 얻을 수 있다.[73] 또한 benzylisoquinolinium계열에서는 gantacurium과 AV002가 작용발현이 빠르고 cysteine에 의한 빠른 길항으로 기대되는 약물이다.[46] 앞으로 당일 수술실에서도 기대되는 약물 중의 하나이다.

잔류 근이완(resicual neuromuscular blockade)의 예방

잔류 근이완은 전신마취 후 회복실에서 흔히 발견되는 문제점 중에 하나이다.[74,75] 특히 소아에서는 잔류 근이완의 진단이 어려우므로 인지하지 못하고 호흡장애를 가지고 퇴원할 수 있으므로 유의하여야 한다.[76] 수술 후 근허약(muscle weakness) 또는 저환기와 저산소증을 유발하게 되는 잔류 근이완 작용의 원인으로는[74-78]

1) 신장 질환이 있는 환자

2) 저체온에서 회복과정에 있는 환자.

3) 산염기 불균형 또는 전해질 불균형이 있는 환자[75-78]

4) 불충분한 근이완의 길항[74]

예; 수술 시간이 길어지면서 수술 중에 투여된 근이완제의 양이 많았거나,

수술이 끝날 무렵에 투여하였거나,

작용시간이 긴 근이완제를 사용하게 된 경우에서[77]

5) 근이완 작용이 있거나 근이완제의 작용을 증강시키는 약물을 사용하는 경우[78-80]

6) 단배질 저하[81]

7) 회복실에서 예측하지 못한 자가수혈 또는 정맥로에 잔류된 근이완제의 주입[82,83]

등에서 발생할 수 있다.[75] 수술 후 초기에 근허약에 대한 주의와 충분한 길항제를 투여하여 회복을 유도하여야 하며 신경근 기능의 감시가 중요하다.[84,85]

사연속 자극 방법을 이용하여 기능을 판단한다면 T1/T4 ratio가 0.9 이상을 유지하도록 하여야 한다.[74]

잔류 근이완을 예방할 수 있는 방법으로는

- 작용시간이 긴 근이완제의 사용을 자제한다.
- 수술실에서 마취 중에 신경근 기능의 감시를 상용화 한다.
- 기관 튜브를 발관 전에 신경근 기능의 회복 정도를 확인 한다.
- 연축반응이 완전히 억제된 상태를 배제하고 최소한 범위를 유지한다.
  예; 사연속 자극에서 T1을 유지하도록한다.
- 근이완제를 사용하였다면 길항제 투여를 상용화 한다.
- 길항제 투여는 사연속 자극의 반응이 2-3개 이상 나타난 후에 투여한다.[74]

신경근 기능의 회복을 판단하는 방법

신경근 기능의 회복 정도를 판단하는 방법은 임상적으로 나타나는 증상과 신경자극법이 적용되고 있다.

1. 특징적인 임상 증상

임상적으로 근이완제의 작용에서 신경근 기능의 회복을 알려주는 특징으로는

- 누운 자세에서 머리를 5초 이상 들고 있을 수 있다.
- 다리를 들고 있을 수 있다.
- 혀를 내밀 수 있다.
- 입을 다물 수 있다.
- 주먹을 쥘 수 있다.
- 시력 장애가 없을 것

등이 있으며, 소아에서는 침상에서 다리를 들 수 있는 것으로 판단 할 수 있다. 시력의 변화는 가장 예민한 특징으로 사연속자극비가 90% 이상이 되어도 나타날 수 있으므로 유의하여야 한다.[64,86]

2. 신경자극법

신경자극은 척골신경, 정중신경, 안면신경, 후정강신경(posterior tibial nerve) 등을 이용하며 신경자극법은 단순연축, 사연속자극, 강직성자극과 double burst 등을 이용할 수 있다.[68] 또한 elelcrtromyography(EMG), mechanomyelography(MMG), acceleromyelogtaphy (AMG, kinemyography: KMG), phonomyography(PMG) 등을 이용하여 기록하고 판단할 수 있다.[87-89] 이러한 기구가 없을 경우에는 신경자극에 따른 연축반응을 시각과 촉진으로 판단할 수도 있다. 어떠한 방법을 적용하더라도 잔류 근이완 없이 완전하게 신경근 기능이 회복될 수 있어야 한다. 임상적 특징과 신경자극법에 따른 결과와 비교는 표 8-3과 같다.[64,90,91]

[참고문헌]

1. White P: Ambulatory anesthesia advancements into the new millennium. Anest Analg 2000; 90: 1234-5
2. Bornowski RG: Ambulatory anesthesia: preventing perioperative complications. Clev Clin J Med 2006; 73(Suppl 1): 57-61
3. Viby-Mogensen J: Postoperative residual curarization and evidence-based anaesthesia [editorial]. Br J Anaesth 2000; 84: 301-3
4. Bettelli G: Which muscle relaxants should be used in day surgery and when. Curr Opin Anaesthesiol 2006; 19: 600-5
5. Geldner G, Wulf H: Muscle relaxants suitable for day case surgery. Eur J Anaesthesiol Supp 2001; 23: 43-6.
6. Bulow K, Nielsen TG, Lund J: The effect of topical lignocaine on intubating conditions after propofol-alfentanil induction. Acta Anaesth Scand 1996; 40: 752-6
7. Collins L, Prentice J, Vaghadia H: Tracheal intubation of outpatients with and without muscle relaxants. can J Anaesth 2000; 47: 427-32
8. Wong AK, Toeh GS: Intubating without muscle relaxant: an alternative technique for rapid tracheal intubation. Anesth Intensive Care 1996; 24: 224-30

9. Schlaich N, Mertzlufft F, Soltesz F, et al: Remifentanil and propofol without muscle relaxants or with different doses of rocuronium for tracheal intubation in outpatient anaesthesia. Acta Anaesth Scand 2000; 44: 720-9
10. Alcock R, Peachey T, Lynch M, et al: Comparison of alfentanil with suxamethonium in facilitating nasotracheal intubation in day-case anaesthesia. Br J Anesth 1993; 70: 34-7
11. Keaveny JP, Kneel PJ: Intubation under induction doses of propofol. Anaesthesia 1988; 43(Suppl.): 80-1
12. Mulholland D, Carlisle RJT: Intubation with propofol augmented with intravenous lignocaine. Anaesthesia 1991; 46: 312-3
13. Billard V, Moulla F, Bourgain JL, et al: Hemodynamic response to induction and intubation: propofol-fentanyl interaction. Anesthesiology 1994; 81: 1384-93
14. Barclay K, Eggers K, Asai T: Low-dose rocuronium improve conditions for tracheal intubation after induction of anesthesia with propofol and alfentanil. Br J Anaesth 1997; 78: 92-4
15. Mencke T, Echternach M, Kleinschmidt S, et al: Laryngeal morbidity and quality of tracheal intubation: a randomized controlled trial: Anesthesiology 2003; 98: 1049-56
16. Mencke T, Echternach M, Pinkert PK, et al: Dose the timing of tracheal intubation based on neuromuscular monitoring decrease laryngeal injury? a randomized, prospective, controlled trial: Anesth Analg 2006; 102: 306-12
17. Joshi GP: Inhalation techniques in ambulatory anesthesia. Anesthesiology Clin N Am 2003; 21: 263-72
18. Kopman AF, Yee PS, Neuman GG: Relationship of the train-of-four fade ratio to clinical signs and symptoms of residual paralysis in awake volunteers. Anesthesiology 1997; 86: 765-71
19. Salmenperä M, Kuoppamäki R, Salmenperä A: Do anticholinergic agents effect the occurrence of postoperative nausea? Acta Anaesghesiol Scand 1992; 36: 445-8
20. Pearce AC, Williams JP, Jones RM: Atracurium for short surgical procedures in day patients. Br J Anaesth 1984; 56: 973-6
21. Basta SJ: Muscle relaxant and reversal agents. In: White PF, editor. Ambulatory anesthesia & surgery. London: WB Saunders; 1997 pp394-405
22. Crul JF: Muscle relaxants for outpatient procedures. Acta Anaesthesiol Belg 1985; 36: 401-5
23. Ding Y, Fredman B, White PF: Use of mivacurium during laparoscopic surgery: effect of reversal drugs on postoperative recovery. Anesth Analg 1994; 78: 450-4
24. Bevan DR, Donati F: Suxamethonium in clinical practice. In: Booij LHDJ, editor. Neuromuscular transmission. London: BMJ Publishing Group 1986 pp 80-90
25. Laxenaire MC, Moneret-Vanutrin DA, Widmer S, et al: [Anesthetics responsible for anaphylactic shock. A French multicenter study.] Ann Fr Anesth Reanim 1990; 9: 501-6
26. Rosenberg H, Gronert GA: Intractable cardiac arrest in children given succinylcoline. Anesthesiology 1992; 77: 1054
27. Churchill-Davidson HC: Suxamethonium chloride and muscle pains. Br Med J 1954; 74: 74-5
28. Trepanier C, Brousseau C, Lacerte L: Myalgia in outpatient surgery: comparison of atracurium and succinylcoline. Can J Anaesth 1988; 35(3 Pt 1): 255-9
29. Tonner PH, Scholz J: Total intravenous or balanced anaesthesia in ambulatory surgery? Curr Opin Anaesthesiol 2000; 13: 631-6
30. Zahl K, Apfelbaum JL: Muscle pain occus after outpatient laparoscopy despite the substitution of vecuronium for succinycholine. Anesthesiology 1989;70: 408-11
31. Bennetts FE, Khalil kl: Reduction of postsuxamethonium pain by pretreatment with four non depolarising agents. Br J Anaesth 1981; 53: 531-5
32. Mingus ML, Herlich A, Eisencraft JB: Attenuation of suxamethonium myalgia. Effect of midazolam and vercuronnium. Anaesthesia 1990; 45: 834-7

33. McLoughlin C, Nesbitt GA, Howe JP: Suxamethonium induced myalgia and the effect of preoperatie administration oral aspirin. Anaesthesia 1988; 43: 565-7
34. Knhraman S, Eracan S, Aypar U, et al: Effect of preoperative i.m. administration of diclofenac on suxamethonium induced myalgia Br J Anaesth 1993; 71: 238-41
35. Sparr HJ, Giesinger S, Ulmer H, et al: Influence of induction technique on intubating conditions after rocuronium in adults: comparison with rapid sequence induction using thiopentone and suxamethonium. Br J Anaesth 1996; 77: 339-42
36. Tang J, Joshi GP, White PF: Comparison of rocuronium and mivacurium to succinylcholine during outpatient laparoscopic surgery. Anesth Analg 1996; 82: 991-8
37. Robinson AL, Jerwood DC, Stokes MA: Routine suxamethonium in children. A regional survey of current usage. Anaesthesia 1996; 51: 874-8
38. Pole SM, Watcha MF, White PF: Mivacurium as an alternative to succinylcholine during outpatient laparoscopy. J Clin Anaesth 1992; 4: 127-33
39. Savarese JJ, Ali HH, Basta SJ, et al: The clinical neuromuscular pharmacology of mivacurium chloride (BW B 109 OU): a short-acting nondepolarizing ester neuromuscular blocking drug. Anesthesiology 1998; 68: 723-32
40. White PF: Role of rapid short acting anesthetics, analgesics and muscle relaxants in ambulatory anesthesia. Acta Anaesthesiol Scand Suppl 1997; 111: 223-6
41. Bevan DR, Kahwaji R, Ansermino JM, et al: Residual block after mivacurium without edrophonium reversal in adults and children. Anesthesiology 1996; 84: 362-7
42. Bailey DM, Nicholas AD: Comparison of atracurium and vecuronium during anaesthesia for laparoscopy. Br J Anaesth 1988; 61: 557-9
43. Lepage J-Y, Malinovslky J-M, Malinge M, et al: Phamacodynamic-dose-response and safety study of cisatracurim(51W89) in adult surgical patients during N2 O-O2-opioid anaesthesia. Anesth Analg 1996; 83: 823-9
44. Savarese JJ, Caldwell JE, Lien CA, et al: Pharmacology of muscle relaxants and their antagonists. cited in Miller RD: Anesthesia. 5th ed. Philadelphia, Churchill Livingstone. 2000 pp412-90
45. Cromheekea GE, Klkman CJ, Hoppener FJP, et al: Effects of gantacurium chloride (AV430A) on histamine release, blood pressure and pulmonary complience in anesthetized healthy voluntary. Anesthesiology 2005; 103: A1116
46. Savarese JJ, Belmont MR, Savard PR, et al: The dose-response for immediate reversal of AV002 by cysteine in the Rhesus monkey. Anesthesiology 2008; 109: A1403
47. Raynes MA, Chisholm R, Woolner DF, et al: A clinical comparison of atracurium and vecuronium in women undergoing laparoscopy. Anaesth Intens Care 1987;15: 310-6.
48. Kong KL, Cooper GM: Recovery of neuromuscular function and postoperative morbidity following blockade by atracurium, alcuronnium and vecuronium. Anaesthesia 1988; 43: 450-3
49. Inoue K, el-Banayosy A, Stolarski L, et al: Vecuronium induced bradycardia following induction of anaesthesia with etomidate or thiopentone, with or without fentanyl. Br J Anaesth 1988; 60: 10-7
50. Cozanitis DA, Pouttu J, Rosenberg PH: Bradycardia associated with the use of vecuronium. A comparative study with pancuronium with and without glycopyrronium. Anaesthesia 1987; 42: 192-4
51. Bowman WC: Neuromuscular block. Br J Pharmacol 2006; 147(Suppl 1): S277-86
52. Magorian T, Flannery KB, Miller RD: Comparison of rocuronium, succinylcholine, and vecuronium for rapid-sequence induction of anaesthesiain adult patients. Anesthesiology 1993; 80: 1411-2
53. Robertson EN, Driessen JJ, Vogt M, et al: Pharmacodynamics of rocuronium 0.3 mg kg(-1) in adult patients with and without renal failure. Eur J Anaesthesiol 2005; 22: 929-32
54. Cook DR: Can succinylcholine be abandoned? Anaesth Analg 2000; 990: 24-8

55. Bevan JC, Collins L, Fowler C: Early and late reversal of rocuronium and vecuronium with neostigmine in adults and children. Anaesth Analg 1999; 89: 333-9
56. Chetty MS, Pollard BL, Wilson A, et al: Rocuronium bromide in dental day case surgery-a comparison with atracurium and vecuronium. Anaesth Intens Care 1998; 24: 37-41
57. Crul JF, Vanbelleghem V, Buyse L, et al: Rocuronium with alfentanil and propofol allows intubation within 45 seconds. Eur J Anaesthesiol Suppl 1995; 11: 111-2
58. Bevan DR, Donati F, Kopman AF: Reversal of neuromuscular blockade. Anesthesiology 1992; 77: 785-805
59. Devcic A, Munshi CA, Gandhi SK, et al: Antagonism of mivacurium neuromuscular block: neostigmine versus edrophonium. Anesth Analg 1995; 81: 1005-9
60. Bevan JC, Tousignant C, Stephenson C, et al: Dose response for neostigmine and derophonium as antagonists of mivacurium in adults and children. Anesthesiology 1996; 84: 354-61
61. Watcha MF, Safavi FZ, McClloch DA, et al: Effect if antagonism of mivacurium-induced neuromuscular block on postoperative emesis in children. Anesth Analg 1995; 80: 713-7
62. Naguib M, Abdulatif M, al-Ghamdi A: Dose-response relationships for edrophonium and neostigmine in antagonism of rocuronium bromide(Org 9246)-induced neuromuscular blockade. Anesthesiology 1993; 76: 739-45
63. Huang CH, Wang MJ, Susetio L, et al: Comparison of the combined effects of atropine and neostigmine with atropine and edrophonium on the occurrence of postoperative nausea and vomiting. Ma Tsui Hsueh Tsa Chi 1993; 31: 113-6
64. Bevan DR: Recovery from neuromuscular block and its assessment. Anesth Analg 2000; 90: S7-S13
65. Murphy GS, Szokol JW, Marymont JH, et al: Residual paralysis at the time of tracheal extubation. Anesth Analg 2005; 100: 1840-5
66. Caldwell JE: Clinical limitations of acetylcholinesterase antagonists. J Crit Care 2009; 24: 21-8
67. Baurain MJ, Dernovoi BS, d'Hollander AA, et al: Conditions to optimize the reversal action of neostigmine upon a vecuronium-induced neuromuscular block. Acta Anaesthesiol Scand 1996; 40: 574-8
68. 김성열: 임상마취를 위한 신경근 약리학. 서울, 여문각, 2000
69. Ding Y, Fredman B, White PF: Use of mivacurium during laparoscopic surgery: effect of reversal drugs on postoperative recovery. Anesth Analg 1995; 80: 450-4
70. Walts LF, Levin N, Dillon JB: Assessment of recovery from curare. JAMA 1970; 213: 1894-6
71. Baraka A, Yared JP, Karam AM, et al: Glycopyrrolate-neostigmine and atropine-neostigmine mixtures affect postanesthetic arousal times differently. Anesth Analg 1980; 59: 431-4
72. Shields M, Giovanelli M, Mirakhur RK, et al: Org 25969 (sugammadex), a selective relaxant binding agent for antagonism of prolonged rocuronium-induced neuromuscular block. Br J Anaesth 2006; 96: 36-43
73. Kopman AF: Sugammadex: a revolutionary approach to neuromuscular antagonism [editorial]. Anesthesiology 2006; 104: 631-3
74. Murphy GS: Residual neuromuscular blockade: incidence, assessment, and relevance in the postoperative period. Minerva Anesthesiol 2006; 72: 97-109
75. Waits LF, Thorpe WK, Dillon JB: Recurarization - fact or fiction. Anesth Analg 1971; 50: 879-85
76. Baxter MR, Bevan JC, Samuel J, et al: Postoperative neuromuscular function in pediatric day-care patients. Anesth Analg 1991; 72: 504-8
77. Kopman AF, Ng J, Zank LM, et al: Residual postoperative paralysis. pnacuronium versus mivacurium, does it matter? Anesthesiology 1996; 85: 1253-9
78. Kim JU, Lee YK, Lee YM, et al: The effect The effect of phenytoin on rocuronium-induced neuromuscular block in the rat phrenic nerve-hemidiaphragm preparation. J Neuriosurg Anesthesiol 2005; 17: 149-52
79. 백종화, 강 현, 정용훈, et al: 흰쥐 횡격막 신경근 표본에서 Ondansetron과 Granisetron이 Rocuronium의 근 이완 작용에 미치는 효과. 대한마취과학회지 2006; 51: 94-100

80. Fawcett WJ, Stone JP: Recurarization in the recovery room following the use of magnesium sulphate. Br J Anaesth 2003; 91: 435-8
81. Sinha S, Jain AK, Bhattacharya A: Effect of nutritional status on vecuronium induced neuromuscular blockade. Anaesth Intensive Care 1998; 26: 392-5
82. Albaladejo P, Kinirons B, Brocas E, et al: Recurarization in the recovery room. Eur J Anaesthesiol 1999; 16: 493-4
83. Rohling RG, Rentsch KM, Beck-Schimmer B, et al: Risk of recurarization during retransfusion of autologous blood withdrawn after injection of muscle relaxants: a comparison of rocuronium and mivacurium. J Clin Anesth 2003; 15: 85-90
84. Naguib M, Kopman AF, Ensor JE: neuromuscular monitoring and postoperative residual curarization: a meta-analysis. Br J Anaesth 2007; 98: 302-16
85. Murphy GS: residual neuromuscular blockade ; incidence, assessment, and relevance in the postoperative period. Minerva Anesthesiol 2006; 72: 97-109
86. Kopman AF, Yee PS, Neuman GG: Relationship of the train-of-four fade ratio to clinical signs and symptoms of residual paralysis in awake volunteers. Anethesiology 1997; 86: 765-71
87. Michaud G. Trager G, Desphamps S, et al: Monitoring neuromuscular blockade at the vastus medialis muscle using phonomyography. Can J Anesth 2005; 52: 795-800
88. Trager G, Michaud G, Deschampe S, et al: Comparison of phonomyography, kinemyography and mechanomyography for neuromuscular monitoring. Can J Anesth 2006; 53: 130-5
89. Hammerling TM, Le N: Brief review: neuromuscular monitoring: an update for clinician. Can J Anesth 2007; 54: 58-72
90. Viby-Mogensen J: Good clinical research practice(GCRP) in pharmacodynamioc studies of neuromuscular blocking agents. Acta Anaesthesiol Scand 1996; 40: 59-74
91. Ansermino JM, Sanderson PM, Bevan JC, et al: Acceleromyography improves detection of residual neuromuscular blockade in children. Can J Anaesth 1996; 43: 569-94

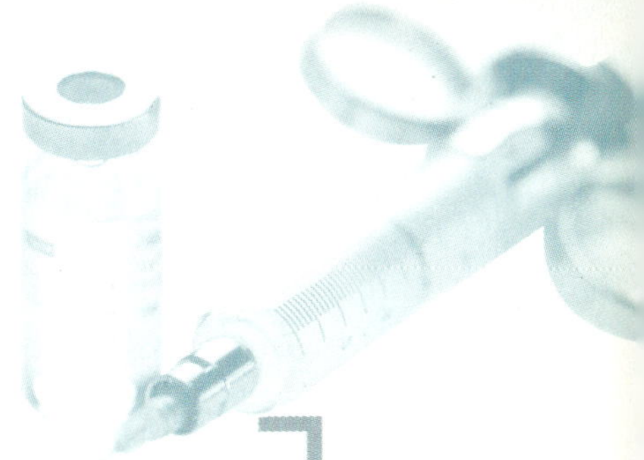

Chapter 9

상후두 기도유지기 (Supraglottic Airway Device)

기도 유지를 위한 기구의 선택에서 고려하여야 할 사항으로 첫째, 어떠한 형태를 이용하든지 안전하게 환자의 기도를 유지할 수 있는가? 둘째, 어떠한 기도 유지기구와 보조기구라도 의료 환경과 현 상황에서 사용 가능한가? 셋째로는 사용하는 마취과의사가 어떠한 기구든지 수기에 숙달이 되어 있는가? 하는 것이다. 적합한 기도 유지 기구는 환자에게 환기와 산소화를 안전하게 유지할 수 있으며 흡인의 위험을 최소한으로 유지할 수 있어야 한다. 이러한 기도 유지 기구는 크게 3 가지로 분류 할 수 있을 것이다.[1-4]

1. 상후두 기도유지기
2. 기관 튜브
3. 외과적 기도 유지기구

기도유지는 응급구조를 위한 기본 기구로서 기도유지가 곤란한 환자에서 반드시 준비하여야 할 기구들은 여러 종류의 후두경(예; 광학 후두경, 비디오 후두경)과 날(blade), 상후두 기도유지기, 탐침(stylet) 등이 있다. 그 외 기도 유지를 위한 대체 기구로서 외과적 기도 유지기구로는 기관절개술 기구, cricothyrotomy kits, transtracheal jet ventilation 기구 등이 있으며, 굴곡성 기관지 내시경, bougies, 광탐침(lighted stylet), 역행성 기관내 삽관 기구 등이 준비되어 있어야 할 것이다. 특히 수술실 밖에서 마취를 하게 되는 경우에는 기도유지를 위한 기구 준비에 소홀히 할 수 있으므로 유의하여야 한다.[5]

마취관리에서 기도 유지는 가장 기본적인 요소로 기관내 삽관 또는 안면마스크를 이용하는 방법이 통상적이었다.[6,7] 전신마취에서 양압조절환기를 위하여 통상적으로 기관내 삽관을 시행하고 있으나 당일 수술에서는 환자에게 자극이 적으면서 혈역학적 변화도 적고 마취제 요구량도 감소시키며 근이완제 없이 삽입이 가능하고 자발호흡 유지가 간편한 후두마스크와 같은 상후두 기도유지기를 선호한다.[8]

후두마스크(classic laryngeal mask airway, cLMA)가 1988년 임상에 적용된 이후 cLMA를 개선하여 커프에 의한 밀봉효과를 증가시키고 경비위관을 거치하여 위 내용물을 제거할 수 있어 폐흡인을 예방할 수 있는 Proseal LMA(Proseal laryngeal mask airway)와 기관내 삽관을 할 수 있는 Intubating LMA가 소개되었다.[9-12]

후두마스크 외에 형태와 기능에서 차이가 있는 Airway management device (AMD™), Cobra perilaryngeal airway(CobraPLA™), Combitube™(Esophageal-Tracheal Combitube), Elisha airway device, I-Gel™, 후두튜브(laryngeal tube™), PAxpress™ Streamlined Liner of the Pharynx airway(SLIPA™), Cuffed oropharyngeal airway(COPA)™ 등과 같은 다양한 상후두 기도유지기가 소개되고 있다.[13-25]

이와 같은 상후두 기도유지기는 마취와 중환자 관리에서뿐만 아니라 예상하지 못한 기관내 삽관 곤란 환자, 수술실 밖에서 외상환자의 일차적인 기도유지 및 심폐소생술에서 유용하게 사용되고 있다.[26-29] 소아 당일수술에서도 후두마스크는 기관내 삽관을 대체하여 사용할 수 있으며, 기관내 삽관은 응급상황, 체위 변화와 위장관 내시경 등과 같은 기도 유지에 영향을 줄 수 있는 수술에서 필요할 것이다.[30]

상후두 기도유지기는 구강과 후두부를 적절하게 연결시켜 호흡가스의 흐름에 저항이 적고, 위내용물 또는 비강내 분비물로부터 기도를 보호하여야 하며 양압호흡을 유지할 수 있어야

표 9-1. 이상적인 상후두 기도유지기의 조건
상부 기도를 안전하게 확보하여 호흡을 유지할 수 있어야 한다.
삽입 수기를 쉽게 배우고 숙달시킬 수 있어야 한다.
차선의 선택에서도 효능은 영향을 받지 않아야 한다.
안전하게 적용할 수 있어야 한다(suitable for 'hands-free anaesthesia').
임상적용에서 적당과 부적당('accept-reject')을 확실하게 알 수 있어야 한다.
폐 흡인의 위험이 없어야 한다.
양압 환기를 위하여 상부기도를 밀폐시킬 수 있어야 한다.
기낭의 압력과 모양으로 인한 후두에 영향이 없어야 한다.
기도에 부작용 또는 합병증 발생 위험이 없어야 한다.
제품이 질적으로도 좋아야 한다(no device failure due to malfunction).

하고, 임상 적용과 관련된 부작용과 합병증이 없어야 한다.[3,31,32] 이상적인 상후두 기도유지기의 조건은 표 9-1과 같이 정리할 수 있을 것이다.[3]

여기에서는 기존의 기관내 삽관에 대한 설명보다는 당일수술에서 유용하게 적용되고 있는 상후두 기도유지기로서 classic LMA와 proseal LMA를 중심으로 설명하고자 한다.

후두마스크(classic LMA, cLMA)

cLMA는 당일수술을 위한 마취의 임상 수기를 바꾸어 놓았으며, 기관내 삽관을 대체하여 사용되고 있다.[4-6] cLMA는 당일 수술을 담당하는 마취과의사들에게 널리 알려지게 되었으며 현재는 당일수술에서 기관내 삽관보다 더 많이 사용되고 있으며 전통적으로 기관내 삽관이 필요하다고 생각하는 수술에서도 cLMA 또는 proseal LMA를 사용하게 되었다.[8,33]

1. 크기와 형태

기술 혁신과 함께 cLMA는 변화되고 있다. 임상에서 사용 가능한 크기는 1~6번이 있으며 일회용(LAM supreme)도 보급되고 있다. 적절한 cLMA 크기는 환자의 신체조건에 따르지만 체중이 유용한 기준이 된다(표 9-2)(그림 9-1).[33] 상후두 기도유지기는 어떠한 환자에서 어떠한 종류의 상후두 유지기를 선택하느냐에 따라 크기의 선택에서 차이가 있을 수 있으므로 신중하여야 한다.[3,33]

1) 강화(reinforced) 후두마스크

기존의 강화 기관 튜브와 같이 코일을 첨가하여 꼬임에 저항이 있는 좁고 강화된 튜브부분

표 9-2. 환자의 체중을 기준으로 적절한 후두마스크의 크기와 기낭 용적

크기	환자의 체중	기낭의 용적
1	〈 5 kg	~ 4 ml
1.5	5-10 kg	~7 ml
2	10-20 kg	~ 10 ml
2.5	20~30 kg	~ 14 ml
3	30-50 kg 소아	~ 20 ml
4	50-70 kg 성인	~ 30 ml
5	70-100 kg 성인	~40 ml
6	〉 100 kg 성인	~50 ml

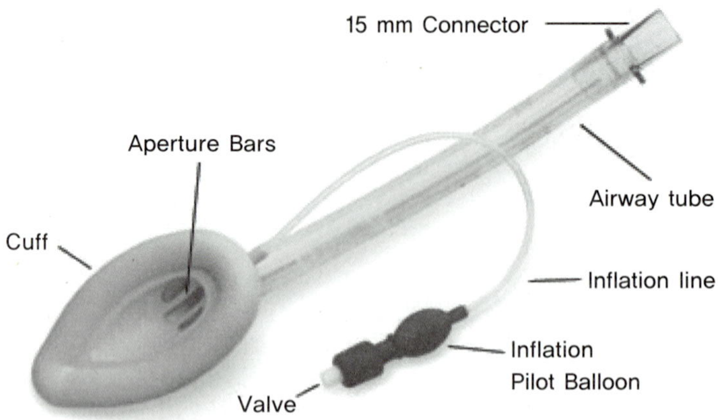

그림 9-1. Classic LMA

을 가진 후두마스크도 상품화 되어 있다. 통상적으로 머리, 목, 눈 부위의 수술, 이비인후과와 치과 수술 및 복와위가 필요한 경우에 적용할 수 있다.[34-38]

2) Proseal LMA(pLMA)

pLMA는 상부 식도 괄약근 부위에 위치하게 되는 트럼펫형 마스크가 식도로부터 마스크를

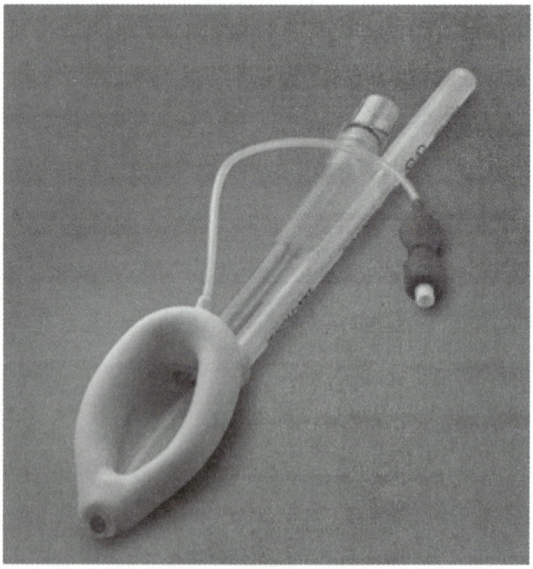

그림 9-2. Proseal LMA

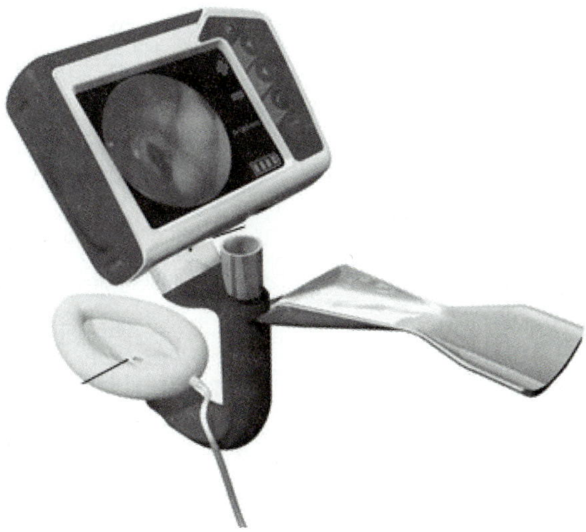

그림 9-3. LMA CTrach

인두부위에 단단하게 밀착시키고 성문을 밀봉하는 압력을 증가시키기 위하여 후면에 이차 공기낭이 부착되어있다. 또한 폐 흡인을 예방하고 위내용물의 제거를 위한 경비위관을 거치할 수 있는 부분과 환자가 깨물어서 발생할 수 있는 치아와 튜브의 손상을 예방하기 위하여 교합저지기(제갈, bite block)가 보충되었다. cLMA와 비교에서 장점으로는 식도를 격리시킬 수 있고 높은 가스누출 압력을 갖는 장점이 있다(그림 9-2).[33,39]

3) 기관내 삽관용(intubating LMA, ILMA)

ILMA는 짧고 넓은 금속으로 된 손잡이와 튜브부분이 있어 외경 9 mm의 기관튜브가 통과할 수 있도록 되어있다.[12] 기관내 삽관이 되지 않더라도 환기를 유지할 수 있으며 맹목적 기관내 삽관을 시도할 수 있다. ILMA를 사용하여 기관내 삽관을 96%에서 1~2 회 시도로 성공적으로 시행할 수 있다고 하였다.[40-46] 당일 수술 임상에서는 대부분에서 LMA를 사용하므로 ILMA는 매우 드물게 적용된다. 크기는 3, 4, 5번 세 가지가 있다.

4) 기관내 삽관용 fiberoptic intubating LMA-CTrach™(CTrach)

기관내 삽관용 후두마스크는 맹목적으로 삽관을 시도하지만 CTrach은 내시경과 모니터가 부착되어 후두 부위를 관찰하면서 삽관을 할 수 있어 삽관이 용이하며 성공률을 높일 뿐만 아니라 맹목 삽관에 따른 손상도 저하시킬 수 있다. 첫 번째 시도에서 기관내 삽관의 성공률이

98%라고 하였다(그림 9-3).[47,48] 크기는 ILMA와 같이 3, 4, 5번 세 가지가 있다.

5) LMA Supreme

cLMA와 같은 형태를 하지만 ILMA와 유사하며 일회용이다. pLMA와 같이 폐 흡인을 예방하고 위내용물의 제거를 위한 경비위관을 거치할 수 있는 부분과 환자가 깨물어서 발생할 수 있는 치아와 튜브의 손상을 예방하기 위하여 교합저지기 등이 보강되었다. cLMA와 비교에서 장점으로는 식도를 격리시킬 수 있고 높은 가스누출 압력을 갖는 장점이 있다. LMA supreme의 크기는 3, 4, 5번 세 가지가 있으며 환자에게 적용 조건은 체중을 기준으로 하며 cLMA와 유사하다.

2. cLMA의 장점(표 9-3)

1) 빠르고 쉬운 삽입 수기

기관 튜브와 비교에서 삽입수기가 간단하고 추가 기구가 필요하지 않다.[35] 탐침(stylet)과 받침대가 cLMA 삽입을 위한 보조기구로 설명되었으나 드물게 사용한다.[14,15] 후두마스크는 삽입 중에 자극이 적어 심혈관계가 안정되며 안압의 증가도 적다.[39] 그러나 삽입하면서 후두 임파선 부위를 지나면서 약간의 저항을 느낄 수 있다.

삽입 성공률에서 Brimacombe은[35] 첫 번째 시도에서 95.5% 성공하였으며, 3번 이상 시도한 경우에 실패율은 0.4%였다고 한다. 초기 삽입에서 이러한 성공률은 cLMA의 사용에 따른 숙련과 관련된 것이다.

표 9-3. cLMA의 장점
빠르고 쉽게 삽입
삽입에 근이완제가 필요 없다.
안압의 증가가 적다.
각성 중에 기침발생이 적다.
인후통이 적다.
빠른 수술실 회전율
얕은 마취깊이에서도 사용이 가능하다.
마취과의사의 손에 여유가 있다.
삽관이 곤란한 경우에 기관내 삽관을 하지 않을 수 있다.
각성중에 탈산소화가 적다.

2) 근이완제가 필요하지 않다.

cLMA는 기관내 삽관과 다르게 삽입에 근이완제가 반드시 필요한 것은 아니다. 탈분극성 근이완제와 관련된 부작용과 비탈분극성 근이완제의 길항을 위한 항콜린성 약물 투여에 따른 수술 후 오심과 구토의 위험을 피할 수 있다. 근이완제가 필요 없다는 것만으로도 cLMA 사용은 본질적으로 안전을 보장한다.[4] Brimacombe과 Berry는[49] 충분한 용량의 마취유도제 투여에도 불구하고 cLMA 삽입이 어렵다면 근이완제의 투여로 삽입 조건이 개선되지 않는다고 하였다.

3) 마취에서 회복 중에 기침의 빈도가 낮다.

기침과 긴장은 안과와 이비인후과 수술에서 위험할 수 있다. cLMA는 얕은 마취에서도 잘 견디며, 기침 없이 제거할 수 있으므로 기도보호 반사가 회복 될 때까지 거치하고 있을 수 있다.[50] 또한 cLMA는 각성 중에 기도를 안전하게 유지시켜 산소 포화도를 개선 할 수 있다고 하였다.[51,52]

4) 낮은 빈도의 인후통(sore throat)

당일수술 환자에서 인후통의 빈도에 영향을 줄 수 있는 여러 가지 인자가 있으며 기도유지 방법에 따라서 차이가 있다. 당일 수술에서 기관내 삽관 후의 인후통은 28%-47%이며, cLMA에서는 7%, 안면 마스크와 상후두 기도유지기에서는 각각 10%로 방법에 따른 차이가 크다.[53] 당일수술에서 기관내 삽관 24시간 후에도 3%에서 인후통을 호소하지만 안면 마스크와 cLMA를 사용한 경우에서는 0%로 유용하다. cLMA 사용에 따른 인후통의 빈도는 숙달된 마취과의사가 실시한다면 더욱 감소시킬 수 있으나 소아에서 인후통 빈도의 차이가 분명하지 않다. cLMA의 사용은 기관내 삽관보다 목소리 변화도 적으므로 직업적으로 목소리가 중요한 환자에서 cLMA의 사용은 매우 유용하다.[54]

5) 빠른 수술실 회전 시간

cLMA는 마취유도와 함께 빠르게 삽입할 수 있으며, cLMA의 삽입을 위한 마취 깊이는 Guedel형 기도유지기 삽입을 위한 마취보다는 다소 깊어야 할 것이지만 기관내 삽관보다 얕은 마취에서 삽입과 유지가 가능하여 마취제 요구량을 저하시킬 수 있다.[15,55,56] 기침, 호흡정지와 후두경련 없이 자발호흡이 가능하고, 기관내 삽관에 견딜 수 있는 깊은 마취에 의한 이차적인 호흡억제가 없다. 또한 조절호흡에서 자발호흡으로 전환이 매우 쉽고 빠르게 할 수 있다.[55,56]

수술이 끝나고 환자가 각성되면 cLMA를 제거할 수 있다. 이러한 방법이 이상적이며 자발호흡을 하는 환자에서는 cLMA를 거치한 상태에서 회복실로 이동하여 경험이 있는 회복실 근무자가 제거하는 방법이 안전하다. 각성 중에 혈액 또는 점액 등으로 인하여 후두경련의 위험이 있는 수술에서 cLMA를 이용하였다면 점진적으로 평온하게 회복이 가능하여 안전하다.[39,55]

6) 마취과의사의 손을 이용할 수 있는('hands free') 마취가 가능하다.

당일수술에서 마취과의사들은 수술 중 환자의 관찰, 호흡과 심혈관계 변수의 기록, 마취 방법에 따른 기계 조절, 약물 투여와 수술대의 변화 등에 대한 기록 유지 보전을 한다. 이러한 일들은 안면 마스크를 거치하면서도 실시할 수 있으나 cLMA와 같은 상후두 기도유지기를 이용하면 마취과의사의 손이 자유로워 더욱 용이하게 조작할 수 있게 된다.[33]

7) 기관내 삽관 곤란 환자에서 사용이 쉽다.

cLMA는 기도 유지가 곤란한 환자에서 안면마스크보다 더 효과적으로 기도를 확보할 수 있으며, 기관내 삽관이 곤란한 환자에서는 치아 손상, 수술의 지연 또는 취소뿐만 아니라 어려운 기관내 삽관을 피할 수 있다.[57] cLMA 삽입은 어려운 기관내 삽관의 해부학적 특징과 관련이 없다. 예견되지 못한 기관내 삽관 곤란 환자에서 응급 구조 기구로도 유용하다.[41,44] 그러나 수기의 숙달과 경험 없이 갑작스럽게 적용하게 되면 실수를 유발할 수 있다.

3. cLMA의 단점

cLMA의 안전한 사용에는 다른 기도 유지 기구와 비교하여 상대적인 제한점이 있다(표 9-4).[33]

1) 위내용물의 역류를 보호하지 못한다.

기관내 삽관과는 달리 cLMA는 호흡기관과 완전한 기계적 격리를 하지 못한다. 그러나 cLMA는 백만명 이상의 환자에서 적용하였으나 역류와 흡인의 빈도는 0.08~0.2%로 안면마스크와 기관내 삽관과 비슷하다.[58-61] 식도 역류는 안면마스크보다 cLMA에서 많이 발생하며, 하

표 9-4. cLMA의 단점
역류되는 위내용물에서 보호하지 못한다(흡인의 가능성).
공기 누출 압력이 낮으므로 기도저항이 크거나 유순도가 낮은 환자에서 일회호흡양이 감소될 수 있다.
일회호흡양에서 누출된 공기가 위로 들어갈 수 있다.

부 식도 괄약근의 긴장도 저하와 관련된 현상이다.[62] 흡인의 빈도는 영향 인자들의 유뮤에 따라서 차이가 있으며 상부 식도괄약근의 보호 역할은 거의 없다.[63]

cLMA와 pLMA, Cobra PLA, laryngeal tube 및 기관튜브의 비교에서 구토, 역류, 폐 흡인 등을 의심할 증상은 없었다. 그리고 위 내용물의 역류와 폐 흡인을 증가시키는 인자들로는 응급 수술, 기도의 문제점, 얕은 마취 깊이, 의식 상태가 억제되었거나 비만 등이 있다.[64]

cLMA는 위식도 역류 위험 환자에서는 안전하지 못하다. 이들 환자는 밤늦은 식사 후의 소화불량에서 항상 일정하게 역류가 발생하는 경우까지 다양하게 소화불량을 호소한다. 이러한 증상은 수술 전 면담에서 상세하게 파악하여야 하며 일반적으로 허리를 굽히거나 또는 누웠을 경우에 발생하는 체위성 역류가 크게 작용한다. 음식물 섭취와 관계없이 위내용물의 역류가 의심되는 환자에서는 LMA 사용을 제한하여야 한다. 역류 증상이 심하다면 LMA와 함께 안면 마스크의 거치도 금기이다.

위식도 역류의 위험이 있다면 마취 전에 충분한 전처치와 투약으로 위 산도를 저하시키고 pLMA와 같은 상후두기도유지기를 적용한다면 충분한 밀폐압력을 유지하고 위내용물의 배출이 가능하므로 해결할 수 있을 것으로 추측된다.[64,65] 그러나 삽입 후에 정확한 위치를 유지하지 못한다면 위험하므로 주의하여야 한다.[66]

2) 기도의 밀폐 압력(seal pressure)이 기관내 삽관에서보다 낮다.

cLMA는 환기(ventilation)와 산소화(oxygenation)를 위하여 높은 팽창압이 필요한 환자에서 조절호흡을 하는 경우에는 적합하지 못하다.[35,37,38] 조절호흡을 하면서 낮은 기도 압력에서 공기 누출이 나타날 수 있는 기낭의 평균 압력은 17 cmH_2O이다.[67] 일회호흡량의 호흡에서 누출은 최소 팽창압력 15 cmH_2O이고, 13%에서 누출이 있었다.[68] 그러나 마취과의사는 cLMA 또는 기관내 삽관을 이용한 조절호흡에서 cLMA를 사용하는 경우에는 기도유지기로서 여러 가지 제한사항에 대한 보호반응으로 적은 일회호흡량, 빠른 호흡수와 낮은 마취제 농도를 선택하지만 서로 차이는 없다.[69] pLMA, Cobra PLA, laryngeal tube 및 기관튜브와 밀폐압력의 비교에서는 차이가 없었다.[64]

3) 조절호흡 중에 위 팽창이 초래될 수 있다.

높은 기도 내압이 필요한 조절호흡에서 cLMA의 사용은 위로 흡기량의 일부가 누출될 수 있다. Devitt 등은[68] 호흡압력을 15 cmH_2O에서 20 cmH_2O로 상승시키면 위팽창이 2.1~35.4%로 증가된다고 하였다. 그러나 다른 조사에서는 양압호흡에 따른 위로 흡입된 가스량이 cLMA

표 9-5. cLMA의 금기증

환자와 관련된 인자들
cLMA를 사용하여서는 안되는 환자들
충분하게 금식이 되지 않은 환자
위 운동의 저하, 위 식도 역류 또는 열공 탈장의 병력이 있는 환자
BMI가 34 이상
폐 유순도가 저하되었거나 기도 저항이 증가된 환자
수술과 관련된 인자들
머리와 목 부위수술 또는 외과의사와 관련된 기도부위 수술
사용 방법을 알지 못하는 경우
제한 사항을 이해하지 못하는 경우
cLMA 사용을 불쾌하게 생각하는 경우

와 기관내 삽관의 비교에서 차이가 없었다고 하였다.[39,70] pLMA와 I-gel 등 상후두기도유지기들은 적절하게 식도를 밀패를 시켜 줌과 동시에 위식도관을 삽입할 수 있어 위내용물의 역류를 예방할 수 있다.[60,71,72]

4. cLMA의 금기증

당일수술에서 cLMA의 사용은 다른 상후두기도유지기와 같이 안전하고 부작용 없이 적용할 수 있다. cLMA의 금기증은 (표 9-5)에 정리하였으며 cLMA의 사용은 많은 연구가 있었으나 적절히 선택된 환자와 수술에 한정하여 안전하게 사용할 수 있을 것이다.[33]

5. cLMA의 적응 기준

cLMA는 단순하게 마취과의사 손의 활용도를 증가시킬 수 있어 안면마스크의 대체 기구로서 적용할 수 있을 뿐만 아니라 당일 수술을 위한 안전하고 우수한 기관내 삽관의 대체 기구이다.[33,39]

1) 수술 시간

대부분의 당일수술에서 cLMA의 적용 여부는 수술의 예상시간에 의하여 결정된다. 자궁소파술(Dilatation and curettage, D&C) 또는 자궁내시경(hysteroscopy)과 같이 짧은 수술에서 cLMA의 사용은 마취시간만 증가시킬 뿐이며 일반적인 장점을 얻을 수 없다. 마취과의사는 같은 수술에서도 집도의사에 따라 숙달 정도와 수술 소요시간에 차이가 있는 것을 고려하여야 한다. 그러나 cLMA 등과 같은 상후두기도유지기도 2시간 이상의 긴 당일수술에서도 안전하게 사용할 수 있다.[33)]

2) 기도 유지기로 적용

cLMA는 마취과의사가 머리와 목 부위 수술과 같이 수술부위가 수술포로 덮여있어 판단이 제한되는 수술에서도 유용하다. 수술의 예상 시간이 cLMA 사용의 판단에 주요 결정인자이지만 짧은 시간의 머리부위 수술(예, insertion of grommets)에서도 기도유지기로서 유용하지만 사시수술과 같은 긴 수술에서도 효과적이다.[6,33)]

6. 당일수술에서 LMA의 적용

1) 복강경 수술

cLMA는 복강경 수술에서 안전하고 효과적인 기도 유지법으로 적용된다.[73-76)] 안전한 cLMA와 pLMA의 사용을 위하여 외과의사가 지켜야 할 사항은

- 가능한 범위에서 수술을 빨리 한다. 합병증 없는 복강경 또는 복강경 불임수술 등과 같이 수술시간이 30분이내의 수술.
- 복강내 주입된 가스량이 3 L를 넘지 않고, 복강내압이 15 mmHg를 넘지 않아야 한다.
- 체위는 머리를 15~20° 이상 낮게 하지 않아야 한다.

복강경 담낭절제술에서 LMA의 사용은 일반적으로 권장되지 않는다. 이러한 수술을 시행받는 환자는 여러 정도의 역류와 함께 소화불량을 호소하며 비만도가 높은 환자에서 위식도 역류와 폐흡인의 빈도가 높다. 또한 복강경식 담낭절제술이 1시간 이상 소요되면 수술과 관련된 합병증의 발생 빈도가 높아진다. 복강경 담낭절제술은 LMA가 기관내 삽관보다 장점이 적고 단점이 현저하다고[76)] 하므로 환자 선택에 유의하여야 한다.

2) 측와위와 복와위에서 LMA

당일수술의 많은 경우에서 측와위 또는 복와위로 하여 등 부위를 수술하게 된다. 이러한 기도관리에 불편한 체위에서도 LMA는 유용하다. 복와위에서 자발호흡 또는 조절호흡을 적용하는 경우에도 강화된(armored, flexible) LMA를 성공적으로 적용할 수 있다.[77)] 그러나 McCaughey와 Bhanumurthy는[78)] 복와위에서 LMA 삽입의 장점에 대한 반론을 주장하였다. 짧은 수술이더라도 조절호흡만을 적용하여야 하는 경우에 앙와위에서 적절하게 양압환기

를 유지 할 수 없다면 측와위 또는 복와위로 체위 변경은 시도할 수 없으며, 측와위와 복와위에서 기도유지 또는 호흡관리에 문제가 있다면 즉시 앙와위로 전환 할 수 있어야 한다.

3) 이비인후과와 구강 수술

이비인후과와 구강 수술에서 머리와 목 부위로 접근하는 데에 제한이 있으므로 혈액 또는 점액으로부터 기도를 보호하여야 한다. cLMA가 정확하게 위치하였을 경우 밀폐 압력은 평균 17 cmH_2O 이상이다. 혈액이나 기타 액체가 후두로 유입되려면 마스크 위 또는 아래에 큰 압력으로 많은 양이 있어야 한다. 여러 조사에서 강화된 cLMA는 편도절제술, 발치 뿐만 아니라 종래에 기관내 삽관이 필요한 수술에서도 효과적으로 기도유지를 할 수 있다.[36,37,79]

이러한 수술에서 강화된 cLMA는 길고 좁은 카테터로도 튜브내 흡입을 할 수 있으며, 침습이 적고, 고정도 쉽다. 또한 기침이나 외과적 수기에 의하여 꼬이거나 주위 압력에도 잘 견딜 수 있다. 이와 같은 경우에 인후부를 막는 것(throat pack)에 논란이 있다. 여러 조사에서 필요하지 않으며 수술후 인후통의 발생 빈도와 정도를 오히려 증가시킨다고 하였다.[36,37] 초기에는 인후부를 막아주는 것이 cLMA의 장점으로 외과 의사의 설득에 효과적이었으나 외과 의사에게 지혈과 점액의 흡입에 대한 주의를 저하시킬 수 있다.[36,37,79]

4) 안과수술

cLMA는 자발호흡을 하는 환자에서 널리 적용되고 있으나 조절호흡을 하는 경우에서는 일반적이지 않다. 안과 당일수술에서 조절호흡과 근이완이 필요하다면 cLMA는 기관내 삽관을 효과적으로 대체할 수 있다.[75] 또한 cLMA는 안과수술에 적합한 장점이 있다. cLMA는 수술시야에 방해가 없으며, 삽입에 따른 안압 증가가 없다는 것이다. 조절호흡에서 자발호흡으로 전환이 부드럽고, 수술실 순환속도를 빠르게 하고, 제거할 때에 기침이 적다.[80-82] 안구내 수술에서 cLMA의 사용은 조절호흡을 위하여 근이완제를 사용하여야 하므로 조심스런 감시가 필요하다. 수술 시작 전에 일회 호흡량과 호기말 이산화탄소 분압을 유지할 수 있는 효과적인 환기를 확인하여야 하며 적절한 흡기압도 유지할 수 있어야 한다.[80-82]

5) 전염성 질환이 동반된 환자

임상에서 일회용 기구의 사용이 증가하고 있다. 당일수술을 위한 마취에서도 환자가 전염성이 있는 질환을 동반하였을 경우에는 일회용 기도유지기를 사용하여 환자들 간의 교차 감염을 예방할 수 있다. 이러한 경우에도 침습 정도가 적고 재소독이 필요 없는 일회용 상후두기

표 9-6. cLMA 삽입을 위한 주요 요점
과도하게 힘을 가하지 말 것. 수기가 잘못된 경우 과도하게 힘을 가하게 된다.
일반적으로 삽입이 어려운 경우 머리의 위치와 마취 깊이가 문제가 된다.
턱을 들어주면 삽입을 쉽게 할 수 있다.
조심스럽게 하는 것은 문제가 되지 않으며, 여러 번 시도하면 손상을 줄 수 있다.[41]
삽입 시도는 3번 정도로 제한한다.
정확하게 cLMA를 위치시키는 것이 불가능하다면 실패를 인정하는 것이 자연스럽다.
cLMA 삽입을 실패하는 가장 흔한 이유는 마취 깊이가 불충분하기 때문이다.
삼킴 반사(swallowing reflex)는 불충분한 마취깊이를 가장 잘 나타낸다.

도유지기가 유용할 것이다.[65,83,84]

7. cLMA의 삽입

cLMA의 삽입 방법은 제조회사의 사용자 안내서에 잘 설명되어 있으나,[85] 사용법에는 여러 가지 변형이 있다.[87] Brimacombe는 1000예 이상을 사용 경험으로 마취과의사에게 원활하게 cLMA 삽입을 위한 표준 사용법을 발표하였다(표 9-6).[86,87]

모든 정맥마취제가 항상 쉽게 cLMA를 삽입할 수 있는 조건을 제공하지는 않는다.[88] Thiopental sodium은 후두 반사를 항진시킬 수 있어 fentanyl과 midazolam 등을 추가 투여하여 깊은 마취를 하여 개선할 수 있다.[89] Propofol과 fentanyl 또는 remifentanil의 병용도 cLMA 삽입에 효과적이며 많은 연구에서 propofol이 후두반사 억제에 효과적이라고 하였다.[90]

교합저지기

제조회사의 사용자 안내서에 설명된 바와 같다. 극소수 환자에서 회복 중에 cLMA를 깨물수 있지만 기관내 삽관보다는 문제가 되지 않으므로 일반적으로 교합저지기를 사용하지 않는다. pLMA는 교합저지기가 함께 부착되어 있어 효과적이다.[91] 최근에 공급되는 여러 가지 형태의 상후두 기도유지기는 교합저지기의 필요성이 없는 것이 대부분이지만 형태와 제질에 따라서 사용여부를 결정하여야 할 것이다. cLMA는 재사용이 가능하지만 사용 횟수(40-50회) 재한을 초과하여 사용한다면 단단하게 되며 부주의로 환자가 깨물게 될 경우 파손될 위험이 있으므로 주의하여야 한다.[43]

8. cLMA의 제거

cLMA는 환자가 완전히 각성할 때까지 삽입한 상태로 두며 기낭의 공기를 제거하지 않는다. 그러나 Morris와 Marjot는[92] 호기량이 현저하게 저하되고 인후부의 관류압이 22 mmHg 이하로 저하될 수 있도록 기낭의 공기를 제거하여 50%정도로 저하시켜야 한다고 주장하였다. 일부 마취과의사들과 회복실 근무원들에서 환자가 완전히 회복되기 전에 기낭의 공기를 제거하기도 한다. 그러나 이러한 방법은 기도폐쇄 또는 불충분한 환기를 초래할 수 있으므로 금기사항이다. 기낭이 팽창된 상태로 cLMA를 제거하면 cLMA 주위의 구강내 분비물을 대부분 함께 제거할 수도 있다.[33,93]

9. cLMA의 비용부담에 대한 효과

cLMA의 비용부담에 대한 효과에는 많은 요인이 영향을 주게 된다. 그 중에서 재사용 횟수가 중요한 역할을 한다. 대부분의 경우에서 100-200회 이상 사용하고 있으나[94] 제조한 회사의 보상 조건은 50회 이내로 제한되어 있다. 그러나 기관내 삽관에 비하여 비용절감효과에는 cLMA를 50회 정도 재사용과 함께 마취약물의 절감 효과까지 포함하여야 된다.[95]

상후두 기도유지기의 종류

상후두 기도유지기는 다양한 모양으로 20가지 이상이 소개되고 있다. 상후두 기도유지기의 분류는 크게 일회 사용 또는 재사용, 기도를 막는 방법에 따라서 분류할 수 있다(표 9-7).[96] 상후두 기도유지기의 삽입을 위한 수기는 사용하기 전에 숙달이 필요하지만 서로 유사한 부분이 있으며 삽입이 곤란한 경우에는 기관내 삽관과 같이 후두경을 이용하여 시도할 수도 있다. 기도유지기의 구조와 모양에 따라 환기, 기관내 삽관 또는 기도유지, 위식도관의 거치 또는 감압을 할 수 있는 구조를 하여 마취에서뿐만 아니라 응급상황에서 기관내 삽관을 대체하여 기도 유지에 중요한 역할을 하고 있다.[27,96,97] 여기서는 직접 사용 경험을 중심으로 앞에서 설명한 후두마스크를 제외한 상후두 기도유지기에 대하여 간단하게 소개하고자 한다. 제품의 구조와 성능이 비슷하면서 제조회사가 틀린 것은 함께 설명하거나 제외하였다.

1. 후두튜브(Laryngeal tube)

후두튜브는 식도기관 겸용튜브(esophageal tracheal combitube)의 변형된 형태로 단일관의

표 9-7. 상후두 기도유지기의 기도를 막아주는 기전에 따른 분류

기낭이 후두 주위를 막음		
간접 막음	재사용	classic laryngeal mask airway(cLMA)
		intubating laryngeal mask(ILMA)
		Intravent
	일회사용	LMA-unique
		SoftSeal laryngeal mask
직접 막음	재사용	Proseal LMA
		Cookgas Air-Q
기낭이 후두를 직접 막음		
식도를 막지 않음	일회사용	Cobra Perilaryngeal airway(PLA)
		Paxpress
식도를 직접 막음	재사용	Laryngeal tube
		Airway management device
		Cookgas Air-Q
	일회사용	Combitube
기낭이 없음	일회사용	Streamlined Liner of the Pharyngeal Airway (SLIPA)
		I-gel

실리콘 튜브와 2개의 기낭이 있다.(그림 9-4) 다른 상후두기도유지기와는 다르게 환기만을 유지할 수 있다. 근위부의 큰 기낭은 인두부에서 팽창되어 기도를 밀봉시키고 막힌 원위부의 작은 기낭은 하인두에서 식도의 입구를 막아 위 팽창과 역류를 막으며 두 기낭 사이의 구멍을 통하여 환기가 된다.[11,98] 기낭의 압력은 60-80 cmH_2O를 유지하며, 기낭에 가스는 70 ml의 공기를 주입한다. 아산화질소를 사용한다면 다른 기도유지기의 기낭과 같이 압력이 증가될 수 있으므로 주의하여야 한다.[22,99] 고압증기 소독을 하여 반복하여 사용할 수 있으며 사용 횟수는 50회로 후두마스크와 같다. 크기는 6가지가 있다(표 9-8).[100-102]

2. PAxpress

PAxpress는 인체의 해부학적 구조에 적합하게 곡선 형태를 하며 삽입이 쉬우며 중간부분에 기낭이 있어 기도를 밀봉하고 원위부의 아가미 모양을 한 부위에서 하인두 부위를 밀봉 하여 위 역류를 피할 수 있도록 되어 있으며 기낭과 말단부 사이에 있는 직사각형 구멍이 성문과 접촉하여 환기가 가능하도록 되어 있다(그림 9-5).[18-22] 다른 상후두 기도유지기와 같이 삽입이

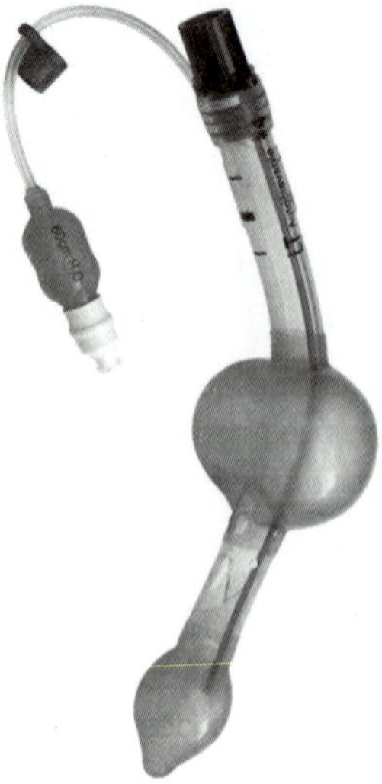

그림 9-4. 후두튜브(Laryngeal tube)

어려운 경우에는 후두경을 이용하면 도움이 된다. 기낭의 최대 용적은 60 ml이며 pilot balloon이 있어 과도한 압력에 의한 손상을 예방할 수 있다. 기본적인 구조와 기능 및 사용방법은 후두마스크, 후두튜브, airway management device 등과 유사하며 polyvinye chloride로 만들어 졌으며 성인용 한 가지 크기만 있으며 일회용이다.[23,24]

3. Cobra perilaryngeal airway(Cobra PLA)TM

Cobra PLA는 후두마스크와 유사한 모양을 하는 상후두 기도유지기로 삽입되는 원위부 끝부분이 작아 쉽게 삽입할 수 있고 관부분은 짧고 넓다(그림 9-6).[103,104] Cobra PLA는 일회용이

표 9-8. Laryngeal tube의 크기와 산택기준 및 기낭의 용적

크기	대상환자	체중	기낭의 용적	색
0	신생아	〈 5 kg	10	무색(clear)
1	유아	5-12 kg	20	흰색
2	소아	12-25 kg	35	녹색
3	적은 성인	〈 155 cm	60	노란색
4	중형 성인	155-180 cm	80	붉은색
5	큰 성인	〉180 cm	90	보라색(purple)

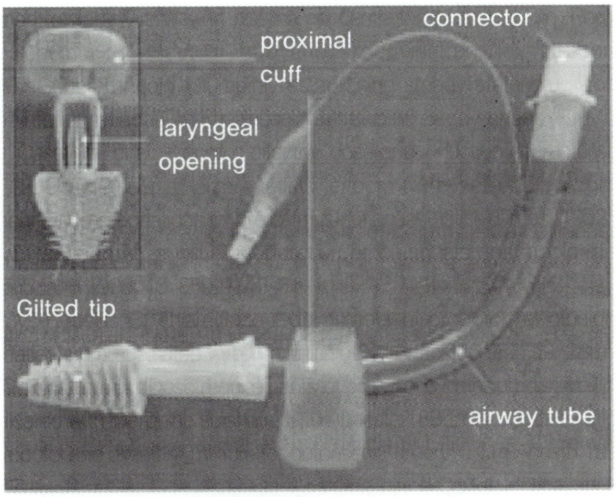

그림 9-5. PAxpress

고 latex성분 없이 polyvinyl chloride로 만들어졌으며, 머리, 둥근 후두기낭, 튜브 3부분으로 구성되어있다.[105-108] 신생아와 영유아에서도 사용할 수 있으며 크기는 8가지가 있다.[103,109] 기낭의 크기는 신생아에서는 8 ml 이하이고 성인은 최고 85 ml까지 환자의 크기에 맞게 주입할 수 있으며 기낭의 압력은 25 cmH_2O 이하가 되도록 유지한다. 위 역류와 폐흡인에 대한 보호가 되지 않을 수 있으므로 주의하여야 하며,[110] 기도 압력은 20 cmH_2O 이하를 권장한다.[111] 크기의 선택은 표 9-9와 같이 적용하며 성인에서는 4-6번을 환자의 체중에 따라 적용할 수 있다.[25,112,113]

4. I-gel

I-gel은 cLMA와 비슷한 모양을 하지만 cLMA와 비교에서 기낭 부분이 의료용 열가소성 탄성중합체(thermoplastic elastomer: styrene ethylene butadiene styrene, SEBS)로 제작되어 단단하면서도 젤(gel)과 같은 촉감을 가진다.[114,115] I-gel의 마스크 부분은 기낭이 없으면서 해부학적으로 후두주위(perilaryngeal)와 하후두부(hypopharyngeal) 구조에 맞게 만들어졌다(그림 9-7). 기본 구조는 후두마스크와 유사하지만 기낭이 없으므로 삽입이 쉽고, 기낭에 공기를 삽입하고 제거하는 과정이 없으며, 아산화질소 사용에 따른 기낭의 팽창으로 주위 조직을 압박하는 효과가 없다.[71] 또한 기낭에 공기를 주입하면서 발생할 수 있는 위치 변화 없이 삽입 후에 안정된 위치가 유지된다. 간단한 구조를 가지며 크기는 체중을 기준으로 선택한다(표 9-10).[114-116]

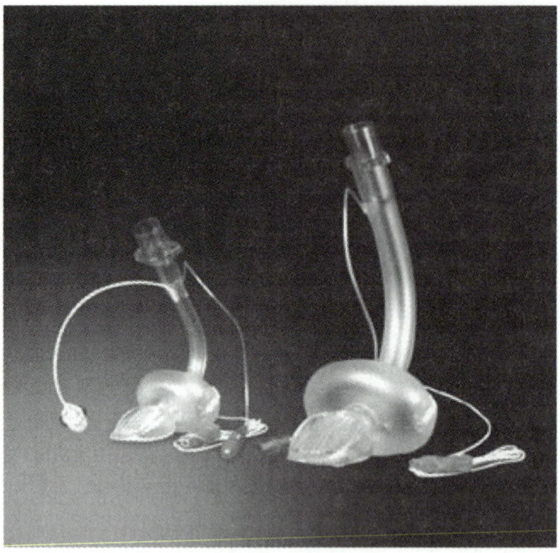

그림 9-6. Cobra perilaryngeal airway(Cobra PLA)TM

표 9-9. CobraPLA®의 크기 선택 기준 체중과 각 크기에 따른 특징

크기	환자의 체중	기낭의 용적	튜브 내경	삽입 가능한 기관 튜브의 크기
0.5 neonate	〉2.5 kg	〈 8 mL	5.0 mm	≤ 3.0 mm
1 infant	〉5 kg	〈 10 mL	6.0 mm	≤ 4.5 mm
1.5 child	〉10 kg	〈 25 mL	6.0 mm	≤ 4.5 mm
2 child	〉15 kg	〈 40 mL	10.5 mm	≤ 6.5 mm
3 adult	〉35 kg	〈 65 mL	10.5 mm	≤ 6.5 mm
4 adult	〉70 kg	〈 70 mL	12.5 mm	≤ 8.0 mm
5 large adult	〉100 kg	〈 85 mL	12.5 mm	≤ 8.0 mm
6 large adult	〉130 kg	〈 85 mL	12.5 mm	≤ 8.0 mm

5. Streamlined Liner of the Pharynx Airway(SLIPA™)

SLIPA™는 cLMA와 유사한 모양이지만 기낭이 없으며, 일회용으로 latex가 없는 제질로 공급되며 성분은 부드러운 플라스틱(ethylenevinyl acetate copolymer)으로 만들어졌고 후두를 압박하는 모양으로 되어 있다.[106-108] SLIPA™는 속이 비어있는 부츠와 같은 모양으로 끝부분(toe bridge)이 혀의 기저부에서 식도를 막아주고 식도와 비후두 사이에 위치하며 빈 공간은 약 50 ml 정도로 구토물 등을 저장할 수도 있다(그림 9-8).[117-120] 크기는 49-57번으로 6가지의 성인 크기가 있다.[117,118] 작은 여성과 10대에서는 47번이 적용될 수 있으며, cLMA 3번은 49-51, cLMA 4번은 51-53, cLMA 5번은 55-57번이 적합한 크기가 될 수 있다.[105] 삽입은 전신마취를 한 후에 냄새 맡는

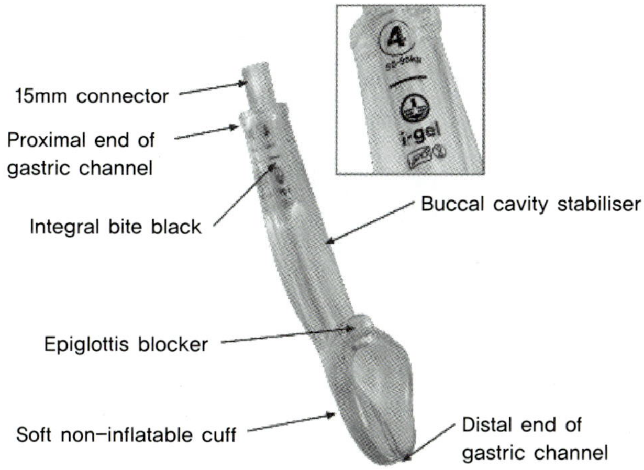

그림 9-7. I-gel

체위에서 하며 고정을 위하여 교합저지기가 필요하고 복와위에서 사용은 권장되지 않는다.[106]

6. Elisha airway device

Elisha airway device는 체중 50-60 kg 성인에서 후두강 모양을 기준으로 하여 만들어진 상후두 기도유지기의 한 형태이다.[121] Elisha airway device는 다른 상후두 기도유지기처럼 latex가 아닌 silicone으로 만들어졌으며 환기 및 기관내 삽관과 위식도관을 거치하고 유지할 수 있도록 구성되어 있다(그림 9-9).[122] 환기구와 기관내 삽관을 위한 부분은 서로 붙어 있으며 위식도관 삽입구는 원위부의 끝에 있다. 환기구와 삽관을 위한 튜브는 서로 분리되어 있으나 인두부 앞에서 결합되어 환기를 유지하게 된다. 환기구는 근위부 끝에 15 mm의 연결부로 되어 있으

표 9-10. I-gel의 크기와 선택 기준 체중

크 기	기준 체중(kg)
1	1-5
1.5	5-12
2	10-25
2.5	25-35
3	30-60
4	50-90
5	90 <

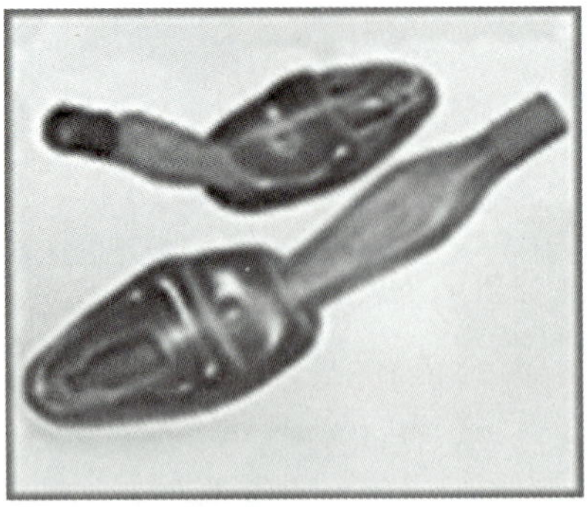

그림 9-8. SLIPA airway

며 삽관구는 내경이 8.0 mm로 맹목적 또는 후두경으로 기관내 삽관을 시도할 수 있도록 되어 있다.[121]

Elisha airway는 두 개의 고용량 저압(high-volume, low-pressure) 기낭이 있으며, 근위부 기낭은 입과 코의 후두부를, 원위부 기낭은 식도를 막게 되어 있다. 기낭의 용적은 약 50 ml이며 팽창시키게 되면 압력이 70 cmH_2O까지 된다. 공기 누출없이 환기를 유지할 수 있는 최대 기도압은 33.4 cmH_2O 라고 하였다.[121]

7. Combitube™

Combitube(Esophageal-Tracheal Combitube)는 후두튜브와 비슷한 모양을 하며 삽입이 용이하고 기관내 삽관을 대체하여 기도를 유지할 수 있는 상후두기도유지기 중 하나이다.

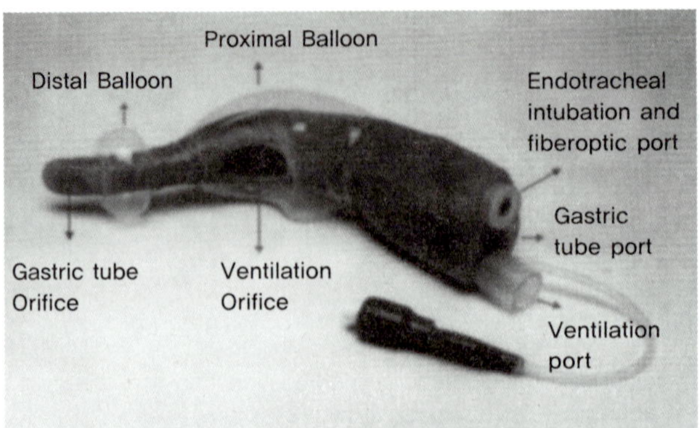

그림 9-9. Elisha Airway Device

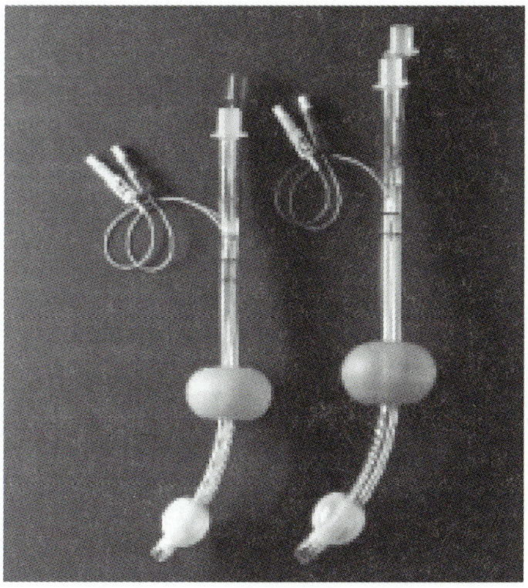

그림 9-10. Combitube

Combitube는 기관 또는 식도 어디로 삽입하든 환기와 산소화를 유지할 수 있다.[123] 그러므로 후두 마스크와 같이 응급상황, 심폐소생술, 중환자실에서 기도 관리 등 에서도 사용할 수 있다. 삽입을 위한 체위에서 기관내 삽관과 같이 sniffing position이 반드시 필요한 것은 아니며 삽입을 돕기 위하여 후두경을 사용할 수도 있다.[123,124]

크기는 성인용뿐으로 37F(여성용)과 41F(남성용) 두 가지가 있으며, 2개의 튜브와 기낭이 있다. 짧은 튜브(흰색)의 원위부 끝은 기관튜브와 같은 모양을 하며 긴 튜브(푸른색)의 끝인 근위부는 esophageal obturator 처럼 끝이 막혀있으며 후두 부위에 구멍이 있다. 원위부 기낭은 기관내로 삽관이 된다면 기관튜브와 같이 사용하게 되고 식도에 삽입이 된다면 식도를 막아서 위내용물의 역류를 막을 수 있다(그림 9-10).[123-125] 근위부의 큰 기낭은 식도로 삽입될 경우 후두 부위를 막아 공기누출을 차단하여 기도를 통한 환기를 유지하게 된다.[126] Combitube의 임상 적용에서 8시간 이상 거치하여도 문제점이 없으며 50 cmH_2O의 압력으로 공기누출 없이 조절호흡을 할 수 있다고 하였다.[127,128]

8. Airway management device(AMD)

Airway management device도 다른 상후두 기도유지기처럼 자발호흡과 양압 조절호흡 모두에서 적용할 수 있으며, 두 개의 기낭이 있고 단일 내강을 하며 위식도관(orogastric tube)을 이용한 위 내용물의 흡입이 용이하게 되어 있다(그림 9-11).[129] 기낭의 용적은 15-70 ml이며 기낭의 압력은 30-110 cmH_2O이다.[129]

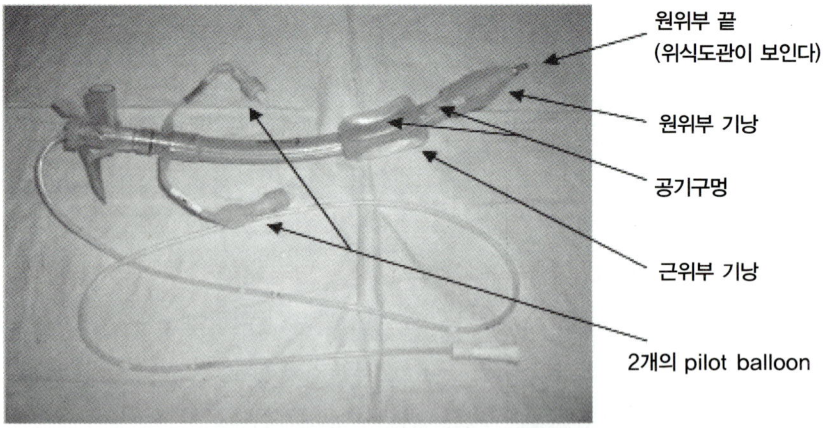

그림 9-11. 위 식도관이 삽입된 The Airway Management Device(AMD

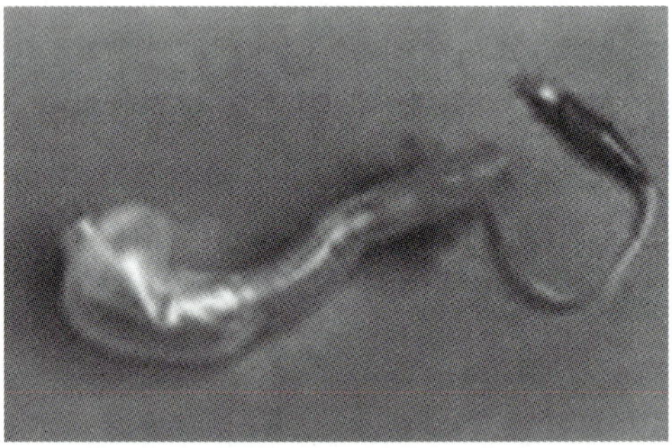

그림 9-12. Cuffed oropharyngeal airway

9. Cuffed oropharyngeal airway(COPA)

Cuffed oropharyngeal airway는 자발호흡을 유지할 수 있는 간단한 수술에서 기도유지를 위한 보조기구로 소개되었다. Guedel형 기도유지기에서 기낭을 부착하고 원위부는 마취기계와 연결할 수 있도록 변형한 것이다.[130] 사용수기는 Guedel형 기도유지기, LMA 등과 유사하며, 안면 마스크에 비하여 마취과의사의 손을 자유롭게 하여 환자의 마취 관리에 도움이 될 수 있다.[131] 그러나 기낭을 과도하게 팽창시키면 구강 주위의 장기에 손상을 줄 수 있으며 후두를 확실하게 밀폐시키지 못하는 단점이 있다(그림 9-12).[130,132]

10. Cookgas Air-Q

Cookgas Air-Q는 2009년에 소개된 상후두 기도유지기로 LMA보다는 LMA Supreme과 유사한 모양을 하며 기낭에는 LMA보다 적은 공기를 주입하게 되어있으나 밀봉효과는 비슷하다. 차이점은 LMA에서 볼 수 있는 튜브 부분과 분리시키는 bar가 없다.

당일수술을 위한 마취에서 cLMA와 같은 상후두 기도유지기는 잘 알려져 있다. 그러나 위 내용물의 흡인에서 기도를 보호하고, 폐유순도가 감소하거나, 기도저항이 증가된 환자의 호흡 관리에서 상후두 기도유지기 사용의 제한사항을 잘 알고 있어야 한다. 이러한 제한사항은 기존의 상후두 기도유지기의 단점을 개선한 Proseal LMA과 같은 기구를 사용한다면 도움이 될 수 있을 것이다.[13)]

환자의 상태와 수술조건을 감안하여 상후두 기도유지기들을 적용한다면 안전하고 비용절감 효과가 큰 당일수술에서 더욱 효과적인 기도유지 방법이 될 것이다.

cLMA와 다른 여러 가지 상후두 기도유지기는 당일수술에서 효과적인 많은 장점을 가지므로 제한 사항을 잘 인식하고 사용방법을 숙달시킨다면 마취 관리에서 안전하고 부작용이 적은 기도유지 기구가 될 수 있을 것이다.

[참고문헌]

1. Timmermann A, Russo SG: Which airway should I use? Curr Opin Anaesthesiol 2007; 20: 595-9
2. Thierbach AR, Werner C: Infraglottic airway devices and techniques. Best Prac Res Clin Anaesthesiol 2005; 19: 595-609
3, Bein B, Scholz J: Supraglottic airway deviced. Best Prac Res Clin Anaesthesiol 2005; 19: 581-93
4. Benumof JL: The glottic aperture seal airway: a new ventilatory device. Anesthesiology 1998: 88: 1219-26
5. Marco CA, Marco AP: Airway adjuncts. Emerg Med Clin N Am 2008; 26: 1015-27
6. Hitchcock M, Ogg TW: A quality assurance initiative in day case surgery: general consideration. Ambulatory Surg 1994; 2: 181-192
7. Akhtar TM, Shankar RK, Street MK: Is Guedel's airway and facemask dead? Today's Anaesthetist 1994; 9: 56-58
8. Joshi GP: Inhalation techniques in ambulatory anesthesia. Anesthesiol Clin North America 2003; 21: 263-72
9. Brimacombe J, Keller C: The Proseal laryngeal mask airway. Anesthesiol Clin North Am 2002; 20: 871-91
10. Brain AL, Verghese C, Strube PJ: The LMA 'Proseal' -- a laryngeal mask with an esophageal vent. Br J Anaesth 2000; 84: 650-4
11. Brimacombe J, Keller C, Brimacombe L: A comparison of the laryngeal mask airway Proseal and the laryngeal tube airway in paralyzed anesthetized adult patients undergoing pressure-controlled ventilation. Anesth Analg 2002; 95: 770-6
12. Kapila A, Addy EV, Verghese C, et al: Intubating laryngeal mask dead? Today's Anaesthetist 1994; 9: 56-58
13. Brain AI, Verghese C, Strube P, et al: A new laryngeal mask prototype. Preliminary evaluation of seal pressures and glottic isolation. Anaesthesia 1995; 50: 42-48
14. Philpott B, Renwick M: An introducer for flexible laryngeal mask airway. Anaesthesia 1993; 48: 174
15. Harding JB: A 'skid' for easier insertion of laryngeal mask airway. Anaesthesia 1993; 48: 80
16. Pennant JH, White PF: The laryngeal mask airway. Its uses in anesthesiology. Anesthesiology 1993; 79: 144-163

17. Jackson KM, Cook TM: Evaluation of four airway manekins as patient simulators for the insertion of eight types of supraglottic airway devices. Anaesthesia 2007; 62: 388-93
18. Cook TM, Rudd P, McCormick B, et al: An evaluation of the PAxpress pharyngeal airway. Anaesthesia 2003; 58: 191--2
19. Dimitriou V, Voyagis GS, Iatrou C, et al: A comparison of the PAxpress and face mask plus Guedel airway by inexperienced personnel after mmannequin only training. Anesth Analg 2003; 96: 1214-7
20. Ahmed SM, Maroof M, Khan RM, et al: A comparison of the laryngeal mask airway and PAXpress for short surgical procedures. Anaesthesia 2003; 58: 42-4
21. Brimacombe J, Keller C: The Proseal laryngeal mask airway: a randomized, crossover study with the standard laryngeal mask airway in paralyzed, anesthetized patients. Anesthesiology 2000; 93: 104-9
22. 허인영, 임연주, 이윤경, et al: 양압환기조절환기에서 Proseal 후두마스크, 후두튜브 및 PAxpress의 임상적 유용성 비교. 대한마취과학회지 2005; 48: 253-8
23. Dimitriou V. Dimitriou V, Voyagis GS, et al: The PAxpressTM is an effective ventilatory device but has an 18% failure rate for flexible lightwand-guided tracheal intubation in anesthetized paralyzed patients. Can J Anesth 2003; 50: 495-500
24. Lallo A, Lallo A, Drolet P, et al: Performance of PAxpressTM vs the ProsealTM laryngeal mask airway during general anesthesia. Can J Anesth 2007; 54: 28-33
25. 김유경, 전혜영, 양홍석: 양압조절환가에서 CobraTM PLA와 ProsealTM LMA의 임상적 유용성 비교. Anesth Pain Med 2007; 2: 160-5
26. Henderson JJ, Popat MT, Latto IP, et al: Difficult airway society guidelines for management of the unanticipated difficult intubation. Anaesthsia 2004; 59: 675-694
27. Cook TM, Hommers C: New airways for resuscitation? Resuscitation 2006; 69: 371-87
28. Goldman K: Recent developments in airway management of the paediatric patient. Curr Opin Anaesthesiol 2006; 19: 278-84
29. Genzwuerker HV, Hohl ECh, Rapp HJ: Ventilation with the laryngeal tube in paediatric patients undergoing elective ambulatory surgery. Paediatr Anaesth 2005; 15: 385-90
30. Lonnqvist P, Morton NS: paediatric day-case anaesthesia and pain control Curr Opin Anaesthesiol 2006; 19: 617-21
31. McIntyre JW: Oropharyngeal and ansopharyngeal airways(1880-1995). Can J Anaesth 1996; 43: 629-35
32. Charters P: Airway devices: where now and where to? Br J Anaesth 2000; 85: 504-5
33. Brain AI: The development of the laryngeal mask - a brief history of the invention, early clinical studies and experimental work from which the Laryngeal Mask evolved. Eur J Anaesthesiol 1991; 4: 5-17
34. Cook TM, Nolan JP, Verghese C, et al: Randomised crossover comparison of the proseal with the classic laryngeal mask airway in unparalysed anaesthetized patients. Br J Anaesth 2002; 88: 527-88
35. Brimacombe J: Analysis of 1500 laryngeal mask uses by one anaesthetist in adults undergoing routine anaesthesia. Anaesthesia 1996; 51:7 6-80
36. Goodwin APL, Ogg TW, Lamb WT, et al: The reinforced laryngeal mask airway in dental day surgery. Ambulation Surg 1993; 1: 31-5
37. Quinn AC, Snamaan A, McAteer EM et al: The reinforced laryngeal mask airway for dento-alveolr surgery. Br J Anaesth 1996; 77: 185-8
38. Jolliffe L, Jackson I: Airway management in the outpatient setting: new devices and techniques. Curr Opin Anaesthesiol 2008; 21: 719-22
39. Brain AL, Verghese C, Strube PJ, et al: The LMA Proseal - a laryngeal mask with an esophageal vent. Br J Anaesth 2000; 84: 650-4
40. Lee CM, Yang HS: Case of difficult intubation overcome by the laryngeal mask airway. J Korean Med Sci 1993; 8: 290-2
41. 양홍석, 안희원, 최 윤: 기관내 삽관 곤란 환자에서 기관내 삽관용 후두마스크의 사용경험. 대한마취과학회지 1999; 36: 345-8

42. 박영주, 김대영, 양홍석: Intubating LMA를 이용한 기관내 삽관법. 대한마취과학회지 1999; 37: 204-9
43. 윤시내, 양홍석: 마취중 발생한 후두마스크의 파손. 대한마취과학회지 2001; 40: 543-5
44. 조인해, 권태엽, 양홍석, et al: 기관내 삽관용 후두마스크를 이용한 각성하 기관내 삽관. 대한마취과학회지 2001; 41: 775-9
45. 이윤경, 도경준, 함경돈, et al: 기관내 삽관 곤란 환자에서 기과내 삽관용 후두마스크의 효용성. 대한마취과학회지 2005; 48: 259-64
46. 성승혜, 간수진, 양홍석: 정신지체가 잇는 강직성 척추염 환자의 기도관리 경험. 증례보고. Anesth Pain Med 2008; 3: 33-5
47. Goldman AJ, Wender R, Rosenblatt W, et al: The fiberoptic intubating LMA- CTrachTM: an initial device evaluation. Anesth Analg 2006; 103: 508
48. Liu EHC, Goy RWL, Chen FG: The LMA CTrachTM, a new laryngeal mask airway for endotracheal intubation under vision: evaluation in 100 patients. Br J Anaesth 2006; 96: 396-400
49. Brimacombe J, Berry A: Neuromuscular block and the insertion of the laryngeal mask airway. Br J Anaesth 1993; 71: 166-7
50. Fujii Y, Tanaka H, Toyooka H: Circulation responses to laryngeal mask airway insertion or tracheal intubation in normotensive and hypertensive patients. Can J Anaesth 1995; 42: 32-6
51. Williams PJ, Bailey PM: Comparison of the reinforced laryngeal mask airway and tracheal intubation for adenotonsillectomy. Br J Anaesth 1993; 70: 30-3
52. Brimacombe JR, Brain AI, Berry AM: The laryngeal mask airway. a review and practical guide. London WB Saunders 1997
53. Alexander CA, Leach AB: Incidence of sore throats with the laryngeal mask. Anaesthesia 1989; 44: 791
54. Lee SK, Hong KH, Choe H, et al: Comparison of the effects of the laryngeal mask airway and endotracheal intubation on vocal cord function. Br J Anaesth 1993; 71: 648-50
55. Hartmann B, Banzhaf A, Junger A, et al: Laryngeal mask airway versus endotracheal tube for outpatinet surgery: analysis of anesthesia-controlled time. J Clin Anesth 2004; 16: 195-9
56. Wilkins CJ, Cramp PGW, Staples J: Comparison of the anaesthetic requirements for tolerance of laryngeal mask airway and endotracheal tube. Anesth Analg 1992; 75: 794-7
57. Sarma VJ: The use of a laryngeal mask airway in spontaneously breathing patients. Acta Anaesthesiol Scand 1990; 34: 669-72
58. Blake DW, Dawson P, Donnan G, et al: Propofol induction for laryngeal mask airway insertion: dose requirement and cardio-respiratory effects. Anaesth Intens Care 1992; 20: 479-83
59. Verghese C, Smith TG, Young E: Prospective survey of the use of the laryngeal mask airway in 2359 patients. Anaesthesia 1993; 48: 58-60
60. Brimacombe J, Berry A: The laryngeal mask airway-the first ten years. Anesth Intens Care 1993; 21: 225-6
61. Brimacombe JR, Berry A: The incidence of aspiration associated with the laryngeal mask airway: a meta-analysis of published literature. J Ciln Anesth 1995; 7: 297-305
62. Owens TM, Robertson P, Twomey C, et al: The incidence of gastro-oesophageal reflux with the laryngeal mask: a comparison with the face mask using oesophageal lumen pH electrodes. Anesth Analg 1996; 82: 254-7
63. Joshi GP, Morrison SG, Okonwo NA, et al: Continuous hypophryngeal pH measurements in spontaneoussly breathing anaesthetised outpatients: laryngeal mask airway versus tracheal intubation. Anesth Analg 1996; 82: 254-7
64. Khazin V, Ezri T, Yishai R, et al: Gastroesophageal regurgitation during anesthesia and controlled ventilation with six airway devices. J Clin Anesth 2008; 20: 508-13
65. Cook TM: Novel airway devices: spoilt for choice? Anaesthesia 2003; 589:107-110
66. Brimacombe J, Keller C: Aspiration of gastric contents during use of a ProSealTM laryngeal mask airway secondary to unidentified foldover malposition. Anesth Analg 2003;97:1192-1194
67. Brodrick PM, Wedster NR, Nunn JF: The laryngeal mask airway: a study of 100 patients during spontaneous breathing. Anaesthesia 1989; 44: 238-41

68. Devitt JH, Wenstone R, Noel AG, et al: The laryngeal mask airway and positive-pressure ventilation. Anesthesiology 1994; 80: 550-5
69. Cork RC, Depa RM, Standen JR: Prospective comparison of the use of laryngeal mask airway and endotracheal tube for ambulatory surgery. Anesth Analg 1994; 79: 719-27
70. Graziotti P, Murphy D: Is a nasogastric tube useful when ventilating through the laryngeal mask airway? Anaesth Intens Care 1992; 20: 108
71. Richez B, Saltel L, Banchereau F, et al: A new single use supraglottic airway device with a noninflatable cuff and an esophageal vent: an observatiomal study of the I-gel. Anesth Analg 2008; 106: 1137-1139
72. Sharma S, Rogers R, Popat M: The I-gel™ airway for ventilation and rescue intubation. Anaesthesia 2007; 62:419-420
73. Brimacombe J, Berry A: Airway management during gynaecological laparoscopy-is it safe to use the laryngeal mask airway? Ambulatory Surg 1995; 3: 65-70
74. Swann DG, Spens H, Edwards SA, et al: Anaesthesia for gynaecological laparoscopy-a comparison between the laryngeal mask airway and tracheal intubation. Anaesthesia 1993; 48: 431-4
75. Verghese C, Brimacombe JR: Survey of laryngeal mask airway usage in 11,910 patients: safety and efficacy for conventional and nonconventional usage. Anesth Analg 1996; 82: 129-33
76. Singleton RJ, Rudkin GE, Osborne GA, et al: Laparoscopic cholecystectomy as a day surgery procedure. Anaesth Intens Care 1996; 24: 231-6
77. Milligan KA: Laryngeal mask in the prone position. Anaesthesia 1994; 49: 449
78. McCaughey W, Bhanmurthy S: Laryngeal mask placement in the prone position. Anaesthesia 1993; 48: 1104-5
79. Brimacombe J, Berry A: The laryngeal mask airway in otolaryngology. J Otolaryngol 1995; 24: 125-133
80. Holden R, Morsman D, Butler J, et al: The laryngeal mask airway and intra-ocular surgery. Anaesthesia 1992; 47: 445-6
81. Brimacombe J, Berry A: The laryngeal mask airway and intra-ocular surgery. Anaesthesia 1993; 48: 827
82. Barclay K, Wall T, Wareham H, et al: Intra-ocular pressure changes in patients with glaucoma. Comparison between the laryngeal mask airway and tracheal tube. Anaesthesia 1994; 49: 159-62
83. AAGBI: Infection control in anaesthesia. London. AAGBI, 2002
84. Blunt MC. Burchett KR: Variant Creutzfeldt-Jacob disease and disposable anaesthetic equipment; balancing the risks. Br J Anaesth 2003; 90:1-3
85. Brain AIJ: The Intravent Laryngeal Mask Instruction Manual: 2nd Edn. Intravent, Henley on Thames, UK 1991
86. Brimacombe J, Berry a. Insertion of the laryngeal mask airway- a prospective study of four techniques. Anaesth Intens Care 1993; 21: 89-92
87. Mckinney B, Grigg R: Epiglottitis after anaesthesia with a laryngeal mask. Anaesth Intens Care 1995; 23: 618-9
88. Brown GW, Patel N, Ellis FR: Comparison of propofol and thiopentone for laryngeal mask insertion. Anaesthesia 1991; 46: 771-2
89. Bapat P, Joshi RN, Yound E, et al: Comparison propofol versus thiopentone with midazolam or lidocaine to facilitate laryngeal mask insertin. Can J Anaesth 1996; 43: 564-8
90. Scanlon P, Carey M, Power M, et al: Patient response to laryngeal mask insertion after induction of anaesthesia with propofol or thiopentone. Can J Anaesth 1993; 40: 816-8
91. Zand F, Amini SE, Sadeghi M, et al: A comparison of the laryngeal tube-STM and ProsealTM laryngeal mask during outpatient surgical procedures. Eur J Anaesthesiol 2007; 24: 847-51
92. Morris GN, Marjot R: Laryngeal mask airway performance: effect of cuff deflation during anaesthesia. Br J Anaesth 1996; 76: 456-8
93. Varughese A, McCulloch D, Lewis M, et al: Removal of laryngeal mask airway(LMA) in children: awake or deep? Anesthesiology 1994; 81: A1321
94. Leach A, Alexander C: The laryngeal mask airway: a new concept-an overview. Eur J Anesthesiol 1991; 4: 19-31
95. Macario A, Chang P, Stemple DB, et al: A cost analysis of the laryngeal mask airway for elective surgery in adult outpatients. Anesthesiology 1995; 83: 205-7

96. Miller DM: A proposed classification and scoring system for supraglottic sealing airways: a brief review. Anesth Analg 2004; 99:1553-1559
97. Sinha PK, Misra S: Supraglottic airway devices other than laryngeal mask airway and its prototypes. Indian J Anaesth 2005; 49: 281-92
98. Agro F, Cataldo R, Alfano A, et al: A new prototype for airway management in an emergency: the laryngeal tube. Resuscitation 1999; 41: 284-6
99. Asai T, Shingu K: Time-related cuff pressures of the laryngeal tube with and without the use of nitrous oxide. Anesth Analg 2004; 98: 1803-6
100. Laryngeal tube. Asai T, Shingo K: The laryngeal tube. Br J Anaesth 2005; 95: 729-36
101. Genzwuerker HV, Hohl ECh, Rapp HJ: Ventilation with the laryngeal tube in pediatric patients undergoing elective ambulatory surgery. Pediatr Anaesth 2005; 15: 385-90
102. Ocker H,. Wenzel V, Schmucker P, et al: A comparison of the laryngeal tube with the laryngeal mask airway during routine surgical procedures. Anesth Analg 2002; 95: 1094-7
103. Agro F, Barzoi G, galli B, et al: The Cobra PLA in 110 anaesthetized and paralysed patients: what size to choose? Br J Anaesth 2004; 92: 777-8
104. Khan RM, Maroof M, Johri A, et al: Cobra PLA can overcome LMA failure in patients with face and neck contractures. Can J Anesth 2005; 52: 340
105. Hooshangi H, Wong DT: the Cobra Perilaryngeal airway (CobraPLA®) and the Streamlined Liner of pharyngeal airway (SLIPATM) supraglottic airways. Can J Anesth 2008; 55: 177-85
106. Miller DM: A proposed classification and scoring system for supraglottic sealing airways: a brief review. Anesth Analg 2004; 99: 1553-9
107. Hung O, Law JA: Advances in airway management. Can J Anesth 2006; 53: 628-31
108. Brimacombe J: A proposed classification system for extraglottic devices. Anesthesiology 2004; 101: 559
109. Polaner DM, Ahuja D, Zuk J, et al: Video assessment of supraglottic airway orientation through the perilaryngeal airway in pediatric patients. Anesth Analg 2006; 102: 1685-8
110. Quinn B: The CobraPLA - a response from the manufacturer. Anaesthsia 2005; 60: 817-8
111. Cook TM, Lowe J: More on the CobraPLA. Anaesthesia 2005; 60: 1144-5
112. Alfery DD, Ghelber O, Ezri T, et al: Correct sizing of the CobraPLA is necessary for valid study results. Eur J Anaesthesiol 2006; 23: 714-5
113. Alfery DD, Ezri T, Ghelber O: Teaching airway management is dependent on the knowledge of the teachers. Acta Anaesthesiol Scand 2006; 50: 895-6
114. Levitan RM, Kinkle WC: Initial anatomic investigation of the I-gel airway: a novel supraglottic airway without inflatable cuff. Anaesthesia 2005; 60: 1022-6
115. Gabbott DA, Beringer R: The I-gel supraglottic airway: a potential role for resuscitation. Resuscitation 2007; 73: 161-2
116. Gatward JJ, Cook TM, Handel J, et al: Evaluation of the size 4 I-gelTM airway in one hundred non-paralysed patients. Anaesthesia 2008; 63: 1124-30
117. Miller DM, Lavewlle M: A streamlined pharynx airway liner: a pilot study in 22 patients in controlled and spontaneous ventilation. Anesth Analg 2002; 94: 759-61
118. Hein C, Plummer J, Owen H: Evaluation of the SLIPA(Streamlined liner of the pharynx airway), a single use supraglottic airway device, in 60 anesthstized patients undergoing minor surgical procedures. Anaesth Intensice Care 2005; 33: 756-61
119. Miller DM, Camporota L: Advantages of proseal and SLIPA airways over tracheal tubes for gynecological laparoscopics. Can J Anesth 2006; 53: 188-93
120. Miller DM, Light D: Laboratory and clinical comparisons of the Streamlined Liner of the Pharyngeal Airway(SLIPA) with the laryngeal mask airway. Anaesthesia 2003; 58: 136-42
121. Valida SJ, Gaitini D, ben-David B, et al: A new supraglottic airway, the Elisha airway device: a preliminary study. Anesth Analg 2004; 99: 124-7

122. Vaida SJ, Gaitini D, Ben-David B, et al: A new supraglottic airway, the Elisha Airway Device: a preliminary study. Anesth Analg 2004; 99: 124-7
123. Combi, Agro F, Frass M, et al: Current status of the Combitube™: a review of the literture. J Clin Anesth 2002; 14: 307-14
124. Bishop MJ, Kharasch ED: Is the Combitube™ a useful emergency airway device for anesthediologists? Anesth Analg 1998; 86: 1141-2
125. Walz R, Davis S, Panning B: Is the Combitube a useful emergency airway device for anesthesiologists? [Letter] Anesth Analg 1999; 88: 233
126. Urtubia R, Aguila C: Combitube: a new proposal for a confusing nomenclature. Anesth Analg 1999; 89: 803
127. Frass M, Frenzer R, Mayer G, et al: mechanical ventilation with the esophageal tracheal combitube (ETC) in the ICU. Arch Emerg Med 1987; 4: 219-25
128. Panning B, Sterz F: hemodynamic and catecholamine stress responses to insertion of the Combitube, laryngeal mask airway or tracheal intubation [Letter]. Anesth Analg 2000; 90: 231-2
129. Pay LL, Lim Y: Comparison of the modified airway management device with the proeseal laryngeal mask airwqy in patients undergoing gynecological procedures. Eur J Anaesthesiol 2006; 23: 71-5
130. Brimacombe JR, Berry AM: The cuffed oropharyngeal airway for spontaneous ventilation anaesthesia. Anaesthesia 1998; 53: 1074-9
131. Robbins L, Connelly NR: An evaluation of the cuffed oropharyngeal airway for elective pediatric anesthesia. J Clin Anesth 2000; 12: 555-7
132. Kadry MA, Popat MT: Lingual nerve injury after use of a cuffed oropharyngeal airway. Eur J Anaesthesiol 2001; 18: 264-6

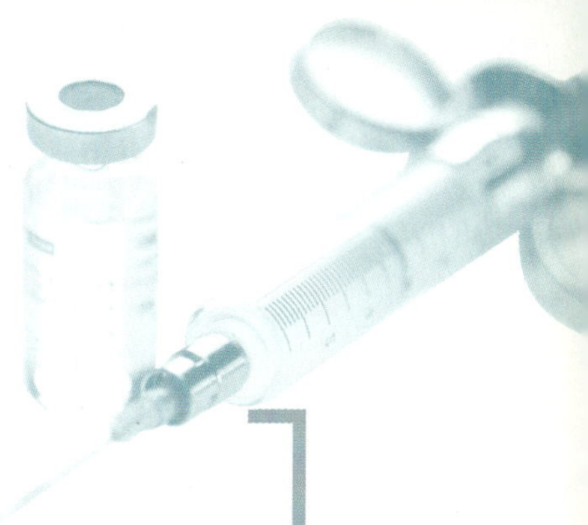

Chapter 10

수술 후 오심과 구토 (Postoperative Nausea and Vomiting, PONV)

수술 후 오심과 구토는 당일수술 후에 흔히 발생하며 영국의 당일수술센터의 조사에서 PONV의 빈도는 최고 30%에서 68%로 차이가 있었다.[1-3]

당일수술 센터에서 회복중에 PONV는 흔히 발생하지만 퇴원 후에도 발생할 수 있다. Carroll 등은[4] 당일수술 환자의 35%에서 퇴원 후 PONV를 경험하였으나 대부분이 당일수술 센터에서는 발생하지 않았다는 것이다. PONV 증상은 가볍지도 않고, 짧게 나타나는 것도 아니었으며 수술 후 약 1.7일 동안 오심이, 0.7일 동안 구토가 나타난다고 하였다.[4] 이러한 환자에서는 PONV가 없었던 환자에서보다 정상 활동으로 느리게 복귀할 수 있을 것이다.

PONV는 흔히 나타나며 발생빈도는 지난 10년간 거의 변화되지 않았다.[1,5] 복강경식 담낭절제술과 같은 당일수술에서 나타나며 당일수술 전체에 대한 빈도의 증가와도 관련이 있다.[6] PONV는 당일수술에 종사하는 모두에게 문제로 남아있다.

PONV의 용어 정의

a. 오심(nausea) : 관찰자가 아닌 환자가 직접 느끼는 증상으로 근육의 움직임이 없이 토할 것 같은 느낌을 말한다. 타액의 분비가 증가되고 혈관운동 이상과 땀 분비가 증가된다.
b. 구역(retching) : 위 내용물의 배출이 없는 움직임으로 위가 비어있음을 나타낸다.
c. 구토(vomting) : 매우 적은 양이더라도 위 내용물이 배출되는 경우를 말한다.[7]

구역과 구토 모두에서 인두부 근이완, 연구개의 상승, 횡격막 하강과 함께 흉부 호흡근육과 복부근육의 발작적인 경련이 나타난다.

구역과 구토는 뇌간(brainstem)의 반사작용으로 나타나며, 오심은 뇌간이 아닌 대뇌 피질의 활동(conscious cortical activity)으로 나타난다.

당일수술에서 PONV는 환자가 가장 없었으면 하는 부작용이다.[8] PONV의 통상적인 점수를 이용한 질적 평가에서 오심은 주관적이므로 visual analog scale (0-10 또는 0-100) 또는 verval rating scale(없음, 경, 중, 심함) 등으로 측정할 수 있다. 구역과 구토는 객관적으로 측정할 수 있다. 항구토 치료는 구역과 구토 및 중등도부터 심한 오심(〉4 VAS score)이 있거나 환자가 치료를 원하는 경우에서 실시하여야 한다. PONV가 나타나는 시기에 따라서 수술 후 초기(0-2시간 후), 2-24시간 후로 구분하여 유발 위험인자와 마취제의 영향을 분석한다.[7,8]

당일수술 후에 PONV는 약 1/3에서 퇴원하기 전에 나타나지만 퇴원 후에 나타나는 오심과 구토에 대한 치료를 준비하지 않으며, PDNV(Poot-Dischrage Nausea Vomiting)의 빈도는 오심은 17%에서 구토는 8%에서 발생하였다고 하였다.[9,10]

PONV의 중요성

1. 오심과 구토의 불쾌함

당일수술과 관련된 이환율과 모든 문제점들 중에서 환자들이 가장 예민하게 피하려는 것은 PONV였다. 이와 같은 문제점으로 환자들은 여러 가지 즉 통증, 긴 병원 체류기간, 비용의 증가와 같은 다른 이환율 또는 불편함을 잘 견디어낸다. 그러나 당일수술 센터에서 근무하는 사람들에게 가장 심하고 중요한 문제점들의 이환율에 대하여 고정 관념이 발생하게 되었다.

2. 퇴원의 지연과 계획 없는 입원

Green과 Jonsson은[11] 당일수술 후 병원 체류 시간을 결정하는 가장 중요한 인자는 PONV로 계획에 없는 입원을 하게 되는 주요 원인이라고 하였다.[12] 또한 계획에 없는 입원은 진정과 흔하지는 않지만 강력한 항구토제인 droperidol과 같은 약제의 부작용에 따른 결과라고 하였다.[13,14]

3. PONV에 따른 부작용과 합병증

PONV는 모든 마취 방법(예; 전신마취, 부위마취, 국소마취 등)에서 발생할 수 있다. PONV

로 인하여 봉합 파열, 식도 파열, 대사성 이상으로 전해질 불균형과 탈수 등이 초래될 수 있다.[15-17] 구토에 따른 위 내용물의 폐 흡인과 폐염, 피하기종 또는 기흉 등과 같은 합병증이 발생할 수 있으며 환자의 불만족 증가와 함께 퇴원이 지연될 것이다.[15-22]

4. 비용

Carroll 등은[23] 당일수술에서 PONV는 치료를 위한 인건비와 약제비 증가와 함께 회복실에 입원이 길어지고 예기치 않은 입원 등으로 비용 부담은 지속적으로 증가하게 된다고 하였다. PONV는 당일수술에서 비용부담을 증가시키고 효과를 저하시킨다. 더욱 중요한 것은 대부분의 환자가 수술 후 PONV에 두려움을 갖는 것이다.

PONV의 예방

효과적인 당일수술 관리의 초점은 다른 부작용과 합병증에 대한 처치보다는 일차적으로 PONV의 예방으로 방법은 단순히 항구토제 투여부터 수분 공급, 환자 안정, 마취제와 방법의 선택까지 다양하다(표 10-1).

PONV 예방법에 "Gold Standard"는 없으며 여러 가지 약리학적 또는 비약리학적 접근법이 권장되고 있다. Skledar 등은[15] "pan-prophylaxis"를 주장하였다. "pan-prophylaxis"는 환자가 가진 위험인자들과 관계없이 2-3가지의 항구토제를 예방목적으로 투여하는 방법이다. 이상적인 예방법으로 "zero tolerance"를 기대하면서 다음과 같이 주장하였다.[15]

- 흡입마취제 사용을 피하고
- 아편유사제를 피하고 PONV를 유발하지 않는 여러 가지 진통제를 최대한 사용하며
- 국소마취, 부위마취 등을 적용하여 다양한 진통 방법을 적용하고
- 적은 용량의 항구토제를 선택하여 투여한다.

표 10-1. PONV 감소를 위한 방법

위험도가 높은 환자와 수술을 찾아내어
예방 목적의 항 구토요법을 고려하며
PONV의 유발 가능성을 저하시키는 일반적인 방법을 적용하고
PONV를 최소화 할 수 있는 마취방법을 선택하며
마취과의사에게 의존하지 말고 회복실 근무의사가 지침에 따라서 PONV를 치료한다.

표 10-2. PONV의 위험도가 높은 수술

성인	소아
복강경 - 특히 불임수술	Bat ear 성형수술
담낭절재술	사시수술
치과 수술	포경수술
난자 채취	고환고정술
	서혜부 탈장수술

PONV를 증가시킬 수 있는 위험 인자들

1. 외과적 인자

1) 수술의 종류

환자와 외과의사는 PONV의 빈도와 심한 정도에 현저하게 영향을 주는 원인을 전통적으로 마취에 책임을 전가하지만 수술의 종류가 원인이며 마취와는 관계가 없다.[24] 일부 수술은 높은 빈도의 PONV와 관련이 있다(표10-2). 부인과 수술에서 오심은 75%, 구토는 61%에서 발생하였으며, 복강경식 담낭절제술에서는 72%라고 하였다.[25] 예방을 위하여 항구토제를 투여한 경우에는 수술의 종류에 따라서 30-60%라고 하였다.[25]

2) 수술과 마취 시간

수술과 마취시간이 PONV의 빈도에 영향을 줄 수 있다. 여기에는 마취, 수술의 종류, 장시간 금식, 통증과 같은 여러 가지 인자가 작용한다.

3) 통증

당일수술 중에 수술 후 통증의 증가와 관련이 있다. 일부 환자에서 심한 통증과 오심이 동반되지만 PONV와 통증의 직접적인 관계는 규명되지 않았다. Jakobsson 등은[26] 통증은 PONV의 정도를 증가시킨다고 하였다. Parnass 등은[27] PONV의 빈도는 수술 후 통증과 관계가 없다고 하였다. Anderson 등은[28] 복부수술을 한 입원 환자의 90%에서 통증과 함께 오심이 있으며, 이러한 환자의 80%에서 통증치료를 위하여 아편유사제를 투여하였으며 이와 함께 오심도 치료되었다고 하였다. 그러나 당일수술에서 통증 치료를 위하여 아편유사제 중 하나인 morphine을 사용한다면 이로 인하여 진통과 함께 오심이 나타난다.

표 10-3. PONV를 유발하는 환자의 특성
나이 : 소아와 젊은 성인에서 많다.
성 : 여자 〉 남자
? BMI 〉 30
PONV의 병력
동요병의 병력

2. 환자에 따른 인자(표 10-3)

1) 나이

여러 연구에서 PONV의 빈도와 나이의 관계를 설명하였다. PONV는 12개월 이하의 영 유아에서는 매우 적으나(8%), 5세 이하 소아에서는 20%로 증가되며 6세에서 65세까지 34에서 40%이며 그 이후부터는 감소한다.[29)]

2) 성

PONV는 여자가 남자보다 2-4 배 많으며, 증상도 더 심하다.[30)] 11세 이상의 여자 환자에서 특징적이다.[31)] Honkavaara 등은[32)] PONV의 빈도와 월경주기의 상호 관계 가능성에서 월경주기에 더욱 심하다고 하였다. 이러한 결과는 PONV의 다른 위험인자를 가진 여자 환자는 가능하다면 당일수술 계획을 PONV와 관계가 가장 적은 월경주기에 실시할 것을 주장한다.[33)] 이러한 선입견은 이상적인 결과를 위하여 바쁜 당일수술 센터에서 처리하는 것보다는 관리 조직이 필요하다.

3) 비만

BMI〉30인 환자에서 PONV의 빈도가 높다. 이유로는 안면 마스크 거치가 어려워서 위팽창을 초래하기 때문이라는 주장도 있으며 기관내 삽관 전에 안면 마스크를 이용한 환기를 하지 않은 환자의 연구에서는 BMI와 PONV는 관계가 없다고 하였다.[34)]

4) 동요병(멀미, motion sickness)

마취 병력에서 PONV가 있었던 환자는 없었던 환자보다 첫 24 시간 이내에 PONV의 빈도가 3배 이상이라고 한다.[35)] 많은 환자에서 퇴원하여 집으로 출발할 때부터 메스꺼움이 나타나기 시작한다. 일부 연구에서 퇴원 후 PONV는 특히 morphine을 투여한 환자에서 전정기관의 영향 때문이라고 한다.[36] 또한 scopolamine(hyosine)과 같은 항구토제는 부작용 치료에 효과적인 ondansetron보다 동요병에 더 효과적이다.[37] 환자들에게 모든 처치에도 불구하고 일부에서 PONV가 발생할 수 있다고 설명하여야 하며, PONV를 예방하고 치료할 수 있는 모든 노력을 하여야 할 것이다. PONV 병력과 동요병이 있는 환자에서는 항구토제를 예방 목적으로 사용하도록 한다.

5) 흡연

정확한 기전은 밝혀지지 않았으나 흡연 환자에서는 수술 후 오심과 구토의 빈도가 낮다고 하였다.[38,39]

PONV의 예방법

1. 예방 목적의 항 구토제

PONV의 위험이 높은 환자에서 예방목적으로 항구토제를 투여할 수 있다. Van den Berg는[40] 항구토제를 예방목적으로 사용한다면 PONV를 55% 저하시킬 수 있다고 하였다. 항구토제에는 phenothizines, 항히스타민(예; hydroxyzine, cyclizine, diphenhydramine 등), butyrophenones(예; droperidol, haloperidol), anticholinergics(예; scopolamine), benzamide(예; metoclopramide), 스테로이드(예; dexamethasone), $5HT_3$ 길항제(예; ondansetron, granisetron, tropisetron 등), neurokinin-1(NK-1) antagonist(예; aprepitant) 등이 있다.[41] 항구토제의 선택도 다른 약물과 같이 가격부담이 적고, 안전하며, 가장 효과가 좋고, 작용시간이 긴 약물을 선택한다.

$5HT_3$ 길항제와 droperidol이 이러한 기준을 만족시킨다.[42,43] 일반적으로 마취유도 전 또는 수술 중에 정맥 투여한다. 그러나 droperidol은 torsades de pointes, QT prolongation과 같은 부작용으로 통상적인 PONV 예방법으로 부적합하며 임상에서 제외된 약물이다.[44]

Ondancetron. 일반적으로 4 또는 8 mg을 사용한다. 많은 용량에서 더 효과적일 것이라는 증거는 거의 없다.[37] $5HT_3$ 수용체 길항제인 ondansetron, granisetron과 tropisetron 등은 PONV의 예방에 동등한 효과가 있다.[45] 부작용이 극히 적으므로 효과적이지만 당일수술에서 통상적으로 예방을 위하여 사용하기에는 비용부담이 크다. Watcha와 Smith는[46] 비용의 추가부담에 대하여 ondansetron은 효과적이지만 단지 33% 보다 큰 빈도의 PONV를 유발하

표 10-4. PONV를 저하시키기 위한 일반적인 방법
불안감 저하
ranitidine과 metocloparmide의 전투약
환자를 따뜻하게 한다.
적절한 수액 균형 유지
위 팽창 예방. LMA 사용 고려
불필요한 인두부 흡입을 피한다.
불필요한 움직임을 제한한다.

는 수술 또는 PONV의 위험이 높은 환자에서 ondansetron 4 mg의 투여는 적절한 방법이라고 하였다.

2. 일반적인 예방법

모든 환자에게 적용할 수 있는 일반적인 예방법은 표 10-4에 정리하였다.

1) 불안의 경감

증가된 수술 전 불안과 PONV 빈도 증가는 직접적인 관계가 있다고는 아직 밝혀지지 않았다. 그러나 불안해하는 환자는 지연된 위 배출시간과 공기 삼킴에 의한 위 내용물의 증가로 인하여 PONV 위험이 증가된다.[47,48] 불안 경감에 대한 방법은 제 4 장에서 정리하였다.

2) 재산제(antacid)와 위장운동촉진제(prokinetic drug)의 전투약

Ranitidine과 metoclopramide의 사용은 PONV의 저하에 도움이 된다. Metoclopramide의 항구토 효과는 의심스럽지만 위 운동에 대한 강력한 prokinetic drug이다. Ranitidine의 술전 투여는 PONV를 저하시키지만 droperidol 보다는 효과적이지 못하다.[49] 수술 시작 60-90분 전에 metoclopramide 10 mg과 ranitidine 150 mg의 경구투여를 권장한다.[50,51] 이러한 약제를 당일 수술 센터에 도착하였을 때에 투여하면 작용발현에 충분한 시간을 가질 수 있다.

3) 환자를 따뜻하게 한다.

수술 후에 춥게 하는 것은 불쾌하며 떨림이 동반된다면 산소요구량이 증가되며 PONV의 빈도를 증가시킨다.[51]

표 10-5. 마취과의사와 관련여부에 따른 PONV 위험인자들
마취과의사와 관련된 인자들
흡입마취제의 사용
수술 후 진통을 위한 아편유사제 사용
근이완제 길항제로 neostigmine의 대량 사용(2.5 mg 이상 iv)
아산화질소(N_2O) 사용(흡입마취제와 함께)
마취과의사와 관련 없는 인자들
수술 시간의 연장(예; 1 시간 이상 수술)
여성(예; 사춘기 이후)
비흡연
동요병 또는 PONV 병력
소아 또는 젊은 성인

4) 수액 공급량의 적절하게 유지

수술 전 금식 지침은 수술 전 2-3 시간까지 수분 섭취를 허용하였다(제 4 장 참조). 이러한 지침은 수술 후 갈증과 PONV를 감소시킨다.[52]

수술기간 중에 충분한 수액공급은 긴 수술 후에 PONV를 저하시킨다.[53]

PONV 위험이 높거나 20분 이상 긴 수술에서는 수액 10∼30 ml/kg 정도를 공급하여야 한다.[54] 수술 전, 중 및 후에 환자 상태에 맞추어 정맥과 경구로 충분한 수액을 공급한다면 일부 환자에서 PONV를 감소시킨다. 수술 기간 중에 금식 기간의 단축과 수술 중 수액 공급은 수술 직후의 갈증이 감소한다.[55] 수술 후 구토는 처음 경구 수분 섭취 후에 초래될 수 있다. 환자에게 수술 후 음식과 수분의 섭취 시작에 대한 좋은 지침이 된다. 대부분에서 환자가 원하는 시기에 음식과 수분의 섭취를 허용하게 되기 때문이다.

5) 위 팽창을 피할 것

마취유도를 하면서 안면 마스크 거치에 의한 과도한 양압조절환기로 공기가 유입되어 위 팽창이 초래되며 PONV의 빈도를 증가시킨다.[1] 상후두 기도유지기에 의한 기도 유지는 적은 위 팽창, 근이완제와 길항제 투여를 피하고 얕은 마취 깊이 유지 등 여러 요인에 의한 PONV 빈도를 저하시킨다.[56]

6) 불필요한 인두부 흡입을 피한다.

타액 등 분비물의 제거를 위하여 인후두부 흡입은 헛구역질과 구토를 유발할 수 있다.

Trepanier는[57] 수술 중에 위식도관을 통한 위 내용물의 흡입은 인두부 반사를 자극하여 PONV의 빈도를 증가시킨다고 하였다. 상후두 기도유지기(예; LMA)를 사용한다면 공기낭의 공기제거 없이 제거할 수 있으므로 분비물 제거를 위한 흡입의 필요성이 감소한다.

7) 불필요한 움직임의 제한

환자의 불필요한 움직임을 제한하고 특히 수술 후에 안정을 취하게 한다. Kamath 등은[35] PONV 환자의 66%에서 원인이 움직임이며 동요병에서 예민하다고 하였다. 갑작스럽고 격렬한 움직임이 PONV의 빈도를 증가시키며 특히 진통제로 아편유사제를 사용한 환자에서 증가된다.[58]

안정된 체위유지는 PONV를 저하시키기 위한 일반적인 방법으로 모든 당일수술 환자에서 통상적인 수기이지만 특히 위험도가 높은 환자에서 중요하다.

3. 마취방법

1) 마취 유도 약제

마취 유도 약제들은 PONV의 빈도 증가에 영향을 줄 수 있다. Myles 등은[59] 마취유도제 중에서 thiopentone 보다 propofol은 18% 정도 감소한다고 하였다. Boysen 등은[60] 부인과 소수술에서 propofol은 thiopentone 및 etomidate와 비교에서 PONV와 회복시간을 감소시킨다고 하였다. Etomidate는 thiopentone보다 높은 빈도로 PONV를 초래하며,[61] propofol은 PONV를 피할 수 있어 선호되는 마취 유도제이다.

2) 마취 유지

Propofol과 흡입마취제. Propofol을 기본으로 하는 TIVA와 흡입마취로 유지한 경우의 비교연구에서 TIVA는 PONV를 감소시킨다.[62] Propofol 지속 주입으로 하는 마취유지는 새로운 흡입마취제인 sevoflurane과 desflurane 보다 PONV 빈도가 낮다.[63,,64] Eriksson과 Korttila은[65] desflurane을 사용하면 ondansetron의 예방 투여를 권고하였으며 TIVA보다 PONV와 크게 관련이 있다고 하였다. Sevoflurane과 remifentanil을 이용한 마취 방법과 propofol과 fentanyl-rocuronium의 비교에서 PONV의 빈도에는 차이가 없었다고 하였다.[64] Propofol은 PONV 예방에 ondansetron 보다 더 효과적이지만 단지 TIVA로 마취유도와 유지를 한 경우에서 적용된다.[66] Propofol을 사용하는 TIVA는 PONV를 최소화하는 효과적인 방법이다.

3) 아산화질소

PONV에서 아산화질소의 영향은 논란이 많다. Lonie와 Harper는[67] 마취방법에서 아산화질소를 제외한 당일수술 마취에서 복강경 수술을 하여 PONV를 저하시켰다고 하였다. 그러나 아산화질소의 구토작용에 대한 다기관 분석에서는 PONV에 작용한다고 결론을 내렸으나 아산화질소와 PONV의 관계를 증명하지는 못하였다.[68-70]

Propofol을 마취유도와 유지에 사용하였을 경우에 PONV에 아산화질소가 작용한다는 것의 증명은 어렵다. Sukhani 등은[71] propofol 마취에서 아산화질소의 사용 여부에 따른 부인과 복강경 수술에서 PONV에 미치는 영향을 조사하였다. 아산화질소의 추가는 PONV에 영향이 없다고 하였으며 propofol 요구량의 저하로 빠른 회복을 얻을 수 있었다. 이 조사에서는 아편유사제는 사용하지 않았다. 아산화질소는 Sukhani 등의[71] 연구와 상반되지만 propofol 마취에서 보조제로 장시간 작용 아편유사제를 사용하는 경우에 PONV의 빈도를 증가시킨다. PONV의 위험이 높은 경우에 아산화질소의 사용은 PONV의 빈도를 증가시키지만[70] 인지(awareness)를 예방할 수 있다는 것을 가볍게 생각하여서는 안된다.[64,72]

아산화질소가 PONV의 주요 인자로 작용하는 성향은 매우 적지만 PONV 위험이 높은 환자에서는 선택에 신중하여야 한다.

4) 아편유사제

Morphine과 같은 장시간 작용 아편유사제는 PONV를 증가시키는 데에 의심할 여지가 없으나[36] alfentanil 및 fentanyl과 같은 짧은 작용시간 아편유사제는 그렇지 않다. 이러한 짧은 작용시간의 아편유사제는 당일수술 후 통증의 효과적인 예방과 치료에 기본이다.

Forrest 등은[73] 균형마취에서 흡입마취제의 대용으로 fentanyl 사용은 PONV 증가와 관련이 있다고 하였다. 그러나 마취 보조제로 fentanyl과 alfentanil을 사용할 경우 PONV를 저하시키고 조기 거동과 퇴원을 가능하게 한다.[74]

당일수술에서 fentanyl 및 alfentanil과 같은 아편유사제는 수술 후 통증의 예방과 치료에 필수적인 약제이다. 장시간 지속되는 진통은 국소마취제와 NASIDs와 같은 비아편유사제를 사용할 수도 있다. Morphine은 사용하지 않는다. Remifentanil은 작용시간이 짧아서 수술 중에 진통과 수술 후 빠른 회복을 위하여 사용하지만 다른 아편유사제와 같이 PONV의 원인이 될 수 있다.[20,75]

5) 국소마취제

당일수술에서 척추마취의 적용은 혈압 저하로 PONV를 증가시킬 수 있으므로 아직 논란이 많으나 일반적으로 국소마취 후에는 PONV가 매우 낮으므로 선호되고 있다.[76] 국소마취는 진정제 투여와 관계없이 PONV의 가능성이 있거나 위험이 높은 환자에서 권장되고 있다.

6) 근이완제와 길항제

근이완제는 PONV 원인과 관련이 없다고 생각한다. 그러나 길항에 사용되는 anticholinesterase (예; neostigmine)는 구토작용을 갖는다.[77,78] Mivacurium과 같은 비탈분극성 근이완제는 길항제가 필요 없으므로 PONV의 빈도를 저하시킬 수 있어 효과적이다.[79] 새로운 근이완제 길항제인 sugammadex는 neostigmine과는 상대적으로 항구토 효과가 있어 앞으로 기대되는 약물이다.[80]

PONV의 치료 방법

1. 항구토 치료

PONV에 사용되는 항구토 치료의 효과, 부작용과 비용에 대한 것은 앞에서 설명한 바와 같다. 효과적인 PONV 치료제로는 droperidol, $5HT_3$ 길항제 등이 있으나[40] droperidol은 심한 심장 부작용으로 2002년 이후부터 사용이 금지되고 있다.

Ondansetron 8 mg을 사용하는 여러 실험에서 1 mg과 4 mg의 낮은 용량으로도 PONV의 치료에 효과적이다.[81-83] Watcha와 Smith는[46] ondansetron은 PONV 빈도가 낮은 경우에 비용 부담에 따른 효과가 있다.

PONV의 치료에서 ondansetron 4 mg iv.는 처음 투약을 선택하는 경우에 사용한다. 예방 목적으로 ondansetron을 투여하였다면 droperidol 0.5 또는 0.625 mg iv를 사용한다.

PONV의 치료방법에 대한 설명은 그림 10-1에 정리하였다.

2. 기타 약제

1) Ephedrine

저혈압이 오심과 구토의 원인이라고 잘 알려져 있다. Ephdrine은 혈압이 정상범위로 유지되더라도 PONV의 예방과 치료에 효과적인 약제로 0.5 mg/kg im.은 droperidol과 비슷한 효과가 있다.[84] Ephedrine 3-6 mg iv.는 수술 후 체위성 저혈압이 증가될 환자에서 특히 효과적이며, 수술 전에 혈압이 낮거나 정상 혈압을 유지하는 젊은 여자 환자에서 효과적이다.

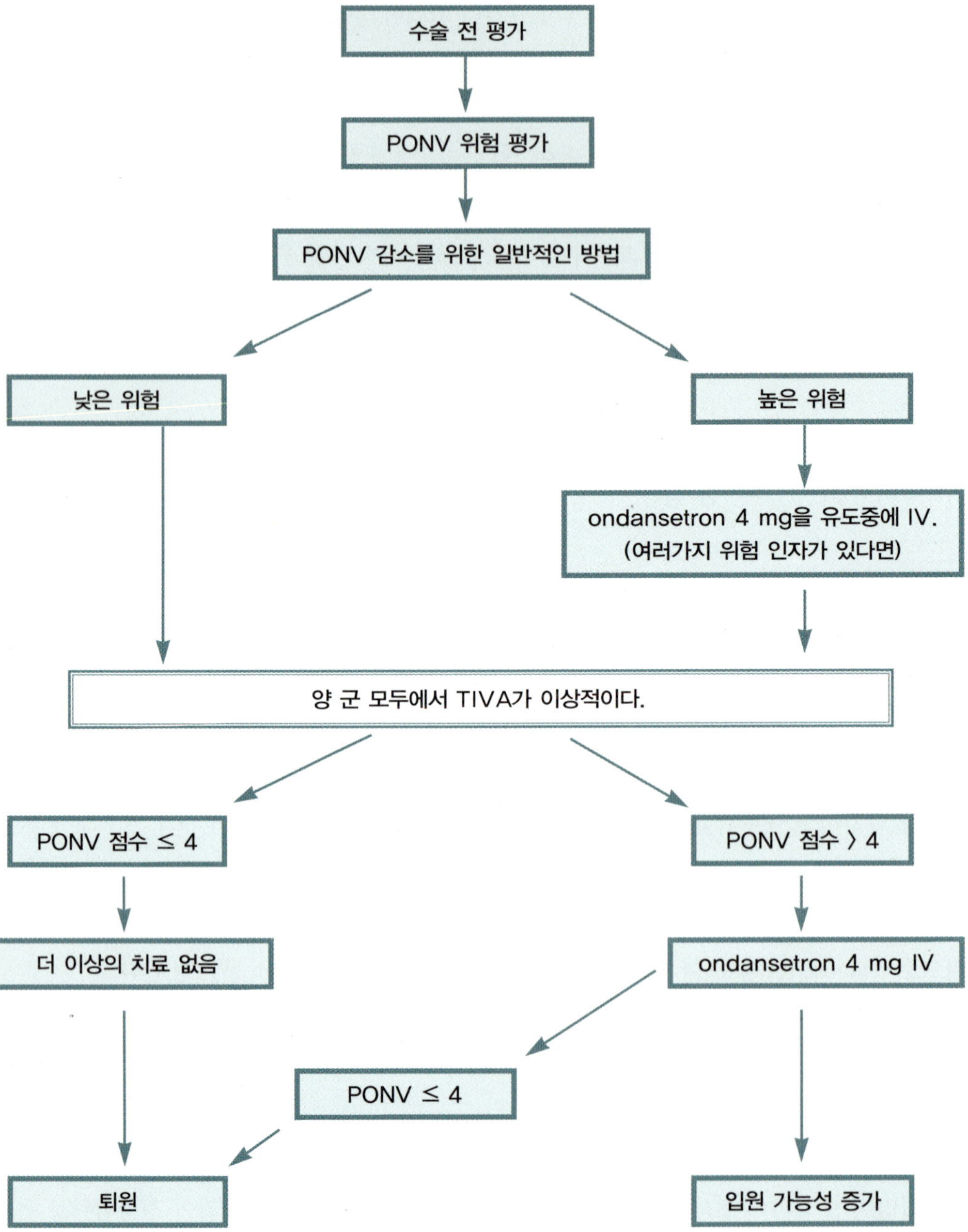

그림 10-1. 수술 후 오심과 구토 치료의 지침

Ephedrine의 효능은 수술 전의 장시간 금식에 따른 상대적인 저혈량증의 치료를 위하여 결정된다. 수술 전에 충분한 수액공급이 된다면 ephedrine의 필요성은 저하될 것이다.

2) 스테로이드

Dexamethasone은 치과 수술 후의 부종, PONV 빈도를 저하시킨다.[85] 또한 부인과 수술후에 granisetron과 같은 항구토제와 상승작용이 있다고 하였다.[78,86] 성인 환자에서 dexamethasone 8 mg iv는 특히 구강수술 후 구토의 예방을 위하여 고려할 수 있다.[23] NSAIDs가 금기인 환자에서 수술 후 통증과 PONV 치료에 효과적이다.

3) Metoclopramide

Rowbotham은[87] metoclopramide는 PONV의 50%에서 예방에 효과가 있다고 하였다. 더욱이 metoclopamide iv는 추체외로 반응과 같은 부작용이 있으므로 당일수술에서 항구토 작용으로 metoclopramide iv는 권장되지 않는다.

4) Neurokinin 1 수용체 길항제(NK1 receptor antagonist)

최근 개발되어 임상적용을 준비하고 있는 약물로서 aprepitant는 작용시간이 길고(48시간 이상) 중추신경계와 말초신경계 수용체 모두에서 작용하며, 급성 및 만성 구토 모두에서 작용하므로 당일 수술 환자에서 더 효과적일 것으로 예상된다.[15,88] 아직은 경구용만 있어 마취과 영역에서는 제한 사항이다.

3. 항구토 치료를 위한 대체 치료 방법

PONV의 예방과 치료에는 생강뿌리, 침술, 최면과 scopolamine 첩포와 같은 여러 가지 다른 방법들이 있다. 일부 성공적인 치료로 효과를 주장하지만 아직은 앞에서 설명한 항구토제보다 더 효과적인 방법은 없다.[89-91] 당일수술 센터는 가능한 보조 요법들을 선택할 수 있도록 준비하여야 한다.[15]

결론

PONV는 당일수술 후에도 흔히 발생한다. 환자에게 치료의 질적 평가와 당일수술 센터의 여러 가지 효능과 비용에 심각하게 영향을 주게 된다. 마취과의사는 수술 전에 PONV의 위험 인자를 평가하여야 한다.

간단한 방법으로 낮은 위험에서는 PONV 빈도를 저하시키는 데에 도움이 될 수 있으나 높은 빈도의 환자에서는 예방 목적의 항구토 치료가 필요하다. PONV의 여러 가지 위험 인자를 가진 환자에서 ondansetron이 사용될 수 있다.

그러나 PONV를 저하시키기 위한 효과적인 방법으로 흡입마취제보다는 마취 유도와 유지에 propofol이 선호된다.[66] 그리고 항구토제의 사용은 단지 필요한 경우에만 사용한다.

PONV의 성공적인 치료는 예방에 초점을 두어야 한다. 방법으로는 모든 환자에게 PONV가 낮은 빈도를 갖는 수기를 선택하고 위험인자가 발견되면 추가 방법을 적용하여야 하며 적응이 되면 예방과 치료를 위한 항구토 방법을 적용한다.

[참고문헌]

1. Watcha MF, White PF: Postoperative nausea and vomiting. Its Aetiology, treatment and prevention. Anesthesiology 1992; 77: 162-84
2. Cepeda MS, Gonzalez F, Granados V, et al: Incidence of nausea and vomiting in outpatients undergoing general anesthesia in relation to selection of intraoperative opioid. J Clin Anesth 1996; 8: 324-8
3. Kovac al: Prevention and treatment of postoperative nausea and vomiting. Drugs 2000; 50: 213-43
4. Carrol NV, Miederhoff P, Cox FM, et al: Postoperative nausea and vomiting after discharge from outpatient surgery centres. Anesth Analg 1995; 80: 903-9
5. Cohen MM, Duncan PG, DeBoer DP, et al: The postoperative interview: assessing risk factors for nausea and vomiting. Anesth Analg 1994; 78: 7-16
6. Madsen MR, Jensen KEJ: Postoperative pain and nausea after laparoscopic cholecystectomy. Surg Laparosc Endosc 1992; 2: 303-5
7. Apfel CC, Roewer N, Korttila K: How to study postoperative nausea and vomiting. Acta Anaesthesiol Scand 2002; 46: 921-8
8. Eberhart LH, Morin AM, Wulf H, et al: Patient preferences for immediate postoperative recovery. Br J Anaesth 2002; 89: 760-1
9. Rawal N: Postdischarge complication and rehabilitation after ambulatory surgery. Curr Opin Anaesthesiol 2008; 21: 736-42
10. Gupta A, Wu CL, Elkassabany N, et al: Does the routine prophylactic use of antiemetic affect the incidence of postdischarge nausea and vomiting following ambulatory surgery? a systemic review of randomized controlled trials. Anesthesiology 2003; 99: 488-95
11. Green G, Jonsson L: Nausea: the most important factor in determining length of hospital stay after ambulatory anaesthesia. A comparative study of isoflurane and/or propofol techniques. Acta Anaesthesiol Scand 1993; 37: 742-6
12. Gold BS, Kitz DS, Lecky JH, et al: Unanticipated admission to the hospital following ambulatory surgery. J Am Med Assoc 1989; 262: 3008-10

13. Melnick B, Sawyer R, Karambelkar D, et al: Delayed side-effects of droperidol after ambulatory general anaesthesia. Anesth Analg 1989; 69: 748-51
14. Davis PJ, McGowan FX Jr, Landsman I: Effect of antiemetic therapy on recovery and hospital discharge time. A double-blind assessment of ondansetron, droperidol, and placebo in paediatric patients undergoing ambulatory surgery. Anesthesiology 1995; 83: 956-60
15. Skledar SJ, Williams BA, Vallejo MC, et al: Eliminating postoperative nausea and vomiting in outpatient surgery with multimodal strategies including low doses of nonsedating, off-patient antiemetics: is "zero toleramce" achievable? Scientific World Journal: 2007; 7: 959-77
16. Glolembiewski J, Chernin E, Chopra T: Prevention and treatment of postoperative nausea and vomiting. Am J Health-Syst Pharm 2005; 62: 1247-62
17. Gan TJ: Risk factors for postoperative nausea and vomiting. Anesth Analg 2006; 102: 1884-98
18. Scuderi PE, Conlay LA: Postoperative nausea and vomiting outcome. Int Anesthesiol Clin 2003; 41: 165-74
19. Splinter WM, Robert DJ: Dexamethasone decrease vomiting by children after tosillectomy. Anesth Analg 1996; 83: 913-6
20. Apfel CC-X, Korttila K, Abdalla M, et al: A factorial trial of six interventions for the prevention of postoperative nausea and vomiting. N Engl J Med 2004; 350: 2441-51
21. Schumann R, Polaner DM: massive subcutaneous emphysema and sudden airway compromise after postoperative vomiting. Anesth Analg 1999; 89: 796-7
22. Bremner WG, Kumar CM: Delayed surgical emphysema, pneumomediastinum and bilateral pneumothoraces after postoperative vomiting. Br J Anaesth 1993; 71: 296-7
23. Carroll NV, Miederhoff PA, Cox FM, et al: Costs incurred by putpatient surgical centres in managing postoperative nausea and vomiting. J Clin Anesth 1994; 6: 364-9
24. Lerman J: Surgical and patient factors involved in postoperative nausea and vomiting. Br J Anaesth 1992;69(Suppl 1):24S-32S
25. Aasboe V, Raeder JC, Groegaard B: Betamethasone reduced postoperative pain and nausea after ambulatory surgery. Anesth Analg 1998; 87: 319-23
26. Jakobsson J, Davidson S, Andreen M, et al: Opioid supplementation to propofol anaesthesia for outpatient abortion: a comparison between alfentanil, fentanyl and placebo. Acta Anaesthesiol Scand 1991; 35:7 67-70
27. Parnass SM, McCarthy RJ, Bach BR Jr, et al: Beneficial impact of epidural anesthesia on recovery after outpatient arthroscopy. Arthroscopy 1993; 9: 91-5
28. Anderson R, Krohg K: Pain as a major cause of postoperative nausea. Can Anaesth Soc J 1976; 23: 366-9
29. Cohen MM, Cameron CB, Duncan PG: Paediatric anaesthetic morbidity and mortality in the perioperative period. Anesth Analg 1990; 70: 160-7
30. Zelcer J, Wells DG: Anaesthetic related recovery room complications. Anaesth Intens Care 1987; 15: 168-74
31. Rowley MP, Brown TCK: Postoperative vomiting in children. Anaesth Intens Care 1982;10:309-313
32. Honkavaara P, Lehtinen AM, Hovorka J, et al: Nausea and vomiting after gynaecological laparoscopy depends upon the phase of the menstrual cycle. Can J Anaesth 1991; 38: 876-9
33. Beattie WS, Lindblad T, Buckley DN, et al: The incidence of postoperative nausea and vomiting in women undergoing laparoscopy influenced by the day of the menstrual cycle. Can J Anaesth 1991; 38: 298-302
34. Palazzo MGA, Strunin L: Anaesthesia and emesis. I: Aetiology. Can J Anaesth 1984; 31: 178-87
35. Kamath B, Curran J, Hawkey C, et al: Anaesthesia, movement, and emesis. Br J Anaesth 1990; 64: 728-30
36. Weinstein MS, Nicholson SC, Schreiner MS: A single dose of morphine sulphate increases the incidence of vomiting after outpatient inquinal surgery in children. Anesthesiology 1994; 81: 572-7

37. Honkavaara P: Effect of ondansetron on, nausea and vomiting after middle ear surgery duing general anaesthesia. Br J Anaesth 1996; 76: 316-8
38. Werner J, Fernandez S, Awad H: The role of smoking history in the development of postoperative nausea and vomiting. Anesthesiology 2008; 109: 156-7
39. Apiliogullari S, Duman A: Smoking and nalbuphine may reduce postoperative emesis. Anesth Analg 2008; 107: 344
40 Van den Berg AA: The pophylactic antiemetic efficacy of prochlorperazine and ondansetron in nasal septal surgery: a randomised double-blind comparison. Aust Soc Anaesth 1996; 24: 538-45
41. Gan TJ, Apfel CC, Kovac A, et al: A randomized, double-blind comparison of the NK1 antagonist, aprepitant, versus ondansetron for the prevention of postoperative nausea and vomiting. Anesth Analg 2007; 104: 1082-9
42. Russell D, Kenny GNC: $5HT_3$ anatgonists in postoperative nausea and vomiting. Br J Anaesth 1992; 69(Suppl. 1): 63S-68S
43. Gan TJ, Collis R, Hetreed M: Double-blind comparison of ondansetron, droperidol and saline in the prevention of postoperative nausea and vomiting. Br J Anaesth 1994; 72: 544-7
44. Tang J, Watcha MF, White PF: A comparison of cost efficacy of ondansetron and droperidol as prophylactic therapy for elective outpatient gynaecologic procedures. Anesth Analg 1996; 83: 304-13
45. Naguib M, Bakry AKE, Khoshim MHB, et al: Prophylactic antiemetic antiemetic therapy with ondansetron, tropisetron, granisetron and metoclopramide in patients undergoing laparoscopic cholecystectomy: a randomised, double-blind comparison with placebo. Can J Anaesth 1996; 43: 226-31
46. Watcha MF, Smith I: Cost-effectiveness analysis of antiemetic therapy for ambulatory surgery. J Clin Anaesth 1994; 6: 370-7
47. Jenkins LC, Lahay D: Central mechanisms of vomiting related to catecholamine responses: anaesthetic implications. Can Anaesth Soc J 1971; 18: 434-41
48. Ong BY, Palahnuik RJ, Cumming M: Gatric volume and pH in out-patients. Can Anaesth Soc J 1978; 25: 36-9
49. Cozanitis D, Asantila R, Eklund P, et al: A comparison of ranitidine, dorperidol or placebo in the prevention of nausea and vomiting after hysterectomy. Can J Anaesth 1996; 43: 106-9
50. Miller JR, Anderson WG: Silent regurgitation in day case gynaecological patients. Anesthesia 1988; 43: 321-3
51. Kallar SK: New modalities in postoperative nausea and vomiting. J Clin Anaesth 1992; 4(Suppl. 1): 16S-19S
52. Gilbert SS, Easy WR, Fitch WW: The effect of preoperative oral fluid on morbidity following anaesthesia for minor surgery. Anaesthesia 1995; 50: 79-81
53. Yogendran S, Asokumar B, Cheng DCH, et al: A prospective randomised double-blinded study of the effect of intravenous fluid therapy on adverse outcomes in outpatient surgery. Anesth Analg 1995; 80: 682-6
54. Dagher CF, Abboud B, Richa F, et al: Effect of intravenous crystalloid infusion on postoperative nausea and vomiting after thyroidectomy: a prospective, randomized, controlled study. Eur J Anaesthesiol 2009; 26: 188-91
55. Strunin L: How long should patients fast before surgery? Time for new guidelines. Br J Anaesth 1993; 70: 1-3
56. Luff AJ, Morris RJ, Wainwright AC: Day case management in adjustable suture squint surgery. Eye 1993; 7: 694-6
57. Trepanier CA: Perioperative gastric aspiration increases postoperative nausea and vomiting in outpatients. Can J Anaesth 1993; 40: 325-8

58. Muir JJ, Warner MA, Offord KP, et al: Role of nitrous oxide and other factors in postoperative nausea and vomiting: a randomised and blinded study. Anaesthesiology 1987; 66: 513-8
59. Myles PS, Hendrata M, Bennett AM: Postoperative nausea and vomiting. Propofol or thiopentone: dose choice of induction agent affect outcome? Anaesth Intens Care 1996; 24: 355-9
60. Boysen K, Sanchez R, Krintel J, et al: Induction and recovery characteristics of propofol, thiopentone, and etomidate. Acta Anaesthesiol Scand 1989; 33: 689-92
61. Korttila K, Tammisto T, Aromaa U: Comparison of etomidate in combination with fentanyl of diazepam, with thiopentone as an induction agent for genral anaesthesia. Br J Anaesth 1979; 51: 1151-7
62. Raftery S, Sherry E: Total intravenous anaesthesia with propofol and alfentanil protects against postoperative nausea and vomiting. Can J Anaesth 1992; 39: 37-40
63. Rapp SE, Conahan TJ, Pavlin DJ, et al: Comparison of desflurane with propofol in outpatients undergoing peripheral orthopaedic surgery. Anesth Analg 1992; 75: 572-9
64. Yang H, Choi PT, McChesney J, et al: Induction with sevoflurane-remifentanil is comparable to propofol-fentanyl-roxuronium in PONV after laparoscopic surgery. Can J Anesth 2004; 51: 660-7
65. Eriksson H, Korttila K: Recovery profile after desflurane with or without ondansetron compared with propofol in patients undergoing outpatient gynaecological laparoscopy. Anesth Analg 1996; 82: 533-8
66. Gan TJ, Ginsberg B, Grant AP, et al: Double-blind, randomised conparison of ondansetron and intraoperative propofol to prevent postoperative nausea and vomiting. Anesthesiology 1996; 85: 1036-42
67. Lonie DS, Harper NJN: Nitrous oxide anaesthesia and vomiting: the effect of nitrous oxide anaesthesia on the incidence of vomiting following gynaecological laparoscopy. Anaesthesia 1986; 41: 703-7
68. Hovorka J, Korttila K, Erkola O: Nitrous oxide does not increase nausea and vomiting following gynaecological laparoscopy. Can Anasth Soc J 1989; 36: 145-8
69. Sengupta P, Plantevin OM: Nitrous oxide and day case laparoscopy: effect on nausea, vomiting, and return to normal activity. Br J Anaesth 1988; 60: 570-3
70. Tramer M, Moore A, McQuay H: Omitting nitrous oxide in general anaesthesia: meta-analysis of intraoperative awareness and postoperative emesis in randomised controlled trials. Br J Anaesth 1996; 76: 186-93
71. Sukhani R, Lurie J. Jabamoni R: Propofol for ambulatory gynaecologic laparoscopy: dose omission of nitrous alter postoperative emetic sequelae and recovery? Anesth Analg 1994; 78: 831-5
72. Tramèr M, Moore A, McQuay H: Omitting nitrous oxide in general anaesthesia: meta-analysis of intraoperative awareness and postoperative emesis in randomized controlled trials. Br J Anaesth 1996; 76: 186-93
73. Forrest JB, Cahalan MK, Rehder K: Multicenter study of general anaesthesia. Anesthesiology 1990; 72: 262-8
74. Millar JM, Jewkes CF: Recovery and morbidity after day case anaesthesia. A comparison of propofol with thiopentone-enflurane anaesthesia with and without alfentanil. Anaesthesia 1988; 43: 738-43
75. Tonner PH, Schulz J: Total intravenous or balanced anaesthesia in ambulatory surgery? Curr Opin Anaesthesiol 2000; 13: 631-6
76. Rabey PG, Smith G: Anaesthetic factors contributing to postoperative nausea and vomiting. Br J Anaesth 1992; 69(Suppl. 1): 40S-45S
77. King MJ, Milazkiewicz R, Carli Fr: Influence of neostigmine on postoperative nausea and vomiting. Br J Anaesth 1988; 61: 403-6
78. McKenzie R, Tantisiara B, Karambelkar DJ, et al: Comparison of ondansetron with ondansetron plus dexamethasone in the prevention of postoperative nausea and vomiting. Anesth Analg 1994; 79: 961-4
79. Ding Y, Fredman B, White PF: Use of mivacurium during laparoscopic surgery: effect of reversal drugs on postoperative recovery. Anesth Analg 1994; 78: 450-4

80. Sorgenfrei IF, Norrild K, Larsen PB, et al: Reversal of rocuronium-induced neuromuscular block by selective relaxant binding agent sugammadex: a dose-finding and safety. Anesthesiology 2006; 104: 667-74
81. Bodner M, White PF: Antiemetic efficacy of ondansetron after outpatient laparoscopy. Anesth Analg 1991; 73: 250-4
82. Larijani GE, Gratz I, Afshar M, et al: Treatment of postoperatie nausea and vomiting with ondansetron: a randomised, double-blind comparison with placebo. Anesth Analg 1991; 73: 246-9
83. Scuderi P, Wetchler BV, Sung YF, et al: Treatment of postoperative nausea and vomiting after outpatient surgery with the 5HT3 antagonist ondansetron. Anesthesiology 1993; 78: 15-20
84. Rothenberg DM, Parnass SM, Litwack K, et al: Efficacy of ephedrine in the prevention of postoperative nausea and vomiting. Anesth Analg 1991; 72: 58-61
85. Baxendale BR, Vater M, Lavery KM: Dexamethasone reduces pain and swelling following extraction of third molar teeth. Anaesthesia 1993; 48; 961-4
86. Fujii Y, Tanaka H, Toyooka H: Grainsetron-dexamethasone combination reduces postoperative nausea and vomiting. Can J Anaesth 1995; 42: 387-90
87. Rowbotham DJ: Current management of postoperative nausea and vomiting. Br J Anaesth 1992; 69(Suppl 1): 46S-59S
88: Saria A: The tachykinin NK1 receptor in the brain: pharmacology and putative functions. Eur J Pharmacol 1999; 375: 51-60
89. Phillips S, Ruggier R, Hutchinson SE: Zingiber Officinale(Ginger)-an antiemetic for day case surgery. Anaesthesia 1993; 48: 715-7
90. Ghaly RG, Fitzpatrick KTJ, Dundee JW: Antiemetic studies with traditional Chinese acupuncture. Anaesthesia 1987; 42: 1108-10
91. Arfeen Z, Owen H, Plummer JL, et al: A double-blind randomised trial of ginger for the prevention of postoperative nausea and vomiting. Anaesth Intens Care 1995; 23: 449-59.

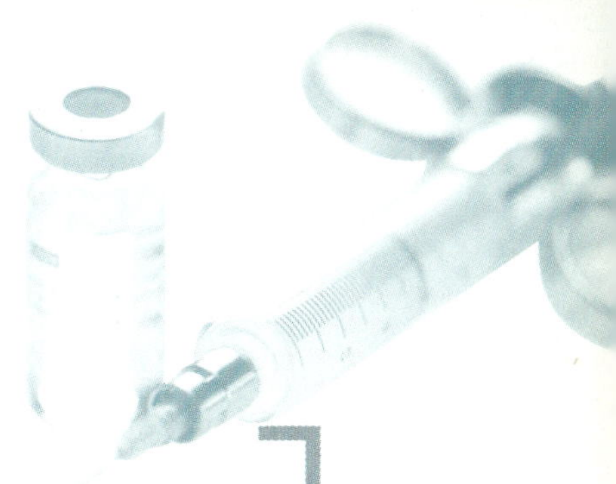

Chapter 11

성인의 당일수술에서 국소마취와 신경차단 (부위마취)

국소마취는 수술부위에 직접 국소마취제를 주입하여 감각을 일시적으로 소실시키는 것이라고 정의할 수 있다. 소수술에서는 외과의사가 직접 할 수도 있다. 부위마취는 수술부위와 떨어진 부위에서 신경을 차단하는 것이다. 부위마취에는 말초신경차단, 신경총 차단, 중추신경계 차단(예; 척추, 경막외마취) 등이 있으며 대부분이 복잡한 수기로서 마취과의사가 직접 실시한다.

당일수술에서 정형외과 수술이 증가하면서 국소 또는 부위마취로 수술을 하는 경우가 점차 증가하고 있다. 이와 같은 변화는 수술수기가 최소한의 침습으로 발달하고, 진정마취를 위한 약물과 방법이 개선되고 졸음, 오심과 구토 및 조절 불가능한 통증과 같은 수술 후 문제점의 최소화에 의한 것이다. 국소와 부위마취는 단독으로 또는 진정마취, 전신마취를 함께 하여 다단계 진통의 일부분으로 적용될 수 있다.[1] 국소마취와 부위마취의 수기를 적절하게 선택한다면 당일수술에서 효과적인 마취 방법으로 이용될 수 있다.

국소마취로 당일수술을 하는 것은 간단하고 안전하며 적은 비용으로 할 수 있다. Dexter와 Tinker는[2] 환자의 경비부담에서 입원이 주요 결정인자라고 하였다. 국소마취에서 실시하는 수술은 입원의 주요 원인으로 통증, 오심과 구토와 같은 수술 후 문제점을 최소화한다. 국소마취제의 가격은 당일수술의 비용에서 매우 적은 부분을 차지한다.

과거에는 입원하여 전신마취로 시행하던 많은 수술들이 국소 또는 부위마취를 단독 또는 진정마취와 함께 당일수술로 실시되고 있다. 예를 들면 유방수술,[3] 렌즈 적출술,[4] 비중격수술,[5] 전립선 적출술,[6,7] 편도 적출술과[8] 갑상선 적출술[9] 등이 당일수술로 실시되고 있다. 이러한 방법으로 실시되는 경우는 비용부담이 적으며 수기는 안전하고 환자와 의료진에게 수용될 수 있어야 한다. 적절한 기구가 준비된 당일수술 센터에서 선택된 수술을 추가되는 비용과 효과의 선택이 부담되는 "병원급의 당일수술 관리" 보다는 국소와 부위마취로 "office-based" (개원한 외과의사의 수술실에서 실시되는)로 적용되고 있다.[10)]

과거 전신마취로 실시하던 경우를 국소마취로 새롭게 적용하는 것에 안전, 비용부담과 효과 및 환자의 만족 정도를 분석하고 평가하는 것은 중요하다.

부위마취가 전신마취보다 선호되는가?

당일수술에서 논란이 되는 문제는 부위마취가 전신마취보다 현저한 이점이 있는가 하는 것이다. 여러 연구결과가 발표되었으나 연구기관에 따라서 차이가 있다.[11,12)] 이러한 문제점들은 쉽게 차단을 하기 위한 용이한 신체적인 구조, 외과의사와 환자의 수용자세, 마취과의사의 탁월한 수기 등에 영향을 받게 된다. 부위마취와 전신마취의 적절성 결정에서 환자의 의견, 수술

표 11-1. 국소마취와 부위마취의 장점

환자에게
전신마취 및 이와 관련된 합병증을 피할 수 있다.
수술 후 오심과 구토를 최소화할 수 있다.
수술 후 통증 완화에 도움이 된다.
회복시간의 단축
수술 중에 환자와 집도의의 의견교환이 가능하다.
수술의 관찰
조기 거동
외과 의사에게
수술을 끝내기 전에 기능을 평가할 수 있다.
수술 소견과 치료에 대한 의견교환이 가능하다.
수술실에서
직접 2차 회복실로 이동(Fast-track의 적용)
환자의 회복시간 단축
수술 후 간호 요구량의 감소
예측하지 못한 입원이 적다
수술실 비용의 감소

표 11-2. 국소마취와 부위마취의 단점

추가 시간이 필요하다
- 환자와 의견교환
- 차단을 위한 주사바늘의 천자
- 작용발현시간
- 부드러운 수술 조작
- 불완전 차단은 추가 투여 또는 전신마취로 전환이 필요

신경손상의 위험
외과의사와 환자의 협조가 필요
장시간 부위차단은 거동 제한, 요 저류와 퇴원을 지연시킨다.

의 용이도와 합병증 발생률, 회복실에 머무르는 시간 등이 기본적인 것이다.

국소마취 또는 부위마취를 이용하는 경우 환자와 외과의사에게 당일수술의 용이성을 증진시켜주는 이점이 있다. 장점과 단점을 표 11-1와 11-2에 정리하였다.

1. 장점

당일수술 6000예의 결과에서 마취와 관련된 합병증은 국소마취, 진정마취 또는 부위마취 보다 전신마취에서 더 자주 발생하였다.[13] PONV의 빈도에서도 부위마취 단독, 국소마취 또는 부위마취와 전신마취를 함께 실시하여 최소화할 수 있다.[14] 진통을 위한 아편유사제의 요구량도 저하되고 수술 후 통증도 적다.[14-16]

외과적 자극이 있기 전에 국소마취를 실시하는 것은 선행진통 효과가 있을 것이다.[15,17] 전신마취에서 설명한 바와 같이 수술을 시작하기 전에 통증 치료는 회복 중에 치료하는 것보다 수술 후 통증을 감소시키는 데에 더 효과적이다.[18] 임상적으로 침해자극의 차단이 완전하면 수술 후 통증이 적으며 수술 후 초기까지 지속된다.[19] 선행 진통 효과가 증명되었는가에 대하여 여러 의견들이 있으나 편안하게 깨어나서 유지되는 임상적 장점이 있다. 실제로 심한 통증을 가지고 마취에서 깨어나면 안정을 되찾기 힘들고 더 많은 진통제를 필요로 한다.

초기 외과 자문에서 국소마취와 부위마취의 장점을 의논하는 것이 외과의사에게 선호된다. 환자는 수술 중에 깨어있는 상태를 선택하여야 한다.[20,21] 깨어있다면 무릎 관절경과 같이 모니터를 통하여 수술과정을 환자가 직접 볼 수 있다. 외과의사는 수술 중에 수술소견, 치료 방법의 선택, 수술 후 치료에 대하여 환자와 의논할 수 있다. 일부 외과의사는 탈장 봉합술과 방아쇠 손가락 유리(trigger finger release)와 같은 수술에서 수술 부위를 봉합하기 전에 기능 검사를 위하여 환자의 협조를 얻을 수 있다고 한다.

국소마취 또는 부위마취는 회복시간을 짧게 하고 첫 단계 회복실을 지나칠 수 있다(20장 참조).[14,22] 조기 거동 또한 가능하며 국소마취에서 무릎 관절경 수술은 수술 후 즉시 물리치료를 시작할 수 있는 장점이 있다.[23] 국소마취 또는 부위마취는 간호의 필요성을 감소시키고 예상하지 못한 입원이 드물다는 것도 비용절감효과를 증강시킨다.[24]

2. 단점

부위마취의 장점을 환자에게 설명하는 것, 예를 들면 수술 중에 환자는 수면을 할 수 있다는 개념의 차이를 설명할 경우 추가 시간이 필요한 것이 문제가 될 수 있다. 실제로 진정마취와 부위마취를 함께 한다면 환자는 수술에 관한 것은 기억하지 못하는 전신마취 이상으로 호감을 갖게 된다. 임상적인 문제는 바쁜 마취과의사에게 차단을 실시하기 위한 추가 시간이 필요하며 작용발현 시간을 고려하여야 하고 때로는 수술 시간이 길어짐에 따라서 추가로 차단을 하거나 전신마취로 전환이 필요하다.

국소마취와 부위마취가 전신마취의 부분으로 또는 단독으로 적용하는 것은 수기의 용이성, 환자와 외과의사의 선택 및 마취과의사의 숙련도에 의존한다.

환자의 문제점

상세한 환자에 대한 평가는 전신마취에서와 같이 국소마취 또는 부위마취에서도 중요하

표 11-3. 국소마취와 부위마취에서 계획된 방법의 요점

당일수술 전
- 외과의사는 초기에 진료 의뢰의 이점을 알아야 한다.
- 평가에 참여하는 간호사
  - 환자 평가
  - 국소마취와 부위마취의 이점에 대한 설명
  - 인쇄된 설명서를 준비
  - 가능하다면 마취수기 비데오를 보여준다.
  - 필요하다면 마취과의사에게 진료 의뢰를 한다.

수술 당일
- 마취과의사는 국소마취 또는 부위마취에 대한 설명과 허락을 받는다.

표 11-4. 국소마취와 부위마취의 상대적 또는 절대적 금기증
출혈 성향의 병력
국소마취제에 대한 알레르기
차단부위에 신경학적 결손
차단부위의 감염
환자가 원하지 않거나 협조가 되지 않는 경우

다. 마취방법의 마지막 결정은 마취과의사가 한다. 그러나 객관전인 평가방법이 필요하다 (표 11-3).

마취과의사는 환자로부터 신뢰를 얻을 수 있도록 신경차단 시행에 자신감을 가져야 하며 필요한 경우에는 진정마취 또는 전신마취로 전환에 대한 동의를 얻어야 한다.

국소 또는 부위마취에 대한 설명에서 특별히 강조하여야 하는 것들은 다음과 같다.

- 환자의 과거 국소마취 또는 부위마취 경험
- 국소마취 또는 부위마취의 상대적 또는 절대적 금기증(표 11-4)
- 국소마취 또는 부위마취의 장점과 대체할 수 있는 방법
- 차단 수기의 설명 : 주사바늘의 천자, 예상되는 운동과 감각 신경의 차단 범위와 작용시간
- 합병증과 부작용의 종류와 발생빈도
- 진정제의 병용, 기억상실, 진정과 조절의 관점에 대한 설명
- 해부학적 특성의 검사(예, 척추)
- 예상되는 회복시간과 수술 후 진통제의 필요성, 국소마취 또는 부위마취와 전신마취의 차이점의 비교

환자는 보청기, 의치와 가발 등을 마취 중에도 착용하고 있을 수 있다. 환자가 수술 중에 듣고 싶은 음악이 있다면 들려주어 환자에게 편안한 분위기를 제공할 수 있을 것이다. 근무자들은 환자의 안정과 편안함을 위하여 베개를 베어주고 필요하다면 통역자(예; 환자가 외국인)도 동반한다. 환자에게 수술하는 것이 보이지 않도록 칸막이를 하고 근무자들은 수술실에서 불필요한 개인적인 이야기는 삼가야 할 것이다. 주위가 조용하고 외과의사의 수술 수기가 부드럽다면 추가로 진정마취는 하지 않아도 된다.

기술적인 문제들

1. 신경 차단의 시술

마취과의사는 관련된 해부학적 특성을 잘 이해하고 신경차단 수기에 탁월하게 숙달되어야 한다. 신경차단에 필요한 시간, 작용발현 시간, 수술실에서 운송에 필요한 시간과 거리를 예상하여야 한다. 신경차단을 실패하였거나 불완전하다면 외과의사는 국소마취제를 추가 투여할 수 있으며 마취과의사는 즉시 전신마취로 전환할 준비를 하여야 한다.

2. 경구 진통제의 적용

장시간 작용하는 국소마취제는 수술 후 진통작용이 오래 지속될 수 있다. 짧은 작용시간 국소마취제는 조기 거동과 기능 회복이 필요한 경우에 적용할 수 있다. 환자는 국소마취제 작용이 사라지면서 통증이 증가된다는 것을 알고 있어야 한다. 그러므로 통증 감각이 완전히 회복되기를 기다리기보다는 국소마취제 작용이 사라지기 시작할 무렵 경구 진통제를 복용하도록 하여야 한다.

3. 지혈대

지혈대의 적용은 출혈 없는 수술시야를 제공하여 외과의사의 해부학적 구조 확인, 적절한 절개와 수술시간 단축에 도움이 된다. 그러나 공기 지혈대는 탄력 붕대 또는 고무 붕대와 비교하여 영구 마비의 빈도는 낮지만 장기간 부종, 경직(stiffness), 일시적인 허약 또는 마비를 초래할 수 있으므로 주의하여 사용하여야 한다. 잘 못된 지혈대의 적용은 신경차단에 의한 신경손상과 같은 합병증으로 혼돈할 수 있는 감각이상을 초래할 수 있다.[25] 지혈대에 의한 신경손상과 허혈에 의한 근육 손상은 기계적인 압력에 의한 것이다.[26,27]

지혈대를 사용하는 방법

- 사용하기 전에 사지를 높게 유지한다(적절한 시간은 4분).
- 안전한 사용시간(2시간 이내)
- 지혈대 기낭의 폭은 상 하지의 지름과 비슷하다.
- 지혈대 아래에는 부드러운 받침을 한다.
- 적절한 압력은 250-300 mmHg을 유지하거나 수축기 혈압보다 100 mmHg 높게 유지한다.

대부분의 환자에서 250 mmHg 압력에서 10-15분은 지혈대 통증을 견딜 수 있으며, 이러한 내성을 다음과 같이 이용할 수 있다.

- 환자의 내성이 현저하게 크다면 팔과 허벅지보다는 상박과 장딴지에 거치할 수 있다.[28]
- 수술 중 진정에는 propofol 지속주입 또는 기억상실 작용이 있는 약제를 사용할 수 있다.
- 상박에서 지혈대의 근위부 가장자리에 국소마취제로 표피의 감각신경 차단을 할 수 있다. 이와 같은 방법은 척추천자 바늘을 이용하여 국소마취제를 피하주사하여 얻을 수 있다.
- 사지의 혈액을 손톱부터 겨드랑이까지 방혈하는 것은 Esmarch 붕대를 이용하며, 지혈대는 가장 상부에 거치한다. 통증 없는 허혈은 약 60-75분동안 적용할 수 있다.[29]

지혈대의 상식적인 거치가 중요하다. 마취과의사는 통증 없이 15분 이상 환자의 내성을 충족시킬 수 있는 방법을 적용할 수 있어야 한다. 환자는 국소 또는 부위마취의 이점과 가능성 있는 부작용을 이해하여 차단에 협조하고 수용하여야 한다. 외과의사는 성공적인 국소 또는 부위마취를 할 수 있도록 조기에 마취과로 의뢰를 한다. 수술 중에는 부드럽게 수술조작을 하며 안정된 분위기를 유지하도록 한다. 마취과의사는 국소마취 또는 부위마취 수기에 숙련되어야 하며 국소마취제의 적절한 용량을 알고 있어야한다.

국소마취제의 선택

국소마취제는 작용시간과 화학적 구조로 구분할 수 있다. 당일수술을 위한 국소 또는 부위마취에서 약물의 선택에서 짧은 작용시간을 갖는 약물은 운동신경 차단에 선호되며, 장시간 작용약물은 감각신경 차단 작용이 선호된다. 척추마취에서는 lidocaine, mepivacaine, 2-chloroprocaine 등이 작용시간이 짧아서 선호되며, 장시간 작용 국소마취제인 ropivacaine, bupivacaine, levobupivacaine 등은 투여량을 적절하게 조절하여야 할 것이다.[30]

국소마취제와 독성

국소마취제의 독성은 중추신경계, 심장 순서로 나타나며 심장 독성은 심한 기능부전과 부정맥으로 사망까지 초래할 수 있으므로 주의하여야 한다.

국소마취제를 투여 한 후에 체내 흡수 속도는 방법에 따라서도 차이가 있다. 국소마취제 투여 후 흡수되는 속도는 다음과 같다.[31,32]

1) 후두부(pharynx)에 도포마취
2) 늑간신경 차단
3) 요추 경막외 마취
4) 미추 경막외 마취
5) 상박신경총 차단
6) 근위부 하지 말초신경차단

중추신경계 독성으로 경련은 국소마취제의 최소 혈중 농도를 초과하게 되면 나타난다. 환자에서 증상과 징후는 불쾌감, 이명, 입주위의 감각이상과 쇠맛 등과 함께 현기증과 말 흐림증(slurring speech)등이 나타난다. 국소마취제의 혈중 농도가 증가되면 안면 작은 근육의 미세한 경련이 특히 눈꺼풀, 손에 많이 나타나며 육안으로 관찰된다. 일부 국소마취제들 특히 lidocaine에서는 약물을 주입하면서 졸음을 느끼거나 환자와 대화를 하고 있었다면 동문서답 또는 어눌한 답변을 하게 된다. 이러한 변화는 전신경련의 전구증상들이다.

예방이 중요하다. 표 11-5에 국소마취제의 권장량을 정리하였다. 마취과의사는 환자의 상태, 수술 부위 등에 따라서 적절한 용량을 선택하여야 한다. 국소마취제를 주입하기 전에 반드시 흡인하여 혈관내로 직접주입에 주의하여야 한다. 척수동맥에 단지 수 mg의 lidocaine 주입만으로 경련을 유발할 수 있다. 얼굴, 목과 남자 성기 등과 같이 혈관이 풍부한 부위에 주입할 경우에는 혈중 농도가 급격하게 증가될 확율이 높다. 발, 서혜부와 같이 혈관이 적은 부위에서

표 11-5. 국소마취제 권장량

약제종류	투여량(mg/kg)	성인량(mg)
Procaine	14	1000
Prilocaine	10	600
Lidocaine	7[a]	500[a]
Mepivacaine	7[a]	500[a]
Bupivacaine Levobupivacaine	1-2	150
Ropivacaine	1-2	50-200

[a] with epinephrine.

는 용량을 증가하여 농도 차이를 크게 하여 준다.[33] 높은 농도의 국소마취제 사용을 고려할 경우는 독성 제한용량에 접근하게 되므로 midazolam 정맥투여를 권장한다. Benzodiazepine은 경련의 예방과 치료에서 높은 특수성을 갖는다.[34] 경련이 나타나면 환자에게 산소 투여와 과환기를 시키면서 수액 투여와 midazolam 또는 propofol, thiopental 등을 정맥 투여하고 기도를 유지한다.

Bupivacaine이 정맥내 투여되면 경련이 나타나기 전이라도 심장의 변화를 관찰 할 수 있다. Bupivacaine과 etidocaine은 심정지까지 초래할 수 있으며 Levobupivacaine과 ropivacaine은 bupivacaine보다는 중추신경계와 심장 독성이 낮다.[35-37] 국소마취제의 심장 독성은 20% intralipid emusion으로 치료할 수 있으며 투여 용량은 아직 확립되지는 않았으나 초기 1.5 ml/kg 주입 후에 0.25 ml/kg/min 로 주입한다고 하였다.[38-40]

척추마취에서 국소마취제 lidocaine과 mepivacaine은 통증이 동반된 일시적인 신경결함(transient neurologic symptomes; TNSs)이 나타날 수 있다.[30,41,42]

진정과 감시

저산소증, 호흡 변화 또는 부정맥 등 부작용과 합병증을 조기에 발견할 수 있도록 부위마취에서도 환자의 감시는 기본적인 사항이다. 부위마취에 앞서 마취과의사는 심폐소생술 또는 필요하다면 전신마취로 전환할 수 있도록 마취기계와 마취약제가 사용 가능한가를 점검하여야 한다.

마취과의사는 환자의 편안함과 외과의사의 편리함 때문에 국소 또는 부위마취와 함께 진정마취를 선택하게 될 것이다(제 12장 참조). 진정은 과용량 투여를 조심하여 처음 국소마취제가 투여되기 전에 시작한다. 진통제는 일반적으로 필요하지 않으며 진정제와 아편유사제를 함께 사용하는 경우에는 심한 호흡억제가 동반될 수 있으므로 주의 깊은 감시가 동반되어야 한다.[43] 진정 또는 진정마취는 차단이 불완전하거나 충분하지 못한 경우에 적용되어서는 안된다. 또한 수술과 수술 후 지시사항의 기억에 영향을 줄 수 있으므로 기억상실 약제는 주의하여 투여되어야 한다.

진정제는 국소마취와 부위마취에서 환자의 편안과 외과의사의 편리함을 위하여 함께 적용하지만 회복실에서 퇴원 지연을 단축하려면 환자는 수술 후에 각성상태가 되도록 한다.

국소마취 또는 부위마취와 함께 실시하는 마취

진정마취와 전신마취는 환자와 외과의사의 선택사항으로 국소마취 또는 부위마취의 보조 방법으로 사용될 수도 있다. 국소마취제를 주입할 때에 환자가 각성상태에 있는 것은 선행진통과 안전역 때문에 전신마취를 유도하기 전에 차단을 실시하는 것이 효과적이다. 과도하게 퇴원이 지연되지 않도록 시간 관리는 기본이다. 간단한 국소마취제의 침윤은 수술 중에 쉽게 할 수 있으며 전신마취제의 요구량을 저하시키는 장점이 있다. 수술 후 진통을 목적으로 장시간 작용 국소마취제를 환자가 깨어나기 전에 적절하게 수술부위에 침윤시킬 수 있다.

1. 소아에서 부위마취

소아에서 부위마취의 적용은 수기와 기구의 발전, 국소마취제의 안전성이 개선되어 점차 증가하게 되었다.

소아에서 신경해부학적 특징

- 신경수초(myeline sheath)가 얇다.
- 신경섬유의 직경이 작고, 신경마디 간격이 성인보다 짧다.
- 낮은 국소마취제 농도에서도 성인과 같은 마취 효과를 얻을 수 있다.

2. 소아 부위마취에서 성인과 차이점

- 성인보다 쉽게 신경차단을 할 수 있다.
- 소아 특히 유아에서 빠른 흡수와 단백결합이 낮아서 국소마취제 독성의 위험이 높다.
- 높은 농도를 사용하면 차단시간이 길어지고 부작용 빈도가 높아진다.
- 장시간 작용 국소마취제와 epinephrine을 혼합 사용하여도 작용시간에는 영향이 없으나, 혈중농도 증가를 지연시키며, 혈관내 주입을 알려준다.
- 미추 경막외 마취에서 국소마취제와 1-2 ㎍/kg 또는 보존제가 없는 S(+)-ketamine 0.5 ㎎/㎏을 함께 사용하면 작용시간이 연장되고 부작용을 저하시킬 수 있다.
- 소아에서 미추마취는 배꼽 이하 부위의 복부와 하지 수술에서 적용할 수 있다. 부작용으로 뇨 저류, 거동과 회복이 늦어서 퇴원이 지연될 수 있다.[44)]
- 말초신경 차단에서는 천자바늘 끝이 둔한 것을 이용하고 신경자극기를 사용하는 것이 효과적이다.[31)]

당일수술에서 흔히 이용하는 차단법

1. 국소 마취

EMLA®크림과 같은 국소마취제의 사용은 고막절개술(myringoplasty)에서 효과적이다.[45] Lidocaine 젤의 국소 도포는 포경수술 후 6시간이상 효과가 있다.[46] 부위마취가 회복되기 전에 퇴원하면서 적용한다.

수술 상처부위에 국소마취제의 침윤은 수술 후 통증을 저하시키고 수술 후 24시간동안 추가 진통제의 요구를 저하시킨다.[47]

2. 눈을 위한 국소마취와 부위 마취(제 17-6 장 참조)

국소마취와 부위마취는 심각한 내과 질환이 있는 노인 환자에서 안과수술을 받는 경우 현저한 장점이 있다. 이러한 방법은 먼저 환자가 대기실에서 기다리는 동안에 차단을 실시하여 시간을 절약할 수 있어 효과적이다. 환자의 정신 기능에 최소 범위로 작용하여 빠른 회복을 가능하게 한다.

1) 안구주위(각막주위) 마취

마취과의사 또는 안과 의사가 흔히 실시하는 마취방법이다. 효과적인 수술 조건을 제공하는 쉬운 수기이며 구후차단의 심한 합병증을 피할 수 있다. 작용발현에는 최소한 30분이 필요하다. 국소마취제 10 ml를 근육 추(muscle cone) 밖에 주입하며 주사바늘 끝은 안구의 적도를 지나지 않는다. 여러 가지 변형된 수기가 있으나 경결막 접근법(transconjunctival approach)은 환자의 통증을 최소화 한다. 국소마취제의 퍼짐을 도와주고 안압을 저하시키는 압력기구가 필요하다.

2) 구후(각막내) 마취

아직은 널리 이용되고 있으나 안구주위 마취보다는 국소적인 구후 혈종, 안구 천공, 시신경 손상과 같은 합병증으로 일반적이지 못하다. 결막부종의 빈도는 낮으며 차단의 작용발현은 안구주위 마취보다 빠르다. 적은 양(2 ml)의 국소마취제를 외안근 추에 주입한다. 안면신경 차단이 함께 동반되며 안윤근의 수축을 예방한다.

3) 도포마취

Amethocaine은 도포마취제로 백내장 수술에서 흔히 사용된다. 장점으로는 빠른 작용발현과 주사바늘 사용과 관련된 위험을 줄일 수 있다. 단점으로 안구의 움직임으로 수술에 방해가 될 수 있으며 일부 환자에서 수술중 불편함을 호소하는 것이다. 최고용량은 5 mg(0.5% 15 방울)이다. 과용량이 되면 생명을 위협하는 합병증을 초래할 수 있으므로 안전 용량 범위에서 사용하는 것이 중요하다.

이비인후과에서도 코와 인후부위 점막에 국소마취제를 분사하여 효과를 얻을 수 있다.

3. 관절낭과 체강(cavity)내 주입

국소마취제의 관절내 주입은 안전하지만 감염의 위험으로 반대 의견도 있다.[48,49] Smith 등은[50] 관절내 국소마취제 주입은 무릎 관절경 수술후 진통제 요구량을 저하시키고 조기 거동을 촉진한다고 하였다. 복강경 수술후 국소마취제의 복강내 주입은 통증 치료에 효과적이다(제 16 장 참조).

4. 정맥 부위마취(Intravenous regional anesthesia, IVRA, Bier's block)

IVRA는 상 하지 수술에서 간단하고 확실하여 적합한 마취방법이다. 하지보다는 상지 수술에 적합하고,[51] 지혈대 공기낭의 작동이상에 따른 추가되는 합병증의 위험이 있을 정도로 많은 양의 국소마취제를 사용하여야 한다 IVRA는 대부분의 표피수술에서 적합하며 조기 거동과 기능 회복의 장점이 있으나 지혈대 적용 시간과 통증 조절에 제한점이 있다. IVRA에서 투여량

표 11-6. 정맥부위마취에서 lidocaine 투여량을 계산하는 방법

투여농도 계산법 :

Lidocaine (% concentration) × 10 = Concentration in mg/mL

예 : 0.5% lidocaine × 10 = 5 mg/mL
0.125% lidocaine × 10 = 1.25 mg/mL

투여량 계산법 :

용량(mg/kg) × 체중 (kg) ÷ lidocaine 농도 (mg/mL) =투여할 수 있는 용적 (mL)

예 : 체중 20kg 소아에서 투여 농도와 투여량 및 용적
3 mg/kg × 20 kg ÷ 5 mg/mL (0.5% lidocaine) = 0.5% lidocaine 12 mL
1.5 mg/kg × 20 kg ÷ 5 mg/mL (0.5% lidocaine) = 0.5% lidocaine 6 mL
(mini-dose technique)
1 mg/kg × 20 kg ÷ 1.25 mg/mL (0.125% lidocaine) = 0.125% lidocaine 16 mL
(mini-dose technique)

의 결정은 표 11-6과 같이 적용할 수 있다.[52]

IVRA의 안전한 적용을 위한 지침

- 적절한 감시와 소생술 준비가 되어 있어야 한다.
- 사지의 혈액을 Esmarch 붕대를 이용하여 방혈을 한다.
- 적합한 지혈대가 준비되어야 한다.
- 지혈대 통증을 감소시키려면 이중 지혈대를 사용하여야 한다. 비만이거나 짧은 상박을 가진 환자에서는 지혈대 거치가 어렵다. 이러한 경우에는 지혈대가 지나치게 원위부에 위치하거나 조작 중에 원위부로 미끄러져서 깊은 곳에 위치한 동맥이 압박되지 않을 수 있으므로 단일 지혈대가 적합할 수 있다.
- 가장 흔히 사용되는 국소마취제는 lidocaine(0.5%) 또는 prilocaine(0.5%)이며 상지에서는 약 50 ml, 하지에서는 100 ml를 사용한다. 소아에서 적용할 경우 투여량은 표 11-6과 같이 산출할 수 있다.[52]
- 국소마취제의 알칼리화에는 8.4% sodium bicarbonate 1 ml를 lidocaine 10 ml에 혼합하여 사용한다. 주입 중에 통증이 저하되고 차단의 질을 개선시킨다.[53]
- Lidocaine 0.5%와 ketorolac 60 mg의 혼합사용은 지혈대 통증의 조절과 수술 후 통증을 저하시킨다.[54]
- 지혈대를 제거한 후에는 잔류 마취작용이 없으므로 대체 진통제를 곧 투여하여야 한다. NSAIDs를 마취 전에 투여하면 수술이 끝날 무렵 작용발현이 되므로 효과적인 진통제이다.
- 국소마취제의 부작용을 예방하기 위하여 지혈대는 약물 투여 후 최소한 20분 이상이 경과된 후에 압력을 낮추어야 한다.

5. 상박 신경총 차단

당일수술에서 액와(axillary)와 사각근간(interscalene) 접근법이 흔히 사용하는 방법이다. 쇄골상(supracalvicular) 접근법은 기흉의 위험이 있으므로 권장되는 방법이 아니다. 액와 접근법은 팔꿈치, 하박, 손과 손가락 수술에 적합하다. 신경차단의 성공률은 감각이상법, 경동맥법 또는 신경자극법, 초음파 이용법 등에서 결과는 비슷하다.[55]

상박신경총 차단의 단점으로는 수술에 필요한 마취까지 시간이 필요하며, 실패율, 신경손상에 따른 수술 후 감각이상의 위험 등이 있다. 그러나 수술 순서에서 첫 번째로 하며 숙달된 마취과의사가 실시하여 문제점의 발생을 최소한으로 줄이고 진통을 연장시킬 수 있어야 한다.

균형마취에서 전신마취의 보조 방법 또는 단독으로 적용할 수 있다. D'Alessio는[56] 전신마취보다 사각근간 접근법으로 수술실의 회전율을 증가시킬 수 있다고 하였다. Lidocaine은 작용발현을 빠르게 하고 짧은 시간 내에 차단의 성공을 평가할 수 있다. 조기 거동도 할 수 있으므로 어깨수술에서 효과적이다. Bupivacaine을 사용한다면 24시간 진통을 예상할 수 있으므로 환자에게 설명이 필요하다.

6. 손목 차단

손목에서 정중(median), 척골(ulnar), 요골(radial) 신경의 표피 분지를 차단할 수 있다. 손목과 손의 짧은 수술에서 적합하다. 지혈대를 적용하는 경우에는 제한된다. 손목 차단의 장점은 근육의 움직임과 수술 후 상박의 조절이 가능하다는 것이다.

7. 손가락 차단(Digital nerve block)

손가락 수술에서 적용한다. 국소마취제 용액에 epinephrine을 혼합하지 않는다.

8. 외측 대퇴 피부신경

수기는 간단하며 대퇴상부로부터 이식을 위한 피부판 절개에 적합하다.

9. 발목차단(Ankle block)

발목차단의 적용은 위험부담이 적고 지혈대 적용이 없는 발 수술에서 적절한 방법으로 높은 성공률을 가진다. 차단되는 신경은 좌골신경의 분지인 후경골신경(posterior tibial nerve), 비복신경(sural nerve), 표재와 심부 비골신경(superficial, deep peroneal nerve)과 대퇴신경의 분지인 복재신경(saphenous nerve) 등 5개의 신경을 차단하게 되며 심부비골신경(deep peroneal nerve)은 근막아래 깊게 위치하여 통증을 호소할 수 있으므로 짧은 작용시간의 진정제를 투여하는 방법도 효과적이다. Remifentanil과 같은 짧은 작용시간의 아편유사제가 차단을 위한 주사바늘 천자에 따른 통증에 효과적인 약물이다. 장딴지 중간 부위에 지혈대를 거치한다면 각성 상태에서도 10-15분은 적용할 수 있다.[57]

10. 혈관주위 3-1 신경차단법(perivascular 3 in 1 nerve block)

전방 십자인대 재건술과 같은 하지수술에서 적용할 수 있는 차단법(대퇴신경, 폐쇄신경, 외측대퇴피부신경)이다. 3-1 신경차단법은 안전하고 높은 성공률과 적은 비용으로 수술 후 통증 치

료와 조기 퇴원을 할 수 있도록 한다.[58] 그러나 감각신경인 폐쇄신경 차단은 성공률이 낮다.[59]

11. 음경신경차단

배부신경차단(dorsal nerve block) 또는 환차단법(ring block)은 간단하고 포경수술, 요도하열 재건술을 받는 소아에서 만족스런 차단을 제공한다. 국소마취제와 epinephrine을 혼합하지 않는다. Vater와 Wandless는[60] 배부신경차단은 포경수술을 받는 소년에서 미추차단보다 효과적이라고 하였다. 조기에 배뇨가 가능하며 바로 거동할 수 있으며 오심과 구토의 빈도도 낮다.

12. 장골서혜(ilioinguinal), 장골대퇴(iliofemoral), 비뇨대퇴(genitofemoral) 신경 차단

국소마취제의 수술부위 침윤은 최소한의 침습이며 탈장재건술에서 가장 안전하다. 그러나 신뢰성이 있고 차단에 성공하여야 한다. Sparks 등은[61] 사단이 짧은 주사바늘을 사용하여 바르게 위치시켜 높은 성공률과 환자와 외과의사로부터 높은 만족을 얻을 수 있다고 하였다. Bupivacaine으로 침윤 마취를 하면 대조군에 비하여 회복실에서 통증이 적으며 퇴원 후 경구 진통제의 요구량이 저하된다고 하였다.[62] 탈장 재건술 후에 피하 침윤보다는 근막하 침윤이 진통작용에 더욱 효과적이라고 하였다.[63] 당일수술 의료진은 장골서혜신경차단으로 일시적인 대퇴신경차단이 동반될 수 있다는 것을 알고 있어야 한다.[64] 짧고 둔한 사단의 바늘이 근막천자를 감지하기 쉬우며 대퇴신경까지 많은 양의 국소마취제가 전파될 위험이 낮다.

서혜부 차단을 시행한 경우에는 거동하기 전에 탈장재건술 등을 시행한 쪽의 다리를 움직일 수 있어야 한다.

13. 당일수술에서 지속적 말초신경, 신경총 차단

일회주입 말초신경 차단은 수술 후 진통을 24시간 이상 기대하기 어렵다. 그러나 지속적 말초신경 차단은 수술을 위한 마취와 함께 수술 후에는 아편유사제에 의한 진통법보다 효과적인 진통을 제공할 수 있다. 당일수술을 위한 지속적인 신경차단은 적절한 진통과 적은 부작용과 함께 진통을 목적으로 일회 주입에 따른 조기 통증의 발현을 피할 수 있어 선호된다.[65-70]

지속적 신경차단은 수술 후 통증의 정도와 빈도가 높은 정형외과 수술에서 선호한다. 상지에서는 상박신경총을 쇄골하, 사각근간에서, 하지에서는 대퇴신경, 허리근 신경(psoas nerve)과 후좌골슬와신경(posterior sciatic popliteal nerve) 등에서 카테터를 거치한다. 아편유사제 정맥투여 방법보다 통증 점수와 추가 통증 치료 요구가 낮고 오심과 구토, 수면장애, 어지러움

등이 적으며 환자의 만족도가 증가되고 기능의 회복과 재활 치료가 빨라진다.[71,72]

신경차단을 위한 카테터 거치의 성공률을 높이고 작용발현을 빠르게 하기 위하여 신경자극기와 초음파를 이용하는 방법이 효과적이다.[73-75]

합병증으로 카테터가 빠지는 등 거치 실패, 감염, 국소마취제 독성 등이 초래될 수 있으므로 주의하여야 한다.[47]

14. 척추주위차단(paravertebral blockade)

당일수술에서 척추주위 차단법은 유방과 흉부 수술(chest wall)에서 전신마취를 대체할 수 있는 효과적인 방법이다. 척추주위 차단법은 척추신경이 추간공(intervertebral foramen)을 빠져나오는 곳에서 차단하는 방법이다. 척추 횡돌기(transverse process) 보다 1 cm 깊이(피부에서 3-5 cm 깊이)에서 Tuohy 바늘을 이용하여 저항을 소실하는 부위(loss of resistance technoque)에 주입한다.[76-78]

국소마취제를 주입하는 방법은 T4 높이 한 부위에만 주입하는 방법(single site injection)과 T4를 중심으로 위와 아래 여러 부위에 주입하는 방법(multiple site injection)으로 나눌 수 있다. 대부분에서 한 부위에 주입하면 위 아래로 전파되어 원하는 효과를 얻을 수 있으며, 여러 부위에 주입하는 방법은 합병증 발생 위험이 있으므로 주위 하여야 한다.[79]

국소마취제는 장시간 작용하는 0.75% ropivacaine 15 ml와 생리식염수 5 ml를 혼합하여 20 ml를 서서히 주입하며 최대 225 mg을 초과하지 않도록 한다. 노인과 허약한 환자에서는 용량을 적게 사용하여야 하며 epinephrine을 혼합하여 사용한다면 국소마취제의 전신 독성을 저하시킬 수 있을 것이다.[80]

1) 장점

- 안전하고 합리적인 방법이다.
- 빠르게 회복된다.
- 수술 후 통증이 적으며, 진통제 요구량도 저하된다.
- 어깨 움직임에 제한이 적다.
- 경비 부담을 줄일 수 있다.
- 장기간 진통을 유지할 수 있다.
- 수술 후 조기 퇴원을 가능하게 한다.[81-85]

전신마취를 하기 전에 조기 진통을 목적으로 시술할 수도 있다.

2) 합병증[75,83]

- 국소마취제 독성에 의한 경련
- 혈압 저하와 서맥
- 척수강내 국소마취제 주입
- 경막외강 국소마취제 주입
- 혈관내 주입
- 흉막 천자, 기흉

15. 중추신경축차단

척추와 경막외 차단법은 부작용이 적고 조기에 퇴원할 수 있는 전신마취를 대체할 수 있는 유용한 방법이다.[86] 그러나 일부에서 지연회복과 관련된 부분은 논란이 되고 있다. 짧은 작용시간 마취제를 선택하면 적절하다. Lidocaine은 당일수술에서 가장 흔히 사용되는 척추마취 약제로서 2 % 용액으로 등비중 용액으로 사용한다. 서혜인대 아래를 마취하려면 3-4 ml가, 상부에서는 4-5 ml가 필요하다. Lidocaine 5% 용액은 다리에 방사통으로 신경자극이 보고되므로 흔히 사용되지 않는다.[87] Lidocaine을 사용한 척추마취는 지속시간에서 차이가 많으므로 수술시간과 회복시간 등을 고려하여 선택한다.

경막외 lidocaine은 마취작용이 60-90분 지속되며, 차단 후 5-6시간에 퇴원 할 수 있다. 척추마취는 충분한 마취에 적은 시간이 소요된다. 불충분한 감각 및 운동차단과 수술 중 통증과 같은 부담이 있는 경막외 마취와는 다른 장점이 있다.[88]

당일수술에서 중추신경차단과 관련된 문제점

- 효능에 영향을 주는 차단시간
- 불완전한 차단 또는 수술 중에 일부 감각회복
- 지연된 거동, 1 단계 회복실에서 장시간 대기가 필요하다
- 퇴원 전에 완전한 회복이 필요하며 회복 후기에는 추가 진통제가 필요하다.
- 요 저류
- 경막 천자후 두통. 당일수술에서는 노인에서만 적용하고, 천자바늘은 25-26G의 연필끝 모양 척추바늘을 사용한다면 빈도가 1%로 저하될 수 있다.[89,90]

표 11-7. 미추 경막외마취에서 수술에 필요한 국소마취제 투여 용적

수술 부위	투여 용적
천추 피부분절	0.5 ml/kg
서혜부와 하지	0.75 ml/kg
하복부	1-1.2 ml/kg

국소마취제를 높은 농도와 많은 용적을 사용하더라도 항상 최대허용양은 지켜야 한다.

미추마취 : 직장과 항문 수술에서 사용한다. 그러나 성인에서는 다음과 같은 단점이 있다.

- 천자에서 주사바늘에 의한 통증
- 지표가 되는 부분의 촉지가 어렵다.
- 해부학적 차이가 많다.
- 척추 마취 또는 요추부 경막외 마취 보다 높은 실패율.
- 배뇨가 늦게 회복된다.

소아에서는 투여양과 마취약물의 선택에 따라서 하복부 수술까지 가능하다(표 11-7). 그러나 6-7세까지 권장되며 이후에는 경막외 지방의 밀도가 변화되어 국소마취제의 퍼짐에 장애와 요천추골 각이 좁아져서 선호되지 않는다.[91] 소아에서도 부작용으로 하지 운동기능의 약화와 요저류 등이 초래될 수 있으므로 주의하여야 한다.[31,92]

신경차단법의 선택은 수술방법, 환자와 외과의사가 원하는 것, 마취과의사의 숙련도, 간호의 현명함에 따라서 다르다.

당일수술에서 국소마취 또는 부위마취와 관련된 문제점과 해결 방법

- 수술실의 설계에서 수술실 주위에 신경차단을 시술할 수 있는 방을 준비하여 회복실과 수술실 운영에 방해를 저하시키는 방법도 있다.[56]
- 외과 의사는 환자 방문 초기에 국소마취와 부위마취의 장점에 대하여 정보를 제공한다.
- 평가에 관여하는 간호사는 당일 수술 전에 국소마취와 부위마취에 대한 정보를 상세하게 제공하고 이를 마취과의사에게 전달한다

- 마취과의사는 수술하기 전에 전신마취와 국소마취 및 부위마취의 장점과 단점에 대하여 설명한다.
- 수술하는 환자에서 신경총 차단과 중추신경축 차단에 필요한 소요시간, 작용발현 등을 기록한다.
- 빠른 작용발현을 위하여 lidocaine이 국소마취제로 적합하지만 수술 후 진통을 위하여 ropivacaine, bupivacaine과 같은 장시간 작용 국소마취제를 함께 사용할 수 있다.
- 주입직전에 빠른 작용발현과 환자의 불편함을 저하시키려고 8.4% bicarbonate를 혼합할 수 있다.[93,94] Lidocaine 10 ml에 1 ml 8.4% bicarbonate를 권장한다. 작용발현을 빠르게 하려고 주입직전에 국소마취제 용액의 온도를 체온과 비슷하게 유지하여 사용할 수 있다.[95]
- 마취과의사는 성공률을 높이려면 해부학적 구조와 실기에 대한 지식을 습득한다.
- 신경 자극기는 신경에 바늘이 접촉하였음을 알려주며 진정되었거나 협조가 되지 않는 환자에서 유용하다. 그러나 상완신경총 차단에서 성공률을 높이지는 못한다.[96]
- 짧은 사단의 바늘은 신경 손상의 빈도를 저하시킨다.[97]
- 차단의 성공 여부를 서둘러서 판단하려하지 않는다면 성공률을 높일 수 있다.
- 차단을 확인 한 후에 외과의사는 수술 준비를 한다.
- 긴 반감기를 갖는 진정제 또는 수술 후 졸음을 초래할 수 있는 약제는 자제한다.
- 차단이 실패하거나 수술에 충분하지 못하다면 외과의사는 수술부위에 긴 작용시간의 국소마취제를 추가로 사용할 수 있다. 수술 후 진통에도 도움이 된다.
- 차단이 회복되기 전에 경구로 NSAIDs와 같은 약제를 투여하여 도움이 되도록 한다.

적절한 환자의 선택과 진정으로 국소 또는 부위 마취를 당일수술에 적용할 수 있다. 숙련된 시술은 당일수술에서 말초신경차단의 질과 비용부담을 줄이고 마취과의사의 활동범위를 넓게 한다.

1. 척추 마취

당일수술에서 척추마취는 다른 마취 방법과 같이 부작용이 적고 빠른 회복으로 병원에서 조기에 퇴원을 할 수 있어야 한다. 짧은 작용시간을 갖는 lidocaine이 선호되지만 일과성 신경증상(transient neurological symptom)과[98-100] 마미증후군(cauda equina syndrome)을[101] 유발할 수 있으므로 선호되지 않는다. 보존제가 없는 2-Chroloprocaine이 짧은 작용시간으로 선호되고 있다.[102,103] 그 외 다른 방법으로 척추마취 방법 중에서 일측성 척추마취(unilateral spinal anesthesia)와 선택성 척추마취(selective spinal anesthesia)를 작용시간이 짧은 국소마취제 또는 적은 용량으로 시도하고 있다.[104,105] 당일수술에서 척추마취는 짧은 작용시간을 갖는 국소마취제를 낮은 농도에서 지용성의 아편유사제를 혼합하여 사용하는 방법도 권장된다.[44]

1) 일측성 척추마취

수술을 실시하는 좌 또는 우측만을 차단하는 방법으로 반대 측은 감각과 운동신경 모두 차단되지 않는다.[106]

- 수기의 특징은 적용 용량을 적은 용적으로 서서히 주입하며[99]
- 환자의 자세는 수술 받는 측을 아래로 한 측와위로 하여 15-30분을 유지한다.[107]
  (사용하는 마취약물의 비중에 따라서 위로 할 수 도 있다.)

예; 고비중 bupivacaine 3-4 mg을 이용하며 주입 속도는 0.4 ml/min로 하여 주사기 방향은 차단을 하고자 하는 방향을 향하게 한다.
약물을 주입하기 전에 환자의 자세(척추)가 수평을 유지하여야 하며 측와위를 약 10분 정도 유지하면 87-100%에서 일측성 척추마취를 유지할 수 있다.[108,109]

- 일측성 척추마취를 위하여 고비중 용액을 사용한다면
  ① 예측이 가능하고 신뢰도를 높이며
  ② 빠른 회복을 기대할 수 있다.[110]
  ③ 마취의 범위를 제한하기 용이하다.[111]
  ④ 회복시간이 길어질 수 있다.[112]
  ⑤ 적은 용량을 사용하므로 충분한 마취가 되지 않을 위험이 있다.[113]
  ⑥ lidocaine은 고비중액에서 일과성 신경증상을 유발할 수 있으므로 권장되지 않는다.[99,100]
- 사용 천자바늘은 Whitacre 형이 Quincke형보다 효과적이다.[114]

2) 선택성 척추마취

최소용량을 척수강내에 주입하여 한정되 부위를 지배하는 신경만을 차단시키는 방법이다.[115] 수술의 종류에 따라서 양측 또는 일측 선택성 척추마취를 시행할 수 있다.

환자의 체위는 선택된 약물의 비중에 따라서 측와위, 좌위, 복와위 등으로 취할 수 있다.

예: 복강경 수술에서

- 제한된 운동신경 차단과 선택된 감각차단으로 촉각과 고유감각을 유지할 수 있도록 매우 적은 용량의 lidocaine(10-20 mg)과 아편유사제를 척수강내에 주입한다.
- 저비중 용액을 좌위에서 주입한 후에 15-20분 동안 reverse Trendelenburg 체위를 유지하면 직장과 항문 수술에 적합한 양측 감각차단(saddle block)을 얻을 수 있다.[115]
- 고비중액에서는 bupivacaine 4-5 mg을 서서히 주입 후에 약 10분간 좌위를 유지한다.[116]

2. 일측성 또는 선택성 척추마취

1) 장점

투여되는 국소마취제 용량은 적지만 효과적으로 일측성[99] 또는 선택성[108,109,117,118] 척추마취를 한 후에 조기 퇴원을 가능하게 한다.

예; bupivacaine 또는 적은 용량의 lidocaine과 fentanyl[119] 또는 sufentanil[120]과 함께 propofol, sevoflurane과 desflurane를[118] 이용 한다면 전신마취와 같은 효과를 얻을 수 있다.

전신마취보다 척추마취 후에 회복과 퇴원이 지연될 수 있으나 수술의 종류, 국소마취제의 종류와 용량, 마취 수기, 퇴원을 위한 기준 등에 따라서 차이가 나타나게 된다.[104,105]

예; bupivacaine 1 mg을 추가하게 되면 약 21분 퇴원이 지연된다고 하였다.[121]

배뇨가 퇴원에 반드시 중요한 조건은 아니지만 위험인자가 높은 환자(예; 탈장, 항문과 직장 수술, 뇨 축적(retention) 병력이 있는 환자)에서는 주의하여야 한다. 약물의 선택에서 짧은 작용시간의 국소마취제 또는 적은 양의 bupivacaine(〈 7mg)을 사용하여야 한다.[122]

2) 단점

a. 천자후 두통 ; 적은 크기(예, 27G)의 연필심 모양 바늘(Whitacre spinal needle)을 사용하여 예방할 수 있다.[123]

b. 일과성 신경증상이 주로 마취에서 회복된 후에 허벅지, 다리, 허리 등에서 나타난다. Bupivacaine과 ropivacaine 보다 lidocaine을 사용하는 경우에 빈도가 높으며 [100,117,124] 특히 lidocaine 50 mg 이상 사용한다면 빈도가 더욱 증가된다.[125]

c. 적은 용량을 사용하므로 실패할 확률(0-6%)이 높다. 실패율을 저하시키려는 방법으로

bupivaciane 5 mg과 fentanyl 10 μg을 함께 척수강내로 주입할 수 있다. 그러나 60-100%에서 가려움증이 나타날 수 있다.[113,126,127]

국소마취제의 선택과 수술의 종류

1. 하지 수술

고비중의 bupivacaine 4-7.5 mg으로 지혈대를 거치한 하지 수술을 실시할 수 있다.[108,109]

슬관절 관절경에서 퇴원에 필요한 조건을 약 3시간 후에 얻을 수 있는 마취방법의 예

예 : a. bupivacaine 4 mg[118] 또는 lidocaine 50 mg을[125] 이용한 척추마취

b. desflurane을 이용한 전신마취[118]

c. 고비중의 ropivacaine 7.5 mg[128]

d. levobupivacaine 5 mg을 이용한 척추마취[128]

2. 서혜부 탈장 수술

하지 수술에서보다 높은 차단이 필요하므로 많은 용량을 주입한다면 배변이 늦어지고 퇴원에 필요한 회복 조건이 지연된다.

일측성 척추마취에서 bupivacaine 8 mg, levobupivacaine 8 mg 또는 ropivacaine 12 mg으로 효과적인 마취를 얻을 수 있다.[100,104,128]

운동신경의 회복은 ropivcaine과 levobupivacaine에서 빠르다. 그러나 퇴원 조건으로 회복은 서로 비슷하다.

배뇨를 위한 카테터 삽입은 부위마취에서 29%이지만 전신마취에서는 8% 정도이다. 그러나 국소 침윤 마취에서 배뇨곤란은 0%, 퇴원을 위한 회복은 전신마취가 부위마취보다 3시간 빠르다.[129]

국소마취제와 아편유사제를 함께 척수강내 주입과 머리를 낮추어 마취 범위를 높이게 된다면 국소마취제 용량은 줄일 수는 있으나 마취 높이가 높아져서 퇴원이 지연될 수 있다.[108]

3. 항문과 직장 부위 수술, 비뇨기과 수술 및 부인과 복강경 수술

적은 용량의 bupivacaine으로 양측성 마취와 빠른 회복을 기대할 수 있다.

예; 비뇨기과 수술에서 bupivacaine 5 mg과 fentanyl 25 μg을 이용한 척추마취와 propofol

과 remifentanil을 이용한 전정맥마취의 비교에서
걷기 - 약 80분이 소요되었으나 서로 비슷하였음
퇴원 조건 - 정맥마취에서 1 시간 빠름
배뇨 - 척추마취에서 카테터 삽입이 필요하였다.
환자의 만족도 - 수술 후 통증으로 정맥마취에서 낮다.[130]

* 안장차단법(Saddle block)

선택성 척추마취로 안장에 닫는 부위를 차단하는 방법이다.

예 : a. 전립선의 근접치료(brachytherapy)를 위하여 고비중의 bupivacaine 5 mg 또는 bupivacaine 2.5 mg과 fentanyl 25 μg 으로 적용할 수 있다.
배뇨와 퇴원을 위한 회복은 40분 정도가 필요하다.[131]

b. 항문 직장부위 수술에서 fentanyl 20 μg과 고비중 ropivacaine 4 mg 또는 고비중 lidocaine 25 mg을 척수강내에 주입하고 10분 동안 좌위를 유지한다면 감각소실 높이가 낮아지고 걷을 수 있으며 배뇨는 3시간 이내에 가능하게 회복된다.[132]

c. 복강경 수술 후에서 lidocaine 10-20 mg과 fentanyl 25 μg(또는 sufentanil 10 μg)으로 선택성 척추마취를 하여 20분 정도의 복강경 수술을 시도한다면 desflurane을 사용한 전신마취와 같은 효과를 얻을 수 있으며, 수술 후 60분 이내에 걸을 수 있다.[115,120]

국소마취제와 혼합하거나 함께 사용할 수 있는 약물들

1. Epinephrine

Epinephrine(1:200,000)을 국소마취제에 혼합하면 출혈 억제와 함께 흡수 저하로 마취시간이 연장되며 혈관내 주입을 알려주는 역할을 한다. 남자 성기와 손가락 등에서는 금기이다. 특히 lidocaine과 같은 짧은 작용시간 국소마취제에서 효과적이다. 그러나 bupivacaine과 같은 장시간 작용 국소마취제는 혈관수축기간보다 오래 작용하며 혈중 농도에도 영향이 적다.

2. 아편유사제

아편유사제들은 미추 경막외 마취에서 작용시간을 연장하지만 오심과 구토, 소양증, 뇨저류, 호흡억제와 관련이 있으므로 당일수술에서는 적합하지 않다.

척추마취에서 지용성 아편유사제(예; fentanyl 10-25 μg 또는 sufentanil 10 μg)과 함께 사용한다면 작용시간도 짧으며 호흡억제도 적다.[112,125]

3. Clonidine

Clonidine은 α-2 아드레날린성 작용제로 척수 후각(뒤뿔) 회색질(dorsal horn grey matter)에서 α-2 신경 수용체의 전과 후 신경절을 직접 활성화 시켜서 진통작용을 나타낸다.[133,134] 소아의 미추 경막외 마취에서 1-2 ㎍/kg를 국소마취제와 혼합하여 주입하면 2-4배 연장 효과가 있으며 5 ㎍/kg과 같이 많은 용량은 위험하며[135] 심각한 심박수와 혈압 저하가 나타날 수 있다.[136]

척추마취에서 clonidine 15 μg은 전신적인 부작용을 피할 수 있으며 ropivacaine 또는 2-chloroprocaine 등과 함께 사용한다면 효과적인 마취와 함께 회복의 지연도 예방할 수 있다. 또한 많은 양의 clonidine(45-75 μg)은 혈압 저하, 서맥 또는 과도한 진정 등을 초래할 수 있다.[133,134]

4. Ketamine

Ketamine은 해리성 마취제로 n-methyl-D-aspartate(NMDA) 수용체에 작용한다. 척수에서도 NMDA 수용체에 작용하여 진통작용을 타나낸다.[137] Ketamine도 2 가지의 이성체 혼합물로 S(+)ketamine은 진통작용의 역가가 3배 크며, 정신과적인 반응과 흥분 등 부작용도 적다.[137-139] Ketamine을 경막외로 주입하면 심각한 부작용 없이 작용시간이 연장되고 차단효과를 증진시킨다.[140,141]

투여량은 1.0 ㎎/㎏를 국소마취제와 혼합하여 주입하며, 운동신경차단, 호흡억제, 진정 효과 등은 없다.[31] 보존제가 없는 S(+) ketamine 0.5 mg/kg와 bupivacaine, levobupivacaine 또는 ropivacaine 0.175%의 혼합은 하지 허약과 같은 국소마취제의 부작용을 최소화하고 ketamine의 부작용이 없으므로 당일수술에서 효과적이다.[31]

환자의 퇴원 지침 및 퇴원 후 관리

국소 또는 부위마취를 하였던 환자도 당일수술센터에서 퇴원하기 전에 퇴원지침에 따라서 제한을 받게 된다(제 20장 참조). 그러나 척추마취 또는 경막외마취를 한 경우에는 퇴원하기

표 11-8. 상지수술을 위하여 신경차단을 한 후 환자의 주의사항

상지차단을 시행한 환자에서, 차단이 지속되는 동안에는 둔한 감각(numb)을 느낄 것이다.
마취 후 1-2일 정도 겨드랑이에서 통증(sore)을 느낄 수 있지만 시간 경과와 함께 점차 회복될 것이다.
상지에서 무딘 감각이 지속되는 동안에
불편함을 느낄 수 없으며, 외상, 화상 또는 문제가 발생하여도 전혀 불편함을 느낄 수 없으므로 손상 받지 않도록 보호를 해야 한다.
상지는 심장 높이보다 높게해야 한다.
상지를 팔걸이 등으로 보호해야 한다.
둔한 감각이 없어지면 정상 활동을 할 수 있다.
매 시간마다 운동을 시작한다. 손가락의 가벼운 운동(식사, 머리 빗기 등)부터 시작하고 무거운 물건 들기와 같은 심한 운동은 삼간다.
만일 신경 차단과 관련된 의문사항이 있다면 마취과의사 또는 당일수술 센터로 연락한다(연락 가능한 전화번호를 기록할 것).

표 11-9. 하지 수술을 위하여 신경차단을 한 후 환자의 주의사항

수술 후에 편안함과 상처 회복을 위하여 수술 받은 발로 걷지 말 것.
그러나 목발을 사용할 수 있다. 또는 완전하게 회복된 후 걸을 수 있다.
수술 후 발을 높게 하여야 한다. 높이는 고관절 또는 슬관절을 굽혀서 심장보다 높게 한다.
베게와 같은 지지대를 장딴지 또는 허벅지에 지지하여 발을 노출 시킨다.
수술 후에 발의 감각이 완전히 회복되지 않았다면 손상으로부터 보호하여야 한다.
고관절, 슬관절과 발목을 번갈아 굴절시켜서 규칙적으로 운동을 한다. 이는 순환을 자극한다.
주치의의 지시에 따라서 발에 얼음찜질을 할 수 있다.
붕대를 깨끗하고 마른 상태를 유지한다. 상처를 보호하기 위한 거즈를 제거하거나 볼려고 하지 말 것. 출혈이 있거나 의심되며 24시간 이상 지속된다면 주치의에게 연락한다.
신경차단과 관련된 문제점이나 의문점이 있으면 서두르지 말고 담당 마취과의사 또는 당일수술 센터로 연락한다(전화번호)

전에 특별한 관심을 가져야 한다. 표준 퇴원 지침과 함께 엄지발가락의 감각회복과 배뇨와 발의 족저굴곡(plantar flexion)을 할 수 있어야 한다.[140] 배뇨는 잔류 차단이 없다는 것을 별도로 확인하는 것이다. 퇴원 전에 운동과 감각 기능의 완전한 회복이 되어야 한다. 감각이 회복되면 잔류 교감신경차단과 체위성 저혈압은 거의 문제가 되지 않으며 환자는 거동을 할 수 있게 된다. 남자 노인에서 전립선 비대는 요저류의 위험이 있으므로 수술기간 중에 수분 공급을 제한하는 것이 적절하다.

상박신경총 차단 환자에서는 완전히 회복되기 전에 퇴원하여도 안전하다. 그러나 분명한 설명과 설명서를 제공하여야 한다. 환자의 안전을 위하여 마취된 팔은 어깨걸이로 보호하며 안전을 위한 설명을 하여야 한다(표 11-8). 발 수술에서 주의사항은 표 11-9에 정리하였다.

국소마취 또는 부위마취로 당일수술을 하였더라도 표준 퇴원 지침을 적용한다. 또한 중추신경축 차단을 한 환자에서는 운동기능과 감각이 완전히 회복되고 퇴원 전에 배뇨가 가능하여야 한다. 환자를 위한 설명서에는 사지 마취 후에 감각이 무딘 상태가 잔류할 수 있으므로 보호에 유의하여야 한다는 내용이 포함되어야 한다.

[참고문헌]

1. Bridenbaugh LD, Soderstrom RM: Lumbar epidural block anesthesia for outpatient laparoscopy. J Reprod Med 1979; 23: 85-6
2. Dexter F, Tinker JH: Analysis of strategies to decrease postanesthesia care unit costs. Anesthesiology 1995; 82: 91-101
3. Zukowski ML, Ash K, Klink B, et al: Breast reduction under intravenous sedation: a review of 50 cases. Plast Reconstruct Surg 1996; 97: 952-6
4. Berry CB, Murphy PM: Regional anaesthesia for cataract surgery. Br J Hosp Med 1993; 49: 689, 692-701
5. Srinivasan V, Arasaratnam RB, Jankelowitz GA: Day-case septal surgery under general anaesthesia and local anaesthesia with sedation. J Laryngol Otol 1995; 109: 614-7
6. Leach GE, Sirls L, Ganabathi K, et al: Outpatient visual laser-assisted prostatectomy under local anesthesia. Urology 1994; 43: 149-53
7. Hugosson J, Bergdahl S, Norlen L, et al: Outpatient transurethral incision of the prostate under local anesthesia: operative results, patient Scand J Urol Nephrol 1993; 27: 381-5
8. Krespi YP, Ling EH: Laser-assisted serial tonsillectomy. J Otolaryngol 1994; 23: 325-7
9. Hochman M, Fee WE: Thyroidectomy under local anesthesia. Arch Otolaryngol., Head Neck Surg 1991; 117: 405-7
10. Van Sickels JE, Tiner BD: Cost of a genioplasty under deep intravenous sedation in a private office versus geenral anesthesia in an outpatient surgical center. J Oral Maxillofac Surg 1992; 50: 687-90
11. Michaloiakou C, Chung F, Sharma S: Preoperative multimodal analgesia facilitates recovery after ambulatory laparoscopic cholecystectomy. Anesth Analg 1996; 82: 44-51
12. Monk TG, Boure B, White PF, et al: Comparison of intravenous sedative-analgesic techniques for outpatient immersion lithotripsy. Anesth Analg 1991; 72: 616-21
13. Osborne GA, Rudkin GE: Outcome after day-care surgery in a major teaching hospital: Anaesth Intens Care 1993; 21: 822-7
14. Bridenbaugh LD: Regional anaesthesia for outpatient surgery -- a summary of 12 years' experience. Can Anaesth Soc J 1983; 30: 548-52
15. Tverskoy M, Cozacov C, Ayache M, et al: Postoperative pain after inguinal herniorraphy with different types of anesthesia. Anesth Analg 1990; 70: 29-35
16. Parnass SM, McCarthy RJ, Bach BR Jr, et al: Beneficial impact of epidural anesthesia on recovery after outpatient arthroscopy. Arthroscopy 1993; 9: 91-5
17. Jebeles JA, Reilly JS, Gutierrez JF, et al: The effect of pre-incisional infiltration of tonsils with bupivacaine on the pain following tonsillectomy under general anesthesia. Pain 1991; 47: 305-8

18. Ejlersen E, Andersen HB, Eliasen K, et al: A comparison between pre- and postincisional lidocaine infiltration on postoperative pain. Anesth Analg 1992; 74: 495-8
19. Kissin I: Preemptive analgesia. Why its effect is not always obvious. Anesthesiology 1996; 84: 1015-9
20. Rudkin GE: Patient choice in sedation anaesthesia and recovery room analgesia. Ambulatory Surg 1994; 2: 75-80
21. Tetzlaff JE, Yoon HJ, Brems J: Patient acceptance of interscalene block for shoulder surgery. Reg Anesth 1993; 18: 30-3
22. Rudkin GE, Maddern GJ: Peri-operative outcome for day-case laparoscopic and open inguinal hernia repair. Anaesthesia 1995; 50: 586-9
23. Wallace DA, Carr AJ, Loach AB, et al: Day case arthroscopy under local anaesthesia. Ann R Coll Surg Engl 1994; 76: 330-1
24. Brown AR, Weiss R, Greenberg, C, et al: Interscalene block for shoulder arthroscopy: comparison with general anesthesia. Athroscopy 1993; 9: 295-300
25. Wakai A, Wang JH, Winter DC, et al: Tourniquet-induced systemic inflammatory response in extremity surgery. J Trauma 2001; 51: 922-6
26. Klenerman L: Is a tourniquet really necessary for knee replacement? J Bone Joint Surg Br 1995; 77: 174-5
27. Wakai A, Winter DC, Street JT, et al: Pneumatic tourniquets in extremity surgery. J Am Acad Orthop Surg 2001; 9: 345-51
28. Hutchinson DT, McClinton MA: Upper extremity tourniquet tolerance. J Hand Surg(Am) 1993; 18: 206-10
29. Dushoff IM: Hand surgery under wrist block and local infiltration anesthesia, using an upper arm tourniquet. Plast Reconstruct Surg 1973; 51: 685-6
30. O'Donnel BD, Iohom G: Regional anesthesia techniques for ambulatory orthopedic surgery. Curr Opin Anaesthesiol 2008; 21: 723-8
31. Eck JB, Ross AK: Paediatric regional anesthesia - what make a difference? Best Prac Res Clin Anaesthesiol 2002; 16: 159-74
32. Ingelmo PM, Fumagalli R: Central blocks with levobupivacaina in children. Minerva Anestesiol 2005; 71: 339-45
33. Karatassas A, Morris RG, Slavotinek AH: The relationship between regional blood flow and absorption of lignocaine. Aust NZJ Surg 1993; 63: 766-71
34. Naguib M, Magboul MM, Samarkandi AH, et al: Adverse effects and drug interactions associated with local and regional anaesthesia. Drug Saf 1998 ; 18: 221-50
35. Stewart J, Kellett N, Castro D: The central nervous system and cardiovascular effects of levobupivacaine and ropivacaine in healthy volunteers. Anesth Analg 2003; 97: 412-6
36. Knudsen K, Beckman Suurkula M, et al: Central nervous and cardiovascular effects of I.v. infusion of ropivacaine, bupivacaine and placebo in volunteers. Br J Anaesth 1997; 78: 507-14
37. Albright GA: Cardiac arrest following refional anesthesia with etidocaine or bupivacaine. Anesthesiology 1984; 60: 3-5,
38. Hausman LM, Eisenkraft JB, Rosenblatt MA: The safety and efficacy of regional anesthesia in an office-based setting. J Clin Anesth 2008; 22: 271-5
39. Rosenblatt MA, Abel M, Fischer GW, et al: Successful use of a 20% lipid emulsion to resuscitate a patient after a presumed bupivacaine-related cardiac arrest. Anesthesiology 2006; 105: 217-8
40. Corman SL, Skledar S: Usae of lipid emulsion to reverse local anesthetic-induced toxicity. Ann Pharmacother 2007; 41: 1873-7
41. Zardic C, Christiansen C, Pace NL, et al: Transient neurologic symptoms after spinal anaesthesia with lidocaine versus other local anaesthetics. Anesth Analg 2005; 100: 1811-6
42. Hiller A, Rosenberg PH: Transient neurological symptoms after spinal anaesthesia with 4% mepivacaine

and 0.5% bupivacaine. Br J Anaesth 1997; 79: 301-5

43. Bailey PL, Pace NL, Ashburn MA, et al: Frequent hypoxemia and apnea after sedation with Midazolam and Fentanyl. Anesthesiology 1990; 73: 826-30
44. Tong D, Chung F: Postoperative pain control in ambulatory surgery. Surg Clin North Am 1999; 79: 401-30
45. Kaddour HS: Myringoplasty under local anaesthesia: day case surgery. Clin Otolaryngol 1992; 17: 567-8
46. Tritrakarn T, Pirayavaraporn S: Postoperative pain relief for circumcision in children: comparison among morphine, nerve block, and topical analgesia. Anesthesiology 1985; 62: 519-22
47. Rawal N: Postoperative pain treatment for ambulatory surgery. Best Pract Res Clin Anaesthesiol 2007; 21: 129-48
48. Milligan KA, Mowbray MJ, Mulrooney L, et al: Intra-articular bupivacaine for pain relief after arthroscopic surgery of the knee joint in daycase patients. Anaesthesia 1988; 43: 563-4
49. Henderson RC, Campion ER, DeMasi RA, et al: Postarthroscopy analgesia with bupivacaine. Am J Sports Med 1990; 18: 614-7
50. Smith I, Van Hemelrijck J, White PF, et al: Effects of local anesthesia on recovery after outpatient arthroscopy. Anesth Analg 1991; 73: 536-9
51. Kim DD, Shuman C, Sadr B: Intravenous regional anesthesia for outpatient foot and ankle surgery: a prospective study. Orthopedics 1993; 16: 1109-13
52. Armstrong P, Watters J, Whitfield A: Alkalinisation of prilocaine for intravenous regional anaesthesia. Suitability for clinical cause. Anaesthesia 1990; 45: 935-7
53. McCarty EC, Mencio GA, Green NE: Anesthesia and analgesia for the ambulatory management of fractures in children. J Am Acad Orthop Surg 1999; 7: 81-91
54. Reuben SS, Steinberg RB, Kreitzer JM, et al: Intravenous regional anesthesia using Lidocaine and Ketorolac. Anesth Analg 1995; 81: 110-3
55. Davis WJ, Lennon RL, Medel DJ: Brachial plexus anesthesia for outpatient surgical procedures on an upper extremity. Mayo Clin Proc 1991; 66: 470-3
56. D'Alessio JG, Rosenblum M, Shea KP, et al: A retrospective comparison of interscalene block and general anesthesia for ambulatory surgery shoulder arthroscopy. Reg Anesth 1995; 20: 62-8
57. Shah S, Tsai T, Iwata T, et al: Outpatient regional anesthesia for foot and ankle surgery. Int Anesthesiol Clin. 2005; 43: 143-51
58. Edkin BS, Spindler KP, Flanagan JF: Femoral nerve block as an alternative to parenteral narcotics for pain control after anterior cruciate ligament reconstruction. Arthroscopy 1995; 11: 404-9
59. Lang SA, Yip RW, Chang PC, et al: The femoral 3-in-1 block revisited. J Clin Anesth 1993; 5: 292-6
60. Vater M, Wandless J: Caudal or dorsal nerve block? A comparison of two local anaesthetic techniques for postoperative analgesia following day case circumcision. Acta Anaesthesiol Scand 1985; 29: 175-9
61. Sparks CJ, Rudkin GE, Agiomea K, et al: Inguinal field block for adult inguinal hernia repair using a short-bevel needle. Description and clinical experience in Solomon Islands and an Australian teaching hospital: Anaesth Intens Care 1995; 23: 143-8
62. Ding Y, White PF: Post-herniorrhaphy pain in outpatients after pre-incision ilioinguinal hypogastric nerve block during monitored anaesthesia care. Can J Anaesth 1995; 42: 12-5
63. Yndgaard S, Holst P, Bjerre-Jepsen K, et al: Subcutaneously versus subfascially administered Lidocaine in pain treatment after inguinal herniotomy. Anesth Analg 1994; 79: 324-7
64. Rosario DJ, Skinner PP, Raftery AT: Transient femoral nerve palsy complicating preoperative ilioinguinal nerve blockade for inguinal herniorrhaphy. Br J Surg 1994; 81: 897
65. Capdevila X, Ponrouch M, Choquet O: Continuous peripheral nerve blocks in clinical practice. Curr Opin Anaesthesiol 2008; 21: 619-23
66. Richman JM, Liu SS, Courpas G, et al: Does continuous peripheral nerve block provide superior pain

control to opioids? A meta-analysis. Anesth Analg 2006; 102: 248-57
67. Ilfeld BM, Wright TW, Enneking FK, et al: Joint range of motion after total shoulder arthroplasty with and without a continuous interscalene nerve block: a retrospective, case-control study. Reg Anesth Pain Med 2005; 30: 429-33
68. Hofmann-Kiefer K, Eiser T, Chappell D, et al: Does patient-controlled continuous interscalene block improve early functional rehabilitation after open shoulder surgery? Anesth Analg 2008; 106: 991-6
69. De Ruyter ML, Brueilly KE, Harrison BA, et al: A pilot study on continuous femoral perineural catheter for analgesia after total knee arthroplasty: the effect on physical rehabilitation and outcomes. J Arthroplasty 2006; 21: 1111-7
70. Raimer C, Priem K, Wiese AA, et al: Continuous psoas and sciatic block after knee arthroplasty: good effects compared to epidural analgesia or i.v. opioid analgesia - a prospective study of 63 patients. Acta Orthop 2007; 78: 193-200
71. Capdevila X, Dadure C, Bringuier S, et al: Effect of patient-controlled perineural analgesia on rehabilitation and pain after ambulatory orthopedic surgery: a multicenter randomized trial: Anesthesiology 2006; 105: 566-73
72. Beaussier M, El' Ayoubi H, Schiffer E, et al: Continuous preperitoneal infusion of ropivacaine provides effective analgesia and accelerates recovery after colorectal surgery: a randomized, double-blind, placebo-controlled study. Anesthesiology. 2007; 107: 461-8.
73. Klein SM, Fronheiser MP, Reach J, et al: Piezoelectric vibrating needle and catheter for enhancing ultrasound-guided peripheral nerve blocks. Anesth Analg 2007; 105: 1858-60
74. Swenson JD, Davis JJ, DeCou JA: A novel approach for assessing catheter position after ultrasound-guided placement of continuous interscalene block. Anesth Analg 2008; 106: 1015-6
75. Dhir S, Ganapathy S: Use of ultrasound guidance and contrast enhancement: a study of continuous infraclavicular brachial plexus approach. Acta Anaesthesiol Scand 2008; 52: 338-44
76. Cooter RD, Rudkin GE, Gardiner SE: day case breast augmentation under paravertebral blockade; a prospective study of 100 consecutive patients. Aesthetic Plast Surg 2007; 31: 666-73
77. Eason MJ, Wyatt R: Paravertebral thoracic block: A reappraisal: Anesthesia 1979; 34: 638-42
78. Pusch F, Wildling E, Klimscha W, et al: Sonographic measurement of needle insertion depth in paravertebral blocks in women. Br J Anaesth 2000; 85: 841-3
79. Karmaker MK: Thoracic paravertebral block. Anesthesiology 2001; 95: 771-80
80. Karmakear MK, Ho AM-H, Law BK, et al: Arterial and venous pharmacokinetics of ropivacaine with and without epinephrine after thoracic paravertebral block. Anesthesiology 2005; 103: 704-11
81. Coveney E, Weltz CR, Greengrass R, et al: Use of paravertebral block anesthesia in the surgical management of breast cancer: experience in 156 cases. Ann Surg 1998; 227: 296-301
82. Klein SM, Bergh A, Steele SM, et al: Thoracic paravertebral block for breast surgery. Anesth Analg 2000; 90: 1402-5
83. Lonnqvist PA, MacKenzie J, Soni AK, et al: Paravertebral blockade: Failure rate and complications. Anesthesia 1995; 50: 813-5
84. Pusch F, Freitag H, Weinstabl C, et al: Single-injection paravertebral block compared to general anesthesia in breast surgery. Acta Anaesthesiol Scand 1999; 43: 770-4
85. Greengrass R, Buckenmaier CC III: Paravertebral anesthesia/analgesia for ambulatory surgery. Best Pract Res Clin Anaesthesiol 2002; 16: 271-83
86. Parnass SM, McCarthy RJ, Bach BR, et al: Beneficial impact of epidural anesthesia on recovery after outpatient arthroscopy. Arthroscopy 1933; 9: 91-5
87. Schneider M, Ettlin T, Kaufmann M, et al: Transient neurologic toxicity after hyperbaric subarachnoid anesthesia with 5% lidocaine. Anesth Analg 1993; 76: 1154-7

88. Seeberger MD, Lang ML, Drewe J, et al: Comparison of spinal and epidural anesthesia for patients younger than 50 years of age. Anesth Analg 1994; 78: 667-73
89. Halpern S, Preston R: Postdural puncture headache and spinal needle design. Anesthesiology 1994; 81: 1376-83
90. Mulroy MF, Wills RA: Spinal anesthesia for outpatients: appropriate agents and techniques. J Clin Anesth 1995; 7: 622-7
91. Rice LJ, Pudimar MA, Hannallah RS, et al: Timing of caudal block placement in relation to surgery does not affect duration of post-operative analgesia in paediatric ambulatory patients. Can J Anaesth 37: 429-31
92. Koinig H, Krenn CG, Glaser C, et al: The dose-response of caudal ropivacaine in children. Anesthesiology 1999; 90: 1339-44
93. Capogna G, Celleno D, Laudano D, et al: Alkalinization of local anesthetics: which block, which local anesthetic? Reg Anesth 1995; 20: 369-77
94. Bedder MD, Kozody R, Craig DB: Comparison of bupivacaine and alkalinized bupivacaine in brachial plexus anesthesia. Anesth Analg 1988; 67: 48-52
95. Heath PJ, Brownlie GS, Herrick MJ: Latency of brachial plexus block. The effect on onset time of warming of local anaesthetic solutions. Anaesthesia 1990; 45: 297-301
96. Goldberg ME, Gregg C, Larijani GE, et al: A comparison of three methods of axillary approach to brachial plexus blockage for upper extremity surgery. Anesthesiology 1987; 66: 814-6
97. Moore DC, Mulroy MF, Thompson GE: Peripheral nerve damage and regional anesthesia. Br J Anaesth 1994; 73: 435-6
98. Schneider M, Ettlin T, Kaufmann M, et al: Transient neurologic toxicity after hyperbaric subarachnoid anesthesia with 5% lidocaine. Anesth Analg 1993; 76: 1154-7
99. Enk D: Unilateral spinal anaesthesia: gadget or tool? Curr Opin Anaesthesiol 1998; 11: 511-5
100. Pollock JE: Neurotoxicity of intrathecal local anaesthetics and transient neurological symptoms. Best Pract Res Clin Anaesthesiol 2003; 17: 471-84
101. Rigler ML, Drasner K, Krejcie TC, et al: Cauda equina syndrome after continuous spinal anesthesia. Anesth Analg 1991; 72: 275-81
102. Casati , fanelli G, Danelli G, et al: Spinal anesthesia with lidocaine or preservative-free 2 chloroprocaine for outpatient knee arthroscopy: a prospective, randomized, double-blind comparison. Anesth Analg 2007; 104: 959-64
103. Rawal N: Postdischarge complications and rehabilitation after ambulatory surgery. Curr Opin Anaesthesiol 2008; 21: 736-42
104. Milligan KR: Recent advances in local anaesthetics for spinal anaesthesia. Eur J Anaesthesiol 2004; 21: 837-47
105. Urmey WF: Spinal anaesthesia for outpatient surgery. Best Pract Res Clin Anaesthesiol. 2003; 17: 335-46
106. Enk D, Prien T, Van Aken H, et al: Success rate of unilateral spinal anesthesia is dependent on injection flow. Reg Anesth Pain Med 2001; 26: 420-7
107. Hocking G, Wildsmith J: Intrathecal drug spread. Br J Anaesth 2004; 93: 568-78
108. Korhonen A-M, Valanne JV, Jokela RM, et al: Influence of the injection site (L2/3 or L3/4) and the posture of the vertebral column on selective spinal anesthesia for ambulatory knee arthroscopy. Acta Anaesthesiol Scand 2005; 49: 72-7
109. Korhonen A-M, Valanne JV, Jokela RM, et al: Intrathecal hyperbaric bupivacaine 3 mg entanyl 10 mg for outpatient knee arthroscopy with tourniquet. Acta Anaesthesiol Scand 2003; 47: 342-6
110. Fettes P, Hocking G, Peterson M, et al: Comparison of plain and hyperbaric solutions of ropivacaine for spinal anaesthesia. Br J Anaesth 2005; 94: 107-11

111. Kaya M, Oguz S, Aslan K, et al: A low-dose bupivacaine: a comparison of hyperbaric and hypobaric solutions for unilateral spinal anesthesia. Reg Anesth Pain Med 2004; 29: 17-22
112. Kooger Infante NE, Van Gessel E, Forster A, et al: Extent of hyperbaric spinal anesthesia influences the duration of spinal block. Anesthesiology 2000; 92: 1319-23
113. Ben-David B, Solomon E, Levin H, et al: Intrathecal fentanyl with small-dose dilute bupivacaine: better anesthesia without prolonging recovery. Anesth Analg 1997; 85: 560-5
114. Casati A, Fanelli G, Cappelleri G, et al: Effects of spinal needle type on lateral distribution of 0.5% hyperbaric bupivacaine. Anesth Analg 1998; 87: 355-9
115. Vaghadia H, Viskari D, Mitchell GW, et al: Selective spinal anesthesia for outpatient laparoscopy I: characteristics of three hypobaric solutions. Can J Anaesth 2001; 48: 256-60
116. Gudaitytė J, Marchertienė I, Pavalkis D, et al: Minimal effective dose of spinal hyperbaric bupivacaine for adult anorectal surgery: a double-blind, randomized study. Medicina (Kaunas) 2005; 41: 657-84
117. Valanne JV, Korhonen A-M, Jokela RM, et al: Selective spinal anesthesia: a comparison of hyperbaric bupivacaine 4 mg vs. 6 mg for outpatient knee arthroscopy. Anesth Analg 2001; 93: 1377-9
118. Korhonen A-M, Valanne JV, Jokela RM, et al: A comparison of selective spinal anesthesia with hyperbaric bupivacaine and general anesthesia with desflurane for outpatient knee arthroscopy. Anesth Analg 2004; 99: 1668-73
119. Ben-David B, DeMeo PJ, Lucyk C, et al: A comparison of minidose lidocaine-fentanyl spinal anesthesia and local anesthesia/propofol infusion for outpatient knee arthroscopy. Anesth Analg 2001; 93: 319-25
120. Lennox PH, Vaghadia H, Henderson C, et al: Small-dose selective spinal anesthesia for short-duration outpatient laparoscopy: recovery characteristics compared with desflurane anesthesia. Anesth Analg 2002; 94: 346-50
121. Liu SS, Ware PD, Allen HW, et al: Dose-response characteristics of spinal bupivacaine in volunteers. Clinical implications for ambulatory anesthesia. Anesthesiology 1996; 85: 729-36
122. Mulroy MF, Salinas FV, Larkin KL, et al: Ambulatory surgery patients may be discharged before voiding after short-acting spinal and epidural anesthesia. Anesthesiology 2002; 97: 315-9
123. Santanen U, Rautoma P, Luurila H, et al: Comparison of 27-gauge (0.41-mm) Whitacre and Quincke spinal needles with respect to postdural puncture headache and nondural puncture headache. Acta Anaesthesiol Scand 2004; 48: 474-9
124. Kuusniemi KS, Pihlajamäki KK, Pitkänen MT: A low dose of plain or hyperbaric bupivacaine for unilateral spinal anesthesia. Reg Anesth Pain Med 2000; 25: 605-10
125. Ben-David B, Maryanovsky M, Gurevitch A, et al: A comparison of minidose lidocaine-fentanyl and conventional-dose lidocaine spinal anesthesia. Anesth Analg 2000; 91:865-70
126. Kallio H, Snäll E-V, Suvanto SJ, et al: Spinal hyperbaric ropivacaine-fentanyl for day-surgery. Reg Anesth Pain Med 2005; 30: 48-54
127. Vath J, Kopacz D: Spinal 2-chloroprocaine: the effect of added fentanyl. Anesth Analg 2004; 98: 89-94
128. Cappelleri G, Aldegheri G, Danelli G, et al: Spinal anesthesia with hyperbaric levobupivacaine and ropivacaine for outpatient knee arthroscopy: a prospective, randomized, double-blind study. Anesth Analg 2005; 101: 77-82
129. Nordin P, Zetterström H, Gunnarsson U, et al: Local, regional or general anaesthesia in groin hernia repair: multicentre randomised trial: Lancet 2003; 362: 853-8
130. Erhan E, Ugur G, Anadolu O, et al: General anaesthesia or spinal anaesthesia for outpatient urological surgery. Eur J Anaesthesiol 2003; 20: 647-52
131. Flaishon R, Ekstein P, Matzkin H, et al: An evaluation of general and spinal anesthesia techniques for prostate brachytherapy in a day surgery setting. Anesth Analg 2005; 101: 1656-8
132. Buckenmaier CC III, Nielsen KC, Pietrobon R, et al: Small-dose intrathecal lidocaine versus ropivacaine for

anorectal surgery in an ambulatory setting. Anesth Analg 2002; 95: 1253-7

133. Maze M Tranquilli W: Alpha2-adrenergic agonists: defining the role in clinical anesthesia. Anesthesiology 1991; 74: 581-605
134. Eisenach JC, Detweiler D Hood D: Hemodynamic and analgesic actions of epidurally administered clonidine. Anesthesiology 1993; 78: 277-87
135. Klimscha W, Chiari A, Michalek-Sauberer A, et al: The efficacy and safety of a clonidine/bupivacaine combination in caudal blockade for paediatric hernia repair. Anesth Analg 1998; 86: 54-61
136. Motsch J, Bottiger BW, Bach A, et al: Caudal clonidine and bupivacaine for combined epidural and general anaesthesia in children. Acta Anaesthesiol Scand 1997; 41: 877-83
137. Klimascha W, Horvath G, Szikszay M, et al: Antinociceptive effect of the S(+) enantiomer of ketamine on carrageenan hyperalgesia after intrathecal administration in rats. Anesth Analg 1998; 86: 561-565
138. White PF, Schuttler J, Shafer A, et al: Comparative pharmacology of the ketamine isomers. Studies in volunteers. Br J Anaesth 1985; 57: 197-203
139. Adams HA, Thiel A, Jung A, et al: Studies using S(+)-ketamine on probands. Endocrine and circulatory reactions, recovery and dream experiences. Anaesthetist 1992; 41: 588-96
140. Naguib M, Sharif AM, Seraj M, et al: Ketamine for caudal analgesia in children: comparison with caudal bupivacaine. Br J Anaesth 1991; 67: 559-64
140. Pflug AE, Aashein GM, Foster C: Sequence of return of neurological function and criteria for safe ambulation following subarachnoid block. Can Anaesth Soc J 1978; 25: 133-9
141. Cook B, Grubb DJ, Aldridge LA, et al: Assessment of the effects of adrenaline, clonidine and ketamine on the duration of caudal analgesia in children. Br J Anaesth 1995; 74: 79-84.

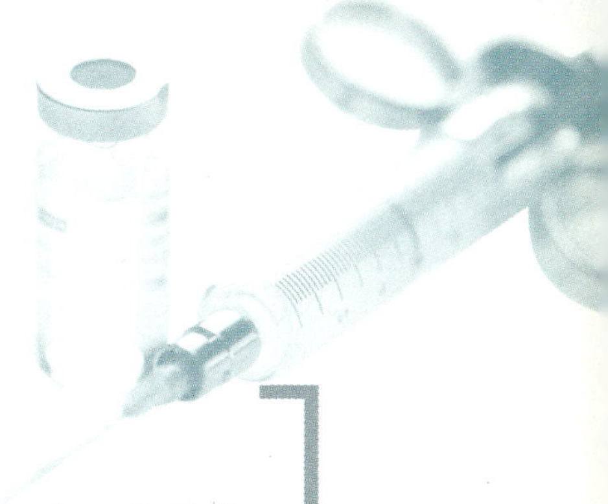

Chapter 12

진정마취 (sedation anesthesia)

진정마취(sedation anesthesia)는 감시마취관리(monitored anesthetic care, MAC)라고도 한다. 뜻하는 바는 같으나 일부 중환자 관리에서는 진정(sedation)과 진통(analgesia)을 함께 제공한다는 의미로 sedo-analgesia 또는 analgo-sedation이라고도 한다.

진정마취는 약물 주입방법의 발달과 다양한 새로운 짧은 작용시간을 갖는 약물의 개발로 점차 일반화되었다. 마취과의사가 아닌 의사가 통상적으로 시행하는 얕은 깊이의 진정과 차이가 있다.[1-4] 국소마취 또는 부위마취와 함께 이용되거나 단독으로 심장내과, 호흡기내과, 소화기내과 및 영상의학과와 응급의학과 등에서 진단 또는 치료 과정에서 환자의 불안과 통증 및 움직임을 저하시키는 방법으로 이용되는 진정마취는 환자 치료법을 개선시킬 뿐만 아니라 전신마취와 비교에서 당일수술의 비용부담을 저하시킬 수 있다(표 12-1, 2).[5]

표 12-1. 당일수술에서 진정±진통의 환자에 대한 장점
환자의 불안해소
초기 국소마취제 주입에 따른 통증 경감
수술 중 심한 견인에 의한 통증 저하
긴 수술에서 환자의 참을성의 증진
전신마취와 관련된 위험을 피할 수 있다.
수술에 관한 기억의 상실
빠른 퇴원과 함께 회복실 처치과정의 단축
전신마취에 비하여 수술 후 합병증의 감소

표 12-2. 당일수술에서 진정±진통의 외과의사에 대한 장점
수술에 알맞는 조건을 제공하며 환자의 참을성을 증가시킨다.
수술 과정의 조절이 수월하다.
수술 중 교감신경계의 반응을 저하시킨다.
환자의 협조로 수술 시간을 줄일 수 있다.
수술 중에 더 정확하고 완전하게 검사를 할 수 있다.

표 12-3. 당일수술에서 진정±진통의 당일수술 센터에 대한 장점
환자가 수술실에서 직접 2차 회복실로 이동할 수 있다.
병원에서 머무르는 시간을 단축할 수 있다.
전신마취에 비하여 비용절감효과로 대체할 수 있다.
당일수술 센터의 비용을 절감할 수 있다.

환자가 평온하게 될 수 있도록 수술실의 일반적인 환경에 대한 조절이 필요하다. 외과의사는 진정마취에서 수술을 할 수 있도록 부드럽고 조심스럽게 수술 조작을 하여야 한다. 그러나 진정마취는 불충분하게 통증이 조절된 환자에서는 적합하지 않으며, 효과적인 국소마취 또는 부위마취를 함께 하는 방법이 기본이다(표 12-3).

진정마취도 전신마취와 같이 수술 전 평가와 마취 관리에 따른 준비와 처치를 마취과의사가 가까이에서 직접 관리를 한다. 심전도, 혈압, 맥박산소포화도, 호기말 이산화탄소 분압 측정과 같은 기본적인 감시와 정맥로 확보 등 일반 환자와 전혀 다를 것이 없다. 환자 상태와 수술 경과에 따라서 진정제, 아편유사제, 진통제, 혈관작용제, 항고혈압제 등 모든 약물을 준비하고 사용하면서 환자의 불안감 해소, 통증과 불편함 제거와 함께 심혈관계 기능을 유지하고 안정된 수술 조건을 제공하며 지연 회복이 없도록 하여야 한다.[5]

정의와 목적

목적은 환자가 이완되고 조용하며 이성적인 대화와 함께 지속적으로 안정 상태를 유지하는 것이다. 진정마취에 대한 여러 가지 용어가 혼란스럽게 사용되고 있다(표 12-4). 진정마취는 깊이에 따라서 차이는 있으나 깊은 진정(deep sedation)이란 의식이 억제되거나 무의식상태로 일부 보호반사가 유지되지 않는 상태로 지속적으로 기도를 유지하지 못하며 물리적 자극

표 12-4. 진정마취로 사용될 수 있는 방법

종류	정의	특징
Conscious sedation	기도 유지와 말에 적절한 반응을 할 수 있을 정도로 의식이 억제된 상태.	Bennett가 1978년 처음 소개 치과의사가 처음 사용 제한 : 안전을 위하여 철저한 감시를 하여야 한다.
진통 (anlgesia)	의식이 있는 환자에서 통증을 경감하는 것	아편유사제 등 진통제만 사용
국소마취	감각과 운동 신경을 국소마취제를 부위에 도포, 침윤시켜 차단	국소마취제 또는 유사한 작용을 하는 약물을 필요한 부위에 투여한다.
신경이완 진통 (neuroleptic analgesia)	진정제, 아편유사제, N_2O를 함께 사용하여 의식 억제를 얻는다.	Decastro와 Mundeleer가 1959년에 처음 소개 용어사용이 때로 부적절함
Sedo-analgesia	진통제와 진정제를 함께 사용하여 의식을 억제한다.	진통에 진정을 추가하여 사용되는 특수 용어
진정마취 Monitored Anesthesia care(MAC)	환자 감시와 진정제 투여를 함께 하는 것을 말한다.	장점: 안전을 위한 감시가 필요 제한: 의식의 억제를 확대하지 말 것

으로 또는 구두 반응을 하게 되는 상태를 말하며 약물을 사용하거나 비약물적인 방법 또는 두 가지 방법을 함께 사용할 수 있다. 국소마취를 함께 한다면 안전과 효과를 증진시킬 수 있을 것이다.[6-8]

진정마취를 위하여 진통제, 진정제와 기억상실약제를 단독 또는 함께 사용하는 방법을 선택하기 전에 수술을 위하여 환자에게 필요한 것을 파악하여야 한다.[9]

진정제의 투여는 기면상태에서 수면까지 지속적으로 유지하며 빠르게 무의식 또는 전신마취 깊이까지 진행될 수 있다. 마취과의사가 실시하는 진정마취는 전신마취와 같은 감시와 전문성이 요구되는 표준 지침이 적용된다(그림 12-1, 표 12-5). 약물과 수기는 계획되지 않은 무의식을 초래하게 되더라도 안전역은 지켜야한다.

이상적인 진정마취는 안전하고 효과적으로 통증을 제거하고, 환자를 이완시키고 유연성을 가지며, 수술에 대하여 기억상실을 동반하게 하여야 한다. 사용 약물은 투여가 쉽고, 작용을 예측할 수 있으며 모든 연령의 환자에서 적용할 수 있어야 하며 작용 발현이 빠르고 작용 기간

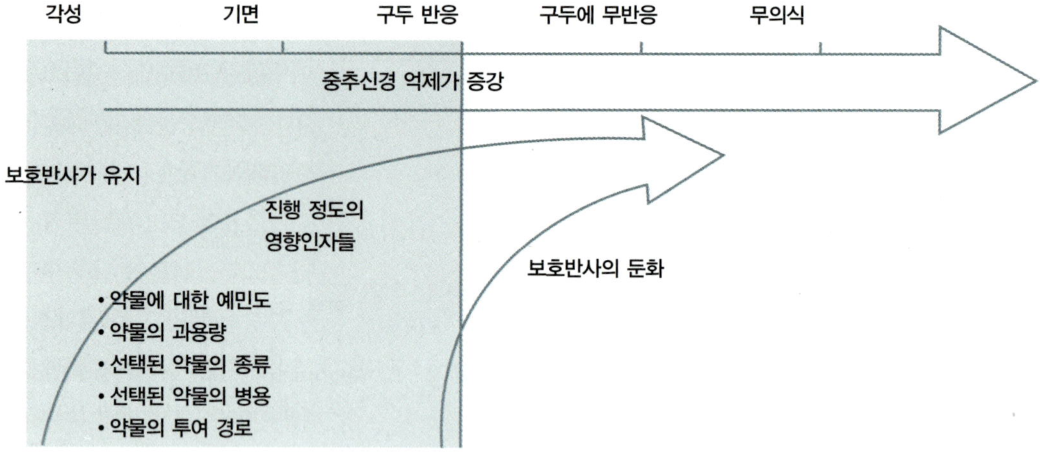

그림 12-1. 진정과 전신마취에서 의식깊이의 지속성

표 12-5. 환자의 보호반사를 둔하게 하는 진정마취와 관련된 문제점
광범위하게 약물를 병용한다.
약물의 흡수, 분포와 효능의 예상이 어렵다.
약물에 대한 반응이 환자에 따른 차이가 크다.
불충분한 진통을 보상하려고 과도한 약물을 사용할 위험이 있다.
수술수기의 차이와 함께 수술에 따른 자극에도 서로 큰 차이가 있다.
장비와 수술을 하는 의료진의 기준에 차이가 있다.

은 짧고, 합병증과 부작용은 없어야 한다. 또한 경제적인 부담이 적고 환자와 보호자가 만족하여야 한다.[10-12]

안전과 감시

진정마취에서 안전과 감시는 두 가지 방향으로 생각할 수 있다. 첫째는 안정되게 마취깊이를 유지하여 수술 중 인지와 움직임을 예방하여 수술을 할 수 있도록 하는 것이며, 둘째는 진정제와 아편유사제 등에 의한 심혈관계와 호흡 억제를 효과적으로 감시하여 합병증을 예방하는 것이다.

1. 마취 감시

진정마취는 안전에 대한 준비와 마취에 대한 숙련없이 실시되고 있다. 이러한 것은 광범위 조사에서 전신마취 또는 국소마취와 같이 국소마취와 진정마취를 함께 실시한 환자에서도 합병증의 발병율이 높다는 것으로 밝혀졌다.[13,14] 진정마취를 숙련된 마취과의사가 시술하고 안전한 진정 수준을 유지한다면 이환율도 낮아질 것이다.[15,16]

마취과의사는 진정마취를 침윤마취, 기도관리, 감시 장치와 환자에게 필요한 약물의 용량을 효과적으로 제공할 수 있어야 한다. 특히 propofol과 같은 마취유도제는 매우 적합한 진정제이지만 마취과의사가 직접 투여와 관리를 하여야 한다. 마취과의사는 진정의 유지, 심혈관계와 호흡기계 감시에 관계한다.

진정마취에서 흔히 발생하는 문제점은 적절한 진정의 유지와 함께 장시간 혼돈상태(confusion)를 초래하는 것이다(그림 12-1). 마취과의사가 진정제를 추가로 주입한다면 환자의 혼돈상태를 더욱 심화시킬 것이다. 환자가 흥분하게 된 원인을 구별하지 못한 부적절한 판단의 결과일 수 있다.[17] 마취과의사는 위험상태를 인식하여 진정을 유지할 수 있도록 경험이 필요하다. 환자 관리에 실패한다면 절충이 필요할 것이다. 미국마취과 학회에서 이러한 문제에 대한 비공개 조사를 하여 Caplan 등은[18] 척추마취와 진정마취를 함께 시행 받은 환자에서 심정지의 원인은 중추신경계 억제에 의한 호흡부전을 인식하지 못한 것이라고 보고하였다.

숙련된 마취과의사는 안전한 진정마취를 감시하고 유지할 수 있어야 하며 환자의 의식 변화에 최대 관심을 가지고 시행하여야 한다.

2. 환자에 따른 차이점

환자에 따라서 진정과 기억상실의 필요성에 차이가 있다. 일부 환자에서는 진정 없이도 편안함을 유지하므로 마취과의사는 단순하게 관찰만 하게 될 것이다. 그러나 완전하게 기억상실이 필요한 환자도 있다. 이러한 경우에 마취과의사는 수술 중에 외과적 자극과 수술 기구 사용에 따른 소음의 변화에 따라 용량 조절이 필요하다.

마취과의사는 통증과 불안을 구별하여야 한다. 통증은 fentanyl, remifentanil 등과 같은 강력하고 작용발현이 빠른 정맥 투여 진통제와 국소마취제의 추가 투여로 치료할 수 있다. 불안은 midazolam, propofol 등과 같은 약물을 이용하여 효과적으로 치료할 수 있다. 마취과의사는 환자의 요구에 예민하여야 하며 외과적 자극에 따른 불안과 통증을 저하시키기 위하여 적절한 약물로 조절하여야 한다.

표 12-6. 진정 깊이
1. 완전한 각성 상태
2. 기면상태
3. 눈을 감고 있으나 말에 반응을 한다.
4. 눈을 감고 있으나 가벼운 물리적 자극에 반응을 한다.
5. 눈을 감고 있으며 가벼운 물리적 자극에 반응이 없다.

3. 감시

1) 의식의 깊이

진정제에 대한 반응은 환자에 따라서 현저하게 차이가 있다. 그러므로 전신마취에서와 같이 진정마취에서도 안전을 위하여 같은 감시체계를 유지하여야 한다. 환자와 마취과의사의 밀착된 관계유지는 기본이다. 적절하고 안전한 진정은 지속적으로 진정점수(예; ramsey score 등)를 측정하여 수술 수기에 맞는 진정 깊이를 유지하여야 한다. 심한 통증이 동반 되지 않는다면 진정점수 3 이상으로 눈을 감고 있으나 구두 반응이 있어야 한다(표 12-6).[19] 최근에는 BIS와 AEP 등을 이용하여 효과적으로 진정의 깊이를 측정하고 유지하여 각성을 예방할 수 있다.[20]

2) 기본적인 감시

시술 중뿐만 아니라 회복실에서 퇴원에 적합하게 회복이 될 때까지 산소화를 지속적으로 유지할 수 있도록 감시하여야 한다.[21,22] 마취사고 2000예 조사에서 다른 어떤 감시 장비보다 맥박 산소계측기가 효과적이라고 하였다. 사고와 감시에 대한 조사에서 Webb 등은[23] 맥박산소계측기의 적절한 사용은 다른 장비로 알 수 없었던 사고의 80%에서 마취과의사에게 경고를 할 수 있었다고 하였다. 그러나 산소화 감시만으로는 저환기에 대한 반응이 느리다.

저환기는 임상적으로 적절한 호기말 이산화탄소분압을 측정하는 호기말 이산화탄소분압측정(capnometer)으로 조기 발견할 수 있다. 호기가스를 경비 카테터(nasal cannular) 또는 Hudson mask(그림 12-2)를 통하여 검사하며 거치는 간단하고 비용부담도 적다.[24]

이와 같은 감시로 유용성과 적절함을 예상하기에는 제한점이 있다. 동맥과 호기말 이산화탄소 분압차이의 증가, 구강 호흡, 카테터 폐색, 투여산소의 희석 등과 같은 잘못된 판단이 흔한 문제점으로 측정의 적절함을 감소시킨다.[25] 그러나 진정마취의 감시에서 장비의 개발과 임상 경험의 축적은 이러한 문제를 해결할 수 있을 것이다.[26] 과거에는 일부 병원에서 전흉부에 청진기를 거치하여 호흡을 감시하였으나 최근에는 대부분에서 capnometer로 대체되었다.

Capnometer는 기도폐쇄, 호기말 이산화탄소분압 상승 등을 즉시 확인할 수 있다. 위험도가

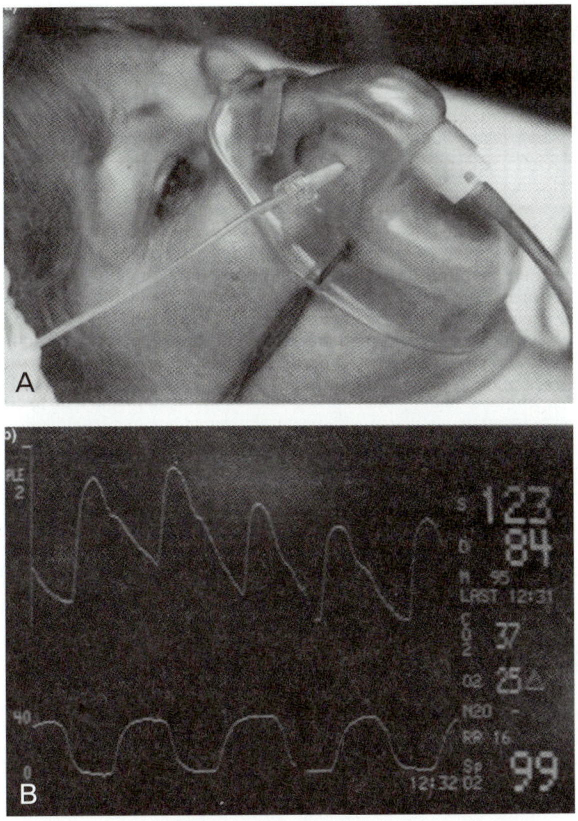

그림 12-2. 진정된 환자에서 호기말 이산화탄소 감시
A. 안면마스크를 이용한 호기가스 감시를 위한 간단한 체취 방법
B. capnograph에서 호기 가스의 변화곡선

높은 환자에서 호흡 부전을 조기에 경고할 수 있다. 혈압과 심전도 감시는 일반적으로 유용하며 심근허혈과 부정맥 병력이 있는 환자에서는 기본적이다.

응급처치에 필요한 기구는 숙련된 의료진과 함께 치명적인 합병증에 즉시 대응할 수 있도록 항상 준비되어야 한다. 수술 중과 회복실에서 의식 깊이와 산소화의 감시는 필수적이며 capnometer는 반드시 갖추어야할 장비로 권장된다.

4. 산소공급

산소는 마스크나 경비 카테터 등을 통하여 공급한다. 환자의 움직임과 함께 경비 카테터의 이동은 반창고를 이용하여 예방한다. 산소 유량은 정상 호흡을 유지할 수 있는 충분한 흡입산

표 12-7. 흡입산소농도에 따른 유량 지침

100% 산소 유량(l /min)	F_IO_2
경비 카테터	
1	0.24
2	0.28
3	0.32
4	0.36
5	0.40
6	0.44
안면 산소마스크	
4-5	0.30
5-6	0.40
6-7	0.50
7-8	0.60

소농도(표 12-7)를 유지할 수 있도록 지침에 따라서 조절한다.[27] 비정상 호흡 양식은 큰 일회호흡량 또는 빠른 호흡수, 낮은 흡입산소농도 등이다. 정상 폐기능을 가진 환자에서 100% 산소 공급은 3분 내에 탈질소(denitrogenation)를 할 수 있지만 폐기종이 의심되는 환자에서는 지연된다.[28-30]

수술 부위가 코 주위라면 산소 튜브는 환자가 잘 견딜 수 있는 입속에 위치시킬 수 있다. 수술 소독포가 얼굴을 덮는 머리와 목 부위를 수술하는 환자에서 산소농도의 증가와 함께 전기소작기로 인하여 발화의 가능성이 증가될 수 있다.[31] 예를 들면 국소마취로 렌즈 적출술을 받는 환자에서 산소와 공기 혼합 가스를 사용하고 맥박산소계측기를 세심하게 관찰하는 것이 적절하다. 이산화탄소의 축적을 예방하려면 최소한 10 l /min 유량을 유지하여야 한다. 소독포는 환자의 얼굴과 거리를 갖도록 하여 공기의 흐름을 유지할 수 있도록 하고 밀실 공포증도 완화할 수 있어야 한다. 지속적으로 기도유지가 어렵거나 자주 기도 폐색이 유발될 수 있는 경우에는 경구 또는 경비 기도유지기를 적용하면 효과적일 것이다.[32]

산소 공급에서 주의 사항은 진정제와 아편유사제에 의한 호흡억제가 있다면 저환기와 과이산화탄소 혈증, 이산화탄소성 혼수(carbone dioxide narcosis), 무호흡 등의 감지가 지연되고 조기 발견이 어렵다.[33] 이러한 경우에는 산소포화도 감시만으로는 발견이 어려우므로 호기말 이산화탄소분압 측정, capnography 등으로 환기 유무를 감시할 수 있어야 한다. 높은 농도의 산소공급보다는 대기 또는 낮은 농도의 산소를 호흡하면서 산소포화도 검사만으로 저산소화

SEDATION ANAESTHETIC RECORD

Operation .... Surgeon ....
Patient's name .... Age .... Weight .... kg
Allergies .... ASA status .... Medications ....

Questionnaire evaluated- Yes/No
Patient fasted- Yes/No
Carer available- Yes/No

Special requirements for sedation:
Awake- Yes/No
Drowsy- Yes/No
Amnesia- Yes/No

DRUGS

1 ....
2 ....
3 ....
4 ....
5 ....
6 ....
7 ....

IV ACCESS

Site
Gauge

COMMENTS

Uneventful-Yes/No

MONITORING

BP, ECG, $\%O_2$ Sat., Pulse, et CO_2

ANAESTHETIST
SIGNATURE:

....

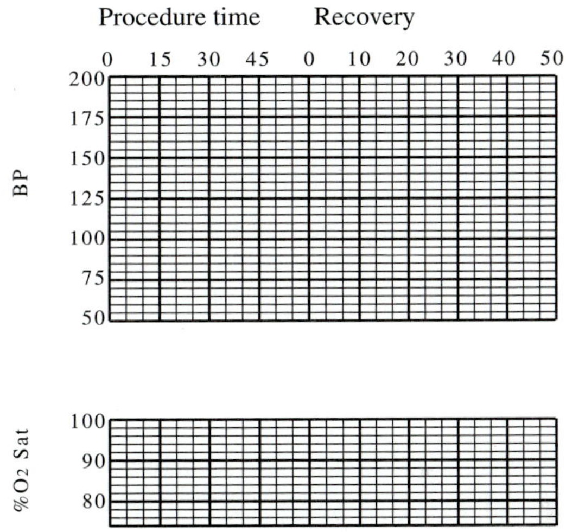

DISCHARGE CRITERIA

1. Vital signs stable ....
2. Postanaesthesia recovery score 10 ....
3. Able to ambulate ....
4. Alert & orientated ....
5. Responsible adult present ....
6. Patient given discharge instruction sheet ....
7. Discharge time ....

COMMENTS

SIGNATURE:

....

그림 12-3. 진정마취 기록표

와 호흡억제를 감시하는 것도 효과적일 수도 있다.[34-38]

5. 표준 진정마취를 위한 지침

진정마취를 이용할 경우는 원하지 않은 반응으로 소생술이 필요한 환자에게 응급 장비와 약제와 함께 숙련된 의료진이 적절한 의료관리를 제공하여야 한다. 각각의 의료관리는 진정제 투여에 따른 안전을 지킬 수 있는 국가차원의 표준 지침을 적용하여야 한다.[14,39,40]

진정마취의 기록은 미래 진정마취의 표준이 되고 법의학적 증거자료가 될 수 있도록 당일수술에 관여하는 모든 의료진들이 이용하고 전달될 수 있는 기록이 되어야 한다. 진정마취를 위한 기록지는 기존의 마취기록지를 이용할 수도 있으며, 분리하여 새로운 기록지를 사용할 수도 있다(그림 12-3).

평가

수술 전에 불안을 호소하는 환자는 국소마취 또는 부위마취와 함께 진정마취를 하는 것이 중요하다. 임상적으로 능율적인 전달체계를 그림 12-4에 정리하였다. 수술 전에 환자는 전신마취와 진정마취의 안전과 관련된 구두 설명과 인쇄된 설명서를 제공받아야 한다. 수술 당일 지켜야 할 사항과 진정에 대한 설명에는 비데오(video)도 효과적이다. 이러한 설명 방법들을 통하여 환자는 마취 방법에 대하여 더 많은 정보들을 이해한 후 결정을 할 수 있을 것이다.

평가과정은 환자의 전반적인 건강과 행동 상태의 평가에 관련되어 올바르게 판단할 수 있는 건강관련 질문을 사용하여 체계화할 수 있다.

수술 전 설명으로 충분하게 이해가 된 환자는 당일수술에서 수술 전 불안이 적으며 환자, 외과의사 및 마취과의사의 관계가 더욱 부드럽게 유지된다. 이것 또한 수술 승낙서를 받는 과정에도 도움이 된다.

진정 방법의 선택

마취과의사는 환자의 요구와 진정마취 방법의 선택을 고려하여야 한다.[41,42] 예상되는 것에 대하여 환자와 의견교환은 환자의 만족 정도를 증진시킬 수 있다.[43] 수술 전 평가는 환자의 요

외과의사의 의뢰
마취방법을 제시하고
환자의 요구사항을 의논한다.

↓

숙련된 간호사의 입원전 평가
환자에게 진정마취와 적합한 수기를 설명한다.
진정마취에 대한 구두와 인쇄물로 설명을 한다.
가능하다면 비데오를 이용한 설명을 한다.
환자의 질문과 불안해소를 위한 답변을 한다.
필요하다면 마취과의사에게 의뢰

↓

수술 당일에 마취과의사에 의한 평가
예상과 불안을 의논하고 마음을 통할 수 있도록 한다.
진정과 전신마취에서 방법을 선택한다.
수술 승낙서

그림 12-4. **환자 평가를 위한 과정**

표 12-8. 진정마취를 선택하기 위한 질문

질문	수술실에 들어가면서	국소마취중	수술 중
깨어있기를 원하십니까?	☐	☐	☐
기면상태를 원하십니까?	☐	☐	☐
수술중의 일을 기억하고 싶지 않으십니까? (기억상실)	☐	☐	☐

질문	예	아니오
직접 진정상태를 조절하기를 원하십니까?	☐	☐
마취과의사가 진정을 조절하여 드리까요?	☐	☐
진정 마취와 관련된 걱정이나 불안감이 있습니까?		
(a) 개인적인 조절이 결핍	☐	☐
(b) 잠드는 것에 두려움	☐	☐
(c) 통증에 대한 두려움	☐	☐
(d) 미지에 대한 두려움	☐	☐
(e) 수술실에 대한 두려움	☐	☐
(f) 수술을 보는 것에 대한 두려움	☐	☐
(g) 수술과 관련된 대화를 듣게 되는 두려움	☐	☐

구를 조절하는 적절한 진정제와 수기를 선택하고 환자를 안심시킬 수 있을 것이다. 각각 환자의 요구를 개인적으로 평가하여야 한다. 마취과의사의 여러 가지 노력은 환자의 요구에 따라서 시도될 것이지만 일부 환자에서는 보장되지 못할 수도 있다는 것을 설명하여야 한다.

수술 전에 마취과의사는 환자와 함께 진정에 대하여 의견교환을 하여야 한다. 의견교환의 내용에는 졸음, 기억상실과 환자가 가지고 있는 문제점 등에 대한 사항들이다.

어려운 환자들

특별한 관리는 다음과 같은 경우에서 진정마취의 적용과 관련이 있다.

1. 수술실 밖에서 진정

MRI, CT의 촬영, 심장 검사, 내시경 검사, 응급실 등에서의 치료 등과 같은 수술실 밖에서 시술하는 진정마취는 환자의 세심한 선택, 주의 깊은 감시와 안전 지침이 필요하다. 수술실 밖에서는 최소한의 의료진이 관계하고 환자의 관찰이 어렵다는 문제점이 있다. 지속적인 교육으로 숙련된 의료진이 관여하고 환경의 개선과 함께 표준 감시 장비를 갖추어야 하는 것은 필수적이다(제 17-10장 참조).

2. 노인

저혈압과 호흡억제가 쉽게 발생한다. 서서히 주입하고, 조심스런 용량 조절과 추가 용량을 주입하기 전에 효과를 평가하여 위험부담을 최소화할 수 있어야 한다. 환자 및 외과의사와 밀접한 의견교환과 조심스런 감시가 필요하다.

3. 협조가 되지 않는 환자

협조가 되지 않는 환자에서 특히 극단적인 불안, 현저한 정신과적 문제, 심한 학습 불가능한 환자들 특히 소아 환자에서는 마취 방법에 찬성하고 수술 전에 계획된 접근으로 진정마취를 적용한다면 성공적일 것이다. 수술 전에 조절이 되지 못한다면 진정마취는 실패할 수 있다.

4. 수면 무호흡 환자(sleep apnoeic patient)

폐쇄성 수면 무호흡은 흔하게 발생한다. Davies와 Stradling은[44] 남자 50명 중 1명이 앙와위에서 기도가 폐쇄되었다고 하였다. 이러한 변화는 진정제 투여로 더욱 심하게 될 수 있다. 마취과의사는 깊은 진정상태가 되기 전에 조기에 기도 폐쇄를 인지하여야 하며 조심스런 감시가 필요하다.

수면 무호흡이 예상되는 환자들은 당일수술 전에 관련된 기구에서 수면 검사 등으로 조사를 하여야 한다. 수술 전에 어떻게 확인 할 수 있는가?

- 코고는 병력(흔히 동반자로부터 확인)
- 동반자로부터 수면 무호흡 병력을 확인
- 낮 시간에 졸음이 있음
- 목 둘레가 43 cm 이상으로 의심되는 경우[45)]

코를 통하여 지속적 양압호흡을 하고 있다면 당일수술 중에도 계속 적용하여야 한다. 이러한 기구는 가볍고 휴대용이므로 단지 전기 공급만 필요하다. 필요하다면 안면 마스크를 통하여 산소만 추가 공급하면 된다. 수술 중에는 propofol과 같은 짧은 작용시간의 진정제를 사용할 수 있다. 환자의 의식 상태와 기도를 확실하게 감시하고 코를 골게 되면 경고할 수 있어야 한다.

기도 개방성을 개선할 수 있도록 가능하면 빠르게 좌위로 유지한다. 환자의 퇴원은 통상적인 퇴원 지침을 적용한다.

환자의 준비

진정마취가 계획된 환자는 전신마취에서와 같이 술전 금식을 한다(제 3 장 참조). 이것은 기도반사가 없는 경우 또는 전신마취로 전환하여야 하는 경우에 안전 관리 측면에서 중요하다.

당일수술 관리 지침에서 진정제의 전투약은 적절하지 못하며 수술 직전에 적절한 조절이 더 효과적이다. 환자의 수술 전 불안은 다음과 같은 방법으로 감소시킬 수 있다.

- 수술 전에 수술과 진정에 대하여 충분하게 설명한다.
- 수술 전 대기 시간을 최소화한다.
- 이완된 환경을 조성한다
- 개인적인 수신기와 선호하는 음악을 준비하여 듣게 한다.

일반적으로 사용되는 진정제

1. Barbiturate

Methohexital과 pentobarbital이 선호되는 약물로 일회투여 또는 지속주입한다. 소아 환자에서는 methohexital(10-30 mg.kg) 직장 투여로 45-60분 진정을 얻을 수 있다.[46] Pentobarbital(5-7 mg/kg iv 또는 im)을 단독 투여는 호흡억제가 적어서 선호하지만 다른 약제와 병용한다면 기도폐쇄, 저산소증 등 합병증이 발생할 수 있다. 부작용으로는 흥분, 오심과 구토, 딸꾹질, 숙취현상, 잔류 진정효과 등이 나타날 수 있다.[47]

2. Benzodiazepines

불안감 해소와 기억상실이 투여량에 비례하고 조절이 쉬워서 진정 마취에서 흔히 사용하는 약물이다. 긴 반감기(24-48 시간)와 정주통(injection pain)이 있는 diazepam은 수용성이고 혈전성 정맥염과 같은 합병증이 적으며 짧은 반감기(2-4 시간)를 갖는 midazolam으로 대체되었다. 또한 대사산물도 없으며 빠른 회복이 가능하다. 반복된 투여는 축적 작용으로 과진정을 초래할 수 있다. Midazolam에 대한 환자에 따른 감수성 차이가 크며[48] diazepam보다 안전역이 좁으므로 원하는 효과를 얻고 부작용을 줄이려면 세심한 용량 조절이 필요하다.[49]

3. Flumazenil

Benzodiazepine의 경쟁적 길항제로 midazolam의 과용량 투여에 따른 길항에 효과적이다. Flumazenil은 반감기가 1시간이며 midazolam은 2-4시간이므로 투여 후 재진정이 초래될 수 있으므로 조기 퇴원에는 주의하여야 한다.[50] Midazolam과 flumazenil은 투여량에 비례하여 서로 반응한다(그림 11-5).[51] Flumazenil은 높은 가격으로 사용에 따른 비용부담이 문제가 된다.

4. Propofol

Propofol은 진정마취에서 널리 사용되며 반 마취용량(subanesthetic dose)을 사용한다. Midazolam과 비교하면 빠르게 분포하고 짧은 제거 반감기로 매우 빠른 회복을 제공하며, 초기 회복기에 졸음, 기억상실, PONV 등이 적다.[53] Propofol은 약역동학적 특성으로 지속 주입 방법이 가능하며 투여량 조절이 정확하다면 과용량의 위험이 적다. 척추마취에서 propofol 2.3-5.6 mg/kg/h에서 구두반응을 유지하면서 진정을 유지할 수 있었다고 하였다.[5]

Propofol과 midazolam은 일시주입과 지속 주입 모두에서 비슷한 진정 효과를 갖는다. 그러

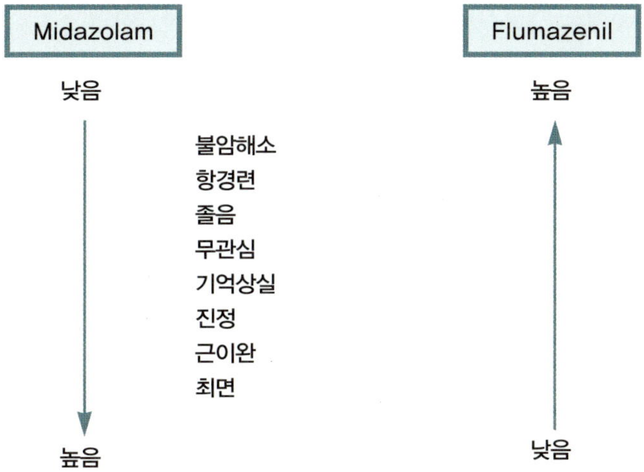

그림 12-5. Midazolam과 flumazenil의 상호 용량의존 효과

나 midazolam이 propofol보다 더 큰 기억상실 효과를 갖는다.[53] Midazolam과 함께 사용한다면 propofol의 요구량을 감소시킬 수 있다.[54] 두 가지 약제를 허용 범위 내에서 함께 사용하여 상승작용을 얻을 수 있다. 각각의 ED_{50}의 44%를 사용하면 최면작용을 얻을 수 있다. 이러한 조합은 진정, 마취유도와 유지에도 유용하다.[55] 동시마취유도(co-induction)는 마취유도에서 두 가지 이상의 약제를 함께 투여하는 방법으로 환자간의 차이를 줄이고 독성의 감소, 조기 회복과 같은 장점이 있다.[56] Midazolam은 기억상실을 보조하고 호흡억제를 피할 수 있다.[57] 그러나 진정마취에서 임상 적용에 따른 장점은 증명되지 않았다.

표 12-9. 진정과 마취의 깊이에 따른 차이점

평가 인자들	최소 진정 (minimal sedation)	중등도 진정과 진통 (moderate sedation/analgesia)	깊은 진정 (deep sedation)	전신마취 (general anesthesia)
환자의 반응	정상 구두 반응	구두 또는 촉각에 목적이 있는 반응을 함	반복된 통증 자극에 목적이 있는 반응을 함	통증 자극에 반응 없음
기도	영향 없음	추가 처치가 필요 없음	추가 처치가 필요함	추가 처치가 필요함
자발호흡	영향 없음	충분	불충분할 수 있음	불충분 함
심혈관계 기능	영향 없음	통상적으로 유지됨	통상적으로 유지됨	기능에 장애가 있다.

진정마취를 위한 진정제와 아편유사제의 함께 사용은 마취과의사의 선호도와 경험에 따라서 선택할 수 있다. 예를 들면 remifantanil과 propofol,[58,59] alfentanil과 propofol,[60] alfentanil과 midazolam[61] 같은 조합을 적용할 수 있을 것이다.

5. Ketamine

Phencyclidine계열의 약제로 안전역이 넓고, 진통과 진정 및 기억상실을 제공하는 장점이 있으나 환자를 불편하게 하는 불안, 나쁜 꿈, 수술 후 흥분을 유발 할 수 있는 해리성 마취제이다. 소아 환자에서 선호되며 성인에서는 흔히 사용되지 않는다.[62,63]

정맥 또는 근육 주사로 투여가 가능하므로 당일수술을 위한 마취에서 환자와 협조가 되지 않거나 정맥로 확보가 어려운 경우에 ketamine(4 mg/kg) 근육 주사 후에 시도 할 수 있으며 소아에서 부위 마취를 위한 보조제 또는 진정제로 응급실에서 골절 정복술, 상처의 봉합과 치료 등에서 사용될 수 있다.[64,65]

기관내 삽관 없이 외과의사 단독으로 마취하고 진정마취를 할 수 있으나 감시에 주의하여야 한다.[63,66] 특히 불완전한 국소마취가 된 경우에 유용하게 적용할 수 있다.

부작용으로는 과도한 타액분비로 atropine, glycopyrrolate 등과 같은 항콜린성 약물이 필요하다. 상기도 감염이나 천식이 있는 환자에서는 후두경련의 위험이 10배 이상 증가한다. 그 밖에 산소포화도 저하, 기도폐색, 오심과 구토, 악몽, 각성중 흥분, 경련, 무호흡 등이 유발될 수 있다.[67] 내시경을 시도한다면 삽입 중에 후두경련, 기침, 구역 등을 초래할 수 있다.[68] 각성 중에 심한 흥분의 예방과 치료에는 benzodiazepine이 효과적이지만[69] ketamine 대사를 억제하여 회복이 지연될 수 있다.[70-72] 일회 투여 후에 퇴원 시간은 87-110분이라고 하였다.[63,73]

폐질환이 동반되었거나 인후두부 수술에서는 사용하지 않는 것이 효과적이며, 뇌압을 상승시킬 수 있으므로 수두증, 뇌실복강 션트(ventriculoperitoneal shunt) 기능에 문제가 있는 환자, 심한 뇌손상 등에서는 금기이다.[62]

다른 진정제와 함께 사용하면 용량을 적게 사용하므로 부작용을 저하시키고 효과를 증진시킬 수 있어 연구 및 증례 보고가 점차 증가되고 있다. Propofol과 ketamine의 함께 사용은 서로 mg:mg 비율로 propofol과 ketamine을 10:1 - 2:1로 적용을 시도하였다. 이러한 방법은 propofol 단독으로 사용하는 방법보다 빠른 작용발현과 심혈관계의 진정을 얻을 수 있으나 ketamine의 비율을 증가시키면 어지러움, 오심과 구토, 악몽 등과 같은 부작용의 빈도가 증가된다.[74] Propofol과 소량의 ketamine(3-4 mg/kg)은 수술 후 호흡, 인지기능과 진통에 효과적이며 안전하다고 하였다.[75]

6. Etomidate

Etomidate는 호흡억제가 적고 심혈관계에 영향이 적어 선호되지만 주입에 따른 통증과 근간대성 경련을 유발하여 진정마취에서는 흔히 사용되지 않는다. 그러나 빠른 회복으로 심박정상화(cardioversion)와 같은 짧은 시술에서 선호되기도 한다.[76] 근간대성 경련은 midazolam (0.015 mg/kg), magnesium sulfate, fentanyl(100-500㎍), remifentanil (1 ㎍/kg) 등과 함께 사용하면 저하시킬 수 있다.[77-81] Fentanyl은 투여량에 비례하여 호흡억제 효과가 나타나므로 주의하여야 한다.[78] 수술이 통증없이 진정을 필요로 한다면 midazolam을, 통증이 동반된다면 아편유사제를 함께 사용한다면 효과적일 것이다.[82]

7. Dexmedetomidine

Dexmedetomidine은 α_2-아드레날린수용체 작용제로 clonidine보다 8배 높은 친화성을 가진다. 정맥투여하며 진정, 진통, 불안제거 효과가 있다. 혈역학적으로 투여용량에 비례하여 혈압과 심박수를 저하시키며 혈장 catecholamine 농도를 저하시킨다.[83]

임상 용량으로 0.2-0.7 ㎍/kg/h에서 효과적인 진정과 진통 작용을 얻을 수 있으며 호흡억제는 없다. 그러나 부작용으로 혈압 저하, 서맥, 오심과 구토가 있다.[83]

소아에서 MRI 검사를 위하여 dexmedetomidine과 midazolam의 병용과 propofol의 비교에서 혈압과 심박수는 일시적으로 저하되었으나 호흡수에는 변화가 없었으며 회복이 다소 지연되었으나 임상적 차이는 없었다고 하였다.[84]

Dexmedetomidine의 장점은 호흡억제에 따른 합병증 위험이 높은 환자에서 지속 주입으로 진정 효과를 얻을 수 있다.[85,86] 체외충격파쇄석술, 전기경련요법,[87] 백내장 수술,[86] 이비인후과 부비동 내시경 수술,[88,89] 발치,[90] 뇌파촬영[91] 등과 같은 당일수술 또는 처치에서 효과적으로 적용하였으며 수술 후 떨림을 효과적으로 예방할 수 있었다고 하였다.[92]

8. 아편유사제

불안해소와 기억상실을 위한 진정제와 더불어 진통작용을 위한 아편유사제의 추가는 초기 국소마취제 투여와 함께 심한 견인에 의한 통증을 예방할 수 있다. 그러나 아편유사제는 수술 후 오심과 구토, 소양증, 호흡억제, 저혈압과 같은 부작용을 초래할 수 있다.[93]

Bailey 등은[94] 건강한 지원자(volunteer)에서 소량의 midazolam과 fentanyl을 함께 투여하여 저산소증을 동반한 심한 호흡부전이 초래되었다고 하였다.

Fentanyl의 작용발현은 3-5 분이며, 50-100 ㎍ iv의 작용시간은 45-60분이다. Fentanyl 25-50

㎍ iv에서도 호흡억제가 나타날 수 있다. 소아에서 1 ㎍/kg iv로 간단한 처치를 할 수 있는 진정을 얻을 수 있다.[95,96]

Alfentanil은 propofol과 함께 사용한다면 요구량의 30-50% 저하와 함께 PONV의 빈도를 반으로 저하시킬 수 있다.[97]

Remifentanil는 빠르게 대사되므로 지속 주입 시간과 관계없이 빠른 회복을 기대할 수 있다. 다른 아편유사제와 같이 호흡억제와 흉부 경직, 오심과 구토 등으로 사용이 제한될 수 있으나 짧은 제거반감기(8-10분)와 지연 회복의 위험이 적으므로 임상에서 널리 사용될 것이다.[98]

9. Chloral hydrate

마취과의사 없이 외과의사가 MRI, CT 촬영 등과 같은 간단한 처치와 검사를 위한 진정을 목적으로 가장 많이 사용하는 약물이다. 투여 방법은 주로 경구 또는 항문으로 하므로 정확한 작용발현과 지속 시간을 예측하기 어려우므로 용량조절에 유의하여야 한다.[99,100] 당일수술에서는 작용발현이 느리고 회복이 지연되며 진통작용이 없어 선호되지 않는다.[101,102]

부작용으로는 운동 불균형(motor imbalance), 흥분, 공격적인 행동, 안절부절 하는 행동(restlessness) 등이 퇴원 후까지 지속될 수 있으며, 그 외에 저산소증, 오심과 구토, 설사 등도 초래될 수 있다. 일부 환자에서는 퇴원 후 가정에서 지속되는 진정, 호흡곤란, 숨막힘(choking) 등이 발생할 수 있어 부모의 불만족 정도를 증가시킬 수 있다. 특히 12개월 이하 소아에서 흔히 발생하며 chloral hydrate 대사 과정과 관련된다.[100,103]

10. 흡입마취제

국소마취와 부위마취에서 흔히 midazolam 또는 propofol을 사용하지만 sevoflurane 1-2%로 진정마취를 효과적으로 유지할 수 있다.[104-106] 흡입마취제를 이용한 진정마취는 조절이 쉽고, 빠른 회복과 환자가 진정될 수 있다는 장점이 있다. Desflurane은 자극성으로 선호되지 않는다.[107] 낮은 fresh-gas flow로 수술실 오염을 최소화 할 수 있으나 환자의 불편함을 유발할 수 있다. 또한 필요에 따라서 흡입마취로 전환이 용이하지만 안면마스크, 코마스크 등의 적용에서 완전 밀봉에 어려움이 있다.[106]

흡입 진정마취을 위하여 아산화질소를 사용하는 경우에는 투여 농도에 따라서 반응에 차이가 있으므로 감시에 유의하여야 한다. 투여 농도에 따른 반응의 차이는 다음과 같다.

• 5-25%(중등도의 진정과 진통) ; 통증에 대한 감각이 무뎌지며 움직임이 약하게 된다. 심박수, 혈압, 호흡수 등은 정상범위를 유지하며 인후두 반사도 유지된다. 환자는 이완되며 두려움이 저하된다. 손가락, 발가락과 입술의 감각이 둔화된다.
• 25-55%(해리성 진정과 진통) ; 환자는 더욱 이완되고 졸리며, 눈을 깜박이는 횟수가 감소한다. 통증 감각은 크게 둔화되지만 심박수, 혈압, 호흡수는 정상을 유지한다. 인두 반사는 저하되지만 후두부의 반사는 유지된다. 환자는 입을 벌리고 있을 수 있으며 감각이상을 느끼는 부위가 넓어진다. 청각, 미각, 시각이 둔화된다.
• 50-70%(완전한 진통) ; 환자는 수면을 취하게 되며 인후두 반사가 저하되고 구두반응이 소실된다. 입을 벌리고 있지 못하며 졸음을 느끼고 통증 자극에 반응하지 못한다.

아산화질소의 금기증

• 상기도 감염, 편도와 아데노이드 비대증 - 코를 통한 기도 유지가 필요하다.
• 만성 폐쇄성 폐질환
• 임신
• 심한 천식
• 정신과 질환
• 복합적인 심장 이상

아산화질소 공급을 위하여 마취 기계가 갖추어야 할 조건

• 환자의 움직임과 관계없이 지속적으로 가스흐름(gas flow)을 유지할 수 있어야 한다.
• 가스흐름이 일정하여야 한다.
• 아산화질소와 산소는 분리되어 공급되어야 하며, 호흡낭(reservior bag)이 있어야 한다.
• 산소의 최소농도는 30% 이상이어야 한다.
• 응급 상태에서 산소 흐름을 38 l /min를 유지할 수 있어야 한다(O_2 flush).
• 산소공급이 차단되면 아산화질소 공급도 차단되어야 한다(fail-safe system).
• 응급 상태에서 조절 호흡을 위하여 호흡낭과 조절 발브를 사용할 수 있어야 한다.
• 가스 실린더는 색으로 구별할 수 있어야 한다.
(예; 산소 : 흰색, 녹색, 아산화질소: 청색).

회복기에는 100% 산소를 2-5분 동안 공급하여 확산성 저산소증(diffusion hypoxia)을 예방하여야 한다.[107)]

그 외에 진정마취와 수술 후 진통을 위하여 NSAIDs 아편유사제 길항제인 nalbuphine, naloxone, nalmefene,[5] magnesium,[108,109] gabapentine[109] 등이 마취과의사의 선호도와 환자 상태에 따라서 선택될 수 있다.

방법

1. 투여 경로

진정마취를 위한 투여 경로는 여러 가지 방법이 적용될 수 있다.

1) 경구 또는 항문 경로

작용발현이 늦어서 제한된다. 약제의 투여에 따른 개인적인 차이가 많다. 항문투여는 유, 소아에서 효과적으로 적용할 수 있으나 환자가 불쾌감을 느낄 수 있으므로 보호자의 허락을 얻은 후에 실시하여야 한다.

2) 흡입 진정

치과수술에서 흔히 사용한다. 그러나 환경 오염과 냄새 때문에 흔히 사용하지는 않는다.

3) 경구강 점막

"Fentanyl lollipops"를 이용하여 투여하는 방법으로 소아에서 진정되고 효과적인 술전 진정을 얻을 수 있다. 호흡억제가 유발될 수 있으므로 세심한 감시가 필요하다.[110]

4) 경비

소아 환자에서 흔히 사용되는 방법으로 0.2 mg/kg의 midazolam을 사용한다.[111]

5) 정맥

가장 흔히 사용하는 경로로서 일시주입과 지속주입법이 있으며 용량을 쉽게 조절할 수 있다. 협조가 어려운 소아에서는 추가된 기구나 약물의 준비가 필요할 수 있다. 마취과의사가 직접 투여하지 않고 미리 약물과 투여용량 및 잠금장치(lockout)를 만들어 과용량 투여를 예방할 수 있도록 하여 환자가 직접 투여를 조절하는 자가조절 진정마취(patinet-controlled sedation and analgesia)를 적용할 수도 있다.[112-114]

2. 주입 방법

진정제의 지속 정맥주입은 수술 중 안전한 깊이 유지와 심혈관계와 호흡기의 억제를 최소화 할 수 있다.[115] Midazolam 지속 주입은 부위마취와 함께 수술 중 진정과 기억상실을 얻을 수 있다. 그러나 잔류 기억상실이 수술 후에도 유지될 수 있으며 인지 기능의 회복이 지연될 수 있다. Propofol 지속주입은 회복이 빨라서 효과적인 대체방법으로 선호된다.[57]

예를들면 propofol 지속 주입 속도는 0.3-4.0 mg/kg/h이다. Mackenzie는[19] 척추마취와 진정을 예정 한 환자에서 전투약을 하였다면 나이에 따라서 propofol 주입속도를 조절하여야 한다. 65세 이상 환자에서는 부하량 없이 주입량을 3.0 mg/kg/h로 유지하고 젊은 성인에서는 4.1 mg/kg/h로 유지한다.[19] 또한 젊은 전투약을 하지 않은 사랑니 적출을 받을 환자에서는 propofol 부하량 20 mg 투여 후에 fentanyl 0.7 ㎍/kg과 propofol 3.6 mg/kg/h로 눈을 감는 정도에서 자극으로 눈을 뜨는 깊이를 유지할 수 있다.

목표농도 주입법(target controlled jnfusion, TCI)은 propofol을 진정마취 유지를 위하여 권장되는 방법이다(제 7 장 참조). TCI를 이용한 propofol 주입은 부위마취의 보조방법으로 입원환자에서도 이용되고 있다. 총 지속주입 시간의 88% 동안 안정된 진정 깊이를 유지할 수 있다.[116,117] 그러나 임상 마취에서 지침이 되고 결점이 더욱 정확하게 밝혀질 수 있도록 더 많은 조사가 필요하다. 지속적으로 진정마취를 유지하려면 진정점수 또는 BIS와 같은 감시 장치가 도움이 될 것이다.

1) 자가조절 진정 마취(patient-controlled sedation, PCS)

적절한 진정 깊이는 각각의 환자에 따라서 약물에 대한 반응의 차이, 요구정도의 차이, 복막견인과 같이 수술수기의 차이로 매우 어렵다. PCS는 환자가 직접 조절하는 새로운 수술중 진정 방법이다. 부하량, 일시 주입량, 차단간격을 마취과의사가 환자의 요구량에 따라서 입력한 펌프에 프로그램을 입력하여 조절한다(그림 12-6). PCS는 환자의 만족도를 증진시킬 수 있는 안전한 방법이다.[118-121]

Propofol,[118-121] alfentanil,[122] midazolam,[123] remifentanil은[124] PCS를 이용할 수 있는 약제이다. PCS의 안전과 만족은 사용하는 진정제와 환자의 요구정도의 차이에 따라서 영향을 받는다. 사랑니 적출 환자의 교차실험에서 propofol의 지속 주입보다 PCS를 이용한 propofol주입이 더 효과적이라고 하였다. 지속 주입법은 15 %에서 선호하였으나 약 반수에서 PCS를 중등도 이상의 강한 호감을 가졌다(그림 12-7).[125]

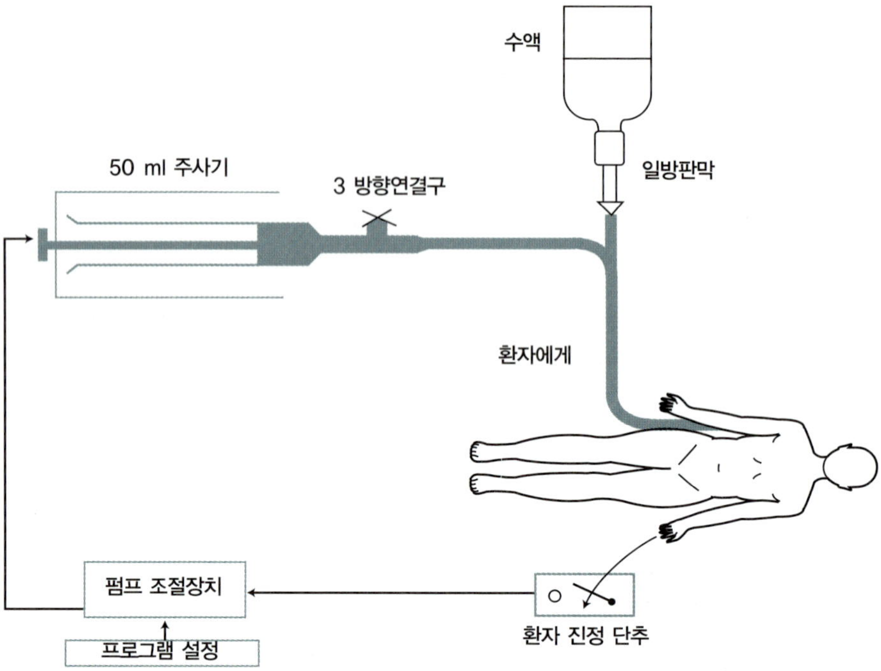

그림 12-6. **장착된 PCA(Ambulatory Surg. 1994; 2: 78)**

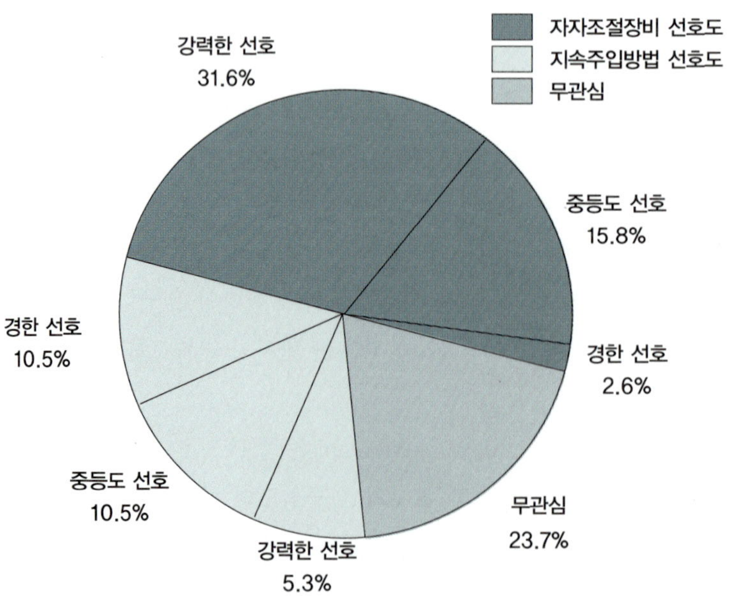

그림 12-7. **PCS 또는 propofol 주입에 대한 환자의 만족 정도(n=38)**

2) 기타 방법

약리학적인 방법과 함께 다음과 같은 비약리학적 방법으로 환자의 불안해소, 안정과 편안함을 얻을 수 있다.

- 환자를 따뜻하게 하여준다.
- 부드러운 침대 메트리스와 베개로 무릎아래를 지지한다.
- 환자와 대화를 한다.
- 환자에게 수신기로 음악을 듣게 한다.
- 수술실의 소음을 줄인다.
- 손을 잡아준다.

진정마취에서 진정 깊이의 측정

진정마취에서 적절한 깊이를 유지하기 위하여 관찰자의 기준으로 판단할 수 있는 점수표가 있다. 흔히 임상에 적용하는 것으로 Ramsay scale, Observer's assessment of alertness/sedation (OAA/S), Sedation visual analog scale(VAS) 등이 있으며 신경생리학적 감시방법으로 뇌파를 적용하여 bispetral index, auditory evoked potential score 등이 임상 및 연구를 위하여 사용되고 있다(제 7장 참조).[5)]

진정마취와 관련된 합병증

진정마취의 적용이 증가되면서 합병증의 발생도 증가되고 있다. 진정제와 진통제의 함께 투여, 잘못된 약물 투여, 활력 징후 등 생리적인 변수의 불충분한 감시, 심폐소생술이 지연되거나 불충분 등으로 인한 진정마취 동안에 심각한 합병증을 초래하게 된다. 이와 같은 원인으로 인하여 진단과 치료를 목적으로 시행되는 진정마취에서 심한 심장과 호흡기계 억제와 사망을 초래할 수 있으므로 주의하여야 된다.

Bhananker 등은[58)] 미국에서 진정마취 후에 합병증으로 법적문제가 되었던 환자에 대한 분석에서 다음과 같은 문제점을 소개하였다. 70세 이상의 노인 환자와 미국마취과학회 신체등급분류 III과 IV에서 많으며 발생빈도는 눈 수술의 1/5, 성형외과 수술(예; 머리와 목 수술)의

1/5이라고 하였다. 마취 방법에서는 진정마취가 전신마취와 부위마취보다 사망과 영구 뇌손상의 빈도가 높다고 하였다.[126] 영국의 보고에 의하면 전체 진정마취에서 사망률은 1/152,000이라고 하였다.[127]

불충분한 산소 공급과 환기로 저산소증, 과이산화탄소혈증과 호흡기계 합병증이 발생하며, 기구에 의한 손상으로는 환자에게 산소를 공급하면서 머리와 목 부위에는 높은 농도의 산소가 축적되어 전기소작기에 의한 화상이 많았다. 안과 수술에서는 불충분한 깊이의 마취와 이에 따른 수술 중 움직임을 호소하는 경우가 많았다.[126-128]

약물 투여와 관련된 합병증으로는 근이완제의 투여시기와 용량의 잘못으로 지연 회복, ketorolac, aspirin 등에 의한 알러지, 오염된 propofol에 의한 감염, 그 외 흥분, 오심과 구토 등이 있다. 또한 과도한 진정에 따른 호흡 억제로 치명적인 합병증을 초래할 수 있다. 특히 진정제와 진통제를 함께 사용하는 경우에 서로 증강 작용이 나타날 수 있으므로 유의하여야 한다. 치명적인 사고의 20%에서는 산소포화도와 호기말 이산화탄소 분압 모두를 감시하였으나 조기에 발견하지 못하였다. 감시 장치에 경보를 크게 울리게 한다면 위험을 줄일 수 있을 것이다.[58,126,129] Pierce는[130] 진정마취에서 발생하는 심각한 합병증들은 적절한 감시 장비만으로 충분하게 예방할 수 있다고 하였다.

호흡억제를 예방하기 위하여 진정제와 진통제를 함께 사용한다면 부가 작용 또는 증강 작용이 나타날 수 있으므로 용량조절과 세심한 관찰이 필요하다. 저산소성 호흡 자극을 저하시키는 약물은 benzodiazepine,[131,132] 아편유사제,[133] propofol을[134] 들 수 있으며, 이산화탄소에 의한 호흡 반응을 둔화시키는 작용은 아편유사제,[134] benzodiazepine을[136] 들 수 있다. 그러므로 이러한 약물들을 함께 투여한다면 심각한 저환기가 초래 될 수 있을 것이다. 예를 들면 midazolam과 fentanyl을 함께 사용하면 저산소증과 무호흡의 빈도가 증가된다.[137] Remifantanil과 propofol,[59] alfentanil과 propofol,[60] alfentanil과 midazolam의 병용은[61] 이산화탄소에 의한 호흡반응 억제가 나타날 수 있다. 아편유사제와 benzodiazepine의 병용은 심장과 폐 기능 억제가 초래될 수 있다.[138]

진정마취의 실패

진정마취를 시도하였으나 약물의 투여량을 증가하여도 환자가 공격적이며 불편함을 호소하여 계획된 수술을 마치지 못하는 경우가 발생할 수 있다. 진정마취의 실패는 사용하는 약물, 환자 상태 및 수술의 종류 등에 따라서 차이는 있으나 발생빈도는 0.5-3% 정도라고 하였다.[139-142]

진정마취의 실패는 환자가 흥분되고, 공격적이며, 혈압이 상승하고 발작성 심실 수축과 산소화가 저하되어 예정된 수술을 마칠 수 없게 됨을 말한다. 대부분의 실패는 중심정맥로 확보, 열상 피부 봉합, 영상의학과의 시술 등과 같은 비침습적이거나 최소 침습수술에서 발생한다. 호발 연령은 성인으로 15-54세에서 수술과 통증에 대한 불안감, 시술에 따른 청각자극과 압박감, 환자 상태와 과거 마취 경험 등이 위험인자이다.[143)] 진정마취를 어렵게 만드는 요인으로 지속시간, 수술의 종류, 환자의 수술 전 불안감과 수술에 대한 자세 등이 작용할 수 있다.[6)]

회복과 퇴원

회복과 퇴원의 지침은 전신마취와 같으나 진정마취가 회복지침을 빠르게 충족시킨다. 환자가 수술실에서 회복실로 이송되었을 때 의식이 분명하고 활력징후가 안정되면 직접 2차 회복실로 이동할 수 있다. 이러한 방법은 회복실 체류 시간과 간호 부담이 적어서 비용절감 효과가 크다(제 20장 참조).

진정마취를 하였던 환자의 퇴원은 담당 마취과의사의 허락을 얻어야 한다. 환자가 이동할 경우에는 반드시 책임 질 수 있는 보호자가 동반하여야 한다는 것에 대하여 설명과 함께 인쇄물을 주어서 확인시켜야 한다. 환자가 완전히 회복되었더라도 midazolam과 같이 기억에 영향을 줄 수 있는 약제를 사용한 환자에서는 주의사항을 확실하게 기억할 수 없다. 인쇄된 주의사항에는 약물 투여 다음 날까지 운전과 기계사용의 금지 등과 같은 내용이 포함되어야 한다.

퇴원이 지연되지 않도록 진정마취를 위한 안전하고 적절한 약물과 투여경로를 선택하는 것이 중요하다. 진정마취는 전신마취보다 수술 후 문제점의 최소화와 함께 질적 향상으로 비용절감효과가 큰 대체방법이다. 진정마취의 비용부담에 관한 더 많은 조사가 필요하다.[144,145)]

진정마취는 국소마취, 부위마취와 함께 제공하여 환자, 외과의사에게 큰 장점을 제공한다. 마취과의사는 사용하는 약물의 약역학과 약동학적 특성을 이해하고 경험과 지식을 바탕으로 환자와 외과의사가 만족하는 진정마취를 제공할 수 있어야 한다.

앞으로 진정마취에서 문제점

진정마취의 요구는 이미 마취과에서 제공할 수 있는 능력을 넘어버렸지만 점차 증가될 것이다. 그래서 아래와 같은 확실하게 답변을 할 수 없는 질문을 하게 된다.[146] 물론 국내 사정과는 차이가 있으나 환자의 안전을 위하여 깊게 고려해야 할 사항으로 생각된다.

1. 모든 환자들은 마취과의사에 의한 진정마취를 제공받아야 하는가?
2. 내과, 소아과, 응급의학과 의사들도 깊은 진정마취를 제공할 수 있는가?
3. 마취과의사가 아닌 다른 전공 분야 의사에 의하여 propofol 등을 이용한 진정마취를 제공하고 있으면서 마취과의사에게만 사용하도록 하여야 하는가?
4. 진정마취에서 BIS 감시는 유용한 방법인가?
5. 증례 중심의 지침(evidence-based guidelines)이 아니면서 임상 의사들은 진정마취에서 시술 전 금식을 따라야 하는가? 아니면 무시하여야 하는가?
6. 안전한 진정마취를 제공하기 위하여 마취과의사가 아닌 다른 분야 의사에게 수련을 시키고 자격을 부여하여야 하는가?

[참고문헌]

1. Hiew CY, Hart GK, Thomson KR, et al: Analgesia and sedation in interventional radiological procedures. Austral Radiol 1995; 39: 128-34
2. Cormio L, Bloem F, Laduc R, et al: Pain sensation in transurethral microwave thermotherapy for benign prostatic hyperplasia: the rationale for prophylactic sedation. Eur Urol 1994; 25: 36-9
3. Rodney WM, Dabov G, Orientale E, et al: Sedation association with a more complete colonoscopy. J Fam Pract 1993; 36: 394-400
4. Birch BRP, Anson KM, Miller RA: Sedoanalgesia in urology: a safe, cost-effective alternative to general analgesia. A review of 1020 cases. Br J Urol 1990; 66: 342-50
5. Rego MM, Watcha MF, White PF: The changing role of monitored anesthesia care in the ambulatory setting. Anesth Analg 1997; 85: 1020-36
6. Senel FC, Buchanan JM Jr, Senel AC, et al: Evaluation of sedation failure in the outpatient oral and maxillofacial surgery clinic. J Oral Maxillofac Surg 2007; 65: 645-50
7. Coyle TT, Helfrick JF, Gonzalez ML, et al: Office-based ambulatory anesthesia: Factors that influence patient satisfaction or dissatisfaction with deep sedation/general anesthesia. J Oral Maxillofac Surg 2005; 63: 163-72
8. Perrott DH, Juen JP, Andresen RV, et al: Office-based ambulatory anesthesia: Outcomes of clinical practice of oral and maxillofacial surgeons. J Oral Maxillofac Surg 2003; 61: 983-6
9. Smith I: Monitored anesthesia care: how much sedation, how much analgesia? J Clin Anesth 1996; 8: 76S-80S
10. McCarty EC, Mencio GA, Green NE: Anesthesia and Analgesia for the ambulatory management of fractures in children. J Am Acad Orthop Surg 1999; 7: 81-91
11. Cramer KE, Glasson S, Mencio G, et al: Reduction of forearm factures in children using axillary block anesthesia. J Orthop Trauma 1995; 9: 407-10

12. Varela CD, Lorfing KC, Schmidt TL: Intravenous sedation for the closed reduction of fractures in children. J Bone Joint Surg Am 1995; 77: 340-5
13. Chye EP, Young IG, Osborne GA, et al: Outcomes after same-day oral surgery: a review of 1,180 cases at a major teaching hospital: J Oral Maxillofac Surg 1993 ; 51: 846-9
14. Jastak JT, Peskin RM: Major morbidity or mortality from office anesthetic procedures: a closed-claim analysis of 13 cases. Anesth Prog 1991; 38:39-44
15. Chye EP, Young IG, Osborne GA, et al: Outcomes after same-day oral surgery: a review of 1,180 cases at a major teaching hospital: J Oral Maxillofac Surg 1993; 51: 846-9
16. Bitar G, Mullis W, Jacobs W, et al: Safety and efficacy of office-based surgery with monitored anesthesia care/sedation in 4778 consecutive plastic surgery procedures. Plast Reconstr Surg 2003; 111: 150-8
17. Wansbrough SR, White PF: Sedation scales: measures of calmness or somnolence? Anesth Analg 1993; 76: 219-21
18. Caplan RA, Ward RJ, Posner K, et al: Unexpected cardiac arrest during spinal anesthesia: a closed claims analysis of predisposing factors. Anesthesiology 1988; 8: 5-11
19. Mackenzie N, Grant IS: Propofol for intravenous sedation. Anaesthesia 1987; 42: 3-6
20. Bowdle TA: Depth of anesthesia monitoring. Anesthesiol Clin 2006 ; 24: 793-822
21. Association of Anesthetists of Great Britain and Ireland: Recommendations for Standards of Monitoring during Anaesthesia and Reovery, 4th ed. 2007 AAGBI, London. www.aagbi.org
22. Charlton JE: Monitoring and supplemental oxygen during endoscopy: one death per 2000 procedures demands action. Br Med J 1995; 310: 886-7
23. Webb RK, Van der Walt J, Runciman WB, et al: Which monitor? An analysis of 2000 incident reports. Anaesth Intens Care 1993; 21: 529-42
24. Lee G, Shankleton E, Bodlander FMS: Monitoring respiration in sedated patients. Anaesth Intens Care 1994; 22: 497
25. Lenz G, Heipertz W, Epple E: Capnometry for continuous post-operative monitoring of nonintubated, spontaneously breathing patients. J Clin Monit 1991; 7: 245-8
26. Wright SW: Conscious sedation in the emergency department: the value of capnography and pulse oximetry. Ann Emerg Med 1992; 21: 551-5
27. Shapiro BA, Kacmarek RM, Cane RD, et al: Clinical Application of Respiratory Care, 4th Edn. Mosby-Year Book, Chicago, IL. 1991 pp123-134
28. Melloni C: Morbidity and mortality related to anesthesia outside the operating room. mineva Anesthesiol 2005; 71: 325-34
29. Berry CB, Myles PS: Preoxygenation in healthy volunteers: a graph of oxygen washin using end tidal oxygraphy. Br J Anaesth 1994; 72: 116-7
30. Samain E, Fradj K, Delefoose D, et al: Monitoring of preoxygenation in patients with severe diffuse emphysematous using oxygraphy. Br J Anaesth 1999; 82(suppl 1): 33
31. Reyes RJ, Smith AA, Mascaro JR, et al: Supplemental oxygen: ensuring its safe delivery during facial surgery. Plast Reconstr Surg 1995; 95: 924-8
32. Klein M, Weksler N, Weksler D, et al: Office-based ambulatory sedation - the use of the airway protector system during oral surgery; a prospective audit of the first 100 patients. J Oral Maxillofac Surg 2008; 66: 858-63
33. Valentine SJ, Marjot R, Monk CR: Preoxygenation in the elderly: a comparison of the four-maximal breath and three minute techniques. Anesth Analg 1990; 71: 516-9
34. Fu ES, Downs JB, Schweiger JW, et al: Supplemental oxygen impairs detection of hypoventilation by pulse oxymetry. Chest 2004; 126: 1552-8
35. Davidson JA, Hosie HE: Limitations of pulse oxymetry: respiratory insufficiency - a failure of detection. BMJ

1993; 307: 372-3

36. Smith E, Egan TD: Apneic oxygenation associated with patient-controlled analgesia. J Clin Anesth 1998; 10: 499-501
37. Huton P, Clutton-Brock T: The benefits and pitfalls of pulse oxymeter. BMJ 1993; 307: 457-8
38. Dowms JB: Prevention of hypoxemia: the simple, logical, but incorrect solution. J Clin Anesth 1994; 6: 180-1
39. Eichhorn JH: Prevention of Intraoperative Anesthesia Accidents and Related Severe Injury through Safety Monitoring Anesthesiology 1989; 70: 572-7
40. Runciman WB: Commentary on equipment recommendations. Eur J Anaesthesiol Suppl 1993; 7: 16-8
41. Solomon SA, Jajla VK, Banerjee AK: Can the elderly tolerate endoscopy without sedation? J R Coll Phys Lond 1994; 28: 407-10
42. Rudkin GE: PAtient choice in sedation anaesthesia and recovery room analgesia. Ambulatory Surg 1994; 2: 75-80
43. Schutz SM, Lee JG, Schmitt CM, et al: Clues to patient dissatisfaction with conscious sedation for colonoscopy. Am J Gastroenterol 1994; 89: 1476-9
44. Davies RJ, Strading JR: Acute effects of obstructive sleep apnoea. Br J Anaesth 1993; 71: 725-9
45. Davies RJ, Ali NJ, Strading JR: Neck circumference and other clincial eatures in the diagnosis of the obstructive sleep apnoea syndrome. Thorax 1992; 47: 101-5
46. Christensen PA, Balslev T, Hasselstrom L: Comparison of methohexital and pentobarbital for premedication in children. Acta Anaesthesiol Scand 1990; 34: 478-81
47. Doze VA, Westphal LM, White PF: Comparison of propofol with methohexital for outpatient anesthesia. Anesth Analg 1986; 65: 1189-95
48. Richards A, Friffiths M, Scully C: Wide variation in patient response to midazolam sedation for outpatient oral surgery. Oral Surg Oral Med Oral Pathol 1993; 76: 408-11
49. White PF, Vasconez LO, Mathes SA, et al: Comparison of midazolam and diazepam for sedation during plastic surgery. J Plast Reconstr Surg 1988; 81: 703-12
50. Philip BK, Simpson TH, Hauch MA, et al: Flumazenil reverses sedation after midazolam-induced general anesthesia in ambulatory surgery patients. Anesth Analg 1990; 71: 371-6
51. Ghouri AF, Ruiz MA, White PF: Effect of flumazenil on recovery after midazolam and propofol sedation. Anesthesiology 1994; 81: 333-9
52. Valtonen M, Salonen M, Forssell H, et al: Propofol infusion for sedation in outpatient oral surgery. Anaesthesia 1989; 44: 730-4
53. Polster MR, Gray PA, O'Sullivan G, et al: Comparison of the sedative and amnesic effects of midazolam and propofol. Br J Anaesth 1993; 70: 612-6
54. McClune S, McKay AC, Wright PM, et al: Synergistic interaction between midazolam and propofol. Br J Anaesth 1992; 69: 240-5
55. Short TG, Chui PT: Propofol and midazolam act synergistically in combination. Br J Anaesth 1991; 67: 539-45
56. Tighe KE, Warner JA: The effect of co-induction with midazolam upon recovery from propofol infusion anaesthesia. Anaesthesia 1997; 52: 1000-4
57. White PF, Negus JB: Sedative infusions during local and regional anesthesia: a comparison of midazolam and propofol. J Clin Anesth 1991; 3: 32-9
58. Bhananker SM Posner KL, Cheney FW, et al: Injury and liability associated with monitored anesthesia care. Anesthesiology 2006; 104: 228-34
59. Nieuwenhuijs DJ, Olofsen E, Romberg RR, et al: Response surface modeling of remifentanil-propofol interaction on cardiorespiratory control and bispectral index. Anesthesiology 2003; 98: 312-22

60. Vuyk J, Engbers FH, Burm AG, et al: Pharmacodynamic interaction between propofol and alfentanil when given for induction of anesthesia. Anesthesiology 1996; 84: 288-99
61. Gross JB, Blouin RT, Zandsberg S, et al: Effect of flumazenil on ventilatory drive during sedation with midazolam and alfentanil. Anesthesiology 1996; 85: 713-20
62. Green SM, Rothrock SG, Hestdalen R, et al: Ketamine sedation in mentally disables adults. Acad Emerg Med 1999; 6: 86-7
63. Green SM, Rothrock SG, Lynch EL, et al: Intramuscular ketamine for pediatric sedation in the emergency department: safety profile in 1022 cases. Ann Emerg Med 1998; 31: 688-97
64. Sleth JC, Le Hors-Albouze H: Ketamine sedation to perform caudal anaesthesia in children in remote locations. Acta Anaesthesiol Scand 2007; 51: 1284-6
65. Knudsen K, Beckman Suurkula M, et al: Central nervous and cardiovascualr effects of iv. infusions of ropivacaine, bupivacaine and placebo in volunteers. Br J Anesth 1997; 78: 507-14
66. Pesonen P: Pulse oximetry during ketamine anaesthesia in war conditions. Can J Anaesth 1991; 38: 592-4
67. Olsson GL, Hallen B: Laryngospasm during anaesthesia: A computer-aided incidence study in 136,929 patients. Acta Anaesthesiol Scand 1984; 28: 567-75
68. Green SM, Klooster M, Harris T, et al: ketamine sedation for pediatric gastroenterology procedures. J Pediatr Gastroenterol Nutr 2001; 31: 26-33
69. Parker RI, Mahan RA, Giugliano D, et al: Efficacy and safety of intravenous midazolam and ketamine as sedation for therapeutic and diagnostic procedures in children. pediatrics 1997; 99: 427-32
70. Coppel DL, Bovill JG, Dundee JW: The taming of ketamine. Anaesthesia 1973; 28: 293-6
71. Lo JN, Cumming JF: Interaction between sedative premedicants and ketamine in man and in isolated perfused rat livers. Anesthesiology 1975; 43: 307-12
72. Okamoto GU, Duperon DF, Jedrychowski JR: Clinical evaluation of the effects of ketamine sedation on pediatric dental patients. J Clin Pediatr Dent 1992; 16: 253-7
73. Green SM, Nakamura R, Johnson NE: Ketamine sedation for pediatric procedures: Part 1: A prospective series. Ann Emerg Med 1990; 19: 1024-32
74. Slavik VC, Zed PJ: Combination ketamine and propofol for procedure sedation and analgesia. Pharmacotherapy 2007; 27: 1588-98
75. Mortero RF, Clark LD, Tolan MM, et al: The effects of small-dose ketamine on propofol sedation: respiration, postoperative mood, perception, cognition, and pain. Anesth Analg 2001; 92: 1465-9
76. Huter L, Schreiber T, Gugel M, et al: Low-dose intravenous midazolam reduced etomidate-induced myoclonus: a prospenctive, randomized study in patients undergoing elective cardioversion. Anesth Analg 2007; 105: 1298-302
77. Huter L, Schwarzkopf K, Simon M, et al: Pretreatment with sufentanil reduces myoclonus after etomidate. Acta Anaesthesiol Scand 2003; 47: 482-4
78. Stockham RJ, Stanley TH, Pace NL, et al: Fentanyl pretreatment modifies anaesthetic induction with etomidate. Anaesth Intens Care 1988; 16: 171-6
79. Schwarzkopf K, Huter L, Simon M, et al: Midazolam pretreatment reduces etomidate-induced myoclonic movements. Anaesth Intensive Care 2003; 31: 18-20
80. Kelsaka E, Karakaya D, Sarihasan B, et al: Remifentanil pretreatment reduces myoclonus after etomidate. J Clin Anesth 2006; 18: 83-6
81. Guler A, Satilmis T, Akinici SB, et al: Magnesium sulfate pretreatment reduces myoclonus after etomidate. Anesth Analg 2005; 101: 705-9
82. Doenicke AW, Roizen MF, Kugler J, et al: Reducing myoclonus after etomidate. Anesthesiology 1999; 90: 113-9
83. Bhana N, Goa KL, McClellan KJ: Dexmedetomidine. Drugs 2000; 59: 263-8

84. Heard C, Burrows F, Johnson K, et al: A comparison of dexmedetomidine-midazolam with propofol for maintenance of anesthesia in children undergoing magnetic resonance imaging. Anesth Analg 2008; 107: 1832-9
85. Tung A: New anesthesia techniques. Thorac Surg Clin 2005; 15: 27-38
86. Ayoglu H, Altunkaya H, Ozer Y, et al: Dexmedetomodine sedation during cataract surgery under regional anaesthesia. Br J Anaesth 2007; 99: 448
87. Begec Z, Toprak I, Demirbilek S, et al: Dexmedetomidine blunt acute hyperdynamic responses to electroconvulsive therapy without altering seizure duration. Acta Anaesthesiol Scand 2008; 52: 302-6
88. Gokso S, Arik H, Demiryurek S, et al: Effects of dexmedetomidine infusion in patients undergoing functional endoscopic sinus surgery under local anesthesia. Eur J Anaesthesiol 2008; 25: 22-8
89. Ayoglu H, Yapakci O, Ugur MB, et al: nEffectiveness of dexmedetomidine in reducing bleeding during septoplasty and tympanoplasty operations. J Clin Anesth 2008; 20: 437-41
90. Cheung CW, Ying CLA, Chiu WK, et al: A comparison of dexmedetomidine and midazolam for sedation in third molar surgery. Anaesthesia 2007; 62: 1132-8
91. Ray T, Tobias JD: Dexmedetomidine for sedation during electroencephalographic analysis in children with autism, pervasive developmental disorders, and seizure disorders. J Clin Anesth 2008; 20: 364-8
92. Elvan EG, Oc B, Uzun S, et al: Dexmedetomidine and postoperative shivering in patients undergoing elective abdominal hysterectomy. Eur J Anaesthesiol 2008; 25: 357-64
93. Daneshmend TK, Bell GD, Logan RFA: Sedation for upper gastrointestinal endoscopy: results of a nationwide survey. Gut 1991; 32: 12-5
94. Bailey PL, Pace NL, Ashburn MA, et al: Frequent hypoxemia and apnea after sedation with midazolam and fentanyl. Anesthesiology 1990; 3: 826-30
95. Rigg JR, Goldsmith CH: Recovery of ventilatory response to carbon dioxide after thiopentone, morphine and fentanyl in man. Can Anaesth Soc J 1976; 23: 370-82
96. Pohlgeers AP, Friedland LR, Keegan-Jones L: Combination fentanyl and diazepam for pediatric conscious sedation. Acad Emerg Med d1995; 2: 879-83
97. Rautiainen P: Alfentanil infusion for sedation in infants and small children during cardiac catheterization. Can J Anaesth 1991; 38: 980-4
98. Westmoreland CL, Hoke JF, Sebel PS, et al: Pharmacokinetics of remifentanil and its major metabolite in patients undergoing elective inpatient surgery. Anesthesiology 1993; 79: 893-903
99. Hollinger I: Current trends in pediatric anesthesia. Mt Sinai J Med 2002; 69: 51-4
100. Malviya S, Voepel-Lewis T, Prochaska G, et al: Prolonger recovery and delayed side effects of sedation for diagnostic imaging studies in children. Pediatrics 2000; 105: E42
101. Proudfoot J: Analgesia, anesthesia, and conscious sedation. Emerg Med Clin North Am 1995; 13: 357-79
102. Sacchetti A: Pediatric sedation and analgesia. Emerg Med 1995; 27: 67-87
103. Mayers DJ, Hindmarsh KW, Sankaran K, et al: Chloral hydrate disposition following single-dose administration to critically ill neonate and children. Dev Pharmacol Ther 1991; 16: 71-7
104. Ghatge S, Lee J, Smith I: Sevoflurane: an ideal agent for adult day-case anesthesia- Acta Anaesthesiol Scand 2003; 47: 917-31
105. Hartmann T, Hoerauf K, Zavrski A, et al: Light to moderate sedation with sevoflurane during spinal anesthesia. Acta Anaesthesiol Scand 1998; 42(Suppl. 112): 221-2
106. Philip JH, Meyers TP, Philip BK: Inhaltion sedation/anagesia with sevoflurane. J Clin Anesth 1997; 9: 608-9
107. Hartmann T, Hoerauf K, Zavrski A, et al: Light to moderate sedation with sevoflurane during spinal anesthesia. Int Arch Occup Environ Health 1999; 72: 174-7
107. Holoroyd I, Roberts GJ: Inhalation sedation with nitrous oxide: a review. Dent Update 2000; 27: 141-6

108. Tramer MR, Glynn CJ: An evaluation of a single dose of magnesium to supplement analgesia after ambulatory surgery: randomized controlled trial: Anesth Analg 2007; 104: 1374-9
109. Turan A, Memis D, Karamanlioglu B, et al: The analgesic effects of gabapentin in monitored anesthesia care for ear-nose-throat surgery. Anesth Analg 2004; 99: 375-8
110. Streisand JB, Stanley TH, Hague B, et al: Oral transmucosal fentanyl citrate premedication in children. Anesth Analg 1989; 69: 28-34
111. Fukuta O, Braham RL, Yanase H, et al: The sedative effects of intranasal midazolam administration in the dental treatment of patients with mental disabilities. J Clin Pediatr Dent 1994; 18: 259-65
112. Rudkin GE, Osborne GA, Curtis NJ: Intra-operative patient-controlled sedation. Anaesthesia 1991; 46: 90-2
113. Zelcer J, White PF, Chester S, et al: Intraoperative patient-controlled analgesia: an alternative to physician administration during outpatient monitored anesthesia care. Anesth Analg 1992; 75: 41-4
114. Osborne GA, Rudkin GE, Curtis NJ, et al: Intra-operative patient-controlled sedation: comparison of patient-controlled propofol with anaesthetist-administered midazolam and fentanyl. Anaesthesia 1991; 46: 553-6
115. Urquhart ML, White PF: Comparison of sedative infusions during regional anesthesia methohexital, etomidate, and midazolam. Anesth Analg 1989; 68: 249-54
116. Skipsey IG, Colvin JR, Mackenzie N, et al: Sedation with propofol during surgery under local blockade. Assessment of a target-controlled infusion system. Anaesthesia 1993; 48: 210-3
117. Newson C, Joshi GP, Victory R, et al: Comparison of propofol administration techniques for sedation during monitored anesthetic care. Anesth Analg 1995; 81: 486-91
118. Rudkin GE, Osborne GA, Curtis NJ: Intraoperative patient-controlled sedation. Anaesthesia 1991; 46: 90-2
119. Osborne GA, Rudkin GE, Curtis NJ, et al: Intraoperative patient-controlled sedation: comparison of patient-controlled propofol with anaesthetis-delivered midazolam and fentanyl. Anaesthesia 1991; 46: 553-6
120. Rudkin GE, Osborne GA, Finn BP, et al: Intraoperative patient-controlled sedation: comparison of patient-controlled propofol with patient-controlled midazolam. Anaesthesia 1992; 47: 376-81
121. Grattidge P: Patient-controlled sedation using propofol in day surgery. Anaesthesia 1992; 47: 683-5
122. Zelcer J, White PF, Chester S, et al: Intraoperative patient-controlled analgesia: an alternative to physician administration during outpatient monitored anaesthesia care. Anesth Analg 1992; 75: 41-4
123. Rodrigo C, Chow KC: A comparison of 1-and 3-minute lockout periods during patient-controlled sedation with midazolam. J Oral Maxillofac Surg 1995; 53: 406-11
124. Mandel JE, Tanner JW, Lichtenstein GR, et al: A randomized, controlled, double-blind trial of patient-controlled sedation with propofol/remifentanil versus midazolam/fentanyl for colonoscopy. Anesth Analg 2008; 106: 434-9
125. Osborne GA, Rudkin GE, Jarvis IG, et al: Intra-operative patient-controlled sedation and patient attitude to control: a crossover comparison of patient preference for patient-controlled propofol and propofol by continuous infusion. Anaesthesia 1994; 49: 287-92
126. James RH: 1000 anaesthetic incidents: Experience to date. Anaesthesia 2003; 58: 856-63
127. Coplans MP, Curson I: Deaths associated with dentistry. Br Dent J 1982; 153: 357-62
128. Barker SJ, Polson JS: Fire in the operating room: A case report and laboratory study. Anesth Analg 2001; 93: 960-5
129. Greco RJ, Gonzalez R, Johnson P, et al: Potential dangers of oxygen supplementation during facial surgery. Plast Reconstr Surg 1995; 95: 978-84
130. Pierce EC Jr: Does monitoring have an effect of patient safety? Monitoring instruments have significantly reduced anesthetic mishaps. J Clin Monit 1988; 4: 111-4

131. Alexander CM, Gross JB: Sedative doses of midazolam depress hypoxic ventilatory responses in humans. Anesth Analg 1988; 67: 377-82
132. Blouin RT, Conard PF, Perreault S, et al: The effect of flumazenil on midazolam-induced depression of the ventilatory response to hypoxia during isohypercarbia. Anesthesiology 1993; 78: 635-41
133. Bailey PL, Lu JK, Pace NL, et al: Effects of intrathecal morphine on the ventilatory response to hypoxia. N Engl J Med 2000; 343: 1228-34
134. Blouin RT, Seifert HA, Babenco HD, et al: Propofol depresses the hypoxic ventilatory response during conscious sedation and isohypercapnia. Anesthesiology 1993; 79: 1177-82
135. Babenco HD, Conard PF, Gross JB: The pharmacodynamic effect of a remifentanil bolus on ventilatory control. Anesthesiology 2000; 92: 393-8
136. Alexander CM, Teller LE, Gross JB: Slow injection does not prevent midazolam-induced ventilatory depression. Anesth Analg 1992; 74: 260-4
137. Bailey PL, Pace NL, Ashburn MA, et al: Frequent hypoxemia and apnea after sedation with midazolam and fentanyl. Anesthesiology 1990; 73: 826-30
138. Arrowsmith JB, Gerstman BB, Fleischer DE, et al: Results from the american Society for Gastrointestinal Endoscopy/U.S. Food and Drug Administration collaborative study on complication rates and drug use during gastrointestinal endoscopy. Gastrointest Endosc 1991; 37: 421-7
139. Egelhoff JC, Ball WS Jr, Koch BL, et al: Safety and efficacy of sedation in children using a structured sedation program. AJR Am J Roentgenol 1997; 168: 1259-62
140. Hoffman GM, Nowakowski R, Troshynski TJ, et al: Risk reduction in pediatric procedural sedation by application of an American Academy of Pediatrics/American Society of Anesthesiologists process model. Pediatrics 2002; 109: 236-43
141. Slovis TL, Parks C, Reneau D, et al: Pediatric sedation: Shortterm effects. Pediatr Radiol 1993; 23: 345-8
142. Mason KP, Zurakowski D, Karian VE, et al: Sedatives used in pediatric imaging: Comparison of IV pentobarbital with pentobarbital with midazolam added. AJR Am J Roentgenol 2001; 177: 427-30
143. Pena BM, Krauss B: Adverse events of procedural sedation and analgesia in a pediatric emergency department. Ann Emerg Med 1999; 34: 483-91
144. Song D, Greilich NB, White PF, et al: Recovery profiles and costs of anesthesia for outpatient unilateral inguinal herniorrhaphy. Anesth Analg 2000; 91: 876-81
145. Dexter F: Application of cost-utility and quality-adjusted life years analyses to monitored anesthesia care for sedation only. J Clin Anesth 1996; 8: 286-8
146. Gozal D, Drenger B, Levin PD, et al: A pediatric sedation/anesthesia program with dedicated care by anesthesiologists and nurses for procedures outside the operating room. J Pediatr 2004; 145: 47-52

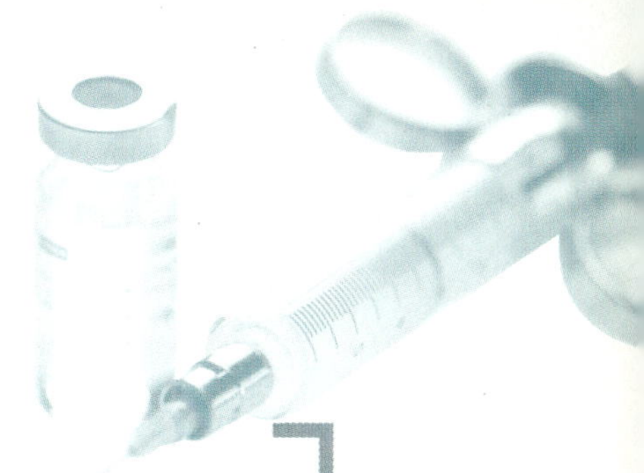

Chapter 13
성인에서 당일수술 후 통증치료

적절한 당일수술의 선택은 일차적으로 충분한 통증치료에 의존한다. 복잡하고 긴 수술을 받는 환자에서 통증치료는 더욱 중요하다. 당일수술에서 급성 통증치료에는 계획되고 다각적인 진통 방법을 서로 병용하여 적용하고 지속적인 치료 계획의 평가와 제정이 필요하다. 간호사가 효과적으로 치료를 적용할 수 있도록 하는 것은 환자의 편안함을 증대시키고 불충분한 통증치료와 관련된 합병증을 피할 수 있다. 이러한 방법은 퇴원의 지연을 예방하고, 예기치 못한 입원을 줄이고, 비용부담을 저하시킬 수 있을 것이다.[1] 빠른 퇴원(fast-tracking)도 수술 후 통증 치료가 되지 않는다면 할 수 없을 것이다.

통증은 통증자극에 대한 예측과 조절 가능성에 따라서 차이가 있다. 환자가 예측하는 통증의 치료는 통증의 발현과 지속기간, 통증의 강한 정도, 통증을 유발하는 자극에 대한 느끼는 정도 등에 따라서 적절한 처치를 준비하게 되므로 수술의 침습 정도와 의식 정도를 조절하여 최소화할 수 있다. 환자가 예측하는 통증이 크면 클수록 수술 후 통증과 불안도 커진다.[2,3] 통증치료의 목적은 표 13-1에 정리하였다.

표 13-1. 통증 치료의 목적
환자의 편안함을 증진한다.
퇴원의 지연과 이환율 증가와 같은 부작용 저하
정상 기능과 활동으로 조기 회복
가정에서 안전하게 통증 조절
통증 치료에서 비용에 따른 효과의 증진

수술 후 통증의 치료 경향

수술 후 통증은 침해반응에 의한 통증보다는 염증반응, 신경성, 내장 요소에 의한 통증이므로 진통작용의 기전이 서로 다른 여러 가지 접근법을 함께 적용하여야 할 것이다.[4,5]

당일수술에서 수술 후 통증은 적극적으로 치료되지 않고 있는 실정이다. 당일수술 후 퇴원한 환자의 40%에서 첫 24시간 동안 중등도 이상의 통증을 호소하며, 그 중에서 50% 정도는 통증치료에 대한 설명이 없었다고 하였다. 그러나 80% 이상의 환자에서 통증치료에 만족하였으나 전체 통증치료를 위한 투약은 낮았다는 보고도 있다.[6,7] 대부분의 환자들은 통증이 있을 것으로 예상하였지만 치료 방법에 대해서는 이해하지 못하고 있었다.[6,8]

통증의 측정

수술 후 통증의 심한 정도는 당일수술센터의 의료진이 환자에게 적절하고 효과적인 통증 치료 계획을 수립할 수 있도록 만족할 수 있는 평가를 하여야 한다. 최고의 점수표는 환자가 직접 측정하는 것이다(그림 13-1).

통증의 측정 방법을 위하여 visual analoge scale(VAS), 또는 verbal rating scale을 이용한다.

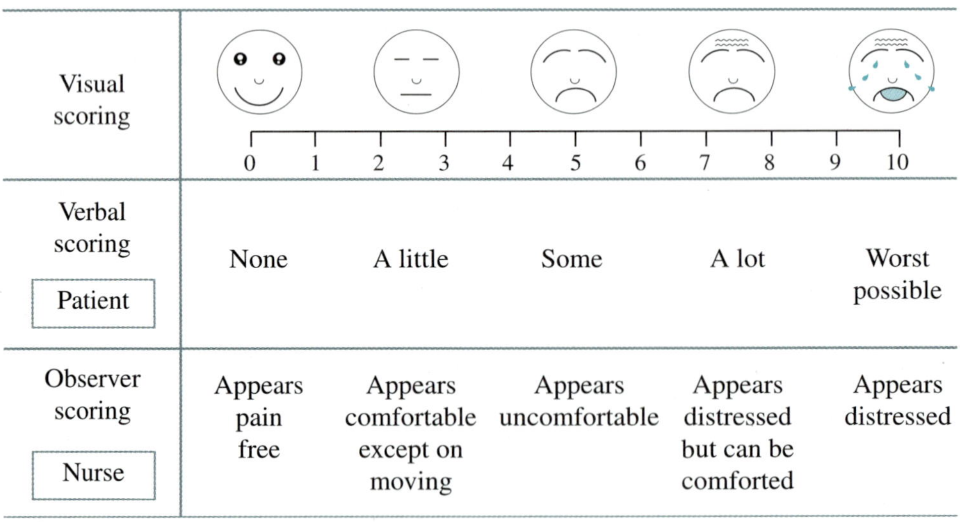

그림 13-1. 통증 점수표(J One Day Surg. 1993; 3: 20-21)

통증을 인지하고 정량적으로 평가하는 것은 통증치료의 시작이다. 통증 점수표는 치료 방법과 계획을 세우고, 서로 다른 진통방법의 효과를 평가하기 위한 지표가 된다. 통증 점수표를 이용한 측정을 용이하게 하려면 환자의 과거 통증 병력을 평가하고 VAS 사용 지침에 대한 수술 전에 충분한 교육과 협조가 필요하다.

다른 방법으로는 관찰자 측정 방법(observer-reporting system, 간호사의 보고)이 있다. 이는 환자와 의견 교환이 불가능한 경우에 유용하다. 환자가 통증을 직접 측정하는 방법의 최대 장점은 통증의 등급과 치료 효과의 변화를 측정하는 것이다. 특히 회복의 첫 단계에서 당일수술센터 의료진은 자주 통증의 등급을 측정하고, 통증 치료의 반응이 효과적이지 못하다면 측정 빈도를 더 자주 하여야 한다.

언제 통증을 평가하여야 하는가? 휴식 중 또는 활동 중?

효과적인 수술 후 진통은 환자를 더 안정되게 활동할 수 있게 한다. 진통 방법의 차이는 휴식 중보다는 걷거나 기침을 하는 등 활동 중에 통증을 평가하는 것이 확실하지만[9] 활동 중과 휴식 중 통증의 효능을 평가하는 것은 강제적인 면이 있다.[10]

당일수술에서 통증의 평가를 위한 임상적 개요는 첫 단계와 둘째 단계 회복실, 퇴원과 퇴원 후 휴식 중에 실시한다.

수술 후 통증의 원인 인자들

수술 후 통증의 심한 정도에 영향을 줄 수 있는 인자들로는[1]

- 수술 전 불안 정도와 통증에 대한 예측[11,12]
- 수술 전 환자에 대한 준비와 교육[6]
- 성 ; 남자가 여자보다 많다.
- 미국마취과학회 신체분류 등급 I이 II와 III보다 높다.
- 환자의 능력(capability)
- 젊은층이 노인층보다 빈도가 높다.
- 비만도(Body mass index, BMI)가 높을수록 높다.
- 전신마취가 부위마취와 진정마취보다 높다.

수술 중에 아편유사제를 투여한 환자에서 수술 후 통증의 빈도가 높다고 하였다.

• 수술시간 ; 수술시간이 길어지면 수술의 침습의 정도와 범위가 커지며 침해반응 매개체(nociceptive mediator)의 분비 증가로 통증이 심해진다.
• 마취시간 ; 120분 이상으로 20% 이상에서 빈도가 증가된다.

심한 통증의 원인이 되는 당일수술의 종류에서는(20% 이상의 빈도)

• 정형외과 ; 어깨수술
• 비뇨기과 ; 고환절제술, 수종절제술, 포경수술 등
• 일반외과 ; 헤르니아 봉합술(탈장수술), 정맥류성 정맥박리술
• 성형외과 ; 지방흡입술
• 신경외과 ; 신경감압술(nerve decompression)
• 산부인과 ; 복강경 불임수술
• 안과 ; 냉동고정술, 사시수술

등을 들 수 있으며, 전공과별로 수술 후 통증의 발현 빈도는 그림 13-2와 같다.[13)]

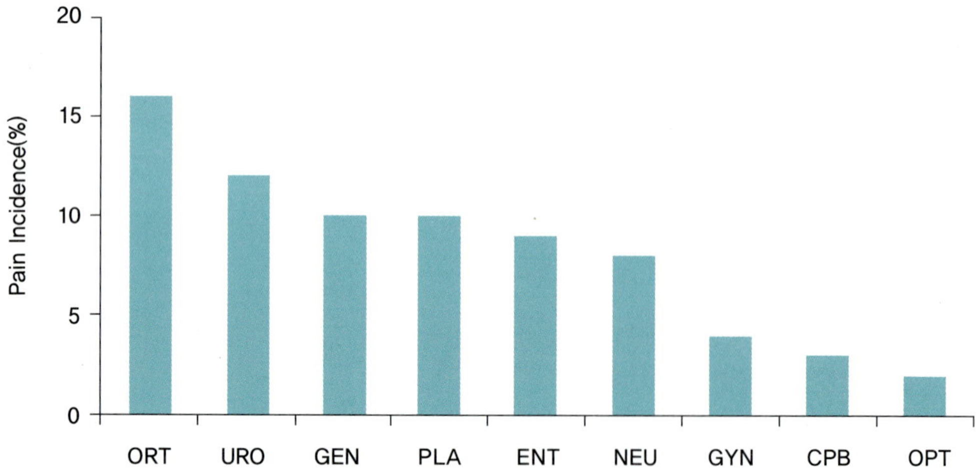

그림 13-2. 당일수술후 각 과별 심한 통증의 발병빈도

(Toronto Western Hospital 자료: Chung F, Mezei G. Adverse outcomes in ambulatory anesthesia. Can J Anaesth 1999; 46: R18-R26). CPB; chronic pain block, ENT; ear, nose, throat and dental surgery, GEN; general surgery, GYN; gynecology, NEU; neurosurgery, OPT; opthalmology, ORT; orthopedic, PLA; plastic surgery, URO; urology.

상대적으로 심한 통증의 빈도가 낮은 수술로는

- 안과 ; 백내장 수술
- 산부인과 ; 임신중절수술(dilation & curettage)을 들 수 있다.[1]

불충분한 통증 치료의 결과는 무엇인가?

통증은 간호사의 수와 간호를 필요로 하는 시간을 길게 하여 회복실 또는 당일수술 센터에서 퇴원까지 시간을 연장시켜서 비용에 따른 효과를 저하시킨다.[14] 과도하고 조절되지 못한 통증은 오심과 구토의 원인이 되며 회복실 체류시간을 연장시킨다.[15] 또한 심한 통증은 치료 목적으로 아편유사제 등 진통제 투여에 따른 오심과 구토, 기면 등과 같은 부작용으로 회복실에 머무르는 시간이 길어지게 된다.[1]

조절되지 못한 통증은 당일수술 후에 계획되지 않은 입원의 원인이 된다.[16] 환자와 간호사를 불편하게 하며 과도한 비용이 필요하게 된다.[17]

통증은 외과적인 회복에 나쁜 작용을 하게 된다. 불완전한 통증조절로 인한 불안정은 혈종 형성과 감염을 초래한다.[18] 환자의 운동능력은 수술 후 통증 정도와 관련이 있다. 불충분한 통증 조절은 조기 거동을 제한하며 정상기능으로 회복을 어렵게 하고[18,19] 때로는 수면방해를 초래하기도 한다.[20]

퇴원 후 조절되지 못한 통증은 의사와 공중 보건 업무의 부담을 증가시킨다.[21] 일반적으로 당일수술센터의 공공성과 대중성을 저하시킨다.

통증 치료 방법은 무엇에 의존하는가?

당일수술에서 진통은 안전하고 지연되지 않는 퇴원을 하도록 하여야 한다. 또한 환자는 퇴원 후에 진통제 투여와 안전을 위하여 계속적인 투약과 간호 관리가 필요하지 않아야 한다. 입원환자에서 사용되며 최근에는 당일수술에서 적용하지 않는 통증조절 방법으로 morphine의 정맥 투여 또는 PCA(patient-controlled analgesia 자가통증조절), 경막외강으로 약제를 주입하여 장기간 중추신경 차단 등과 같은 통증 조절 방법은 입원 환자에서 적용되며 당일수술에서는 선호되지 않고 있다.

적합한 약제는 효과가 크고, 부작용이 적고, 투여가 쉬우며 안전을 기준으로 선택한다. 당일수술에서 이용되는 진통법은 흔히 환자의 선호도와 경제적 부담이 고려대상이 된다.

진통은 수술과 관련된 통증의 심한 정도를 조절할 필요가 있다. 복강경, 탈장 봉합술, 관절경 등은 심한 통증과 관련이 있으므로 여러가지 통증 조절을 위한 방법을 적용할 수 있다.[22-24)]

당일수술 센터의 의료진, 간호사, 마취과의사와 외과의사의 지식과 우수성, 임상 경험의 축적과 국소 통증 조절에 대한 결과와 연구는 통증조절의 효과를 확실하게 하는 가장 중요한 인자일 것이다.

당일수술에서 통증 치료의 방법

당일수술에서 유용한 통증 치료 방법은 그림 13-3에 정리하였다. 당일수술의 모든 단계 즉 수술 전과 중, 첫 단계와 둘째 단계 회복실 및 퇴원 후 가정에서 통증을 치료하는 예정된 방법의 중요성을 강조하였다.

통증 치료는 평가와 당일수술 센터에 입원하면서 환자와 반드시 의논하여야 한다. 정직한 의견교환과 설명은 기본적인 것이다(표 13-2). 좌약의 사용 또는 신경 차단법 등의 선택과 같이 환자가 선호하는 방법을 예상하여야 한다.

통증 점수를 수시로 측정(휴식 중 또는 활동 중)하고 약리학적 및 비약리학적 치료법의 효과와 부작용의 평가는 기본적인 것이다. 통증 치료에서 빠르게 진통제 투여와 부작용을 치료하여 환자의 퇴원이 지연되지 않도록 하여야 한다.

표 13-2. 적절한 통증 치료를 위한 수술 전 환자의 준비
과거 병력 및 경험과 예상되는 통증에 대하여 환자와 의논을 한다.
예상되는 정도와 수술 후 통증의 기간에 대하여 정직하게 말한다.
모든 수술 후 통증이 제거되지 않는다고 설명하여야 한다.
통증의 평가와 치료 계획을 의논한다.
실제 통증, 참는 것과 과장을 피하라고 말하여 주는 것이 중요하다.
진통제의 가능성 있는 부작용을 설명하여야 한다.
Codeine과 관련된 변비의 예방을 위한 음식 조절과 같이 부작용의 치료에 대하여 설명한다.
통증은 조절 될 수 있다는 것을 확신시킬 수 있어야 한다.
직장 또는 스포츠 활동으로 복귀에 대한 예상을 진실되게 설명한다.
특별한 당일수술 수기에서 예상되는 수술 후 통증과 업무로 복귀와 관련되어 평범하게 설명한 인쇄물을 준비한다.

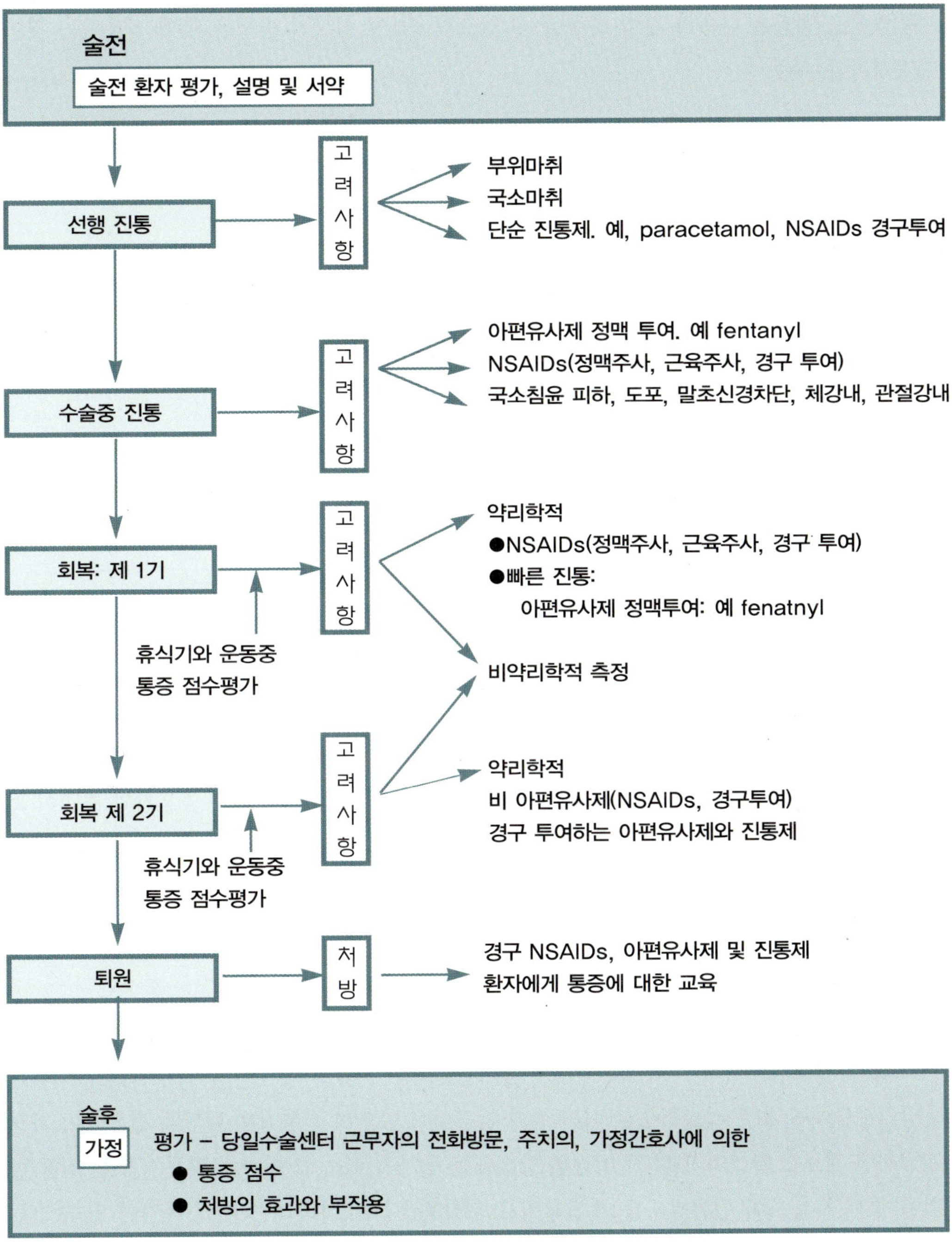

그림 13-3. 당일수술에서 다단계 통증 치료 계획

LA. local anesthetics.

통증치료 방법은 다음과 같이 분류할 수 있으며 2가지 이상의 방법을 함께 적용하는 것이 효과적이다.[6,25,26]

1) 약리학적 방법

a. 아편유사제

b. 비아편유사제 :

국소마취제의 말초신경 차단법, 국소침윤(inflitration) 또는 국소주입(instillation)

비스테로이드 항염증약(nonsteroid anti-inflammatory drugs, NSAIDs)

2) 비약리학적 방법

a. 냉동진통법(cryoanalgesia)

b. 최면법(hypnosis)

c. 이완법(relaxation)

d. transcutaneous nerve stimulation(TENS)

e. acupuncture-like TENS

수술 전 환자 준비

수술 후 통증에 대한 많은 고민은 불안과 환자의 알지 못하는 것에 대한 공포감과 연결이 되므로 적절한 수술 전 준비와 교육은 이러한 것들을 저하시킬 것이다.[27]

임상 의사들은 높은 불안감을 갖거나 또는 통증을 예상하는 것과 같이 수술 후 더 심한 통증을 호소할 환자를 수술 전에 인지하여야 한다.[19,28] 복강경 부인과수술, 탈장 복원술과 같이 수술을 받는 환자들은 안과에서 렌즈 적출술을 받는 환자보다는 더 심한 통증을 호소한다.[29]

다단계 진통법

당일수술에서 통증 치료법으로 여러 가지 접근법이 있으며 균형잡힌 다단계 진통법이 가장 성공적인 것으로 알려져 있다.[30] 이러한 방법에는 두가지 또는 그 이상의 진통제 또는 진통 방법을 함께 사용하여 진통효과를 개선시키고 부작용을 최소화하려는 데에 목적이 있다(그림 13-4).[31]

경한 통증은 paracetamol과 같은 간단한 진통제가 효과적이다. 경한 통증부터 중등도 통증은 NSAIDs와 아편유사제의 병용에서부터[32,33] 부위 또는 국소마취를 함께 시술하는 것이다.[34]

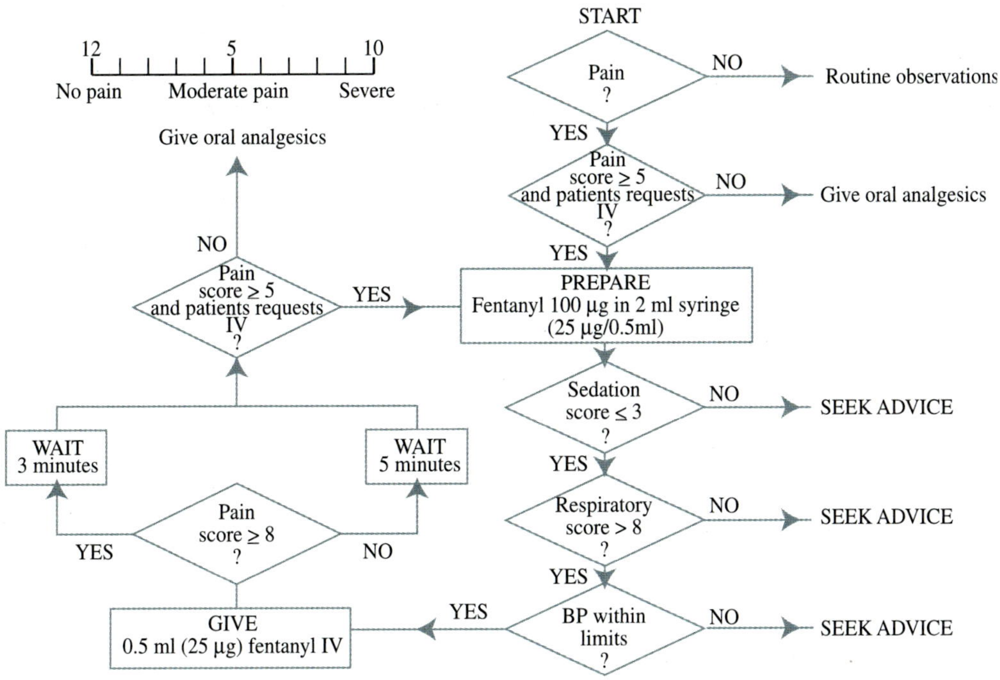

그림 13-4. Fentanyl 통증 치료 계획(Ambulatory Surg. 1994; 2:75-80)

진통제는 어떻게 선택할 것인가?

균형잡힌 다단계 진통 계획은 NSAIDs, 짧은 작용시간 아편유사제와 함께 적절한 국소마취 또는 부위마취 진통법 등을 단독 또는 함께 병용하여 시작한다.[1] 약물에 대한 반응은 환자에 따라서 차이가 있으며, 수술 후에 수용할 수 있는 범위이내로 급격한 진통이 필요하다.

용량을 증가시키기 전에 최고 효과에 도달하는 시간이 필요하다. 용량의 증가와 함께 부작용이 나타나는 위험이 있다. 약물의 효과는 부작용을 저하시킬 수 있는 최소 용량을 사용할 수 있어야 한다. 부작용이 나타난다면 곧 적절한 치료와 함께 기록하여 두고 충분하게 진통이 되지 않는다면 다른 약제를 추가하거나 교체한다.

선행 진통(pre-emtive analgesia)

선행진통의 개념은 "통증의 예방(preventing pain)"의 학설로 시작되었다. 실험을 통하여 먼저 손상된 신경을 차단하거나 아편유사제를 투여하면 통증이 경감하는 것으로 입증되었다.[35] 그러나 결과는 수술 후 통증 치료에서 중요 효과를 확인하지 못하였다.[36] 최근 연구에서 NSAIDs에 의한 선행 진통은 임상적인 효과가 없으며,[37] 구강 소수술을 받은 환자에서도 확인되었다.[38-40] 미래에 효과적인 선행진통은 신경차단법으로 확실하게 얻을 수 있을 것이다.

그러나 선행진통은 치료보다는 예방이 더 효과적인 급성 통증에서 좋은 견본이 될 것이다. 환자는 편안하게 회복되면서 진정을 유지하게 되므로 통증이 있는 상태에서 회복된다면 안정을 되찾기는 어려울 것이며 심한 통증이 있다면 더 치료하기 힘들 것이다.

짧은 당일수술에서 진통은 마취에서 회복되면서 최고를 유지하여야 하므로 수술 전 또는 조기 진통은 선행보다는 효과가 나타나는 시간이 고려되어야 한다. 투여 방법에 따라서 최고 효과에 도달하는 시간이 필요한 NSAIDs가 효과적이다.

비아편유사제를 이용한 선행진통의 효과는 낮지만 수술 전에 투여한다면 수술 중 진통에 중요한 역할을 하여 아편유사제와 주 마취제의 요구량을 저하시켜서 빠르고 부드러운 회복을 제공할 것이다.[6]

진통 약제들

아편유사제

아편유사제는 morphine과 같은 작용을 하는 자연 추출물과 합성약제로 분류된다. 모든 아편유사제는 수술 후 PONV, 진정과 호흡억제와 같은 부작용으로 사용이 제한된다.[41] Morphine과 pethidine과 같은 아편유사제는 당일수술에서 사용하기에는 작용시간이 길다는 것과 오심과 구토 등을 유발할 수 있다는 점을 고려하여야 한다.

당일수술에서 morphine 사용으로 오심과 구토의 빈도는 수술 후 첫 24시간에 현저하게 증가한다.[42] 더욱이 오심과 구토는 귀가 중에 지연되어 나타나기 때문에 흔히 퇴원 후에 처음 발생할 수 있다(postdischarge nausea and vomiting, PDNV).[43] PONV와 과도한 진정으로 퇴원이 지연되거나 입원하게 될 수 있다. 항상 당일수술에서 morphine을 투여하기 전에 더 적절한 방법을 고려한 후에 선택하여야 한다. 또한 당일수술에서 아편유사제의 정맥투여는 적은 용량 또는 작용시간이 짧은 fentanyl과 alfentanil을 선택한다.[6]

Fentanyl. 수술 중 진통제로 작용시간이 초기 회복시기까지 지속되므로 가장 흔히 사용한다. 빠른 작용발현을 가지며 반감기는 3-4시간이며, 회복시기의 숙취현상은 유용할 수 있다. 중등도에서 심한 정도의 통증이 있는 환자의 수술 직후 회복기에서 아편유사제중 특효 약제로 선택된다. 숙련된 간호사는 지침에 따라서 fentanyl을 투여할 수 있다(그림 13-3).[44] 진정 점수는 통증 지침에 따라서 fentanyl 투여기간 중에 반드시 감시를 하여야 한다.

PCA는 일반적으로 선택된 아편유사제로 fentanyl과 함께 당일수술에서도 이용되고 있다. 환자의 요구사항을 고려하여 fentanyl의 정맥투여는 통증 치료 지침에는 장점이 거의 없다(그림 13-4). PCA와 관련된 임상적인 문제점들은 투여 중지와 경구진통제를 시작할 시기이다. 이러한 방법의 임상 경험에서 환자들은 조절기구의 이용을 중지하기 싫어하여 회복시간을 지연시킬 수 있다.

Alfentanil은 당일수술에서 TIVA의 빠른 회복과 오심과 구토와 같은 부작용을 최소화시킬 수 있는 propofol과 함께 흔히 사용되는 약제이다.[45] Alfentanil은 fentanyl과 다른 점은 작용발현이 fentanyl보다 3배 더 빠르고, 작용시간은 1/3이 짧으며, 역가는 4배 약하다.[46,47] PONV는 fentanyl 또는 alfentanil과 관련이 있으며 퇴원을 지연시킬 수 있다. 그러나 작용시간이 짧기 때문에 문제점은 거의 없다.[48]

Remifentanil. 초단기작용 아편유사제로 지속주입을 할 수 있으며, 효과의 발현이 매우 빠르며 또한 빠르게 회복된다.[49] 그러나 단점으로는 수술 중에 자발 호흡을 하는 환자에서 낮은 산소 포화도와 높은 호기말 이산화탄소 분압이다.[50] 지속주입 중단 후에 짧게 지속되는 진통 효과로 마취과의사는 즉시 다른 진통제를 준비하여야 하므로 당일수술에서 사용에 유의하여야 한다.

Oxycodone. 강력한 합성 아편유사제로 구조적으로 morphine과 관계가 있으나 경구 투여가 더 효과적이다. 단독 또는 paracetamol과 병용하면 중등도 이상의 통증에 효과적이다. 투여용량은 진정 효과가 나타날 때까지 환자의 필요량을 조절 할 필요가 있다.

Codeine. 당일수술 후 경한 통증과 중등도 통증에서 경구 투여로 흔히 사용되는 아편유사제중 하나이다. 투여법으로는 일반적으로 paracetamol과 함께 투여한다. Codeine은 중등도 이상의 수술 후 통증에서 paracetamol과 함께 부가 진통작용이 있다.[51] Pracetamol 500 mg과 함께 codeine phosphate 30 mg은 당일 구강수술 환자의 97%에서 효과적이다.[52] 그러나 변비는 흔하게 발생하는 부작용이므로 예방법에 대하여 환자에게 설명할 필요가 있다.

Tramadol. 중추신경계에 작용하는 진통제로 수술 후 급성 통증에 사용한다. 아편유사제 수용체에 친화력이 낮으며 비아편유사제의 작용기전을 가지며 norepinephrine과 5-hydroxytryptamine의 신경원 흡수를 억제한다. 진통 역가는 morphine의 5-10배 약하며 pethidine (demerol)과 비슷하다.[53,54] Tramadol은 현저한 호흡억제가 없으므로 수술 후 아편유사제보다 장점이 있다. 그러나 단점으로 30-35% 이상에서 오심과 구토를 증가시킨다.[54,55]

Paracetamol

Paracetamol은 진통과 해열의 특성이 있으나 항염증 작용은 거의 없다. 경구 투여로 잘 흡수되며 대부분이 간에서 대사되며 반감기는 약 4시간이다. 정상 용량(24시간에 4 g 이상)에서는 부작용이 거의 없다. 값싸고 안전하며 균형 진통법에서 다른 약제와 병용이 효과적이고 15-25%의 morphine 절약 효과(sparing effect)를 가진다.[56)]

아편유사제 길항제(opiate agonist antagionist)

아편유사제 길항제에는 morphine 형과 nalophine 형으로 구분할 수 있다. Morphine 형에는 buprenorphine이 있으며 낮은 용량에서 μ수용체와 작용하며 높은 용량에서는 진통효과가 더 이상 증가되지 않는다. 불쾌감, 진정 등과 같은 부작용과 관련이 있는 κ와 δ수용체에는 효과가 없다. Nalbuphine 형은 pentazocine, butorphanol, nalbuphine 등이 있으며, μ수용체에서 morphine과 경쟁적으로 작용하며 κ와 δ수용체와 결합하여 작용한다.

대부분의 아편유사제 길항제는 수술 후 진통제의 요구량을 저하시키지만 부작용으로 정신활동 장애, 진정, 오심과 구토, 지연회복 등의 빈도를 증가시킨다. 그러므로 당일수술 후 진통제로서는 권장되지 않는다.[57-59)]

NSAIDs

NSAIDs는 당일수술의 진통에서 기준이 된다. 효과적인 진통작용과 함께 항염증 작용은 국소 부종을 저하시킨다. 수술 후 초기에 NSAIDs는 심한 통증에서는 단독으로 사용하지 않으며 아편유사제와 병용한다. 효과가 나타나는 시간이 필요하다는 것과는 다르게 수술 전에 NSAIDs를 복용하는 것은 큰 이점이 없다고 한다. 당일수술에서 국소마취와 부위마취 및 아편유사제와 병용하는 다단계 진통 방법의 한가지이다.[24)] Morphine 절약효과는 통증 치료를 개선시키고 더 강력한 약제의 사용을 줄이고 부작용을 최소화한다. 이러한 이점은 위험부담보다 중요하다.

NSAIDs의 사용을 주의하여야 하는 경우는? 환자의 간단한 병력과 검사는 당일수술 환자에서 NSAIDs를 처방하기 전에 중요한 부분으로 금기증에 주의하여야 한다. NSAIDs의 부작용은 위 십이지장 궤양, 신장 또는 심부전, 출혈성향을 가진 환자와 관련이 있다.[33)] 모든 천식 환자에서는 aspirin 또는 다른 NSAIDs 복용과 기관지 경련의 병력을 파악하여야한다. 기관지 천식환자의 5%에서 NSAIDs에 반응할 수 있으므로 환자가 직접 자유롭게 약을 구입할 수 있는 약제인 aspirin과 ibupropen을 복용하였다면 확인할 필요가 있다. 천명 증상이 없이 약제를 복용하였다면 당일수술에서 안전하게 사용할 수 있다. 표 13-3에서 NSAIDs에 의한 부작용의 발생 위험이

표 13-3. NSAIDs의 부작용 발생 위험이 높은 환자

노인 60세 이상	Aspirin 유발 또는 다른 원인의 심한 천식
동반된 질환이 있는 환자	최근에 복용하던 약물이 있는 환자
위궤양	다른 NSAIDs
신기능 이상	이뇨제
울혈성 심부전	다른 신독성 약제
출혈 또는 혈액응고 이상	항응고제
간 기능 이상	소아 16세 이하
탈수	임산부와 수유부
NSAIDs에 과민 반응	

있는 환자를 설명하였다. Ranitidine과 omeprazole은 NSAIDs를 복용한 환자에서 위장관 부작용 발생에 대한 예방목적으로 사용할 수 있으며 isoprosterol과 함께 사용하기도 한다.[60,61]

수술 전에 장기간 NSAIDs를 복용한 환자에 대하여? 이러한 환자에서는 최소한 수술 24-48시간 전에 투여를 중단하여야 하며,[62] 출혈과 같은 합병증을 저하시킬 수 있도록 한다. 일반적으로 수술 5-10일 전에 중지할 것을 권장하지만 간단한 수술에서는 투여를 중단하지 않기도 한다.[63,64] 그리고 수술 후에 다시 시작한다. 이러한 환자에서는 통증치료를 위하여 NSAIDs를 추가하거나 부위마취는 피하여야 한다.

NSAIDs가 최선인가? 한 가지 NSAIDs의 우수성을 주장할 만한 특별한 증거는 없다. 그러나 항염증, 진통과 해열 작용의 상대적인 역가는 여러 약제들 사이에서 차이가 있다. Ketorolac은 강력한 진통작용을 가지지만 다른 약제와 비교에서 항염증반응은 적다. Ketolorac은 건강한 사람에서 신부전의 원인과 관련이 있다.[65] 많은 나라에서 금기증 없이 임상에서 안전하게 사용할 수 있는 개정된 용량 계획(표 13-4)으로 사용되고 있다.

권장되는 용량을 계획에 따라서 투여하는 것이 중요하다. 최근 발표는 마취의 시작에서 tenoxicam(권장량 20 mg) 정맥 투여는 복강경 수술의 진통에 효과적이지 못하다.[66] 이는 효능을 위하여 높은 농도가 필요하다는 것이다. 그러나 부작용의 빈도는 용량의 증가와 함께 높아진다.

Piroxicam은 oxicam NSAIDs 종류로서 "Feldene melts"로 혀밑으로 투여하지만 당일수술에서는 효과가 적으므로 용량의 증가를 권장한다.[67]

선택되는 방법은 유용성과 투여 경로(예; 경구, 항문, 정맥), 효과의 지속시간과 비용부담이다.[6] 일부 NSAIDs는 노인에서 반감기가 짧고 신장 기능에 영향이 적기 때문에 효과적이다(표 13-5).

NSAIDs의 주요 장점은 아편유사제와 함께 쉽게 사용할 수 있으며 독성이 서로 중복되지 않기 때문이다. 이러한 약제의 독성은 장기간 사용에 비하여 당일수술과 같이 짧은 기간동안 사

표 13-4. Ketolorac의 투여 용량

용량	65세 이하	65세 이하 또는 50 kg 이하
초회량	10 mg	10 mg
유지량	10 mg 4-6 h prn	10 mg 4-6 h prn
하루 최고량	90 mg	60 mg

용할 경우에는 낮다.

NSAIDs는 아편유사제 절약효과가 있으며, 수술 직후의 진통에 사용할 수 있을 뿐만 아니라 아편유사제의 부작용을 저하시킨다. 아편유사제 용량을 증가시키더라도 충분하게 조절할 수 없을 경우에는 환자를 재평가하고 환자의 지속되는 통증의 잠재된 다른 원인을 생각하여야 한다.

COX-2 억제제(Cyclooxygenase-2 inhibitors, COX-2 inhibitors)

COX-2 억제제(예; cerebrex, parecoxib, valdecoxib)가 당일수술 후 통증 치료에 매우 효과적이다. COX-2는 수술기 중에 투여하면 회복과정에서 장기능 회복과 일상생활로 회복에 도움이 된다.[68] Cerebrex는 수술 후 통증의 저하와 함께 아편유사제의 요구량과 PONV를 저하시키고 회복실 체류시간도 단축시킨다. Celebrex 200-400 mg 단독 또는 NSAIDs, ketamine, 아편유사제, 부위마취 등 다른 진통제 또는 진통방법과 병용하면 더욱 효과적이다.[68,69]

심장수술 환자에서 수술 후 진통에 COX-2 억제제 사용은 상처 감염과 심혈관계 합병증이 증가한다고 하였으나[70,71] 비심장수술에서 짧은 기간 사용은 심혈관계에 문제가 되지 않는다고 하였다.[72,73]

Gabapentin

Gabapentin은 통각억제(antinociceptive)과 통각과민억제(antihyperalgesia)작용을 갖는 항경련제로서 신경병성 통증(neuropathic pain), 당뇨성 신경병증(diabetic neuropathy), 대상포진후 신경통(postherpetic neuralgia), 복합국소동통증후군(complex regional pain syndrome)과 같은 만성통증 치료에 선호된다.[74] 최근에 수술 후 통증 치료와 수술 전 불안 제거, 수술 후 만성통증의 예방과 치료, 기관내 삽관과 후두경 조작에 따른 심혈관계변화의 개선, 수술 후 오심과 구토 및 섬망의 예방과 같은 급성 통증에 대한 많은 연구가 있었다.[4] Gabapentin은 일회투여가 여러 번 투여하는 것보다 효과적이며, 투여량은 성인에서 1200 mg을 권장하고 있다.[74] 수술 중에 투여한 gabapentin은 수술 후 통증의 감소와 함께 아편유사제와 같은 진통제 요구

량도 저하시킬 수 있다.[4)]

다른 약물과의 상호작용으로는 cimetidine은 gabapentin의 신장을 통한 배설을 12% 저하시키며, 제산제는 생물학적 효능을 10-20% 저하시킨다.[4,75,76)]

부작용으로는 졸림, 어지러움, 무력증(asthenia), 두통, 오심과 구토, 소양증, 운동실조(ataxia), 체중 증가, 약시(amblyopia) 등이 나타날 수 있으나 경미하다. 오심과 구토가 적으며, 수술 중에 진정 효과를 증진한다.[77,78)] 장기간 복용한 경우에는 금단 현상이 나타날 수 있으므로 투여 중단은 서서히 감량하여야 한다.[79-81)]

당일수술을 위한 마취와 통증치료에도 적용은 할 수 있을 것으로 사료되나 졸림과 어지러움 등으로 투여량과 기간에 주의하여야 할 것으로 생각된다.[82,83)]

국소 또는 부위마취

국소마취는 수술 상처부위에 국소마취제를 침윤 또는 주입하거나 또는 부위마취를 이용하여 수술 부위와 거리를 두고 실시한다. 효과적인 국소마취는 통증에 대한 말초 침해 반응을 억제하며 매우 효과적이다.[84)] 광범위하게 국소마취제를 단독 또는 다른 진통제와 함께 이용하여 당일수술환자에서 뛰어난 진통효과를 보여주고 있다. 흔히 진통제에 반응하지 않는 초기 통증은 국소마취제를 침윤하여 예방 또는 치료할 수 있다. 수술기중에는 아편유사제의 요구량을 저하시킬 수 있다.

국소마취제의 침윤 또는 주입법에는 근막밑 주입(subfascial infiltration), 벽측복막침윤(parietal peritoneal infiltration), 피하침윤(subcutaneous infiltration) 또는 주위차단(field block)과 같은 방법이 있다. 국소 침윤과 주입법은 가장 간단하며 효과적으로 수술 후 진통 과 함께 다른 진통제의 요구량을 감소시킬 수 있다.[85-88)]

척추와 경막외 마취는 당일수술에서 논란이 많지만 진정, 오심과 구토와 같은 부작용을 최소화하며 선행 진통과 수술 후 진통에서 실속이 있는 효과를 가진다.[89)] 그러나 이러한 방법들은 약물 투여를 위한 시간과 공간을 필요로 하며 요저류, 소양증, 지연 회복과 같은 단점도 있다.[90)] 또한 일정 시간 후에는 진통 효과가 사라지게 될 것이고 또 다른 진통제를 투여하여야 하며 특히 수술 후 첫날 밤 잠자리에 들기 전에 복용하여야 한다. 수막 공간내 아편유사제 주입은 장시간 진통과 수술 후 운동차단, 요저류, 지연 회복을 피할 수 있으며 fentanyl(예; 25㎍)은 morphine 보다 효과적이다.[91,92)]

국소마취제의 선택이 중요하다. Ropivacaine, bupivacaine 등과 같은 약물이 장시간 작용하므로 선호된다. 모든 외과 의사들은 국소마취 단독으로 또는 전신마취 후 균형된 진통의 보조

방법으로 ropivacaine을 사용하는 말초신경 차단법을 선호한다.

국소마취제는 다음과 같은 방법으로 투여된다.

- 구장 점막을 통한 투여; 예 fentanyl[6)]
- 피하 침윤방법으로 수술부위에 침윤시킨다.[93,94)] : 일회 또는 카테터를 거치하여 지속 주입법을 이용한다(예; fentanyl patch).[6,95,96)]
- 국소에 첩포하는 방법 : EMLA 크림과 lidocaine 분무 또는 젤[97)]
- 말초 신경차단, 예. 장골서혜(ilioinguinal), 장골하복(iliohypogastric) 신경차단은 장기간 수술 후 통증 치료와 경구 진통제 요구량을 감소시킬 수 있다.[23)]
- 공동내 점적 주입(intracavitary instillation), 예. 복강경[98,99)]
- 관절내 : 국소마취제를 무릎 관절경 후 관절내 주입은 아편유사제 요구량을 저하시키고 조기 거동을 가능하게 한다.[100)]
- 상 하지 수술에서 정맥 부위마취(intravenous regional anesthesia) : 지혈대를 풀면서 진통효과는 없어진다.
- 신경총 차단 (예. 상완신경총 차단).
- 중추신경축 차단(예; 척추, 경막외마취)

국소마취는 가능하다면 당일수술 환자에서 단독으로 또는, 진정, 전신마취와 함께 시행할 수 있다. 수술 후 진통 효과와 부작용에서 최고의 균형을 유지하며 사용이 할 수 있다면 언제든지 사용할 수 있어야 한다.

약제의 투여 경로

정맥투여

수술 중과 후에 일시 투여방법으로 가장 일반적인 경로이다. 일부 새로운 NSAIDs(예; ketolorac, diclofenac, tenoxicam)들은 정맥투여할 수 있다.

근육주사

Diclofenac 근육주사는 심한 통증을 호소하는 무균성 농양을 형성할 수 있다. 당일수술에서

표 13-5 당일수술에서 흔히 사용하는 NSAIDs

약이름	용량 (mg)	투여간격 (hours)	하루 최고량 (mg)	작용발현 (hours)	지속시간 (hours)	$T_{\frac{1}{2}}$ (hours)
짧은 반감기						
Ibuprofen	200-400	4-6	1200	0.5	4-6	2±0.5
Ketoprofen	50-100	6-8	200	0.5-2	6-8	1.8±0.3
Diclofenac	25-75	8-12	150	1-3	12	1.1±0.2
Indomethacin	25-50	6-8	200	0.5	4-6	2.4±0.4
Ketorolac						
경구	10	4-6	40	1	6	5.3±1.2
근육	10	4-6	90	0.5-1	6	5.3±1.2
정맥	10	4-6	90	0.05	6	5.3±1.2
긴 반감기						
Tenoxicam[a]	10-20	24	20	1	24	72±26
Naproxen	250 보다는 500	6-12	1000	1	6-8	14±1

[a] 일부 국가에서 정맥 투여가 가능하다

진통제 투여의 대체 경로가 있다면 근육주사는 하지 않는다.

경구투여

경구투여법은 편리하고 비용이 들지 않으며 당일수술후 진통을 위한 주된 투여경로이다. 경구투여는 수분 섭취가 가능하다면 곧 시작할 수 있다. 경구복용이 불가능하다면 항문과 같은 다른 경로를 이용할 수 있다.

항문

대체 투여 경로로 사용된다. 그러나 순환계로 흡수를 위한 시간(지연시간, lag time)이 필요하다. NSAIDs는 항문으로 투여하는 것이 경구보다 흡수가 더 빠르지 않으며 많은 환자에서 좌약 사용이 어려운 경우가 있다.[101] 진통제의 항문 투여에 대한 조사에서 환자의 98%는 항문으로 투여하기 전에 의견교환을 원한다.[101] 의견교환과 환자의 허락은 중요하여 심각한 직업적인 실수에 대한 부담이 된다는 것을 고려하지 못하여 실패한 보고가 있었다.[102]

기타 통로

관절내, 첩포, 접막(transdermal) 및 경비(transnasal)와 같은 통로가 점차 증가되며 당일수술에서 통증 치료를 위하여 앞으로 더 연구되어야 할 것이다.

언제 진통제를 투여할 것인가?

심한 통증을 위하여 아편유사제(예; fentanyl을 선호)의 정맥 투여는 통증치료 지침에 따라서 가능한 범위에서 조기에 투여하여야 한다(그림 13-4). 중등도에서 경한 통증은 규칙적으로 간단하게 경구투여하는 것이 효과적이며 통증에 대하여 규칙적으로 평가하는 것이 중요하다.

통증 치료를 지연시키거나 환자에게 "기다리라" 고 하는 것은 불편함을 증가시킨다. 통증의 발생에서 조기에 상대적으로 소량의 진통제 투여는 통증이 심하게 된 후보다 일반적으로 더 효과적이다.

최근 PCA 방법으로 경비 fentanyl 투여를 보고하였다.[103)] 이러한 방법은 높은 환자 만족도와 가정에서 사용할 수 있는 가능성으로 통증치료에서 새로운 가능성을 제시한다. 그러나 유용성과 안전에 대하여 많은 연구가 필요하다.

비 약리학적 방법이 통증 치료의 보조로서 가능한가?

높게 들어 올림

부종은 수술 직후 통증의 심각한 원인이 된다. 상 하지에서 수술 부위를 적절하게 높게 유지하는 것은 통증을 현저하게 저하시킨다. 높게 유지하려면 적절한 높이 즉 상지에서 심장 높이를 유지하여야 한다. 수축기 혈압이 높은 환자에서는 더 높게 하여야 한다.[104)]

얼음 찜질

부종의 감소에 도움이 되며 근육 경련을 저하시키고, 환자의 통증에 대한 역치를 변화시킨다.[105)] Ho 등은[106)] 25분간 무릎에 얼음 찜질을 적용하면 혈류와 골대사를 감소시키는 최대효과를 얻을 수 있으나 30분 이상은 일시적으로 신경기능의 소실을 초래할 수 있다.

붕대

지나치게 단단하게 감으면 수술 후 통증과 국소 부종을 증가시키며 운동과 조기 회복을 지연시킨다.

기타 치료 방법

이완(relaxation)과 기분전환(distraction) 치료는 수술 후 통증과 불안을 저하시킬 수 있다. 불안감을 호소하는 환자에서 단지 몇 분간의 교육으로 효과를 얻을 수 있다. TENS(transcutaneous electric nerve stimulation)는 수술 후 환자의 기능범위를 증가시키고 통증점수와 진통제의 요구가 저하된다.[107] 침술(acupuncture), 최면, 향기요법(aromatherapy)와 같은 다른 방법도 적용될 수 있다. 그러나 수술 후 초기의 중등도 이상의 통증 치료에서는 대체할 수 없다.

어려운 환자들에서 통증 치료

노인

노인에서 아편유사제 용량이 적절하지 못하다면 과도한 진정 효과를 나타낼 수 있다. 노인에서는 모든 주요 장기의 기능이 저하되어있으므로 적절한 용량 조절과 흥분하거나 침착하지 못한 환자를 인지하여야 한다. 치매, 귀먹음, 시력장애 등의 문제점이 있는 경우에는 통증의 평가가 어렵다. NSAIDs는 안전하게 사용할 수 있다. 그러나 위 자극과 신독성과 같은 부작용의 발생에 대한 주의가 필요하다.

인지 장애, 정서장애와 언어 장애(예; 외국인)

이러한 환자에서는 추가되는 설명과 통역 또는 특수 치료사의 도움이 필요하다. 장기간 치료를 받는 환자에서는 일상적으로 간호하고 있는 사람과 함께 하는 것이 효과적이다. 또한 당일수술에 따른 비용과 효과에 대한 것을 고려하여야 한다.

수술 후 통증과 함께 심한 불안감을 가진 환자에서는 benzodiazepine 또는 향정신성 약물을 통증치료 약제와 함께 투여하는 방법도 효과적이다.

만성 통증

당일수술 전부터 아편유사제를 투여 받은 환자는 수술 후에 많은 초회량과 유지량이 필요하다.

표 13-6(a). 수술 형태에 따라서 예상되는 수술 후 통증 정도

경한 통증	중등도 통증	심한 통증
부인과 소수술	무릎 관절경	개방성 탈장 봉합술
발톱 수술	정맥류성 정맥 수술	복강경식 담낭절제술
유방 종양(lump) 적출술		복강경식 탈장 봉합술
종양과 혹 제거술		복강경식 나팔관 결찰술

표 13-6(b). 통증의 심한 정도에 따라서 당일수술 환자를 위한 가정에서 복용할 진통제와 용량[a]

경한 통증	중등도 통증	심한 통증
경구 NSAIDs 8 시간 간격으로 diclofenac/ibuprofen 또는 4-6 간격의 Ketolorac 이 약제와 함께(mg)		
Codeine phosphate 8 + paracetamol 500[b] • 2 정 6-8 hourly	Dihydrocodeine 10 + paracetamol 500[b] • 2 정 6-8 시간마다	Codeine phosphate 30 + paracetamol 500[b] • 1-2 정 4 시간마다 • 최고 24 시간동안 8 정
다른 대체 약제(mg)		
Dihydrocodeine 10 + paracetamol 500[b] + • 2정 6-8 시간마다	Dexotropropoxyphene 32.5 paracetamol 325[b] • 2정 6-8 시간마다	Oxycodone 5 mg 경구 • 1-2 정 4 시간마다 • 최고 24 시간동안 8 정
다른 대체약제(mg)		
Dextropropoxyphene 32.5 + paracetamol 32.5[b] • 2 정 6-8 시간마다	Codeine phosphate 30 + paracetamol 500[b] • 2 정 6-8 시간마다	

[a]. 수술 전에 모든 환자는 NSAIDs 금기증을 확인하여야 한다.

퇴원 후 통증치료

담당 의사들은 환자가 퇴원하기 전에 진통 방법과 퇴원 수칙을 확인하고 평가하여야 한다. 통증점수를 퇴원 점수에 포함시켜야 한다.

수술 후 예기하지 못한 입원율은 1.6%이며, 통증이 10%를 차지하였으며 심한 통증은 6.4%로 통증이 없는 환자 1.3%보다 높다고 하였다. 또한 10,008명의 퇴원 환자 중에 45명이 병원으

로 또는 응급실로 내원하였다.[1)]

환자는 국소마취제 효과가 사라지기 시작하는 것을 알고 처방된 진통제를 복용하는 것을 교육하여야 한다. 취침 중에 심한 통증으로 깨어나지 않도록 잠자리에 들기 전에 경구 진통제를 복용한다.

분명한 교육과 진통제의 처방은 환자에게 결정적이다. 경한, 중등도, 심한 통증으로 미리 조제된 진통제들은 기정에서 환자의 편안함을 증진시키는 데에 중요하다(표 13-6a). 그러나 퇴원 후에 가정에서 심한 통증이 있는 경우 충분한 용량으로 처방된 진통제를 항상 복용하는 것이 아니고 다른 진통제를 추가하여 복용할 수 있으므로 확실하게 인지시킬 수 있는 교육을 강조하여야 한다(표 13-6b).

퇴원 후에 만족스러운 간호를 위하여 여러 형태의 통증을 지속적으로 평가하고 치료하는 것을 강조하여야 한다. 더욱 주의할 것은 환자가 예상하는 당일수술 후 통증, 불편함과 기타 문제점들의 극복에 관심을 갖는 것이다.[108)]

수술 후 다음 날에는 전화방문으로 진통작용은 만족한가를 확인하고 재평가도 하여야 한다. 일반의사, 가정 간호사와 당일수술 센터 근무자들은 당일수술에서 질적으로 높은 환자관리가 중요한 관계가 있다는 것을 항상 인식하여야 한다.

당일수술에서 통증의 성공적인 치료는 각각의 환자에게 적절하게 탄력적인 접근이 필요하다.

당일수술에서 적절한 통증 치료에 중요한 3 가지 문제점

- 휴식 중과 활동 중에 통증의 평가
- 통증 치료 계획의 결과는 수술 전 환자 교육과 여러 방법의 병용 치료를 강조한다.
- 특히 퇴원 후의 결과에 대한 연구는 환자의 관리와 비용을 질적으로 평가한다.

오심과 구토와 같은 수술 후 후유증들, 환자의 활동성과 정상 활동으로 복귀 등은 관련된 결과의 분석에 포함되어야 한다. 최소한의 구토 후유증을 갖는 개선된 약제와 새로운 약물 투여 기구는 당일수술의 미래를 밝게 한다.

국소마취제, 짧은 작용시간의 아편유사제 정맥 투여, NSAIDs와 paracetamol의 병용한 진통방법은 통증치료에서 효과적인 진통, 회복의 개선과 빠른 퇴원을 제공한다. 퇴원 후에 환자의 추적 조사는 통증치료의 효과를 감시하는 기본과정이다.

[참고문헌]

1. Chung F, Ritchie E, Su J: Postoperative pain in ambulatory surgery. Anesth Analg 1997; 85: 808-16
2. Wallace LM: Surgical patients' expectation of pain and discomfort: does accuracy of expectations minimise post-surgical pain and distress? Pain 1985; 22: 363-73
3. Anderson JL, Masur FT: Psychological preparation for invasive medical and dental procedure. J Behav Med 1983; 6: 1-41
4. Kong VKF, Irwin MG: Gabapentin: a multimodal perioperative drug? Br J Anaesth 2007; 99: 775-86
5. Block BM, Liu SS, Rowlingson AJ, et al: Efficacy of postoperative epidural analgesia: a meta-analysis. JAMA 2003; 290: 2455-63
6. Tong D, Chung F: Postoperative pain control in ambulatory surgery. Surg Clin North Am 1999; 79: 401-30
7. Beauregard L, Pomp A, Choinere M: Severity and impact of pain after day-surgery. Can J Anaesth 1998; 45: 304-11
8. Scott NB, Hodson M: Public perceptions of postoperative pain and its relief. Anaesthesia 1997; 52: 438-42
9. Dahl JB, Rosenberg J, Hansen BL, et al: Differential analgesic effects of low dose epidural morphine and morphine-bupivacaine at rest and duirng mobilisation after major abodminal surgery. Anesth Analg 1992; 74: 362-5
10. Kehlet H: Postoperative pain relief-what is the issue?(Editorial) Br J Anaesth 1994; 72: 375-8
11. Payne FB, Ghia JN, Wilkes NC: The relationship of preoperative and intraoperative factors on the incidence of pain following ambulatory surgery. Amb Surg 1995; 3:127-30
12. Wallace LM: Surgical patients' expectation of pain and discomfort: does accuracy of expectation minimize post-surgical pain and distress? Pain 1985; 22: 363-73
13. Chung F, Mezei G: Adverse outcomes in ambulatory anesthesia. Can J Anaesth 1999; 46: R18-R34
14. Hitchcock M, Ogg TW: Quality assurance in day case anaesthesia. Ambulatory Surg 1994; 2: 193-204
15. Anderson R, Krohg K: Pain as a major cause of postoperative nausea and vomiting. Can Anaesth Soc J 1976; 23: 366-9
16. Gold BS, Kitz DS, Lecky JH, et al: Unanticipated admission to the hospital following ambulatory surgery. J Am Med Assoc 1989; 69: 1009-12
17. Meridy HW: Criterial for selection of ambulatory surgical patients and guidelines for anaesthetic management: a retrospective study of 1553 cases. Anesth Analg 1982; 61; 921-6
18. Burt A: Physiotherapy following joint replacements in the hand. Physiotherapy 1986; 72: 445-8
19. Payne FB, Ghia JN, LEvin KJ, et al: The relationship of preoperative and intraoperative factors on the incidence of pain following ambulatory surgery. Ambulatory Surg 1995; 3: 127-30
20. Pavlin DJ, Chen C, Penaloza DA, et al: A survey of pain and other symptoms that affect the recovery process after discharge from an ambulatory surgery unit. J Clin Anesth 2004; 16: 200-6
21. Hitchcock M, Ogg TW: Day surgery analgesia. J One Day Surg 1993; 3: 20-1
22. Fraser RA, Hotz SB, Hurting JB, et al: The prevalence and impact of pain after day-care tubal ligation surgery. Pain 1989; 39: 189-201
23. Ding Y, White PF: Post-herniorrhaphy pain in outpatients after preincision ilioinguinal-hypogastric nerve block during monitored anaesthesia care. Can J Anaesth 1995; 42: 12-5
24. Kinnard P, Truchon R, St-Pierre A, et al: Interscalene block for pain relief after shoulder surgery. Clin Orthopaed Rel Res 1994; 304: 22-4
25. Dahl JB, Kehlet H: Non-steroidal anti-inflammatory drugs: Rationale for use in severe postoperative pain. Br J Anaesth 66: 703-712, 1991
26. Kehlet H, Dahl JB: The value of multimodal or balanced analgesia in postoperative pain treatment. Anesth Analg 1993; 77: 1048-56

27. Hekmat N, Burke M, Howell S: Preventative pain management in the postoperative hand surgery patient. Orthop Nurs 1994; 13: 37-42
28. Wallace LM: Surgical patients' expectations of pain and discomfort: does accuracy of expectation minimise post-surgical pain and distress? Pain 1985; 22: 363-3
29. Osborne GA, Rudkin GE: Outcome after day-care surgery in a major teaching hospital: Anaesth Intens Care 1993; 821: 822-7
30. Michaloliakou C, Chung C, Sharma S: Preoperative multimodal analgesia facilitates recovery after ambulatory laparoscopic cholecystectomy. Anesth Analg 1996; 82: 44-51
31. Kapur PA: Preoperative multimodal analgesia facilitates recovery after ambulatory laparoscopic cholecystectomy. Anesth Analg 1996; 82: 44-51
32. Kehlet H, Dahl JB: The value of multi-modal or balanced analgesia in postoperative pain relief. Anesth Analg 1993; 77: 1048-56
33. Mather LE: Do the pharmacodynamics of the nonsteroidal anti-inflammatory drugs suggest a role in the management of postoperative pain? Drugs 1992; 44(Suppl. 5): 1-12
34. Dahl JB, Møiniche S, Kehlet H: Wound infiltration with local anaesthetics for postoperative pain relief-a review. Acta Anaesthesiol Scand 1994; 38: 7-14
35. Codrre TJ, Katz J, Vaccarino AL, et al: Contribution of central neuroplasticity to pathological pain: review of clinical and experimental evidence. Pain 1993; 52: 259-85
36. Dahl JB, Kehlet H: The value of pre-emptive analgesia in the treatment of postoperative pain. Br J Anaesth 1993; 70: 434-9
37. Rogers JE, Fleming BG, Macintosh KD, et al: Effect of timing of ketorolac administration on patient controlled opioid use. Br J Anaesth 1995; 75: 15-8
38. Flath RK, Hick ML, Dionne RA, et al: Pain suppression after pulpectomy with preoperative flurbiprofen. J Endodontics 1987; 13: 339-47
39. Slsk AL, Mosley RO, Martin RP: Comparison of preoperative diflunisal for suppression of postoperative pain. J Oral Maxillofac Surg 1989; 47: 464-8
40. Slsk AL, Grover BJ: A comparison of preoperative and postoperative naproxen sodium for suppression of postoperative pain. J Oral Maxillofac Surg 1990; 48: 674-8
41. Campbell WI: Analgesic side effects and minor surgery: which analgesic for minor and day-case surgery? Br J Anaesth 1990; 64: 617-20
42. Weistein MS, Nicolson SC, Schreiner MS: A single dose of morphine sulfate increases the incidence of vomiting after outpatient inguinal surgery in children. Anesthesiology 1994; 81: 572-7
43. Munro HM, Riegger LQ, Reynolds PI, et al: Comparison of the analgesic and emetic properties of ketorolac and morphine for outpatient strabismus surgery. Br J Anaesth 1994; 72: 624-8
44. Rudkin GE: Patient choice in sedation anaesthesia and recovery room analgesia. Ambulatory Surg 1994; 2: 75-80
45. Raftery S, Sherry E: Total intravenous anaesthesia with propofol and alfentanil protects against postoperative nausea and vomiting. Can J Anaesth 1992; 39: 37-40
46. Alper I, Erhan E, Ugur G, et al: Remifentanil versus alfentanil in total intravenous anaesthesia for day case surgery. Eur J Anaesthesiol 2003; 20: 61-4
47. Scholz J, Steinfath M, Schulz M: Clinical pharmacokinetics of alfentanil, fentanyl and sufentanil. An update. Clin Pharmacokinet 1996; 31: 275-92
48. Cardosa M, Rudkin GE, Osborne GA: Outcome after day-case knee arthroscopy in a major teaching hospital: Arthroscopy 1994; 10: 624-9
49. Bürkle H, Dunbar S, Van Aken H: Rementanil: a novel, short-acting, μ-opioid. Anesth Analg 1996; 83: 646-51
50. Smith I, Avramov M, White PF: A comparison of propofol and remifentanil during monitored anesthesia

care. J Clin Anesthesiology 1997; 9: 148-54
51. Bjune K, Stubhaug A, Dodgson MS, et al: Additive analgesic effect of codeine and paracetamol can be detected in stong, but not moderate, pain after caesarean section. Baseline pain-intensity is a determinant of assay-sensitivity in a postoperative analgesic trial: Acta Anaesthesiol Scand 1996; 40: 399-407
52. Chye EPY, Young IG, Osborne GA: Outcomes after same-day oral surgery: a review of 1180 cases at a major teaching hospital: J Oral Maxillofac Surg 1993; 51: 849-64
53. Hennies HH, Friderichs E, Schneider J: Receptor binding, analgesic and antitussive potency of tramadol and other selected opioids. Arzneimittelforschung 1988; 38: 877-80
54. Eggers KA, Power I: Tramadol. Br J Anaesth 1995; 74: 247-9
55. Rodrigues MJ, De la Torre MR, Perez-Iraola P, et al: Comparative study of tramadol versus NSAISs as intravenous continuous infusion for managing postoperative pain. Curr Ther Res 1993; 54: 375-83
56. Jesperson TW, Christensen KS, Kjersgaard-Anderson P, et al: Treatment of post-operative pain with morphine compared with morphine and paracetamol. A double-blind clinically controlled investigation with placebo. Ugeskr Lager 1989; 151: 1615-8
57. Bone ME, Dowson S, Smith G: A comparison of nalbuphine with fentanyl for postoperative pain relief following termination of pregnancy under day care anaesthesia. Anaesthesia 1988; 43: 194-7
58. Ding Y, White PF: Comparative effects of ketorolac, dezocine, and fentanyl as adjuvants during outpatient anesthesia [comments]. Anesth Analg 1992; 75: 566-71
59. Juhlin-Dannfelt M, Adamsen S, Olvon E, et al: Premedication with sublingual buprenorphine for out=patient arthroscopy: Reduced need for postoperative pethidine but higher incidence of nausea. Acta Anaesthesiol Scand 1995; 39: 633-6
60. Wilde MI, McTavish D: Omeprazole: An update of its pharmacology and therapeutic use in acidrelated disorders. Drugs 1994; 48: 91-132
61. Shah K, Price AB, Talbot IC, et al: Effect of longterm ioprostol coadministration with non-steroidal anti-inflammatory drugs: histological study. Gut 1995; 37: 195-8
62. Connelly C, Panush RS: Should nonsteroidal anti-inflammatory drugs be stopped before elective surgery? Arch Intern Med 1991; 151: 1963-6
63. Servin F: Low-dose aspirin and clopidogrel: how to act in patients scheduled for day surgery. Curr Opin Anaesthesiol 2007; 20: 531-4
64. Horlocker TT, Bajwa ZH, Ashraf Z, et al: Risk assessment of hemorrhagic complications associated with nonsteroidal antiinflammatory medications in ambulatory pain clinic patients undergoing epidural steroid injection. Anesth Analg 2002; 95: 1691-7
65. Smith K, Halliwell RMT, Lawrence S, et al: Acute renal failure associated with intramuscular ketorolac. Anaesth Intens Care 1993; 21: 700-3
66. Windsor A, McDonald P, Mumtaz T, et al: The analgesic efficacy of tenoxicam versus placebo in day case laparoscopy: a randomised parallel double blind study. Anaesthesia 1996; 51: 1066-9
67. Lysak SZ, Anderson PT, Carithers RA, et al: Postoperative effects of fentanyl, ketorolac and piroxicam as analgesics for outpatient laparoscopic procedures. Obstet Gynaecol 1994; 83: 270-5
68. Rawal N: Postoperative complication and rehabilitation after ambulatory surgery. Curr Opin Anaesthesiol 2008; 21: 736-42
69. Reuben SS, Ekman EF, Charron D: Evaluating the analgesic efficacy of administering celecoxib as a component of multimodal analgesia for outpatient anterior cruciate ligament reconstruction surgery. Anesth Analg 2007; 105: 222-7
70. Ott E, Nussmeier NA, Duke PC, et al: Multicenter study of perioperative ischemia (McSPI) research group: Ischemia Research and Education Foundation (IREF) investigators. Efficacy and safety of the cylcooxygenase 2 inhibitors parecoxib and valdecoxib in patients undergoing coronary artery bypass

surgery. J Thorac Cardiovasc Surg 2003; 125:1481-92
71. Nussmeier NA, Whelton AA, Brown, et al: Complications of the COX-2 inhibitors parecoxib and valdecoxib after cardiac surgery. N Engl J Med 2005; 352:1081-91
72. Naesh O: Back to the future: postoperative pain management beyond COX-2 inhibitors. N Z Med J 2006; 119: U2170
73. White P, Sacan O, Tufanogullari B, et al: Effect of short-term postoperative celecoxib administration on patient outcome after outpatient laparoscopic surgery. Can J Anesth 2007; 54: 342-8
74. Ho KY, Gan TJ, Habib AS: gabapentin and postoperative pain - a systematic review of randomized controlled trials. Pain 2006; 126: 91-101
75. Busch JA, Radulovic LL, Bockbrader HN: Effect of Maalox TC on single-dose pharmacokinetics of gabapentin capsules in healthy subjects. Pharm Res 1992; 9: S315
76. Richens A: Clinical pharmacokinetics of gabapentin. In: Chadwick D, ed. New Trends in Epilepsy Management: The Role of Gabapentin. London: Royal Society of Medicine, 1993; 41-6
77. Backonja M, Beydoun A, Edwards KR: Gabapentin for the symptomatic treatment of painful neuropathy in patients with diabetes mellitus: a randomized controlled trial: JAMA 1998; 280: 1831-6
78. McLean MJ, Morrell MJ, Willmore LJ, et al: Safety and tolerability of gabapentin as adjunctive therapy in a large, multicenter study. Epilepsia 1999; 40: 965-72
79. Barrueto F, Green J, Howland MA, et al: Gabapentin withdrawal presenting as status epilepticus. J Toxicol Clin Toxicol 2002; 40: 925-8
80. Norton JW: Gabapentin withdrawal syndrome. Clin Neuropharmacol 2001; 24: 245-6
81. Tran KT, Hranicky D, Lark T, et al: Gabapentin withdrawal syndrome in the presence of a taper. Bipolar Disord 2005; 7: 302-4
82. Dahl JB, Mathiesen O, Moiniche S: 'Protective premedication': an option with gabapentin and related drugs?: a review of gabapentin and pregabalin in the treatment of post-operative pain. Acta Anaesthesiol Scand 2004; 48: 1130-6
83. Turan A. Memis D, Karamanlioglu B, et al: The analgesic effects of gabapentin in monitored anesthesia care for ear-nose-throat surgery. Anesth Analg 2004; 99: 375-8
84. Flanagan JF, Edkin B, Spindler K: 3 in 1 femoral nerve block following ACL reconstruction allows predictable earlier discharge and significant cost savings. Anesthesiology 1994;81:A950
85. Alexander DJ, Ngoi SS, Lee L, et al: Randomized trial of periportal peritoneal bupivacaine for pain relief after laparoscopic cholecystectomy [comments]. Br J Surg 1996; 83: 1223-5
86. Ben-David B, Katz E, Gaitini L, et al: Comparison of IM and local infiltration of ketorolac with and without local anaesthetic. Br J Anaesth 1995; 75: 409-12
87. Morisaki H, Masuda J, Fukushima K, et al: Wound infiltration with lidocaine prolongs postoperative analgesia after haemorrhoidectomy with spinal anaesthesia. Can J Anaesth 1996; 43: 914-8
88. Yndgaard S, Holst P, Bjerre-Jepsen K, et al: Subcutaneously versus subfascially administered lidocaine in pain treatment after inguinal herniotomy. Anesth Analg 1994; 79: 324-7
89. Brown AR, Weiss R, Greenberg CP, et al: Interscalene block for shoulder arthroscopy: a comparison with general anesthesia. J Arthro Relat Surg 1993; 9: 295-300
90. Dahl V, Gierloff C, Omland E, et al: Spinal, epidural or propofol anaesthesia for outpatient knee arthroscopy: Acta Anaesthesiol Scand 1997; 41: 1341-5
91. Chilvers CR, Vaghadia H, Mitchell GW, et al: Small-dose hypobaric lidocaine-fentanyl spinal anesthesia for short duration outpatient laparoscopy: Optimal fentanyl dose. Anesth Analg 1997; 84: 65-70
92. Orr RK, Ketcham AS, Robinson DS, et al: Early discharge after mastectomy: A safe way of diminishing hospital costs. Am Surg 1987; 53: 161-3

93. Owens H, Galloway DJ, Mitchell KG: Analgesia by wound infiltration after surgical excision of benign breast lumps. Ann R Coll Surg Engl 1985; 67: 114-5
94. Moss G, Regal ME, Lichtig L: Reproducing postoperative pain. Narcotics, and length of hospitalization. Surgery 1986; 99: 206-10
95. Levack ID, Holmes JD, Robertson GS: Abdominal wound perfusion for the relief of postoperative pain. Br J Anaesth 1986; 58: 615-9
96. Gibbs R, Purushotam A, Auld C, et al: Continuous wound perfusion with bupivacaine for postoperative wound pain. Br J Surg 1988; 75: 923-4
97. SInclair R, Cassuto J, Hostrom S, et al: Topical anesthesia with lidocaine aerosol in the control of postoperative pain. Anesthesiology 1988; 68: 895-901
98. Raeder JC, Børrdahl PE, Nordentoft J, et al: Outpatient laparoscopic sterilization: is local anaesthesia better? Ambulatory Surg 1993; 1: 158-61
99. Goulding ST, Hovell BC: Laparoscopic inguinal hernia repair: quality of recovery following the use of intraperitoneal bupivacaine. Ambulatory Surg 1995; 3: 75-7
100. Smith I, Van Hemelrijk J, White PF, et al: Effects of local anesthesia on recovery after outpatient arthroscopy. Anesth Analg 1991; 73: 536-9
101. Vyvyan HAL, Hanafiah Z: Patients' attitudes to rectal drug administration. Anaesthesia 1995; 50: 983-5
102. Mitchell J: A fundamental problem of consent. Br Med J 1995; 310: 43-8
103. Striebel HW, Oelmann T, Spies C, et al: Patient-controlled intranasal analgesia: a method for noninvasive postoperative pain management. Anesth Analg 1996; 83: 547-51
104. Tegtmeier R: How high should the hand be elevated after hand surgery? Orhtop Rev 1981; 5: 117-20
105. Cohn BT, Draeger RI, Jackson DW: The effects of cold therapy in the postoperative management of pain in patients undergoing anterior cruciate ligament reconstruction. Am J Sports Med 1989; 17: 344-9
106. Ho SS, Illgen RL, Meyer RW, et al: Comparison of various icing times in decreasing bone metabolism and blood flow in the knee. Am J Sports Med 1995; 23: 74-6
107. Bjordal JM, Johnson MI, Ljunggreen AE: Transcutaneous electrical nerve stimulation (TENS) can reduce postoperative analgesic consumption. A meta-analysis with assessment of optimal treatment parameters for postoperative pain. Eur J Pain 2003; 7: 181-8
108. Cohen MM, Duncan PG, DeBoer DP: Assessing discomfort after anaesthesia: should you ask the patient or read the record? Qual Health Care 1994; 3: 137-41

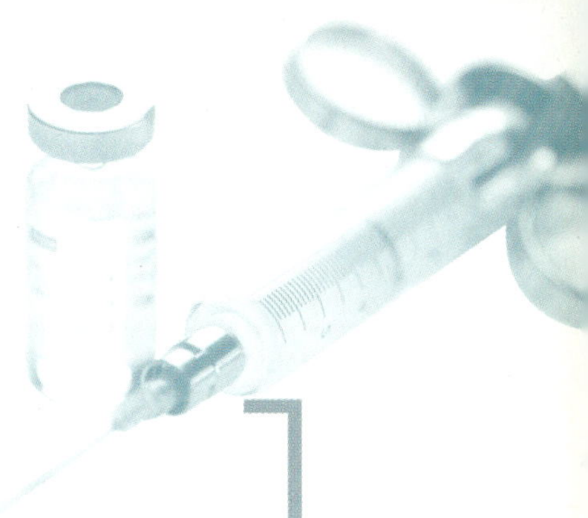

Chapter 14

소아 당일수술 환자의 마취와 진통

여러 전문분야의 연구보고 "Just for the Day" 에서[1] 소아 환자의 당일수술을 위한 12가지 질적 표준을 발표하였다(표 14-1). 소아는 소아과 또는 소아에 적응이 된 성인분야 등 어디에서 관리를 하든 표준지침의 적용은 항상 같다. 미국소아과학회에서 소아에서 진정마취를 위한 지침도 발표하였다(표 14-2).

표준 지침의 중요한 원리는 부모가 같이 있지 않으면서 소아에게 접근할 수 있도록 친구와 같이 부드럽고 안전한 시설에서 훈련된 의료진에 의하여 관리되어야 한다는 것이다.

표 14-1. 소아 당일수술의 질적 향상을 위한 12 가지 표준 지침
1. 수술 전, 수술 당일, 수술 후 환자 관리와 환자 이동 계획과 사회의 역할을 계획적이고 종합적으로 적용하여야 한다.
2. 수술 전과 중에 환자와 부모를 미리 대비시켜야 한다.
3. 부모에게 특별히 인쇄된 설명서를 제공하여야 한다.
4. 당일수술 환자를 위한 지정된 장소에서 관리하여야 하며, 급성 환자와는 격리한다.
5. 성인과 함께 관리 및 처치를 하지 않는다.
6. 소아환자는 특별하게 지정된 당일수술 의료진이 관리한다.
7. 숙련된 소아과를 전공한 의료진이 관리한다.
8. 모든 소아 환자는 하루 이내에 퇴원 할 수 있도록 체계화된 치료를 한다.
9. 건물, 기구, 가구 등은 소아의 안전 표준을 고려하여 설치한다.
10. 주위 환경을 소아에게 친근감이 가도록 한다.
11. 각각 소아 환자가 퇴원하기 전에 치료과정이 연결될 수 있도록 주의사항을 숙지시킨다.
12. 가정에서도 소아 간호가 제공될 수 있도록 한다.

표 14-2. 미국소아과 학회에서 소아 마취의 기준 지침

진정마취(Monitoring sedation)

시작 전부터 활력징후를 측정하고
산소포화도와 심박수의 지속적인 감시
5분 간격으로 호흡수와 혈압을 측정한다.
투약과 감시는 실시하는 의사의 책임이다.
기도관리를 위한 개인적인 숙련도를 가져야 한다.

진정마취를 위한 장비

맥박산소포화도(pulse oximeter)
지속적인 산소 공급과 흡인을 위한 기구의 준비
응급처치를 위한 상비약, 제세동기가 있는 심전도 감시장비와 기도유지기구들이 언제나 즉시 사용할 수 있도록 구비하고 있어야 한다.

퇴원 규정

심혈관계 기능과 기도유지 능력이 만족하고 안정되게 유지되어야 한다.
각성상태가 유지되고 보호반사가 완전하게 회복된 상태
나이 능력에 걸맞게 말을 할 수 있어야 한다.
나이 능력에 맞게 환자는 보호 없이 앉을 수 있어야 한다.
매우 어리거나 지체부자유아에서는 정확하게 판단할 수 없으므로 진정마취전 상태로 회복되어야 한다.
수분 공급 상태가 안정되어야 한다.

* Pediatrics 1992; 89: 1110-5.

소아 환자는 대부분에서 동반된 질환이 없다면 소 또는 중등도 수술은 당일 수술에 적합하다. 소아환자에서 잘 계획되어 운영되는 당일수술은 입원을 하지 않게 되어 부모와 격리되는 시간이 짧고 생활환경의 변화를 피할 수 있는 장점과 함께 청소년과 부모는 등교와 출근 등 사회생활에 대한 문제를 최소화할 수 있다. 또한 당일수술에서는 입원환자에 비하여 가족과 함께 할 수 있어 정신적 및 정서적인 안정을 느낌으로 행동장애, 수면장애, 야뇨증, 발달지표의 퇴행 등을 피할 수 있다.[2)]

환자의 선택[3,4)]

소아에서 하루를 머무르면서 시술할 수 있는 수술의 범위는 매우 다양하지만(표 14-3) 수술 후 심각한 출혈 위험(예, 편도 적출술), 복합적인 진통이 필요한 장시간 수술 후 통증(예, 정형

표 14-3. 소아 환자에서 당일수술의 종류

외과분야	내과분야
일반외과. 탈장, 음낭수종	사혈(venesection)
비뇨기과. 포경	수막강내 투여
이비인후과. 고막절개술	방사선 치료
치과. 발치	배뇨 카테테르 교체
안과. 사시교정	방사선/심장 검사
정형외과. 석고붕대 교체	혈액체취
성형외과. 귀 융기	골수체취
	요추천자
진단	천자생검(needle aspiration cytology)
내시경 ± 생검	대사/내분비 검사
관절경, 관절 조영술.	CT, MRI 및 기타 scan
청력 유발전위	
안압측정	
생검: 피부, 골, 근육, 임파선	

외과 수술) 또는 체강내 수술 등은 입원수술을 하여야 한다. 기존의 수술중 당일수술 적용이 가능하더라도 환자의 나이, 성장도, 의학적 환자 상태, 마취과적 위험도, 사회 환경 등과 같은 다른 이유로서 제외될 수 있다(표 14-4).[5)]

외과 의사, 소아과 의사와 마취과의사들은 수술의 종류와 환자에 대한 서로 다른 의견을 가지고 있다. 일부에서는 고환고정술, 요도하열 교정술, 사시수술, 돌출된 귀 교정수술 등 당일수술로서 어려운 수술이라고 하지만 성공적인 수술 수기의 개발로 당일수술이 가능하게 만들었다.

1. 수술의 종류

소아에서 당일수술로 광범위하게 수술과 비수술적 치료법이 적용되고 있다(표 14-3).[2)] 대부분이 체강을 침범하지 않는 체표 수술을 선호하며, 출혈이 적고 정상적으로 1시간이 초과되지 않아야 한다. 수술 후 통증도 심하지 않으며 퇴원 후 가정에서 경구 진통제로 조절이 가능하여야 한다.[2)]

소아에서 흔히 시도되고 있는 아데노이드절재술(adenoidectomy)과 편도절재술(tonsillectomy)에 대한 개념에 변화가 있다. 많은 병원에서 아데노이드 절재술을 미국과 같이 당일수술로 전환시키기 시작하여 편도절재술과 아데노이드 절재술은 수술 후 출혈, 통증, 오심과 구토 등이 문제가 되며 수술 후 4-8시간에 가장 많이 발생하므로 주의하여야 한다.[6-9)] 이러한 방법의 위험과 장

표 14-4. 소아 당일수술에서 제외 되는 경우

마취와 외과적 인자
- 장시간 수술과 마취(1시간 이상)
- 미숙한 의료진, 외과의사와 마취과의사는 적절하게 숙련되어야 한다.
- 체강을 수술하는 경우
- 출혈 또는 체액의 손실로 보충이 필요한 수술
- 장시간 지속되는 통증이 예상되는 경우, 경구 진통제로 충분히 조절이 되지 않는 경우
- 기도 유지가 어려운 경우
- 수면성 무호흡
- 악성고열증

나이
- 미숙아 또는 미숙아였으며 수태기간이 60주 이내인 경우
- 신생아 관리가 되지 않은 만삭 신생아

내과적 인자
- 조절되지 못한 전신 질환(예, 간질, 천식, 심장 질환)
- 분석되지 않은 심잡음
- 대사성 이상
- 당뇨
- 혈색소 이상
- 감염(예, 호흡기, 백일해, 홍역, respiratory syncytial virus)

사회적 인자
- 부모가 원하지 않거나 가정에서 간호할 수 없을 때
- 매우 불안해하는 부모 또는 소아
- 많은 형제를 가진 편부모로서 도와줄 사람이 없을 때
- 가정 환경이 나쁠 때
- 전화가 없는 경우
- 환자 운송수단이 충분하지 못할 경우(공공 교통수단은 제외)
- 병원에서 멀리 거주할 경우(1시간 이상 소요되는 거리)
- 형제중 sudden infant death syndrome(SIDS)이 있었던 경우

점은 환자의 상태에 따라서 평가하여야 한다. 환자는 표 14-4에서 정리한 지침과 외과의사의 경험, 통증치료, 오심과 구토, 출혈, 경구 수분과 음식의 섭취와 같은 인자들을 성공적인 결과를 얻을 수 있도록 조심스럽게 선택하여야 한다. 이러한 환자에서는 수술 후 담당의사에게 진료를 의뢰하는 경우가 많으므로 퇴원 후 가정에서 상태 변화에 따른 관리와 빠른 처치는 매우 중요하며, 쉽게 전화 접촉이 가능하여야 하고 병원과 1시간 이내 거리에 있어야 한다.[3,4,10] 성공적으로 당일

수술에 적용하려면 3살 이상은 되어야 하며 수면 무호흡 병력이 없어야 한다. 일부에서는 편도 절재술과 아데노이드 절재술은 당일수술 적용에 논란이 많다.[2)]

2. 나이 제한

당일수술에서 나이의 제한은 시설과 기능, 의료진의 숙련도, 환자 수와 정도에 따라서 결정된다. 동반된 질환이나 이상 증상이 없는 만삭아는 제한 사항 없이 안전하게 당일수술을 받을 수 있으며 필요에 따라서 입원이 결정될 수도 있다. 미숙아 또는 미숙아 병력이 있었던 소아는 수술 후 무호흡과 체온조절 이상이 초래될 수 있다. 그러므로 수태기간이 60주가 되기 전 또는 미숙에 따른 합병증과 후유증이 있거나 수술 후 무호흡, 빈혈, 기관지폐형성이상(brochopulmonary dysplasia) 등의 병력이 있었다면 당일수술에서 제외된다.[2,11)]

3. 감염

감염된 소아는 증상이 호전된 후 2주까지 수술을 연기하여야 하며 상기도 감염이 의심되면 4주 이상 연기된다. 홍역, 백일해, RSV(respiratory syncytial virus) 감염이 있다면 호흡기의 민감도가 증가되므로 6주 정도 연기를 권장한다.[12)] 코 주위의 화농성 딱지와 콧물, 발열, 무기력, 가래를 동반한 기침과 흉부 청진이상, 심하게 보채는 증상 등이 있으면 조심하여야 한다.[13)] 만성 비화농성 코 분비물, 마른 기침은 소아에서 흔히 발견되는 증상으로 소아의 20-30%에서 년중 항상 가지고 있으므로 적절한 처치가 제공될 수 있다면 수술 연기에 따른 이점은 없다.[2,14)]

4. 미국마취과학회 신체상태 등급(ASA physical status)

대부분의 소아 당일수술 환자들은 정상 범위로 다른 이상을 동반하지 않지만 검사와 치료가 필요한 특수한 선천성 이상들이 동반되는 경우도 있다. 경한 전신질환(ASA physical status 2), 잘 조절 된 심한 질환(ASA physical status 3)도 당일수술로 선택될 수 있으며, 이러한 질환에는 안정된 천식, 간질, 간단한 수술로 교정된 선천성 심장질환 등이 있다. 항생제 예방 투여는 합성물질 또는 심낭 patch를 시술한 환자에서 필요하다. 심장에서 잡음(murmur)이 들리는 경우는 추가 검사를 실시하고 심장 전문의에게 진료의뢰하며 수술은 연기한다. 임상 검사, 심초음파, 심전도는 대부분의 경우에서 원인을 알려주며 1세 이하 소아에서는 특히 주의하여야 한다.

소아환자에서 당일수술로 선택 범위가 점차 넓어지고 있으나 미숙아, 감염, 출혈이 동반될 수 있는 수술은 주의하여 선택하여야 한다.

표 14-5. 소아에서 당일수술을 위한 준비

당일수술에 대한 구두 및 인쇄된 설명서를 준비
주의 사항 - 도착시간, 금식 등
소개 및 안내 시간 운영 - 당일수술 센터를 방문("Saturday club")
비데오, 장남감, 게임, 놀이 치료법 등
필요한 소수의 환자에서 신체검사와 병리학적 검사를 실시한다.
수술 전에 전화방문을 한다.

소아환자와 부모의 준비

당일수술의 준비(표 14-5)는 당일수술센터에 처음 방문시기부터 시작된다. 부모와 소아에게 당일수술에 대한 일반적인 설명과 함께 수술승락서의 서명, 언제까지 병원에 도착하며, 어디로 가야하고, 예상되는 수술수기, 수술 전 금식 등에 대하여 확실하게 설명하여야 하고 설명서를 함께 제공한다(부록 참조). 수술 전 48시간이내에 다시 전화 접촉으로 환자의 건강 상태와 술전 금식 등을 확인하여야 한다.[2)]

소아와 부모에게 당일수술 센터의 시설과 의료진, 처치과정에 대한 설명은 입원전 프로그램으로 매우 유용하다.[1)] 당일수술 센터의 안내 강좌는 공포와 불안에 큰 효과를 주게 된다. 장난감, 게임, 컴퓨터 게임, 그림책과 비디오, 놀이 치료 등을 환자의 나이와 성숙도에 따라서 적용할 수 있다. 마취 유도와 회복실 방문도 도움이 되며 마취의 종류, 진통 방법, 수술 후 치료에 대한 부모 및 소아와 의논하고 설명도 할 수 있다. 소아에게는 용기를 증진시켜주거나 해낼 수 있다는 것을 증명하여 주는 방법도 도움이 된다. 부모가 심하게 불안감을 가지게 되면 소아 환자도 함께 불안하게 되고 협조가 되지 않게 되므로 주의 깊은 관찰과 함께 이해와 처치가 필요할 수 있다. 수술 후에도 보호자가 불안해하거나 가정내의 여러 가지 문제로 안전하게 간호를 못하게 될 경우는 사전 면담과 함께 가정 간호사의 적용이 효과적일 것이다.[2)]

신체검사, 수술 전 검사 및 혈액 체취를 하는 면담실 운영은 취소율 저하에 도움이 된다. 그러나 대부분의 소아 당일수술 환자에서 수술 전 조사와 검사는 반드시 필요한 것은 아니다. 수술 전 전화 면담에서 수술에 대한 재설명과 수술 예정의 확인과 함께 감염, 통원의 어려움 및 가족문제와 같은 수술 연기사유를 마지막 확인하는 기회가 된다. 수술 예정 환자의 마지막 확인 과정에서 취소에 따른 문제점의 해결은 수술실 운영의 효능을 증가시킬 수 있다.

표 14-6. 술전 금식

6 시간 ; 음식물, 우유 및 우유 제품
4 시간 ; 모유
3 시간 ; 맑은 액체.예, 과일주스, 물, 탄산수, 밀크를 혼합하지 않은 차 또는 커피

표 14-7. 인쇄된 금식 안내서 예문

(a) 09:00에 시작하는 수술

_______ 환자분은 오전 03:00 이후에는 음식물, 우유와 우유제품의 섭취를 금지하여야 합니다. 주스와 물은 오전 06:00까지 가능합니다. 이 시간 이후에는 어떤 음료수와 음식물의 섭취도 금지됩니다.
만일 모유를 먹인다면 오전 05:00까지 가능합니다.
만일 위의 주의사항을 지키지 못한다면 안전을 위하여 수술이 연기되거나 취소될 수 있다는 것을 이해하셔야 합니다.

(b) 13:30에 시작하는 수술

_______환자분은 오전 07:30 이후에는 음식물, 우유와 우유제품의 섭취를 금지하여야 합니다. 주스와 물은 오전 10:30까지 가능합니다. 이 시간 이후에는 어떤 음료수와 음식물의 섭취도 금지됩니다.
만일 모유를 먹인다면 오전 09:30까지 가능합니다.
장시간 금식은 탈수와 혈당 저하의 원인이 될 수 있으므로 수술 전날 밤부터 금식을 시키지 마십시오.
만일 위의 주의사항을 지키지 못한다면 안전을 위하여 수술이 연기되거나 취소될 수 있다는 것을 이해하셔야 합니다.

1. 술전 금식

소아는 당일수술 전에 정신적으로 준비되어야 한다. 확실한 설명과 정보 특히 금식에 관한 것은 분명하게 제공되어야 한다. 술전 금식 규칙(표 14-6)은 쉽게 설명할 수 있지만 실제 임상에서 절대적으로 지키기는 것은 쉽지 않다. 이러한 계획은 장시간 금식에 따른 탈수와 저혈당의 위험, 위 역류와 위 내용물의 흡인 위험에 적절한 균형유지가 확인되어야 한다.[15] 확실하게 시간에 따른 수분 섭취 제한 등 행동에 대한 인쇄된 설명서는 부모에게 도움이 된다. 오전에 수술이 예정된 환자와 오후에 할 환자와는 설명 내용이 달라야 한다. 예를 들면 표 14-7과 같이 한다. 음식물과 우유, 물의 최종 섭취가능 시간을 기록하여야 하며 과도하게 장시간 금식을 하여야 한다면 특히 체중이 15 kg이하에서는 수술 예정시간의 조절과 도착시간까지 제한된 범위에서 물의 섭취를 허용하여야 한다. 장시간 금식은 해로울 수 있으며 오후에 수술을 받는 환자에서는 전날 저녁부터 금식시켜야 한다는 것은 부모에게 정신적인 압박감을 갖게 한다.[2]

2. 수술 받는 날의 준비

당일수술 센터에 도착시간은 수술 시작시간에 따르며 환자마다 도착시간을 분산 조절하면 대기시간을 줄일 수 있다.

3. 부모의 관여와 전투약

소아에서 수술에 따른 정서적인 고통과 심한 불안감은 40-60%에서 나타나며[16-18] 심한 정신적 또는 생리적인 장애를 유발할 수 있다.[18,19] 이러한 소아에서 불안감은 nightmare, 격리에 따른 불안감, 섭식장애(eating disorder), 의사에 대한 공포감의 증가 등이 추적 조사에서 나타난다고 하였다.[20] 이러한 불안감은 수술 전 대기실에서 공포감을 표시하거나 전율(trembling), 공황장애(panic), 심하게 울거나 공격적인 자세(combativeness)가 나타나게 된다.[16] 소아에서 수술 전 불안감에 대한 평가는 Modified Yale Preoperative Anxiety Scale을 이용하여 평가할 수 있다.[21]

진정제의 전투약은 소아와 부모가 잘 준비되고, 특히 술 전 면담에서 잘 설명과 이해가 되었거나 소아를 위한 마취유도실이 별도로 준비되어 있다면 반드시 필요하지는 않다. 마취유도에서 부모가 함께 한다면 도움이 되며 특히 취학 전 아동에서 효과적이다.[22,23] 소아 환자에게 장난감을 주어 안정감을 갖게 한 후에 midazolam(0.5 mg/kg)을 경구 투여하는 방법도 효과적이라고 하였다.[16] 많은 부모들은 정신적인 압박감을 느끼게 된다.[24-26] 또한 이러한 부담을 환자에게 전가될 수 있으므로[27] 부모들에게 강요할 필요는 없다. 흡입 마취유도보다는 정맥 마취유도가 정신적인 부담이 적다고 생각되며[28,29] 정맥로 확보가 어렵거나 특별히 소아나 부모가 흡입마취유도를 원하지 않는다면 통상적으로 정맥마취유도를 실시한다. EMLA® 또는 tetracaine 젤을 피부에 첩포마취하여 약 40-60분 후에 통증 없이 정맥로를 확보할 수 있다.[30,31] Tetracaine 젤은 작용발현이 빠르며 혈관 수축 작용이 적어서 효과적이다.[32]

진정제의 전투약은 불안해하거나 마취유도가 어려웠던 병력이 있었거나, 주사바늘에 공포감을 느끼거나, 달랠 수 없는 소아에서 효과적이다. Midazolam 0.5 mg/kg를 마취 유도 20-30분전에 경구 투여는 효과적이다.[33-35] Midazolam의 표준 구성은 산성이고 맛이 쓰므로 다른 단맛이 있는 시럽 또는 음료수(1-2 ml/kg)와 혼합하여 투여한다. 환자가 잘 복용할 수 있도록 미리 준비하여야 한다. 다른 방법으로는 경비 midazolam과 ketamine의 항문 또는 근육주사는 소아의 협조 정도가 만족하지 못하므로 당일수술에서는 적합하지 못하다. 울거나 슬픔에 잠긴 소아에서 수술을 반드시 하여야 한다면 부모의 허락을 받은 후 환자를 근주 할 수 있을 정도로 억제하여 전투약을 실시할 수 있으며 적은 용량의 ketamine 2 mg/kg 또는 midazolam 0.1 mg/kg을 사용할 수 있다. 그러나 강하게 반대하는 큰 소아에서는 정신과 상담을 의뢰하거나 입원하는 방

법이 효과적인 대체 방법이 될 수도 있다.[2]

전투약 후 매우 빠르게 깊은 진정으로 전환 될 수 있으므로 환자의 감시는 중요하다. 경구 midazolam은 퇴원을 지연시키지 않는다고 하지만[33-35] 환자 선택에 유의하여야 한다.[36] 사탕 형태(lollipop)의 fentanyl은 소아에서 전투약으로 적합하다고 하였으나[37,38] 많은 당일수술 센터에서 아편유사제 사용은 오심과 구토로 인하여 제한되며 진정제의 전투약은 단지 선택된 경우에서 사용된다. 소아에서 경구 midazolam(0.5 mg/kg)이 가장 적합하며 전투약 후 반드시 감시를 하여야 한다.[36]

마취 방법

가장 침습이 적은 방법을 선택하는 것이 효과적이다. 마취 방법과 수기의 선택은 수술 후 통증, 오심과 구토와 같은 합병증이 적어야 하며 빠르게 회복되어 퇴원할 수 있어야 할 것이다. 당일수술에서는 마취에 따른 소 후유증들이 크게 작용할 수 있으나 적합한 마취방법의 선택으로 많은 부분에서 예방될 수 있다.[39-41]

소아에서도 진정마취부터 전신마취 모두를 적용할 수 있다. 진정마취에서 모든 약물을 상용할 수 있으나 환자의 병력과 수술의 종류에 따라서 약물의 종류와 용량 및 투여 방법 등에 유의하여야 한다.

다음과 같은 경우에는 정맥투여에 의한 진정마취는 금기이거나 주의하여야 한다.[42]

- 무호흡 병력
- 기도 질환
- 의식 장애
- 혈역학적으로 불안정
- 2 개월 미만의 영 유아

마취유도

정맥마취유도. Thiopental sodium(4-5 mg/kg)보다 propofol 4 mg/kg와 lidocaine 0.2 mg/kg를 사용하는 것이 큰 소아에서는 매우 효과적이며 다소 조기에 회복을 시킬 수 있다.[43] Propofol은 미국 FDA에서 3세까지 사용이 허가되어 있다. 머리가 맑고 깨끗한 회복과 PONV의 빈도를 저하시킬 수 있으므로 소아에서 효과적이다. Propofol은 후두마스크의 삽입에도 효과적이다.[44] Propofol은 정맥투여에 따른 통증은 큰 정맥을 확보하여 이용하거나 lidocaine 0.2 mg/kg를 혼합하여 투여한다면 최소화 할 수 있을 것이다.[2] 그 외 환자 상태에 따라서 etomidate, midazolam 등을 선택할 수도 있다.

흡입마취유도. 흡입마취유도는 halothane이 표준으로 적용되었으나 sevoflurane이 임상에 소개된 이후 냄새, 기도 자극이 없으며 빠른 마취 유도와 회복으로 선호되고 있다.[45-49] 소아에서 흡입가스, 호기말 이산화탄소 분압, 맥박산소포화도 등의 감시와 함께 자발호흡과 저유량을 유지하게 되면 흡입마취제 소모를 줄일 수 있을 것이다. Sevoflurane은 desflurane, halothane과 다르게 기도 자극이 적으므로 농도를 단계적으로 증가시키지 않고 일시에 6-8%로 투여하여도 안전하게 적용할 수 있다.[50,51]

마취 유도와 회복 중에 나타날 수 있는 부작용들

흡입마취 유도에 따른 기침, 후두경련, 호흡정지, 흥분에 따른 움직임 등이 halothane에 비하여 sevoflurane을 적용하여 빈도가 저하되었고,[52-56] propofol보다 기관내 삽관에 따른 움직임도 적었으며, 환자의 만족도가 증가되었다.[57,58] Propofol은 halothane에 비하여 기관내 삽관 전에 기도폐쇄 빈도가 낮다고 하였다.[57]

기도유지

소아의 기도와 호흡기계는 성인과 차이가 있다. 그러므로 적절한 기도와 호흡관리에서 이러한 차이점을 고려하여야 한다. 소아에서 심폐소생술의 원인은 심장성 원인보다는 질식에 의한 원인이 더 많다고 한다. 환자 처치의 기준은 성인과 차이가 없으나 기도와 폐 환기 유지가 매우 중요하다. 분만실에서 신생아도 기도와 폐환기를 적절하게 유지하여 준다면 90%는 신생아절박가사(neonatal distress)에서 회복될 수 있다고 하였다. 이러한 기준은 모든 소아 환자에서 적용될 수 있을 것이다.[59,60]

당일 수술을 받는 소아 환자에서도 마취 방법에는 차이가 있어도 기도와 폐환기 유지는 중요하다.

1) 기도의 해부학적 특징

특히 유아(infant)에서 성인과 차이가 크다.

- 머리 모양에서 후두골 부위가 튀어나와서 누운 자세에서 경추를 바로하게 되면 목이 굴절

된다.

- 혀가 크고 후두개가 길고 얇다.
- 후두부위가 성인보다 앞과 머리 쪽으로 위치하여 thyromental distance가 짧게 되어 혀가 입인두(oropharynx) 부위를 차지하게 된다.
- 후두부의 모양이 원뿔(cone) 모양을 하며, 윤상연골(cricoid cartilage) 부위가 가장 좁다.

윤상연골은 원형으로 되어 있어 점막에 부종이 발생하면 호흡에 따른 가스 흐름의 저항이 Poiseuille's 법칙에 의하여 감소된 단면의 4배 증가하게 된다. 해부학적으로 3-5세가 되면 아데노이드 조직(adenoid tissue)이 커져서 코후두(nasopharynx) 부위가 좁아지며, 7-10세에 이르면 아데노이드 조직이 가장 커진다. 이후에는 성장과 함께 기도 크기는 점차 커지게 된다.[61,62]

2) 소아에서 기도유지가 중요한 요인

마취 유도와 유지를 하면서 또는 진정마취를 하였다면 근육의 긴장도와 함께 후두부의 긴장도가 저하되면서 머리는 굴절되어 입후두의 용적이 저하되고 혀에 의하여 폐쇄되므로 호흡에 장애를 초래하게 된다. 그러므로 안전하게 기도를 유지하기 위하여 입을 열어주고 턱을 앞으로 당겨 준다. 필요에 따라서 소아용 상후두 기도유지기, 기관내 삽관 등의 수기 및 기구들을 사용하게 된다.[63,64]

폐환기에서도 성인과 차이가 있다.[59]

- 높은 산소 소모량(유아; 6-8 mL/kg/min : 성인 4-6 mL/kg/min)
  흡수성 무기폐(absorption atelectasis), 폐내 지름길(intrapulmonaty shunt)의 증가 등이 쉽게 초래될 수 있다.
- 기능성 잔기량에 대한 분시환기량의 비율이 커서 쉽게 전산소증에 빠질 수 있다.

소아에서는 위와 같은 위험은 있으나 적절하게 유지된다면 곧 회복될 수 있으므로 수술실과 회복실에서 확실한 감시와 함께 기도유지 기구의 준비가 필요할 것이다.

3) 기도유지 방법

기도유지의 기준은 기관내 삽관이므로 항상 준비를 하여야 한다. 그러나 당일수술을 위한 마취에서 기도유지 방법으로 LMA와 같은 상후두 기도유지기가 선호되고 있으며 기관내 삽관을 피하려고 한다. 이러한 이유는 근이완제의 사용을 피할 수 있으며 기관튜브의 발관 후에 천명(stridor)을 피할 수 있기 때문이다. 일부에서는 사시수술, 편도 절제술, 치과 수술, 귀수술 등에서 튜브부분이 강화된 후두마스크를 적용을 선호한다.[2,65] 후두마스크의 크기 선택은 체중을 기준으로 하며(제 9 장 참조) 기관튜브의 크기 선택은 {(나이/4) + 4} (mm internal diameter)는 적은 느낌을 준다고 하여 일부에서는 {(나이/4) + 4.5}를 적용하기도 한다.[59]

LMA와 기관튜브의 제거는 깊게 진정된 상태에서 하는 것이 효과적이라고 하지만 구강수술과 편도절재술 등에서는 소아 환자가 완전히 각성할 때까지 거치하는 것이 안전하다.[2,66]

마취 유지

후두마스크는 당일수술에서 마취유지 방법을 변화시켰으며 기관내 삽관과 근이완제는 응급상황 또는 위장관 내시경과 같은 특수 수기에서 필요하다.[66] 사시수술, 설소대 단축(tongue tie) 유리술, 돌출 귀(prominent ear) 교정술, 치과 교정 또는 발치와 같은 머리와 목 수술에서 자발호흡을 유지하면서 후두마스크로 기도를 유지할 수 있다.[67]

마취를 sevoflurane과 desflurane으로 유지한다면 회복은 빠르지만 마취 유도와 회복 중에 불안과 흥분이 동반될 수 있으나[57,68,69] 적절한 국소 또는 부위 진통을 함께 한다면 최소화할 수 있다.[45,49]

Propofol은 소아에서는 성인과 약동학적 차이가 있다. 약물의 분포용적이 성인보다 50% 크며, propofol의 청소율은 2배가 된다. 그러므로 원하는 혈중 농도 유지를 유하여 초기 투여량을 높게 유지하여야 하며, 안정된 마취 유지를 위하여 주입 속도도 높게 유지하여야 한다.[2,45] Propofol 지속주입과 같은 정맥마취로 수술을 하는 경우에 사시 교정술 등에서 수술 후 오심과 구토를 저하시키는 장점이 있다.[44,70,71]

소아에서 수액 공급

당일수술에서는 통상적으로 심각한 수분 손실은 흔하지는 않다. 진정된 수술 전 금식 계획은 수술 전 탈수와 같은 문제점을 유발하지 않는다. 그러나 다음과 같은 경우에는 수액공급을 위한 정맥로 확보는 하여야 한다.

- 장시간 금식이 필요한 경우
- 수술 후 오심과 구토의 빈도가 높은 수술
- 수술 중에 출혈의 위험이 예측되는 수술

수액으로는 평형 염액(balanced salt solution)으로 정맥로를 확보하여 공급한다. 포도당은 항상 공급하여야 하는 것은 아니며, 소아에서 저혈당은 흔히 발생하지 않는다(빈도는 1% 이하).[72]

진통

효과적인 진통은 소아 당일수술의 성공에 중요한 역할을 한다. 국소마취에 의한 진통은 안전하게 소아 당일수술에서 마취 수기로 적용될 수 있다.[3] 특히 편도적출술 후에 심한 통증으로 음식물 섭취가 어려워서 탈수상태를 초래하게 되어 입원을 하게 될 수 있다.[73] 마취제의 작용이 짧고 빨리 회복되므로 가능하면 통증으로 인하여 깨어나지 않게 하여야 하며 회복이 지연되지 않는 범위에서 선행진통법의 적용도 효과적이다.[74]

1) 도포마취와 국소 침윤마취

사시수술에서 amethocaine 또는 tetracaine의 도포, 포경수술 후 lidocaine 젤의 도포,[2] 상처부위에 bupivacaine, ropivacaine 등의 침윤마취 등은 간단하고 효과적이다. 국소 diclofenac 점적은 사시수술 후 효과적인 진통방법이며 마취된 각막에 부주의한 손상의 위험을 초래하지 않는다.[67]

국소마취제의 국소 침윤은 효과적인 진통방법이다. 국소마취제 cream을 함께 적용한다면 더욱 효과적이다. 국소마취제 침윤은 가는 주사바늘(예; 25-27G)을 이용하여 천천히 주입하여 조직의 팽창에 따른 불편함을 최소화 한다.[2]

2) 말초신경차단

말초신경 차단법은 효과적인 방법으로 일회 주입법을 선호한다. 그러나 소아에서는 몇 가지 방법만이 적용되고 있다.

- 음경차단(penile block)
- 장골서혜신경(ilioinguinal nerve)
- 장골하복신경(iliohypoglosal nerve)
- 대이개신경(greater auricular nerve) 차단
- 대퇴신경(femoral nerve) 차단 등이 선호된다.[2,15]

3) 미추 경막외 마취

소아의 당일수술에서 널리 사용되는 방법으로 0.25% bupivacaine을 사용한다면 운동신경 차단은 문제가 되지 않는다.[67] 소아 당일수술에서 bupivacaine의 일회 주입방법에서 아편유사제, α2 아드레날린 작용제, NMDA 길항제와 ketamine 등을 함께 진통의 연장을 목적으로 사용한다.[75] Ketamine은 진통을 4배 연장하게 된다.[75] 그러나 퇴원 시간을 지연시킬 수 있으며, 이러한 약제들은 화학적 안정제가 없는 것으로 사용한다.

4) NSAIDs와 paracetamol

NSAIDs들도 특이할 금기증 없이 통상적으로 사용할 수 있으며 일부 소아에게 선호되는 약제로서 ibuprofen 시럽(10 mg/kg), diclofenac 좌약(1 mg/kg)과 piroxicam 용해제(0.5 mg/kg) 등이 있으며 마취 유도 후에 투여하거나 전투약으로 사용한다.[36] Ketorolac은 정맥 투여할 수 있으며 사용량은 0.5 mg/kg이다.

NSAIDs의 장점

- 아편유사제 절약 효과(sparing effect)
- 최소한의 진정 효과
- 오심과 구토 유발효과가 적다

NSAIDs의 사용은 신장 기능이 출생 후 첫 1년 동안에 성숙되므로 1세 또는 10 kg이상으로 사용이 제한된다. Diclofenac 12.5 mg 좌약은 매 8 시간(3 mg/kg/day 까지)마다 투여한다. 일부 당일수술 센터에서는 6개월과 6 kg까지 diclofenac 12.5 mg 좌약의 1/2 용량을 사용한다. Diclofenac은 소아 수술후 진통에 사용 허가는 없으나 문헌에 기초하여 일부 소아 마취과의사들이 사용은 하지만 적절한 선택과 함께 금기증에 조심하는 것이다.[76-80]

NSAIDs 단점

- 혈소판 기능의 억제로 수술 후 출혈을 초래할 수 있다.
- 기관지 천식을 동반한 환자에서는 금기이다.

  특히 NSAIDs에 예민한 환자, 기관지 천식, 비 폴립(nasal polyp)
- 나이 1세 이상에서만 사용 가능 (일부에서는 6개월 이상)

Aspirin은 Reye 증후군과 관련이 있으나 NSAIDs는 그렇지 않다. Ibuprofen은 Reye 증후군의 위험 없이 소아에서 널리 사용된다.

Pracetamol은 사용될 수 있으며, 전투약의 부하량으로 20 mg/kg 또는 마취유도 후에 좌약으로 사용될 수 있다. Paracetamol 좌약은 흡수가 늦고 낮으므로 90분 내에 치료 농도를 얻을 수 있도록 30-40 mg/kg 정도의 높은 부하량을 사용하여야 한다는 것이 중요하다. 효과적인 통증 치료는 소아 당일수술의 성공을 좌우한다.[2,5)]

5) 아편유사제

소아 당일수술에서는 장시간 작용 아편유사제는 과도한 진정, 수술 후 오심과 구토와 같은 부작용의 빈도가 높으므로 권장되지 않는다. 그러나 일부 당일수술에서 수술 직후에 일회 투여하는 아편유사제(예; fentanyl 2 ㎍/kg, codeine 1 ㎎/kg)는 NSAIDs와 국소마취 적용이 어려운 경우 일부에서 경구, 직장, 드물게 근육주사로 적용된다.[2)]

수술 후 오심과 구토

사시수술, 고환고정술, 위내시경 수술, 차멀미 병력, 기관내 삽관, 아편유사제 등이 PONV의 주요 원인 인자들 이다(표 14-8). 특히 morphine은 소아에서 PONV의 빈도를 증가시키며 퇴원 후 PONV의 중요 원인으로 작용한다.[81,82)]

아산화질소는 PONV의 유발가능인자로 알려져 있으며, 기전으로는 중이에서 음압으로 인하여 전정기관의 자극으로 PONV가 초래된다. 그러나 중이 수술에서 아산화질소의 효과를 증

표 14-8. 소아에서 PONV의 위험인자

위험인자
PONV 또는 차멀미 병력
수술 (예; 사시수술, 귀 수술, 고환 고정술, 위 내시경)
기관내 삽관
아편유사제, 특히 morphine
흡입마취
조기 거동
조기 경구 섭취

명할 수 없다고 하였다.[83,84]

Propofol 및 후두마스크의 사용과 국소 진통을 하고 아편유사제의 사용을 피할 수 있다면 PONV의 빈도를 저하시킬 수 있다. 소아에서는 성인보다 PONV의 빈도가 낮다.[85] 심한 PONV 병력이 있었다면 5HT$_3$ 길항제를 사용하는 것이 안전하고 효과적인 방법이며 진정을 초래하지도 않는다. Ondansetron,, Granisetron과 같은 5-HT$_3$ 길항제들은 진정 효과와 추체외로 효과가 없어 더욱 효과적인 예방법이다.[86-89] 일부 당일수술 센터에서 지나치게 일찌기 경구 수분 섭취를 허용하는 것은 조기에 PONV를 초래할 수 있으며, 충분한 수분 균형이 유지되는 소아에서는 퇴원을 위하여 수분 섭취를 조기에 시킬 필요는 없다.[90,91]

PONV를 치료하기 위한 다른 방법으로 지압요법, 경피경혈 전기자극법(transcutaneous electrical acupoint stimulation) 등이 적용되기도 한다.[5,92,93]

수술 후 처치와 이환율의 저하

회복지수와 퇴원 기준

마취에서 회복은 여러 단계 또는 과정으로 나눌 수 있으나 통상적으로 제 1단계 회복실에서 2단계 회복실로 전환되는 시기를 말하며, 소아에서도 흔히 적용되는 기준으로 Aldrete 또는 Stewart 점수표(scoring system)를 사용한다(제 20 장 참조).[94,95] 미국소아과 학회에서 진정마취와 회복 후 퇴원 기준은 표 14-9과 같다.[96,97]

소아에서 회복기준(표 14-9)은 나이, 발육과정, 의학적 상태, 수술 종류와 사회환경 등을 고려하여야 한다.[3,4] 활력징후와 의식 정도는 소아의 나이와 상응하며 수술 전 상태와 같은 정도를

표 14-9. 퇴원 지침

활력징후와 의식정도가 환자의 나이와 수술 전 상태에 맞게 회복될 것
호흡 곤란과 천명이 없을 것
구역이 없고 삼킴과 기침 반사가 완전 회복
수술 중 마취과적 합병증이 없을 것
정상적인 움직임과 거동이 가능할 것. 특히 소년들에서
PONV가 없거나 가벼울 것
통증이 효과적으로 조절될 것
출혈 등과 같은 외과적 합병증이 없을 것

유지하여야 한다. 특히 기관내 삽관을 하였던 소아에서는 호흡억제 또는 천명이 없어야 하고 삼킴, 기침과 구역반사 등이 완전하게 회복되어야 한다. 기관내 삽관이 유아에서 퇴원의 금기는 아니지만 심한 후두 경련, 예상외의 기도 문제점, 삽관 중 손상 등의 원인이 될 수 있다. 5세 이하의 소아에서 기관 튜브의 선택이 잘 못되었다면 삽관 후 천명의 위험이 높으므로 삽관 후에 최고 팽창압력 30 cmH_2O에서 공기가 누출되도록 관리하여야 한다. 삽관 후 천명이 있는 소아에서는 입원하여 budesonide(glucocorticoid steroid계) 또는 epinephrine 분무 및 steroid의 경구 또는 정맥투여와 함께 집중 치료가 필요할 수 있다. 미추 경막외 마취 또는 서혜부 차단 후에 하지의 잔류 운동신경 차단은 안전한 퇴원을 지연시킬 수 있다.[98] 그 외 수분 섭취가 가능하고 배뇨가 가능한 후에 퇴원을 고려하여야 한다. 소아는 나이에 맞게 활동할 수 있어야 한다.

입원의 원인

불가피하게 일부 소아환자(약 1-5%)에서 입원을 하게 될 수 있으며 부모들은 입원 가능성에 대하여 알고 있어야 한다.[2] 비정상적인 활력징후, 의식이상, 기도에 관련된 문제, 운동신경 차단, 지속되는 오심과 구토, 출혈, 심한 통증, 예상하지 못한 외과적 문제점 또는 예상하지 못한 수술 중 상황변화(예, 위역류, 흡인, 기관지 경련, 과민 반응, succinylcholine에 의한 장시간 무호흡, 악성고열증)가 발생하거나 지속된다면 치료와 검사를 위하여 또는 사회적인 요인으로 입원하여야 한다.[99]

수술 후 지켜야 할 사항

외과의사와 마취과의사는 진통과 거동 및 사회활동으로 복귀에 대한 주의사항을 분명하게 설명하여야 한다. 수술종류에 따라서 간호사가 보호자에게 설명하고 인쇄된 설명서를 함께 제공하여야 한다. 설명서에는 수술의 종류와 방법 및 상처관리에 대한 것이 포함되어야 한다. 수술 후 통증 치료, 정상적인 식사 시작, 사회활동의 제한, 목욕, 상처 처치와 기타 발생할 수 있는 문제점에 대하여 분명한 기록이 포함되어야 한다. 또한 당일수술 센터 및 담당의사와 전화연락이 가능하도록 하여야 한다. 거주지역의 의사 또는 가정 간호사와 연결이 가능하도록 하는 방법도 적용될 수 있다. 퇴원하면서 환자 상태에 대한 기록을 함께 거주지역의 의사에게 제공될 수 있다면 도움이 된다.[100]

상처치료

가정에서 소아의 치료는 포경수술, 돌출 귀 수술 후에서와 같이 간단하게 처치할 수 있는 경우는 불편한 병원 방문을 하지 않고 가정 또는 의원에서 할 수 있도록 한다.

가정에서 지속적인 통증의 치료

당일수술 후에 가정에서 지속되는 통증에는 경구 진통제가 주로 사용되며 부모에게 선행진통을 하도록 하여 국소마취작용이 없어지기 전에 시작하여 규칙적으로 24-48시간 동안 사용하도록 하여야 한다. 대부분의 병원에서 귀가 후 복용약제는 72시간 분량을 제공한다. Paracetamol 15-20 mg/kg를 4-6시간마다 경구 투여법은 효과적이다. Ibuprofen 10 mg/kg를 6시간 마다 경구투여는 중등도 통증에 효과적이다. 대체방법으로는 경구 paracetamol과 codeine을 함께 사용하는 방법이 있다. 포경수술 후 lidocaine젤의 도포마취도 효과적이며 사시수술 후 diclofenac 점안도 할 수 있다.[2,100]

집으로 퇴원(교통수단)

소아들은 당일수술 후 책임 있는 성인과 함께 가정으로 퇴원하며 여기에는 공중 교통수단보다는 개인 승용차 또는 택시가 효과적이며 운전기사와 소아를 간호할 사람은 달라야한다. 때로는 운전과 간호할 사람이 같은 경우는 단지 경험이 풍부한 경우에만 적용된다. 당일수술 후에 귀가에서 2시간이상 장시간 이동은 금기이다.[5,13]

가정 방문과 사회단체와 연결

가정방문은 모든 경우에서 필요한 것은 아니지만 숙련된 소아 간호사의 방문은 부모의 부담을 덜어주고 의사가 필요한 경우를 저하시킬 수 있다.[101-104] 간호사는 부모에게 재교육을 할 수 있으며, 진통, 상처관리 등을 판단하고 치료할 수 있다.

결론

소아 환자에서 잘 계획되고 조심스런 당일수술 관리는 시간 단축, 비용절감 및 수술 후 오심과 구토와 같은 부작용 저하, 환자의 만족도 증가와 같은 특별한 이점을 제공할 수 있다.[50) 국소마취제를 이용한 통증관리는 특히 중요하며 마취수기를 단순화 시킬 수 있도록 한다.

[참고문헌]

1. Thomes R: Just for the Day. National Association for the Welfare of Children in Hospital(NAWCH) Ltd, London. 1991
2. Brennan LJ: Modern day-case anaesthesia for children. Br J Anaesth 1999; 83: 91-103
3. Fishkin S, Litman RS: Current issues in pediatric ambulatory anesthesia. Anesthesiol Clin North America 2003; 21: 305-11
4. Bogetz MS: Anesthesia for pediatric outpatient surgery. Pediatrician 1989; 16: 45-55
5. Lonnqvist PA, Morton NS: Paediatric day-case anaesthesia and pain control. Curr Opin Anaesthesiol 2006; 19: 617-21
6. Grunwald Z: Droperidol decreases the incidence and severity of vomiting after adenotonsillectomy in children. Paediatr Anaesth 1994; 4: 163-7
7. Mahmoud NA: Day case adenoidectomy-safety and cost effectiveness. Ambulatory Surg 1995; 3: 31-5
8. McGoldrick KE: Outpatient tonsilloadenoidectomy; avoiding complications. Ambulatory Surg 1994; 2: 23-6
9. Teway AK: The science in daycase tonsillectomy. Ambulatory Surg 1993; 1: 165-7
10. Parnis JJ, Foale JA, Van der Walt JH, et al: Oral Midazolam is and effective premedication for children having day stay anaesthesia. Anaesth Intensive Care 1997; 20: 9-14
11. Cote CJ, Zaslovsky A, Downes JJ, et al: Postoperative apnea in former preterm infants after inguinal herniorrhaphy. Anesthesiology 1995; 82: 809-22
12. McEwan AI, Birch M, Bingham R: The preoperative management of the child with a heart murmur. Paediatr Anaesth 1995; 5: 151-5
13. Keneally JP: Day stay surgery in paediatrics. Clin Anesthesiol 1985; 3: 679-96
14. Hannallah RS: Anaesthetic considerations for paediatric ambulatory surgery. Ambulatory Surg 1997; 5: 52-9
15. Hollinger I: Current trends in pediatric anesthesia. Mt Sinai J Med 2002; 69: 51-4
16. Golden L, Pagala M, Sukhavasi S, et al: Giving toys to children reduceds their anxiety about receiving premedication for surgery. Anesth Analg 2006; 102: 1070-2
17. Corman H, Hornick E, Kritchman M, et al: Emotional reactions of surgical patients to hospitalization, anesthesia and surgery. Am J Surg 1958; 96: 646-53
18. Melamed BG, Siegel LJ: reduction of anxiety in children facing hospitalization and surgery by use of filmed modeling. J Consult Clin Psychol 1975; 43: 511-21
19. Schwarts BH, Albino JE, Tedesco LA: Effects of psychological preparation on children hospitalized for dental operations. J Pediatr 1983; 102: 634-8
20. Kain ZN, Mayes LC, O'Conner TZ, et al: preoperative anxiety in children: predictors and outcomes. Arch Pediatr Adolesc Med 1996; 150: 1238-45
21. Kain ZN, Mayes LC, Cicchetti DV, et al: The Yale preoperative scale: how does it compare with a "gold standard"? Anesth Analg 1997; 85: 783-8
22. McCormick ASM, Spargo PM: Parents in the anaesthetic room: a questionnaire survey of departments of anaesthesia. Paediatr Anaesth 1996; 6: 183-6
23. Kain ZN, Ferris CA, Mayes LC, et al: Parental presence during induction of anaesthesia: practice differences between the United States and Great Britain. Paediatr Anaesth 1996; 6: 187-93
24. Thompson N, Irwin MG, Gunawardene WMS, et al: Pre-operative parental anxiety. Anaesthesia 1996; 51: 1008-12
25. Litman RS, Berger AA, Chibber A: An evaluation of preoperative anxiety in a population of parents of infants and children undergoing ambulatory surgery. Paediatr Anaesth 1996; 6: 443-7
26. Campbell IR, Scaife JM, Jonhstone JMS: Psychologic effect of day case surgery compared with inpatient surgery. Arch Dis Child 1988; 63: 415-7
27. Bevan JC, Johnston C, Haig MJ, et al: Preoperative parental anxiety predicts behavioural and emotional responses to induction of anaesthesia in children. Can J Anaesth 1990; 37: 177-82
28. Kotiniemi LH, Ryhanen PT: Behavioural changes and children's memories after intravenous, inhalatin and rectal

induction of anaesthesia. Paediatr Anaesth 1996; 6: 201-7
29. Kotiniemi LH, Ryhanen PT, Moilanen IK: Behavioural changes following routine ENT operations in tow-to-ten-year-old children. Paediatr Anaesth 1996; 6: 45-9
30. Freeman JA, Doyle E, Ng TI, et al: Topical anaesthesia of the skin: a review. Paediatr Anaesth 1993; 3: 129-38
31. Lawson RA, Smart NG, Gudgeon AC, et al: Evaluation of an amethocaine gel preparation for percutaneous analgesia before venous cannulation in children. Br J Anaesth 1995; 75: 282-5
32. Freeman JA, Doyle E, Ng TI, et al: Topical anaesthesia of the skin: a review. Paediatr Anaesth 1993; 3: 129-38
33. Cray SH, Dixon JL, Heard CMB, et al: Oral midazolam premedication for paediatric day case patients. Paediatr Anaesth 1996; 6: 265-70
34. McCluskey A, Meakin GH: Oral administration of midazolam as a premedicant for paediatric daycase anaesthesia. Anaesthesia 1994; 49: 782-5
35. McGraw T: Oral midazolam and postoperative behaviour in children. Can J Anaesth 1993; 40: 682-3
36. Segerdahl M, Warren-Stomberg M, Rawal N, et al: Children in day surgery: clinical parctice and routines. the results from a nation-wide survey. Acta Anaesthesio Scand 2008; 52: 821-8
37. Friesen RH, Carpenter E, Madigan CK, et al: Oral transmucosal fentanyl citrate for preanaesthetic medication of paediatric cardiac surgery patients. Paediatr Anaesth 1995; 5: 29-31
38. Macaluso AD, Connelly AM, Hayes WB, et al: Oral transmucosal fentanyl citrate for premedication in adults. Anesth Analg 1996; 82: 158-61
39. Montenegro LM, Schreiner MS, Nicolson SC: Perioperative problems in pediatric anesthesia. Curr Opin Anesthesiol 1996; 9: 221-4
40. Patel RI, Hannallah RS: Anesthetic complications following pediatric ambulatory surgery: a 3 year study. Anesthesiology 1988; 69: 1009-12
41. Selby IR, Rigg JD, Faragher B, et al: The incidence of minor sequelae following anaesthesia in children. Paediatr Anaesth 1996; 6: 293-302
42. McCarty EC, Mencio GA, Green NE: Anesthesia and analgesia for the ambulatory management of fractures in children. J Am Acad Orthop Surg 1999; 7: 81-91
43. Runcie CJ, Mackenzie S, Arthur DS, et al: Comparison of recovery from anaesthesia induced in children with either propofol or thiopentone. Br J Anaesth 1993; 70: 192-5
44. Morton NS, Johnston G, White M, et al: Propofol in paediatric anaesthesia. Paediatr Anaesth 1992; 2: 89-91
45. Murat I: New inhalational agents in paediatric anaesthesia: desflurane and sevoflurane. Curr Opin Anesthesiol 1996; 9: 225-8
46. Black A, Sury MRJ, Hemington L, et al: A comparison of the induction characteristics of sevoflurane and halothane in children. Anaesthesia 1996; 51: 539-42
47. Sury MRJ, Block A, Hemington L, et al: A comparison of the recovery characteristics of sevoflurane and halothane in children. Anaesthesia 1996; 51: 543-6
48. Kataria B, Epstein R, Bailey A, et al: A comparison of sevoflurane to halothane in paediatric surgical patients: results of a multicentre international study. Paediatr Anaesth 1996; 6: 283-92
49. Lerman J: Pharmacology of inhalational anaesthetics in infants and children. Paediatr Anaesth 1992; 2: 191-203
50. Moore EW, Pollard BJ, Elliott RE: Anaesthetic agents in paediatric day case surgery: do they affect outcome? Eur J Anaesthesiol 2002; 19: 9-17
51. Davies MW: Induction with sevoflurane. Anaesthesia 1996; 51: 1082
52. Walker SM, Haugen RD, Richards A: A comparison of sevoflurane and halothane for paediatric day case surgery. Anaesth Intens Care 1997; 25: 643-9
53. Piat V, Dubois M, Johanet S, et al: Induction and recovery characteristics and hemodynamic responses to sevoflurane and halothane in children. Anesth Analg 1994; 79: 840-4
54. Naito Y, Tamai S, Shingu K, et al: Comparison between sevoflurane and halothane for paediatric ambulatory

anaesthesia. Br J Anaesth 1991; 67: 387-9
55. Greenspun JCF, Hannallah RS, Welborn LG, et al: Comparison of sevoflurane and halothane anesthesia in children undergoing outpatient ear, nose and throat surgery. J Clin Anesth 1995; 7: 398-402
56. Lerman J, Davis PJ, Welborn LG, et al: Induction, recovery and safety characteristics of sevoflurane in children undergoing ambulatory surgery. Anesthesiology 1996; 84: 1332-40
57. Viitanen H, Tarkkila P, Mennander S, et al: Sevoflurane-maintained anaesthesia induced with propofol or sevoflurane in small children: induction and recovery characteristics. Can J Anesth 1999; 46: 21-8
58. Meretoja OA, Taivainen T, Raiha L, et al: Sevoflurane-nitrous oxide or halothane-nitrous oxide for paediatric bronchoscopy and gastroscopy. Br J Anaesth 1996; 76: 767-71
59. Bingham RM, Proctor LT: Airway management. Pedriar Clin N Am 2008; 55: 873-86
60. Litman RS, Weissend EE, Shibata D, et al: Developmental changes of laryngeal dimensions in unparalyzed, sedated children. Anesthesiology 2003; 98: 41-5
61. Vogler RC, Ii FJ, Pilgram TK: Age-specific size of the normal adenoid pad on magnetic resonance imaging. Clin Otolaryngol Allied Sci 2000; 25: 392-5
62. Arens R, McDonough JM, Corbin AM, et al: Linear dimensions of the upper airway structure during development: assessment by magnetic resonance imaging.AmJ Respir Crit Care Med 2002; 165: 117-22
63. Rodenstein DO, Perlmutter N, Stanescu DC: Infants are not obligatory nasal breathers. Am Rev Respir Dis 1985; 131: 343-7
64. International Liaison Committee on Resuscitation: 2005 International consensus on cardiopulmonary resuscitation and emergency cardiovascular care science with treatment recommendations. Part 6: paediatric basic and advanced life support. Resuscitation 2005; 67: 271-91
65. Goodwin AP, Ogg TW, Lamb WT: The reinforced LMA in dental day surgery. Ambulatory Surg 1993; 1: 31-5
66. Williams PJ, Bailey PM: Comparison of the reinforced laryngeal mask airway and tracheal intubation for adenotonsillectomy. Br J Anaesth 1993; 70; 30-3
67. Morton NS, Benham S, Lawson RA, et al: Topical diclofenac vs. oxybuprocaine for analgesia after paediatric squint correction. Paediatr Anaesth 1997; 7: 221-6
68. Uezono S, Goto T, Terui K, et al: Emergence agitation after sevoflurane versus propofol in pediatric patients. Anesth Analg 2000; 91: 563-6
69. Taylor RH, Lerman J: Induction, maintenance and recovery characteristics of desflurane in infants and children. Can J Anaesth 1992; 39: 6-13
70. Doyle E, McFadzean W, Morton NS: I.V. anaesthesia with propofol using a target-controlled infusion system: comparison with inhalation anaesthesia for general surgical procedures in children. Br J Anaesth 1993; 70: 542-5
71. Watcha MF, Simeon RM, White PF, et al: Effect of propofol on the incidence of postoperative vomiting after strabismus surgery in pediatric outpatients. Anesthesiology 1991; 75: 204-9
72. Stuart JC, Morton NS: A clinical audit of day case surgery for children. J One-Day Surg 1991; 1: 8-15
73. Jonas DA: L Parent's management of their child's pain in the home following day surgery. J Child Health Care 2003; 7: 150-62
74. Weisman SJ, Bernstein B, Schechter NL: Consequences of inadequate analgesia during painful procedures in children. Arch Pediatr Adolesc Med 1998; 152: 147-9
75. Cook B, Doyle E: The use of additives to local anaesthesia solutions for caudal epidural blockade. Paediatr Anaesth 1996; 6: 353-59
76. Kim SH, Park HS: Pathogenesis of nonsteroidal antiinflammatory drug-induced asthma. Curr Opin Allergy Clin Immunol. 2006; 6: 17-22
77. O'Riordan JM, Margey RJ, Blake G, et al: Antiplatelet agents in the perioperative period. Arch Surg. 2009; 144: 69-76
78. Hall SC: Tonsillectomies, ketorolac and the march of progress. Can J Anaesth 1996; 43: 544-8
79. Kenny GN: Potential renal, haematological and allergic effects associated with NSAIDs. Drugs 1992; 44(Suppl.5):

31-7
80. Ryharen R, Adamski J, Puhakka K: Postoperative pain relief in children: a comparison between caudal bupivacaine and intramuscular diclofenac. Anaesthesia 1994; 49: 57-61
81. Weinstein MS, Nicolson SC, Schreiner MS: A single dose of morphine sulfate increases the incidence of vomiting after outpatient inguinal surgery in children. Anesthesiology 1994; 81: 572-7
82. Munro HM, Riegger LQ, Reynolds PL, et al: Comparison of the analgesic and emetic properities of ketorolac and morphine for paediatric outpatient strabismus surgery. Br J Anaesth 1994; 72: 624-8
83. Splinter WM, Roberts DJ, Rhine EJ, et al: Nitrous oxide does not increase vomiting in children after myringotomy. Can J Anaesth 1995; 42: 274-6
84. Pandit UA, Malviya S, Lewis IH: Vomiting after outpatient tonsillectomy and adenoidectomy in children: The role of nitrous oxide. Anesth Analg 1995; 80: 230-3
85. Eriksson H, Korttila K: Recovery profile after desflurane with or without ondansetron compared with propofol in patients undergoing outpatient gynecological laparoscopy. Anesth Analg 1996; 82: 533-8
86. Furst SR, Rodarte A: Prophylactic antiemetic treatment with ondansetron in children undergoing tonsillectomy. Anesthesiology 1995; 81: 799-803
87. Paxton LD, Taylor RH, Gallager TM, et al: Postoperative emesis following otoplasty in children. Anaesthesia 1995; 50: 1083-4
88. Fujii Y, Saitoli Y, Tanaka H, et al: Comparison of granisetron and droperidol in the prevention of vomiting after strabismus surgery or tonsillectomy in children. Paediatr Anaesth 1998; 8: 241-4
89. Paxton LD, Taylor RH, Gallagher TM, et al: Postoperative evesis following otoplasty in children. Anaesthesia 1995; 50: 1083-4
90. Woods AM, Berry FA, Carter BJ: Strabismus surgery and post-operative vomiting: clinical observations and review of the current literature; a medical opinion. Paediatr Anaesth 1992; 2: 223-9
91. Baines D: Postoperative nausea and vomiting in children. Paediatr Anaesth 1996; 6: 7-14
92. Schlager A, Boehler M, Puhringer F, et al: Korean hand acupressure reduces postoperative vomiting in children after strabismus surgery. Br J Anaesth 2000; 85: 267-70
93. Rusy LM, Hoffman GM, Weisman SJ: Electroacupuncture prophylaxia of postoperative nausea and vomiting followi9ng pediatric tonsillectomy with or without adenoidectomy. Anesthesiology 2002; 96: 3000-5
94. Aldrete JA, Kroulif D: A post-anaesthetic recovery score. Anesth Analg 1970; 49: 603-7
95. Stewart DJ: A simplified scoring system for the postoperative recovery room. Can Anaesth Soc J 1975; 22: 111-3
96. McCarty EC, Mencio GA, Green NE: Anesthesia and analgesia for the ambulatory management of fractures in children. J Am Acad Orthop Surg 1999; 7: 81-91
97. American Academy of Pediatrics Committe on Drugs: Guidelines for monitoring and management of pediatric patients during and after sedation for diagnostic and therapeutic procedures. Pediatrics 1992; 89: 1110-5
98. Stuart JC, Morton NS: A clinical audit of day case surgery for children. J One Day Surg 1991; 1: 15-8
99. Margovsky A: Unplanned admissions in day-case surgery as a clinical indicator for quality assurance. Aust NZ J Surg 2000; 70: 3-216-20
100. Morton NS: Pain assessment in children. Paediatr Anaesth 1997; 7: 267-72
101. Anonymous. Following up day case anaesthesia in general practice. Drugs Ther Bull 1990; 28: 81-2
102. Postuma R, Ferguson CC, Stanwick RS, et al: Pediatric day-care surgery: a 30 year hospital experience. J Pediatr Surg 1987; 22: 304-7
103. Scaife JM, Campbell I: A comparison of the outcome of day-care and inpatient treatment of paediatric surgical cases. J Child Psychol Psychiat 1988; 29: 185-98
104. Atwell JD, Gow MA: Paediatric trained district nurse in the community: expensive luxury or economic necessity? Br Med J 1985; 291: 227-9

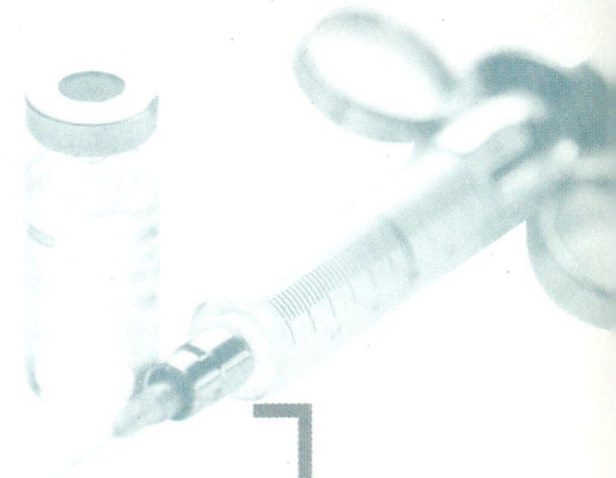

Chapter 15

노인 환자에서 당일수술을 위한 마취 관리

의학의 발달과 생활수준의 향상 등으로 인하여 수명이 점차 연장되어 전체 인구에서 노인 인구가 차지하는 비율이 증가되고 노인 환자를 위한 의료 보험과 보건 정책도 변화되어 수술이 필요한 노인 환자가 점차 증가되고 있다. 노인은 65세 이상으로 정의하지만 생물학적 나이와 생리적 나이는 비례하지 않으며 나이만으로 수술과 마취에서 제외 될 수는 없다.[1)]

국내에서도 경제발전과 더불어 보건위생 수준의 향상, 의료기술의 발달, 영양 수준의 개선 등으로 인하여 사망률이 지속적으로 낮아져서 평균 수명이 2000년에 76세, 2006년에는 79세로 증가하였고 출산율은 2000년 1.47%에서 2006년 1.13%로 저하되면서 노인 인구가 차지하

표 15-1. 한국인에서 연령계층별 인구 및 구성비

	1970	1980	1990	2000	2005	2010	2020	2030	2050
총인구(천명)	32,241	38,124	42,869	47,008	48,138	48,875	49,326	48,635	42,343
0~14세	13,708	12,951	10,974	9,911	9,241	7,907	6,118	5,525	3,763
15~64세	17,540	23,717	29,701	33,702	34,530	35,611	35,506	31,299	22,424
65세+	991	1,456	2,195	3,395	4,367	5,537	7,701	11,811	16,156
구성비(%)	100.0	100.0	100.0	100.0	100.0	100.0	100.0	100.0	100.0
0~14세	42.5	34.0	25.6	21.1	19.2	16.2	12.4	11.4	8.9
15~64세	54.4	62.2	69.3	71.7	71.7	72.9	72.0	64.4	53.0
65세+	3.1	3.8	5.1	7.2	9.1	11.0	15.6	24.3	38.2

표 15-2. 한국인의 기대수명

	1970	1980	1990	2000	2005	2010	2020	2030	2050
기대수명 계	61.9	65.7	71.3	76.0	78.6	79.6	81.5	83.1	86.0
남 자	58.7	61.8	67.3	72.3	75.1	76.1	78.0	79.8	82.9
여 자	65.6	70.7	75.5	79.6	81.9	82.9	84.7	86.3	88.9
차 이	6.9	8.2	8.2	7.3	6.8	6.7	6.6	6.5	6.0

표 15-3. 미국에서 1985년에 각 연령에서 평균 기대 여명

나이 (세)	기대 여명 (년)
55	24.2
60	20.3
65	16.7
70	13.5
75	10.6
80	8.1
85+	6.0

는 비율이 2000년에 7.2%, 2007년에 9.9%로 급격히 증가하여 고령화 사회로 진입하였다. 또한 노인인구의 구성비 증가(표 15-1) (2008년 대한민국 통계청 인구자료 참조)와 함께 기대 수명도 점차 연장되고 있다(표 15-2, 3).[1,2)]

노인이 70세가 지나면 외과 수술과 관련된 사망률이 증가하게 된다. 그러나 노인에서 당일수술은 금기가 아니며 마취와 나이의 관련성은 없는 것으로 알려져 있다. 그러나 점차 환자의 나이는 증가되고 신체 상태는 악화되기 때문에 대상 환자의 평가에 신중하여야 한다. 노인의 50% 이상은 사망하기 전에 수술과 마취가 필요하게 되므로 마취과의사는 노화에 따른 생리적 및 약리적 변화가 당일수술의 결과에 영향을 줄 수 있다는 것을 이해하여야 한다.[2)]

노인 환자를 위한 당일 수술은 마취 약물과 수기 및 감시 장비의 발달과 함께 수술 수기가 발달되어 점차 증가하게 되었다. 의료비용 부담의 절감과 의료 보장제도가 확대되고 의사뿐만 아니라 환자와 의료 종사자들의 개념이 전환되면서 수년 전에는 입원이 필요한 경우에서 점차 당일수술로 전환되게 되었다. 그러나 노인에서 당일 수술은 편리성, 안전성, 비용 효과(cost-effectiveness) 등에 대한 분석과 평가가 요구된다.[2)]

수술에 따른 위험도는 수술 기간 중에 이환과 사망의 가능성으로 말할 수 있으며 5가지로 정리할 수 있다.[3)]

1) 환자와 관련된 문제점 : 환자의 상태, 동반된 질환의 유무와 치료 정도
2) 마취와 관련된 문제점 : 마취 방법
3) 수술과 관련된 문제점 : 수술의 종류와 시간
4) 노화와 함께 약물에 대한 약역학과 약동학적 변화
5) 의료 제공자에 따른 문제점 : 수술을 위한 구성원들의 숙련도

노인 환자에서도 많은 수술이 당일수술로 전환이 될 수 있지만 환자를 보호할 수 있는 관리 체계 내에서 시도하여야 하며 특별한 주의가 필요하다. 전통적으로 모든 노인 환자에서 수술 전에 입원하여 필요한 검사들을 실시하였으며 수술 후에도 수일간 입원하였었다. 예를 들면 서혜부 탈장, 정맥류 수술 후에는 약 5일, 유방 생검은 3일간 입원이 필요하였으며 대장내시경에 의한 용종제거술의 경우에도 대장의 수술 전 준비를 위하여 조기에 입원이 필요하였으며, 수술 후에도 2-3일 입원이 필요하였다.[1)] 최근에는 안과, 성형외과, 정형외과, 비뇨기과, 부인과, 위와 장 수술 등과 같은 많은 분야에서 당일 수술이 적용되고 있다.[1-3)]

노인 환자에서 위험에 대한 평가

노인 환자에서는 젊은 성인과 다르게 노화에 의한 각 장기 기능과 예비력 저하와 함께 연령에 따른 각종 합병증 및 퇴행성 질환을 가지고 있는 경우가 많으며 체액과 전해질의 조절능력 저하로 수술 및 마취에 따른 이환율과 사망률이 높기 때문에 환자의 선택과 주술기 관리에 세

표 15-4. 노인 환자에서 미국마취과학회 신체 상태 분류에 따른 사망률

등급	내용	80세 이상에서 1 개월 내 사망 확률(%)
I	정상 환자	—
II	경한 전신 질환과 기능 제한 없음	0.5 (n = 187)
III	기능 제한의 원인이 되는 심한 전신질환	4 (n = 256)
IV	생명에 영향을 줄 수 있는 심각한 전신 질환	25 (n = 56)
V	수술과 관계없이 24시간이내 사망할 수 있는 위험한 상태	100 (n = 1)
E	응급 수술(각 신체 등급에 추가하여 표시한다)	—

표 15-5. Goldman의 비심장수술에서 심장 위험도 지수표

위험인자	점수
수술 전에 제 3 심음(S3 gallop)이 들리거나 경정맥의 팽창이 관찰됨	11
지난 6개월 이내에 심근 경색 병력	10
수술 전에 심실성 기외수축이 5/min 이상	7
수술 전에 동성 심방성 기외수축이 아닌 다른 부정맥	7
나이가 70세 이상	5
응급수술	4
흉강내 수술, 복강내 수술, 대동맥 수술	3
심각한 대동맥 판막 협착증	3
전신 상태의 저하*	3

* 전신상태의 저하는 전해질 이상(예; potassium 〈3.0 mEq/L, HCO_3 〈20 mEq/L), 신 기능 부전(예; BUN 〉50 mg/dL, creatinine 〉3.0 mg/dL), 혈액가스 분석 이상(예; PaO_2 〈60 mmHg, $PaCO_2$ 〉50 mmHg), 긴기능 이상(예; SGOT 상승, 만성간질환을 의심할 수 있는 징후 관찰), 그 외 비심장 질환으로 장기간 침상 안정 상태를 유지한 환자.

New England Journal of Medicine, 1977; 297: 845-50.

표 15-6. 심장 위험 지수

등급	점수 합계	없거나 소 합병증 (%) (n = 943)	치명적인 합병증 (%) (n = 39)	심정지 (%) (n = 19)
I (n = 537)	0-5	99	0.7	0.2
II (n = 316)	6-12	93	5	2
III (n = 130)	13-25	86	11	2
IV (n = 18)	〉25	22	12	56

* 수술 중 또는 후에 발생한 심근경색, 폐부종, 또는 심정지를 동반하지 않는 심실성 빈맥

심한 주의가 필요하다.[4)] 특히 79세 이상에서는 수술 및 마취에 따른 위험이 증가되고 80세 이상은 나이만으로도 미국마취과학회 신체등급 분류 2급에 속한다(표 15-4). 또한 노화로 인한 신체구성 및 대사기능의 변화로 약동학과 약역학적 변화가 발생하여 마취에 사용되는 약물에 대한 반응이 젊은 성인과는 다르게 나타날 수 있다.[5)] 그러므로 마취과의사는 노인 환자의 생리적 변화 및 흔히 사용되는 약물에 대한 약리적 반응의 변화와 동반된 질병에 대한 이해와 적절한 고려를 통하여 합병증과 후유증을 예방할 수 있어야 한다.[6,7)]

Goldman 등은[8)] 1001명의 비심장 수술이 예정된 환자에서 심장상태를 평가하기 위한 cardiac risk index를 발표하였다(표 15-5). 나이가 70세 이상이 되면 위험이 점차 증가하며 위

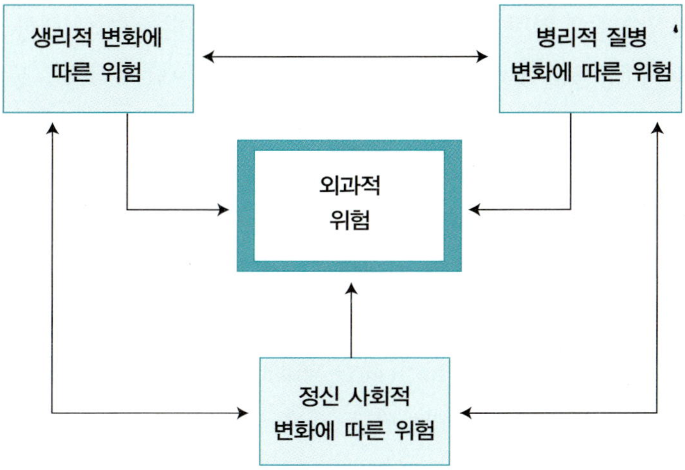

그림 15-1. 노인에서 외과적 위험도 평가

험 점수가 높아지면 수술 후에 치명적인 심장의 이상 또는 합병증의 빈도가 증가된다(표 15-6).

나이와 관련되어 수술과 관련된 이환율과 사망률은 노화와 함께 점차 증가된다.[3,9,10] 그러나 연대적인 나이(chronologic age)만으로 위험도를 판단할 수는 없다.[11-13] 생물학적 나이(biologic age)는 나이 그 자체에 따른 생리적인 변화와 함께 결정된다. 병리학적 변화는 환자의 나이와 관련된 변화이지 나이만에 의한 것이 아니다. 수술 후 사망률에서도 질병의 영향을 고려하여야 한다.[11]

노인 환자에서 수술기간 중의 위험도는 생리적 변화, 병리학적 변화, 정신사회적인 변화(psychosocial change)에 따른 위험을 함께 판단하여야 한다(그림 15-1). 이와 같은 3가지 변화들은 외과적인 위험에 각각 작용도 하지만 다른 변화와 서로 상호작용으로 위험도를 더욱 증가시킨다. 예를 들면 말초혈관 질환에 따른 병리학적 변화는 운동량의 저하와 비만 등으로 노인 환자의 생활 습관과 환경을 변화시켜서 생리적인 예비력(reserve)을 저하시키게 되면서 사회적 기능을 저하시키고 우울증을 초래하게 되어 정신사회적인 변화를 유도하게 된다.[3]

1. 나이와 관련된 생리적 변화

노인에 대한 연구에서 가장 중요한 발견은 나이와 질병은 유사한 의미가 아니라는 것이다. 오히려 나이는 발달과 성장의 정상적인 과정으로 대부분의 신체 장기의 기능이 서서히 저하되는 특성을 갖는다. 외과적 위험도에서는 나이와 질병(disease)은 분리하여 생각해야 하며 나이에 따른 영향은 생리적인 예비력을 저하시키고[2-9,14,15] 질병은 위험 부담에 영향을 미치게 된다.[12]

가장 큰 의학 지식의 힘은 질병으로부터 나이를 분리한 것이다. 나이에 대한 연대적인 연구에서 일치하는 흔한 내용들은 첫째, 40대가 지난 후부터 노화는 남은 여생을 통하여 점차적으로 일정한 속도로 진행된다. 결론적으로 80세 노인은 노화에 따른 이차적인 변화가 더 농축되지만 30대에서보다 빠른 속도로 노화된다.[16,17] 둘째, 노년학에서 같은 연대별 연령에서 많은 생리적인 변수들은 현저하게 이질적이라는 것이다. 장기적인 연구에서 기능이 저하되는 노인의 수가 증가됨에 따른 이차적 변화라고 하였다.[18,19] Rowe와 Kahn 등이[20] 이러한 이질적인 변화를 처음 확인하였으며 일부 노인에서는 생리적 기능의 변화가 없거나 매우 적다는 것이다. 그래서 이러한 사람들을 성공적인 노인(successful agers), 통상적으로 기능이 저하되는 노인을 보통 노인(usual agers)이라고 명명하였다. 셋째, 같은 환자에서 각 장기의 기능이 서로 다른 비율로 변화된다는 것이다. 예를 들면 70세 노인에서 심혈관계 기능이 50세와 같을 수도 있으나 신장 기능은 95세의 평균 기능과도 유사할 수 있다는 것이다.[21]

나이와 질병은 서로 다르지만 정상적인 노화 과정에서 예견할 수 있는 생리적 변화이지만 병리학적인 변화로 예견하고 수용하는 성향이 증가되고 있다. 이러한 생리적 변화는 경미한 질병으로 변화되고 이환율을 증가시킨다. 또한 진단이 어려운 질병의 형태로 나타나고 치료에 대한 반응도 변화되어 사망의 위험도 증가시키게 된다.[3,16,18] 노화와 함께 모든 생리적인 기능이 전체적으로 저하된다. 예를 들면 사구체 여과율, 포도당 부하능력, 간혈류 등의 생물학적 기능은 저하되는 반면에 적혈구 용적률, 심박수 등과 대부분의 정신사회적인 인자들은 안정되게 유지된다.[16,21,22] 극히 일부는 나이와 함께 증가하게 된다.[23] 노화로 인하여 일부 생리적 인자들이 저하되는 것은 항상성 유지에 필요한 생리적 과정을 조절하는 기전의 약화에 따른 특징이다. Shock은 생물학적 나이와 관련된 일차적인 인자들에 의한 조절기능에 장애가 초래된 것이다.[18] 이것은 수술기간 중에 항상성을 유지하는 환자의 능력에 따른 외과적 위험에 대한 평가에서 표현되지는 않지만 환자가 가지는 이환율과 사망률을 결정할 것이다. 외과적 수술 환경에서 항상성 유지능력은 수술에 따른 자극과 스트레스에 적응하는 능력에 일치하는 것이다.

노인에서 스트레스에 적응하는 능력은 보유하고 있으나 노화와 함께 적응 장애가 증가하게 되며 스트레스를 받은 후에 정상 범위로 회복되는 속도가 저하된다.[18,19] 노인에서 이와 같은 항상성 유지를 위한 속도가 저하되는 것을 항상성협착(homeostenosis)이라고 하며[24,25] 노화에 따른 일반적인 특성은 모든 장기에서 나타난다. 예를 들면 운동 후에 심박수와 혈압이 안정 상태로 회복이 젊은 성인에서는 수분이내 이루어지지만 노인에서는 수 시간이 필요하게 된다.[18,19]

모든 생물학적 기관들은 스트레스에 적응하기 위한 생리적 예비력을 가진다. 노화 과정의 특징은 병리적 질병과 같이 노화는 필요한 예비력의 저하를 갖게 된다. 그림 15-2에서와 같이

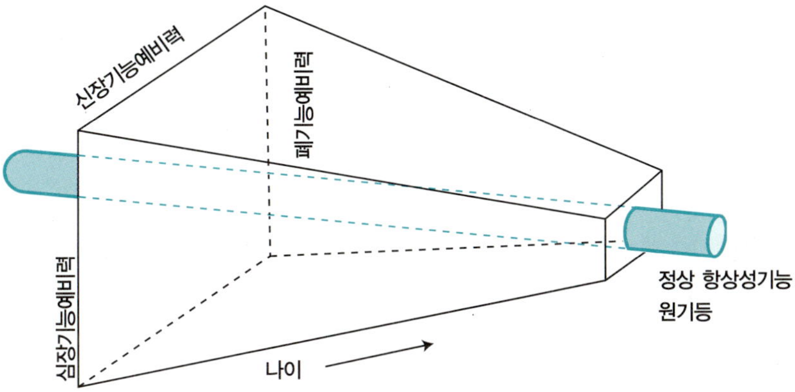

그림 15-2. 노화와 함께 감소되는 예비력(reserve)

중심부분은 어떠한 스트레스에서도 생존에 필요한 정상 생리적 기능을 말한다. 중심축에서 최대 이동이 가능한 범위는 항상성 예비력의 개인적인 범위를 나타내는 것이다. 개개인이 갖는 최대 예비력은 스트레스에서 생존할 수 있는 최대 능력을 말한다. 모든 생리 기능과 장기의 변화에는 횡격막을 포함하며 단순하게 심혈관계, 폐, 신장 기능에 따라서 재한을 받게 된다. 예를 들면 20세에서 80세에 비하여 스트레스에 대한 최대 예비능을 가진다. 각각의 장기에서 기능이 반으로 저하된다면(이차원) 전체적인 기능은 2배 이상 저하된다(3차원)(그림 15-2).[3] 대부분의 노인들은 매우 약화되어서 위급한 상황에 대처하는 항상성 예비력이 제한되어 상대적으로 최소 범위에서 적응하게 되므로 극복할 수 없거나 사망에 이르게 될 수 있다.

노인의 심혈관계는 일반적으로 스트레스에 잘 반응을 하며 같은 자극에 낮은 심박출량을 유지한다.[26] 그러나 폐쇄성 심장 질환이 없다면 노인도 젊은 성인과 대등한 심박출량을 유지하게 되지만 건강한 노인에서 Frank-Starling mechanism에 의존하여 catecholamine에 의한 심박수 증가와 일회박출량의 저하에서 심박수는 저하되고 일회박출량의 증가로 적응을 하게 된다.[27]

노인에서 반사성 대상반응의 기전에 작용하는 자율신경계도 함께 변화하게 된다.[28] 정상 자율신경계 반응이 변화되어 미주신경 긴장도가 증가되고 교감신경 활성도는 저하된다. 이러한 변화는 스트레스에 대한 심혈관계 반응 능력을 제한하며 결국은 심혈관계 기능부전을 초래한다. 또한 노인에서는 젊은 성인보다 catecholamine의 혈중 농도가 증가되지만 스트레스와 운동에 따른 반응이 저하된다.[29,30] 정상적인 노화 반응으로 심장 비대가 동반되며[28] 말초혈관의 저항은 나이와 함께 증가된다. 이러한 말초혈관의 저항 증가는 수축기혈압의 상승을 초래한다.[3,31]

정상 노화에 따른 호흡기계의 생리적 반응은 폐기능의 저하이다.[32] 70세의 평균 폐활량(vital

capacity)은 17세의 70%이며 동맥혈 산소분압은 30세에서 90 mmHg이며 80세에서는 75 mmHg이다.[33] 이러한 변화로 인하여 흉부 긴장도(rigidity), 해부학적 사강, 폐포의 폐쇄, 환기관류 불균형 등이 증가된다.[34] 이러한 호흡기계의 변화는 병리학적 변화의 원인인 흡연과 환경오염과 같은 요인에 의하여 더욱 현저하게 된다. 젊은 성인에서도 전신마취와 수술은 일시적으로 호흡억제, 분비물의 재거 장애에 따른 무기폐와 같은 변화를 유발할 수 있으며 특히 노인에서는 노화에 따른 폐기능의 변화와 동반된 폐질환으로 수술 후 폐합병증의 위험이 증가된다.[3]

그 외 노화에 따른 임상적으로 중요한 변화는 신장,[35,36] 면역,[37] 내분비 기능의 변화와[38] 함께 약역학과 약동학적 변화도 나타나게 된다.[39]

2. 나이와 관련된 병리학적 변화

노인에서 나이가 많을수록 더 오래 살 수 있으나 더 많은 만성질환을 동반할 수 있다. 노인 5명 중에서 4명은 최소한 1가지 이상의 만성질환을 가지고 있다.[40] 미국에서 공공시설에 수용되지 않은 노인에서 가장 흔한 질병은 관절염, 고혈압, 청력장애, 심장질환, 정형외과적 이상, 만성축농증, 당뇨병, 시력장애, 뇌혈관질환, 동맥경화증 순서라고 하였다.[41] 여러 가지 만성 질환의 동반은 노인에서는 흔히 있으며 30세 이후에는 생리적 기능이 거의 직선으로 저하되며, 병리학적 변화는 노화와 함께 기하급수적으로 증가된다. 미국에서 사망의 가장 흔한 원인으로 심장 질환, 암, 뇌혈관질환 등이 있으며 나이와 함께 이환율이 증가된다. 국내에서도 순환기계와 심장질환, 암, 뇌혈관 질환, 호흡기계 질환 등이 흔한 원인 질병이라고 하였다(2008년 대한민국 통계청 자료 참조). 수술기간 중의 사망과 이환율의 흔한 원인으로 심근경색증, 부정맥, 저혈압, 폐염, 무기폐, 폐흡인, 폐색전, 울혈성심부전, 폐부종 등이 있으며 젊은 성인에서도 비슷하지만 노인의 수술 위험도 평가에서는 병리학적 변화가 중요하게 작용한다는 것을 인지하여야 한다.[42]

노인의학에서 되풀이 되는 원칙은 증상이 젊은 성인과는 다르게 비특이적이며 확실하게 나타나지 않는다는 것이다.[43] 예를 들면 1) 젊은 성인에서 심근 경색증의 가장 흔한 증상은 흉통이지만 노인의 40%에서는 비특이적 증상을 호소하며[44] 80세 이상에서는 가장 흔한 증상이 짧은 호흡(shortness of breath)이다.[45] 그 외 심근경색증의 비특이적인 증상으로 실신(syncope), 급성 착란(acute confusion), 뇌졸중(stroke) 등을 호소할 수도 있다.[45] 2) 갑상선 기능 항진증에서도 비특이적 증상이 나타날 수 있다. 젊은 성인에서는 초조(agitation), 신경질적이며 커진 갑상선종을 촉지할 수 있으나 노인에서는 무관심(apathetic)이 나타나며 갑상선종은 드물다.[38] 3) 여러 가지 질병이 함께 있는 경우에는 특징적인 증상이 나타나지 않으므로 진단을 어렵게 한다. 예를 들면 협심증에 따른 통증은 관절염, 신경근질환, 말초혈관질환 등에 의하여 활동성이 저하되므로 잠복성으로 나타나게 된다. 다른 질환에서도 만성 또는 서서히 진행되면서 착란, 우울증, 체중저하 등과 같이 비특이적으로 나타나게 된다.[46)]

심장질환은 65세 이상 노인의 사망 원인으로 30%를 차지하였다(2009년 통계청 자료 참조). 대부분의 노인에서는 잠복성 질병이 많고 진단이 어려우므로 허혈성 심장질환에 의한 사망 위험이 증가하게 된다. 노인에서는 진단되지 않거나 인지되지 못하여 부검에서 관상동맥질환으로 확인 된 경우가 현저하게 많다고 하였다.[47)] 외과적 위험도 평가에서 민첩한 외과의사는 노인에서 통증에 대한 예민도와 반응이 저하되고 증상이 비특이적이며 활동성 저하와 부동화로 진단이 어렵다는 것을 인지하게 된다.

노인에서 비만은 점차 증가되어 미국에서는 노인의 30% 이상이 비만을 가지고 있으며 이환율과 사망률을 증가시키는 원인이 될 수 있다. BMI가 증가되면 심혈관계 합병증의 빈도도 증가하게 된다.[48)]

나이에 따른 생리적 변화는 정상이지만 임상적인 후유증을 남길 수 있다.[49)] 예를 들면 동맥혈관의 경화(동맥경화증)는 정상적인 노화과정이지만 수축기 혈압을 상승시킨다. 수축기 고혈압(이완기 고혈압이 동반되지 않은)은 이완기 고혈압보다 뇌졸중, 울혈성 심부전, 심근경색, 말초혈관질환의 위험이 높으며[50,51)] 75세 이상의 1/4-1/3에서 동반하고 있다.[52)]

3. 나이와 관련된 정신사회적인 변화

위험도 평가는 수술의 성공에 영향을 주는 여러 가지 요인들을 찾아내는 것이다. 이러한 요인들은 수술 전에 치료계획에 영향을 주며, 수술의 성공, 수술 후에 성공적인 회복에 영향을 미치게 된다. 환자의 나이와 함께 나타나는 정신과적 및 사회적인 변화는 외과적 치료 계획과 성공적인 수술 후 회복에 영향을 준다. 이러한 변화에는 사회적인 지원, 생활의 조절(living arrangemant), 치매 또는 우울증과 같은 병리학적 변화 등도 포함된다.

결혼, 친구, 가족 등과 같은 사회적인 요인들의 평가에서 수술의 원인과 수술 후 이완율 및 사망률과 밀접한 관계가 있다.[53,54)] 사회적인 지원에 문제가 있다면 일반적으로 신체적 및 정신 질환의 위험이 증가되며 노인에서 더욱 영향이 크다.[55)] 가장 중요한 정신사회적인 변화의 원인은 치매이며 정신사회적인 변화의 원인인 병리학적 무능력을 초래하게 된다. 치매는 증상이지 진단이 아니며 60세 이상에서 흔한 무능력의 원인이다. Alzheimer 's disease는 40-50%에서 회복불능의 치매이고 17-20%는 혈관성 질환으로 국내에서는 노인치매의 빈도는 6.3%라고 하였다.[56-59)] 치매는 정상 노화 과정에서 나타나는 것은 아니지만 나이 증가와 함께 급격하게 증가되며 65세 이상의 10%, 80세 이상의 30%에서 나타나며, 경한 증상은 72%에서 가지고

있다고 하였다.[58-60]

수술에 따른 적절한 위험 평가에서 가장 중요한 것은 병력의 청취이다. 각각 환자로부터 완전하고 적합한 병력을 얻으려면 전문적인 치료병력과 생리학적 및 병리학적 변화를 이해하고 정신사회적인 요구와 자세에 대한 감수성을 이해해야 한다.[61] 많은 건강관리에 종사하는 사람들은 노화에 대하여 부정적인 자세를 가지며 치료에 저항을 가진다.[62] 또한 다른 연령층에서보다 노인층에서 좋은 감정을 가지고 또 좋은 관계를 유지하는 것이 중요하다. 이는 노인에서 도움이 필요하다는 것을 미리 인지하는 것이 외과의사의 기술적인 능력보다 더 중요하다.[63] 의사소통 과정에서 환자와 좋은 관계 유지는 장애가 동반된 노인에서 문제점을 정확하게 인지할 수 있다.[64] 예를 들면 65세 이상 노인의 약 38%에서 청력장애를 가지며 노화와 함께 증가될 것이다. 의사소통은 주위 환경의 개선과 소음 제거, 독순술(lipreading)의 적용, 정확한 발음, 낮은 목소리 등의 방법을 적용할 수 있다. 목소리를 크게 한다면 오히려 의사소통의 효과를 저하시킬 수 있다.

노인에서 노화에 대한 자세와 생각은 치료할 수 있는 질병보다 증상의 표현, 질병 또는 나이 증가에 따른 기능의 저하 등에 따른다.[65] 이러한 결과로 노인에서는 진단에 중요한 증상들을 적게 말하게 된다.[66] 노인에서 증상에 대하여 줄이거나 전혀 말하지 않는 것은 병력을 얻어 낼 수 없으므로 적합한 치료를 시작하는 의료관리전달체계 내에서 사망의 위험은 증가하게 된다.[49] 증상과 같이 투약에 대하여 줄이거나 전혀 말하지 않는 것도 같은 결과를 초래하게 된다. 노인들은 처방된 약(노인의 75%에서 한 가지 이상의 약을 복용한다)과 처방되지 않은 약(노인의 40%에서 복용한다) 등으로 많은 약들을 복용하고 있다.[67] 노인을 치료하는 의사들은 흔히 환자가 복용하여야 하는 약과 처방 없이 복용하는 약의 종류와 양이 많아지게 되어 점심도시락 시간과 같이 약을 복용해야 하는 시각의 중요성을 빠르게 인지해야 한다. 노인들이 복용하여야 하는 약을 인지하는 것도 중요하지만 복용하고 또 복용하지 않아야 하는 약이 있다는 것을 인식하는 것도 함께 중요하다. 처방되는 약이 많아지면 그만큼 먹지 않을 확률도 높아진다.[68] 많은 노인에서 여러 가지 약이 처방되지만 복용율이 낮아서 질병의 조절능력도 저하된다.

4. 노인에서 마취 약물에 대한 약리학적 특성

노화와 관련되어 생리적 및 신체 구성이 변화되면서 약물 대사에도 영향을 미치게 된다. 생물학적 나이와 기능적인 나이는 서로 비례하지 않으며 일부에서는 젊은 성인보다 빠르게 나타날 수 있으므로 노화와 함께 약역학 및 약동학적 변화에서도 서로 차이가 나타날 수 있다. 노인에서는 약물의 효과에 더욱 예민해지며 젊은 성인과 비교하여 2-3배 부작용이 증가될 수 있다.[69]

1) 약역학적 특성

a. 체성분의 변화

노화와 함께 지방이 증가되고 세포의 감소와 함께 세포내 수분이 감소된다.[70] 근육은 사춘기의 50%로 감소된다. 노화와 함께 지용성과 수용성 관계없이 약물의 용적이 변화된다. 노화와 함께 체지방은 남자에서는 18-36%, 여자에서는 33-45% 증가하게 된다. 따라서 지용성 약물의 분포용적은 여자보다 남자에서 현저하게 증가한다.[69,71]

안정상태의 분포용적(Vss)은 증가된다. 예를 들면 thiopentone에서 분포용적은 성인의 125%로 증가되지만 초기 분포용적은 감소되어 약물에 대한 감수성이 증가된다.[72]

단백질이 감소되어 albumin은 저하되고 globulin은 상대적으로 증가된다. 단백질과 결합 특성도 변화되어 낮은 친화성과 많은 양(low affinity/high volume)의 albumin과 높은 친화성과 적은 양(high affinity/low volume)의 α-glycoprotein 균형이 변화되어 유리형 약물(free drug) 농도가 증가되므로 약물의 효과를 예측하기 어렵다.[70-72]

b. 간 혈류와 대사

노화와 함께 간의 크기가 28-48% 정도 감소하며 비례하여 혈류도 저하된다.[73] 약물 대사에서 마취 약물의 대사도 저하된다(예; etomidate의 청소율이 37% 저하된다)

간에서 약물의 대사는 혈류 제한성(flow-limited, 예; indocyanine green, propranolol) 또는 용적 제한성(capacity-limited, 예; antipyrine)으로 적용되며 젊은 성인보다 25% 저하된다.[74]

Phase I과 Phase II에 작용하는 P450 enzyme과 같은 효소들의 활성은 거의 변화가 없으며 N-demethylation과 C-oxidation에 의한 청소율은 30% 감소되지만 체내 수분 감소와 단백결합이 저하되므로 변화의 예측이 어렵다.[75]

c. 사구체 여과율

사구체 여과율의 저하와 함께 세뇨관을 통한 분비, 신장 혈류가 감소되어 전체 신장을 통한 제거가 저하된다. 노화와 함께 신장을 통한 제거의 감소는 혈중 농도의 증가로 부작용의 빈도 증가와 밀접한 관련이 있다.[69,72]

수분, 산과 염기 및 전해질 균형은 주로 신장에서 조절되며 노인에서 급격한 수분과 전해질 변화에 대한 빠르게 조절할 수 있는 기능이 저하되지만 각각의 약물 대사에 미치는 영향은 확실하지 않다.

노인에서 수분 손실에 따르는 갈증, 수분 섭취, 심혈관계 반사작용 등이 저하되어 주요 장기의 관류가 저하된다. 이뇨제 thiazide와 loop diuretics를 함께 사용하게 된다면 노인 특히 65세 이상의 여자에서 저칼륨혈증, 저나트륨혈증, 콩팥전 질소혈증(prerenal azotemia) 등의 발생빈도가 증가하게 된다.[69,73]

d. 뇌의 변화

노화와 함께 뇌에서도 변화가 나타난다. 뉴런(neuron)의 소실, 회색질(grey matter)의 감소, 신경전달물질의 감소, norepinephrine과 dopamine 수용체의 감소 등이 나타나지만 진행성이고 생리적 현상으로 증상은 나타나지 않는다.[74] 노인에서는 약역학적뿐만 아니라 약동학적 변화로 마취제의 요구량이 저하되며 기능적으로 예비량이 소실될 때까지 증상은 나타나지 않지만 마취와 관련된 이환율과 관련이 있다. 병리학적 변화에서 Parkinson' s disease를 예를 들면 흑색질(substantia nigra)의 80% 이상이 소실될 때까지 임상적으로 나타나지 않을 수 있으며[74] 66세 이상 노인의 3%에서 발견된다고 하였다.[75]

e. 기타 영향을 줄 수 있는 인자

① 장 기능: 장 상피에서는 carrier-mediated transport로 약물을 흡수한다. 노인에서는 흡수율이 저하되므로 칼슘, 철분, 비타민과 nucleoside계 약물의 흡수가 저하된다.[69,76]

② 피부 상태 : 노화와 함께 피부의 투과성 저하와 혈류 감소로 피부를 통한 약물의 흡수가 감소하게 된다. 그러므로 체표에 부착하는 방법으로 투여를 결정할 경우에는 유의하여야 한다.[69]

③ 체수분 상태 : 나이가 80세 되기까지 수분은 약 10-15% 저하된다. 그러므로 수용성 약물의 분포용적이 저하되므로 젊은 성인과 같은 용량을 투여한다면 혈중 농도가 증가될 수 있다. 특히 이뇨제를 사용한다면 수분은 더욱 저하되므로 약물의 부작용 빈도를 증가시킬 수 있다.[69]

2) 마취 약물의 약동학적 특성

약물의 효과는 목표 기관의 수용체 수와 수용체와 결합하여 반응하는 세포의 능력과 역반응과정(counter response process)에 따라서 차이가 있다. 노화와 관련된 약물반응은 수용체, 신호전달 정도(signal-tranduction level), 항상성 기전(homeostatic mechanism)의 변화에 따라서 차이가 있다.

a. 진정제

마취 유도제로 가장 많이 사용되는 thiopental, midazolam과 propofol 등은 노인에서 약동학보다는 약역학적 변화에 따라서 요구량이 약 50%까지 감소되며 심혈관계와 호흡기계의 반응도 커진다.[76-81]

Propofol에서도 65세가 되면 젊은 성인보다 40% 감소되고 혈역학적 변화가 크고 마취 유도는 느려진다.[76] 지속주입법(예; target controlled infusion)을 적용할 경우에도 혈중 농도가 예측보다 급격하게 변화될 수 있으며 남녀에서는 여자가 10% 높은 주입속도를 유지하여야 한다.[76,82]

b. 아편유사제

아편유사제(예; fentanyl, sufentanil, alfentanil)는 약역학적으로 나이 증가와 함께 감수성이 증가되며 20세보다 89세에서 요구량은 50% 감소한다. 그러나 노화에 따른 약동학적 차이는 없다.[83,84]

Remifentanil은 노화에 따라서 약동학과 약역학적 영향을 받는다. 약물이 분포하는 중심구획(central compartment)과 대사 및 청소율이 감소되고 EC_{50}과 Keo는 85세가 되면 20대 보다 50%로 감소된다.[85-87] 또한 노인에서 지속주입법 적용의 어려움은 약물에 의한 뇌파 변화가 빠르고 젊은 성인보다 더 깊은 안정 상태를 유지하게 되기 때문이다. 장시간 투여 후에 투여 농도를 저하시키더라도 효과처 농도의 변화는 나이와 투여시간과는 관련 없다. 더욱이 노인에서 효과처 농도 저하 속도는 개인적인 차이가 크며 예상보다 회복 속도가 느릴 수 있다.[85-87]

c. 흡입마취제

당일수술을 위한 흡입마취제로는 desflurane과 sevoflurane이 선호된다. Desflurane과 sevoflurane은 enflurane과 isoflurane 보다 혈액가스 분배계수가 낮아서 체내에서 배출이 빠르므로 조기에 각성과 인지능력이 회복되어 수술 시간이 짧은 당일수술에서 조기 퇴원을 기대할 수 있을 것이다.[88] 노화와 함께 MAC(최소폐포농도, minimal alveolar concentration)은 저하된다. Desflurane의 MAC은 정상 성인에서 6% 이지만 1세에서는 10%로 증가되고 65세 이상이 되면서 5%로 저하된다.[89-93]

d. 근이완제

다른 약물들과 같이 근이완제도 노인에서 감수성이 증가된다.[94] 일반적으로 노인에서 근이완제의 작용 발현이 느리고, 작용시간도 연장되며, 지속 주입을 할 경우에 근이완 유지를 위한 투여 속도도 저하되고, 신경근 기능의 회복도 지연된다.[95] 이러한 변화의 원인은 노인에서 약역학적 변화가 없으므로 약동학적 변화에 의한 것이며 분포 용적의 감소와 제거율이 저하되어 약물의 혈중 농도가 증가되고 근육으로 혈류가 감소되어 $T_{1/2keo}$가 지연되기 때문이다.[96-99]

e. 국소마취제

노인에서 국소마취제에 대한 반응은 더욱 크게 나타난다. 이러한 효과는 신경세포(neuron)의 수가 감소되고, 말이집(myelin sheath)의 황폐화(deterioration), 척추와 척추간 구멍(foramina)의 변화, 말초신경의 신경전도 속도의 저하 등으로 나타나게 된다.[76]

노인에서 경막외 마취는 척추간 구멍의 막힘으로 국소마취제의 퍼짐(spread)이 증가되어 작용발현도 빨라지고 마취 높이도 높아지며 운동신경 차단도 더욱 깊어지게 되어 혈압저하의 빈도도 증가된다.[92-102]

척수마취도 경막외마취에서와 같이 같은 용량에서 젊은 성인에서보다 마취 높이가 높아지고 비중이 높은 국소마취제를 사용할 경우에 증강된다. 마취 높이는 비슷한 국소마취제 용량으로서 20대에 T_{12} 정도에서 80대에는 T_6까지 차단시킬 수 있다.[102-104] 그러므로 노인에서는 국소마취제도 다른 마취 약물과 같이 용량의 하향 조절이 중요하다.

수술 전과 후에 환자의 평가와 관리

노인에서도 수술 전 평가는 다른 환자와 같이 병력의 청취와 신체검사는 가장 기본적인 과정이다. 그러나 젊은 성인과는 다른 관심이 필요하다.

노인에서는 병력의 청취가 어렵다. 최근의 병력, 투약, 알레르기 등에 대한 기억이 되지 않을 수 있다. 특히 질병이 심한 경우에는 비특이적 증상으로 나타난다. 예를 들면 심근경색증은 흔히 무증상이며, 출혈에 의한 만성 빈혈은 비특이적인 피로와 약화 또는 짧은 호흡으로, 심혈관계와 폐 기능 저하 등은 활동 저하, 피로, 식욕저하, 의식상태의 변화, 체중 저하 등으로 나타날 수 있으므로 유의하여야 한다.[1]

투여하고 있는 모든 약물은 마취약물 또는 수술 후 진통을 위한 약물과 상호작용을 유발할 수 있으므로 술 전에 파악하고 있어야 한다. 또한 혈액검사, 전해질, 심전도와 같은 기본 검사는 수술 전에 반드시 실시하여야 하며 이상이 있다면 수술 전에 교정이 필요하다.

노인의 수술은 높은 이환율과 사망률을 나타내므로 선택수술로 하여야 하며, 위험은 동반된 질병과 관련이 있다. 그러므로 수술 전에 동반된 질병을 치료하여 안정된 상태를 유지하여야 하며 최근에 입원치료 병력이 없어야 한다. 예를 들면 여러 가지 약물을 복용하면서도 조절되지 않는 고혈압과 당뇨, 산소 공급이 필요한 만성 폐쇄성 호흡기 질환 등이 동반된 환자에서 서혜부 탈장은 입원수술이 효과적이다.

병력과 신체검사만으로 당일수술 여부를 결정하기에는 위험 부담이 증가된다. 다른 검사방법으로 환자 상태에 따라서 심전도, Holter monitor, echocardiogram, thallium scanning, 폐 기능 검사 및 동맥혈가스 분석 등을 실시하여 합리적으로 결정하여야 한다. 때로는 입원이 필요한 이유를 제공하게 되고 비용부담에 대한 설명의 근거가 되기도 한다.

심혈관계 질환으로는 동맥경화증, 심장차단(heart block), 부정맥, 고혈압 등이 가장 흔한 동반질환이다. 그러므로 당일수술을 결정하기 전에 환자 상태의 확인과 함께 증상이 경감될 수 있는 적절한 투약을 하여야 한다. 항응고제로 coumarin(warfarin)과 heparin의 투여를 중단하여야 하며, 장기간 예방 목적의 항생제 복용이 필요하지 않아야 하며, 통상적으로 복용하던 치료 목적의 약물은 수술 당일 아침에도 수술 전에 물 한 모금(a sip of water)과 함께 복용하도록 한다.

폐질환은 경증이더라도 노인에서는 입원하여 수술하여야 한다. 이는 병력과 신체검사만으로 결정할 수 있다. 또한 지속적으로 산소 공급이 필요하거나 steroid를 복용하여야 한다면 당일수술을 적용할 수 없을 것이다. 통상적으로 폐기능 검사와 동맥혈가스 분석은 필요하지 않으며 필요하다면 신체검사만을 실시할 수도 있다.

만성 신부전은 신체의 항상성 유지에서 중요한 기능 장애를 동반하게 된다. 대부분의 만성 신부전 환자에서는 투석을 위하여 입원이 필요하다. 그러나 경증의 만성 신부전에서 투석이 필요하지 않다면 수술의 종류, 출혈시간(bleeding time), 마취 방법과 동반된 다른 질환의 상태 등에 따라서 당일수술을 적용할 수 있다.

당뇨 환자에서는 효과적으로 조절이 되고 있으며 안전성이 유지될 수 있다면 당일수술을 적용할 수 있다. 수술 당일에는 혈당 조절과 insulin 용량도 조절되어야 하며 필요에 따라서 저혈당 예방을 위하여 포도당을 포함한 수액을 수술 전 후에 정맥 투여할 수 있다. 퇴원 전에 혈당을 검사하여 안정되게 조절되어야 한다. 또한 수술 전과 후에 금식과 함께 저혈당의 위험이 있으므로 예방과 응급 치료를 위하여 사탕과 같은 쉽게 섭취하여 혈당을 조절할 수 있는 식품을 준비하도록 교육하여야 한다.

수술 전에 환자와 면담에서 수술 전과 후를 위한 준비 사항에 대한 상세한 설명과 함께 설명서를 제공할 수 있어야 한다. 설명서에는 다음 사항들이 포함되어야 하며 설명서의 내용은 환자가 잘 이해할 수 있도록 쉽게 되어있어야 한다(제 4장 참조).[9]

a. 금식시간

b. 당일수술센터에 도착 할 시간

c. 가벼운 복장을 하고 장신구과 귀중품 등을 착용하거나 가지고 오지 말 것.

d. 당일수술센터로 이동하고 또 퇴원 과정에서 간호하고 책임 질 수 있는 보호자를 반드시 동반할 것.

e. 수술 후에 어지러움, 피로감, 오심과 구토, 혼란(confusion) 등을 경험할 수 있음.

f. 수술 후에 정신을 집중해야하는 일은 금지하거나 연기할 것.
(예; 운전, 금전거래 등과 같은 중요한 결정)

g. 담당 의료진(예; 외과와 마취과)과 쉽게 접촉할 수 있는 연락처 등

노인을 위하여 당일수술에서 고려되어야 할 사항들

1. 수술의 특성

수술 후에 즉시 퇴원할 수 있는 가를 결정하여야 한다. 하복부와 비뇨생식계 수술은 당일수술 보다는 입원하여 수술 하는 것이 효과적이다. 이러한 수술들은 환자의 기본 신체 상태에 따라서 결정된다. 예를 들면 경증에서 중등도의 만성 폐쇄성 폐질환과 경한 운동에서 짧은 호흡을 호소한다면 서혜부 탈장수술은 어려우며 팔목의 신경절 수술은 효과적으로 적용할 수 있을 것이다.

2. 수술 시간

수술 시간도 선택에 중요한 역할을 한다. 노인 환자에서 1시간 이상이라면 입원이 필요한 경우가 대부분이다.[105]

3. 수술의 응급 정도

당일수술은 선택수술로 적용하여야 한다. 동반된 질환이 안정상태를 유지하지 못하는 경우에는 당일 수술로 시작하였어도 입원을 하게 될 것이다.

예를 들면 악성 종양의 조직 검사를 위한 생검에서 결과에 변화가 있거나 수술 조건이 악화될 경우 수술을 연기하게 되거나 입원으로 전환될 수 있을 것이다. 수술의 적합한 시기 선택은 위험과 이득(risk/benefit)에 대한 분석이 중요하다.

4. 정신사회적 지원(psycosocial need)

노인환자에서 수술 전에 정신사회성에 대한 분석이 필요하다. 수술의 종류에 따라서 노인 환자는 수일동안 침상 안정을 유지하고 움직이지 못할 수 있다. 음식물 섭취, 집안 청소, 투약 등과 당일 수술 계획을 시행할 수 있도록 간호와 보조가 필요하다. 가정간호(home nursing) 또한 수술 전에 조절이 필요 할 것이다. 예를 들면 가정에서 대장 내시경을 위한 수술 전 관리 등과 같이 여러 가지 준비하여야 하는 과정이 필요하다. 노인 환자를 도와줄 수 있는 가족, 이웃, 친구 또는 병원의 사회사업가 등과 수술의 과정과 시간에 대한 논의를 하여야 한다.

5. 마취 방법의 선택

노인환자에서 마취 방법의 선택은 당일수술에서 중요한 역할을 한다. 노인에서도 전신마취와 부위마취 또는 진정마취 등 여러 가지 방법을 적용할 수 있으나 어느 방법이 더 우수하다고 할 수 없으며 심폐혈관계 합병증, 정신기능 장애 등과 같은 삶의 질에 영향을 줄 수 있는 변화와 예기하지 못한 반응이 나타날 수 있으므로 주의하여야 한다.[106] 마취 방법은 환자의 상태, 수술 부위와 수기 등을 고려하여 선택하게 되며 전신마취와 부위마취의 선택에서 다음과 같은 사항을 확인하여야 할 것이다.

a. 마취 방법이 환자가 가지고 있는 질병과 예정된 수술 수기와 관련 없이 안전한가?
b. 동반된 질병과 관련이 없으나 수술 수기와 관련되어 안전한가?
c. 수술 수기와는 관련이 없으나 동반된 질병과 관련되어 안전한가?
d. 특별한 동반된 질병에서 특수한 수술 수기와 관련되어 안전한가?
e. 관련된 연구가 없다면 학설적으로 또는 환자의 병력에 기준하여 확실하게 한 가지 방법을 추천할 수 있는가?
f. 환자가 선호하는 방법으로 안전과 비용 부담이 적절한가?
g. 환자가 선호하는 방법으로 안전과 비용부담이 적절하고 마취과의사가 선호하는 방법인가?

일반적으로 전신마취가 부위마취보다 당일수술 후에 입원의 빈도를 증가시킬 수 있을 것으로 예측하지만 확실한 것은 아니다.[105,107] 최근에는 desflurane과 sevoflurane과 같은 흡입마취제의 개발과 감시 장비의 개선 등으로 마취 방법에 따른 차이는 없다.[106,107] 일부에서는 가능한 범위에서 장시간 작용 국소마취제를 이용한 부위마취와 짧은 작용시간을 갖는 진정제(예; remifentanil, propofol)의 정맥투여를 선호 한다.[1] 국소마취제는 국소 침윤에서 부위마취까지 다양하게 적용할 수 있으며 신경차단, 정맥부위마취 등이 선호되며 장시간 작용 국소마취제를 사용한다면 수술 후에 통증조절이 용이하므로 퇴원 후에도 효과적이다. 그러나 하지 수술에서는 장시간 작용 국소마취제를 사용한다면 퇴원 조건을 충족시키는 회복까지 긴 시간이 필요하므로 국소마취제 선택에 주의하여야 한다.[76,100-102] 전신마취와 부위마취를 함께 제공한다면 전신마취는 얕은 깊이를 유지할 수 있으므로 안전하고 빠른 회복을 기대할 수 있다. 어떠한 마취제와 진정제를 선택하더라도 적절한 감시 장비를 거치하고 마취과의사의 감독이 있어야 할 것이다.

6. 퇴원 후의 안정과 간호

환자에게 적용된 마취방법과는 관계없이 병원에서 환자의 가정 또는 호텔까지 안정을 유지하고 동반자와 함께 갈 수 있어야 하며, 간호를 받을 수 있어야 한다. 이러한 것이 될 수 없다면 입원 치료를 받아야 한다.

7. 수술 후 부작용과 합병증

노인에서 수술 중과 후의 부작용과 합병증은 40%에서 당일수술과 관련되어 발생하며 심혈관계 이상이 가장 흔하고 상대적으로 젊은 환자에 비하여 통증, 오심과 구토는 적다고 하지만 상태에 적합한 치료는 하여야 한다.[108]

1) 통증

통증은 당일수술 후에 입원의 가장 많은 원인으로 수술 후에 회복실에서 적합한 진통제가 투여되어야 한다. 퇴원 후의 통증도 조절을 하여야 하며 노인 환자에서는 젊은 성인보다 진통제의 선택과 용량에 세심한 조절이 필요하다.

2) 수술 후 오심과 구토

당일수술에서 가장 많은 실패의 원인이다. 수술 후 오심과 구토는 예방이 효과적이며 최근에는 ondansetron과 NK1 수용체 길항제(예; aprepitant, rolapitant) 등이 선호되고 있거나 임상 적용을 준비하고 있다(제 10 장 참조).[109]

3) 심혈관계 문제점

노인에서 심혈관계의 이상은 증가되며 퇴원이 지연되고 예기치 못한 입원의 원인이 된다. 이러한 위험 요인으로는 고혈압, 허혈성 심장질환, 심장과 폐의 기능 저하로 적응능력의 감소 등이 있다. 수술 중에 심혈관계 이상이 가장 흔히 발생하므로 술전에 정확한 상태 파악과 술중과 후에는 세심한 감시가 필요하다.[108)]

4) 인지장애(cognitive dysfunction)

노인 환자들에서는 수술 후 처음 1주일에 일시적인 인지장애가 나타날 수 있다. 65세 이상에서는 반 이상에서 나타날 위험이 있다고 하였으나[110)] 60세 이상 환자의 25.8%에서 술 후 1주일이내에, 9.9%(대조군; 2.8%)에서 3개월 내에 나타난다고 하였다.[111)] 장기적인 인지 장애는 일상생활에서 활동 정도를 저하시킨다. 위험인자로는 마취제의 종류와 마취방법,[112-114)] 항콜린성 약물(anticholinergic agents, 예; atropine), 저산소증, 저혈압 또는 과호흡, 대사 및 내분비 변화 등에 의한 생리적인 영향[3,6)] 등으로 유발될 수 있다고 하였으나 반론도 있다.[110)] 나이의 증가, 낯선 환경에 노출과 입원에 따른 스트레스, 낮은 교육 정도, 과거 수술 후 인지장애 병력 등의 영향도 고려하여야 한다.[110)] 수술 수기보다는 마취방법이 뇌 관류에 영향을 줄 수 있다. 마취 방법과 사용약물에 따른 변화로 뇌혈류, 산소 공급량과 뇌대사의 변화가 현저하게 차이가 있어 뇌허혈 발생의 위험이 증가 또는 감소될 수 있다.[115)] 전신마취보다는 부위마취가 수술 직후 수 시간 동안은 인지장애가 적으나 장기적으로는 차이가 없다.[111,116-118)]

8. 수술 후 관리

노인 환자에서는 퇴원 후에 어떻게 할 것인가에 대한 설명과 확실한 간호 관리를 위한 확인이 필요하다. 흔히 퇴원이 지연될 수 있으며 듣고 보는 능력의 저하와 기억력 저하로 쉽게 잃어버릴 수 있으므로 상세한 설명과 설명서를 함께 제공하여야 한다. 수술 부위는 출혈이 없이 잘 관리될 수 있도록 퇴원 전에 추가 확인이 필요하다.

노인 환자에서 수술 후 입원

노인 인구가 증가되면서 사망률, 유병률, 지연 퇴원, 예측하지 못한 입원 등을 분석 평가하여 당일수술의 질적 향상을 위하여 노력하여야 할 것이다.

노인 환자에서 당일수술 후에 입원하거나 응급실 방문 또는 사망하게 되는 경우는 다른 연령에 비하여 높다. Fleisher 등은[119] 16가지 당일수술에서 수술 7일과 30일 후의 분석에서 0.1%의 빈도에서 입원하였으며, 30일 이내에는 1.1% 입원하였다고 하였다.[120] 입원의 위험인자로는 환자의 과거 입원 경험과 연령(특히 85세 이상), 수술의 종류(침습 정도) 등이라고 하였다. 마취방법, 수술시간, 수술과 퇴원 후 감시 등에 대한 평가는 없었으나 영향을 미칠 것으로 예측하였다.[119]

노인 환자에서 수술 후 회복실 체류 시간이 지연되는 원인으로는 졸음과 어지러움, 오심과 구토 등이 있으며 예기치 못한 입원의 원인으로는 호흡기와 심혈관계 이상, 심한 통증과 어지럼움 등이 있다.[108]

노인환자에서 당일 수술을 적용할 수 있도록 하는 준비가 필요하지만 강요하여서는 안된다. 특히 동반된 다른 질환에 대한 지속적인 치료와 평가가 필요하며, 호흡의 변화, 협심증, 오심과 구토, 소변저류, 거동이 불편하게 되거나, 혈당 상승, 의식 변화 등이 관찰된다면 즉시 입원 환자로 전환을 하여야 한다. 퇴원 후에 가정에서 적절하게 간호를 받을 수 있는 환경, 환자의 능력과 지식정도 등과 같은 정신사회적인 인자의 확인도 필요하다. 아울러 항상 입원이 될 수 있도록 쉽고 빠른 이동과 전달 체계를 확립하여야 한다.

[참고문헌]

1. Lieber CP, Seinige UL, Sataloff DM: Choosing the site of surgery. an overview of ambulatory surgery in geriatric patients. Clin Geriatr Med 1990; 6: 493-7
2. White PF: Anesthetic techniques for elderly outpatient. Int Anesthsiol Clin 1988; 26: 105-11
3. Gilbert GH, Mlnaker KL: Principles of surgical risk assessment of the elderly patient. J Oral Maxillofac Surg 1990; 48: 972-9
4. Allison SP, Lobo DN: Fluid and electrolytes in the elderly. Curr Opin Clin Nutr Metab Care 2004; 7: 27-33
5. Cook DJ, Rooke GA: Priorities in perioperative geriatrics. Anesth Analg 2003; 96: 1823-36
6. 이은호, 도경준, 양홍석: 80세 이상 노인환자의 정형외과 수술을 위한 마취관리. 대한마취과학회지 2007; 52: 537-42
7. Keating HJ 3rd. : Preoperative considerations in the geriatric patient. Med Clin North Am. 1987; 71: 569-83
8. Goldman L, Galdera DL, Nussbaum SR, et al: Multifactorial index of cardiac risk in noncardiac surgical patients. N Engl J Med 1977; 297: 845-50
9. Janis KM: Outpatient anesthesia in a geriatric setting. Int Anesthesiol Clin 1982 ; 20: 89-97
10. Mohr DN: Estimation of surgical risk in the elderly: A correlative review. J Am Geriatr Soc 1983; 31: 99-102
11. Djokovic JL, Hedley-White J: Prediction of outcome of surgery and anesthesia in patients over 80. J Am Med Assoc 1979; 242: 2301-6

12. Boyd JB, Bradifird B Jr, Watne al: Operative risk factors of colon resection in the elderly. Ann Surg 192:743, 1982
13. Hosking MP, Warner MA, Lobdell CM, et al: Outcomes of surgery in patients 90 years of age and over. J Am Med Assoc 1989; 261: 1909-15
14. Antonelli Incalzi R, Gemma A, Capparella O, et al: Post-operative electrolyte imbalance: its incidence and prognostic implications for elderly orthopedic patients. Age Aging 1993; 22: 325-31
15. Dripps RD, Eckenhoff JE, Vandam LD: Introduction to anesthesia: the princi[les of safe practice. 6th ed. Philadelphia, W.B. Saunders Co. 1982, pp15-23
16. Anton B, Vitetta L, Cortizo F, et al: Can we delay aging? The biology and science of aging. Ann N Y Acad Sci 2005; 1057: 525-35
17. McLean AJ, Le Couteur DG: Aging biology and geriatric clinical pharmacology. Pharmacol Rev 2004; 56: 163-84
18. Masoro EJ: Physiology of aging. Int J Sport Nutr Exerc Metab 2001; 11(Suppl): S218-22
19. Shock NW: Current trends in research on the physiological aspects of aging. J Am Geriatr Soc 1967; 15: 995-1000
20. Rowe JW, Kahn RL: Human aging: Usual and successful. Science 1987; 237: 143-9
21. Li SC, Schmiedek F: Age is not necessarily aging: another step towards understanding the "clocks" that time aging. Gerontology 2002; 48: 5-12
22. Hayflick L: The cell biology of aging. Clin Geriatr Med 1985; 1: 15-27
23. Helderman JH, Vestal RE, Rowe JW, et al: The response of arginine-vasopressin to intravenous ethanol and hypertonic saline in man: The impact of aging. J Gerontol 1978; 33: 39-47
24. Bauer ME, Jeckel CM, Luz C: The role of stress factors during aging of the immune system. Ann N Y Acad Sci 2009; 1153: 139-52
25. Butcher SK, Lord JM: Stress responses and innate immunity: aging as a contributory factor. Aging Cell 2004; 3: 151-60
26. Heckman GA, McKelvie RS: Cardiovascular aging and exercise in healthy older adults. Clin J Sport Med 2008; 18: 479-85
27. Rodenheffer RJ, Gerstenblith G, Becker LC, et al: Exercise cardiac output is maintained with advancing age in healthy human subjects: cardiac dilatation and increased stroke volume compensate for a diminished heart rate. Circulation 1984; 69: 203-13
28. Lakatta EG: Alterations in the cardiovascular system that occur in advanced age. Fed Proc 1979; 38: 163-7
29. Lakatta EG: Age-related alterations in the cardiovascular response to adrenergic mediated stress. Fed Proc 1980; 39: 3173-7
30. Lkatta EG: Determinants of cardiovascular performance: modification due to aging. J Chronic Dis 1983; 36: 15-30
31. Susic D, Frohlich ED: The aging hypertensive heart: a brief update. Nat Clin Pract Cardiovasc Med 2008; 5: 104-10
32. Weng W: Respiratory system. edited in Sieber FE: Geriatric anesthesia. New York, McGrew-Hill 2007 pp47-58
33. Lumb AB, Nunn JF: Nunn's applied respiratory physiology. 5th ed. Oxford, Butterworth-Heinemann 2000 pp249-98
34. Sharma G, Goodwin J: Effect of aging on respiratory system physiology and immunology. Clin Interv Aging 2006; 1:253-60
35. Fliser D: Assessment of renal function in elderly patients. Curr Opin Nephrol Hypertens 2008; 17: 604-8

36. Rowe JW, Andres R, Tobin JD, et al: The effect of age on creatinine clearance in man: A cross-sectional and longitudinal study. J Gerontol 1976; 31: 155-63
37. Meyer KC: Aging. Proc Am Thorac Soc 2005; 2: 433-9
38. Davis PJ, Davis FB: Hyperthyroidism in patients over the age of 60 years: clinical features in 85 patients. Medicine 1974; 53: 161-81
39. Bouillon T, Meineke I, Port R, et al: Effects of Age on the Pharmacokinetics and Pharmacodynamics of Cardiovascular Drugs: Application of Concentration-Effect Modeling. 3. Trimazosin. Eur J Clin Pharmacol 1996; 51: 153-60
40. Adler M, Kitchen S, Irion A: Databook on the Elderly: A Statistical Portrait. Washington, DC, US Department of Health and Human Services, 1987, pp 48
41. Dawson DA, Adams PF: Current Estimates From the National Health Interview Survey, United States, 1986. Vital and Health Statistics, series 10, No. 164. DHHS publication No. (PHS) 87-1592. Washington, Dc, US Government Printing Office, 1987
42. Minaker KL, Rowe JW: Anesthesia and surgery, cited in Rowe JW, Besdine RW: Health and Disease in Old Age. Boston, MA, Little, Brown, 1982, pp 415-424
43. Hodkinson HM: Non-specific presentation of illness. Br Med J 1973; 4: 94-6
44. MacDonald JB: Presentation of acute myocardial infarction in the elderly-a review. Age Aging 1984; 13: 196-200
45. Bayer AJ, Chadha JS, Farag RR, et al: Changing presentation of myocardial infarction with increasing old age. J Am Geriatr Soc 1986; 34: 263-6
46. Skrastins R, Merry GM, Rosenberg GM, et al: Clinical assessment of the elderly patient. Can Med Assoc J 1982; 127: 203-6
47. Elveback L, Lie JT: Continued high incidence of coronary artery disease at autopsy in Olmsted County, Minnesota, 1950 to 1979. Circulation 1984; 70: 345-9
48. McTigue KM, Hess R, Ziouras J: Obesity in older adults: a systematic review of the evidence for diagnosis and treatment. Obesity 2006; 14: 1485-97
49. Rowe JW: Health Care of the elderly. N Engl J Med 1985; 312: 827-35
50. Koch-Wesor J, O'Malley K, O'Brien E: Drug therapy; management of hypertension in the elderly. N Engl J Med 1980; 302: 1397-401
51. Rabkin SW, Mathewson AL, Tate RB: Predicting risk of ischemic heart disease and cerebrovascular disease from systolic and diastolic blood pressure. Ann Intern Med 1978; 88: 342-5
52. Kannel WB, Dauber TR, McGee DL: Perspectives on systolic hypertension: The Framingham study. Circulation 1980; 61: 1179-82
53. Broadhead WE, Kaplan BH, James SA, et al: The epidemiologic evidence for a relationship between social support and health. Am J Epidemiol 1983; 117: 521-37
54. Mossey JM, Mutran E, Knott K, et al: Determinants of recovery 12 months after hip fracture: The importance of psychosocial factors. Am J Public Health 1989; 79: 279-86
55. Andrews G, Tennant C, Hewson D, et al: The relation of social factors to physical and psychiatric illness. Am J Epidemiol 1978; 108: 27-35
56. Tomlinson BE, Blessed G, Roth M: Observations on the brains of demented old people. J Neurol Sci 1970; 11: 205-42
57. Jellinger K: Neuropathologic agents and dementia: Aspects of dementias resulting from abnormal blood and cerebro-spinal fluid dynamics. Acta Neurol Belg 1976; 76: 83-102
58. Wells CE: Diagnostic evaluation and treatment in dementia. Contemp Neurol Ser 1977; 15: 247-76

59. Waldemar G, Phung KT, Burns A, et al: Access to diagnostic evaluation and treatment for dementia in Europe. Int J Geriatr Psychiatry 2007; 22: 47-54
60. Jhoo JH, Kim KW, Huh Y, et al: Prevalence of dementia and its subtypes in an elderly urban korean population: results from the Korean Longitudinal Study on Health And Aging (KLoSHA). Dement Geriatr Cogn Disord. 2008; 26(3): 270-6
61. Gilbert GH: Ageism in dental care delivery. J Am Dent Assoc 1989; 118: 545-8
62. Ahmed SM, Kraft IA, Porter DM: Attitudes of different professional groups toward geriatric patients. Gerontol Geriatr Educ 1987; 6: 77-86
63. Nuttbrock L, Kosberg JI: Images of the physician and helpseeking behavior of the elderly: A multivariate assessment. J Gerontol 1980; 35: 241-8
64. 대한이비인후과학회 홈페이지 의학정보: 귀와 관련된 질환, 노인성 난청. 2009. www.korl.or.kr/information/ear-disease-15.html
65. Gjorup T, Hendriksen C, Lund E, et al: Is growing old a disease: A study of the attitudes of elderly people to physical symptoms. J Chronic Dis 1987; 40: 1095-8
66. Brody EM, Kleban MH, Moles E: What older people do about their day-to-daymental and physical health symptoms. J Am Geriatr Soc 1983; 31: 489-98
67. Chien C-P, Townsend EJ, Ross-Townsend A: Substance use and abuse among the community elderly: The medical aspect. Addict Dis 1978; 3: 357-72
68. Eraker SA, Kirscht JP, Becker MH: Understanding and improving patient compliance. Ann Intern Med 1984; 100: 258-68
69. Turnheim K: Drug therapy in the elderly. Exp Gerontol 2004; 39: 1731-8
70. Forbes GB: The adult decline in lean body mass. Hum Biol 1976; 48: 161-73
71. Vuyk J, Oostwouder CJ, Vletter AA, et al: gender differences in the pharmacokinetics of propofol in elderly patients duriong and after continuous infusion. Br J Anaesth 2001; 86: 183-8
72. Jung D, Mayersohn M, Perrier D, et al: Thiopental disposition as a function of age in female patients undergoing surgery. Anesthesiology 1982; 56: 263-8
73. Horl WH: How to induce severe electrolyte disturvances in the elderly? Wien Klin Wochenschr 2002; 114: 885-6
74. Severn AM: Time to light the grey touchpaper! the challenge of anesthesia in the elderly. Br J Anaesth 2001; 87: 533-6
75. Nicholson G, Pereira AC, Hall GM: Parkinson's disease and anesthesia. Br J Anaesth 2002; 89: 904-16
76. Vuyk J: Pharmacodynamics in the elderly. Best Pract Res Clin Anaesthesiol 2003; 17: 207-18
77. Stanski DR & Maitre PO: Population pharmacokinetics and pharmacodynamics of thiopental: the effect of age revisited. Anesthesiology 1990; 72: 412-22
78. Jacobs JR, Reves JG, Marty J et al: Aging increases pharmacodynamic sensitivity to the hypnotic effects of midazolam. Anesth Analg 1995; 80: 143-8
79. Hung OR, Varvel JR, Shafer SL, et al: Thiopental pharmacodynamics. II. Quantitation of clinical and electroencephalographic depth of anesthesia. Anesthesiology 1992; 77: 237-44
80. Buhrer M, Maitre PO, Hung OR et al: Thiopental pharmacodynamics. I. Defining the pseudo-steady-state serum concentration-EEG effect relationship. Anesthesiology 1992; 77: 226-36
81. Hung OR, Varvel J, Shafer S, et al: Quantitation of thiopental anesthetic depth with clinical stimuli. Can J Anesth 1990; 37: S18
82. Vuyk J, Oostwouder CJ, Vletter A et al: Gender differences in the pharmacokinetics of propofol in elderly patients during and after continuous infusion. Br J Anaesth 2001; 86: 183-8

83. Lemmens HJ, Bovill JG, Burm AG, et al: Alfentanil infusion in the elderly. Prolonged computerassisted infusion of alfentanil in the elderly surgical patient. Anaesthesia 1988; 43: 850-6
84. Lemmens HJ, Bovill JG, Hennis PJ, et al: Age has no effect on the pharmacodynamics of alfentanil. Anesth Analg a 1988; 67: 956-60
85. Minto CF, Schnider TW, Shafer SL: Pharmacokinetics and pharmacodynamics of remifentanil. II. Model application. Anesthesiology 1997; 86: 24-33
86. Egan TD, Minto CF, Hermann DJ, et al: Remifentanil versus alfentanil: comparative pharmacokinetics and pharmacodynamics in healthy adult male volunteers. Anesthesiology 1996; 84: 821-33
87. Minto CF, Schnider TW, Egan TD, et al: Influence of age and gender on the pharmacokinetics and pharmacodynamics of remifentanil. I. Model development. Anesthesiology 1997; 86: 10-23
88. Mahajan VA, Chonghaile MN, Bokhari SA, et al: Recovery of older patients undergoing ambulatory anaesthesia with isoflurane or sevoflurane. Eur J Anaesthesiol 2007; 24: 505-10
89. Zhang Y, Stabernack C, Sonner J et al: Both cerebral GABA(A) receptors and spinal GABA(A) receptors modulate the capacity of isoflurane to produce immobility. Anesth Analg 2001; 92: 1585-9
90. Ueno S, Trudell JR, Eger EI et al: Actions of fluorinated alkanols on GABA(A) receptors: relevance to theories of narcosis. Anesth Analg 1999; 88: 877-83
91. Eger EI: Desflurane animal and human pharmacology: aspects of kinetics, safety, and MAC. Anesth Analg 1992; 75(supple 4): S3-S7
92. Strum DP, Eger EI, Unadkat JD, et al: Age affects the pharmacokinetics of inhaled anesthetics in humans. Anesth Analg 1991; 73: 310-18
93. Lerman J, Gregory GA, Willis MM, et al: Age and solubility of volatile anesthetics in blood. Anesthesiology 1984; 61: 139-43
94. Cope TM, Hunter JM: Selecting neuromuscular-blocking drugs for elderly patients. Drugs Aging 2003; 20: 125-40
95. 진명호, 박동호, 양홍석, et al: 노인에서 atracurium의 작용시간. 대한마취과학회지 1997; 33: 1071-6
96. Ornstein E, Lien CA, Matteo RS, et al: Pharmacodynamics and pharmacokinetics of cisatracurium in geriatric surgical patients. Anesthesiology 1996; 84: 520-5
97. Ornstein E, Matteo RS, Schwartz AE, et al: Pharmacokinetics and pharmacodynamics of pipecuronium bromide (Arduan) in elderly surgical patients. Anesth Analg 1992; 74: 841-4
98. Bevan DR, Fiset P, Balendran P, et al: Pharmacodynamic behaviour of rocuronium in the elderly. Can J Anaesth 1993; 40: 127-32
99. Sorooshian SS, Stafford MA, Eastwood NB et al: Pharmacokinetics and pharmacodynamics of cisatracurium in young and elderly adult patients. Anesthesiology 1996; 84: 1083-91
100. Veering BT: Pharmacological aspects of local anesthetics in the elderly. Acta Anaesthesiol Belg 1998; 49: 117-22
101. Veering BT, Burm AG, Vletter AA, et al: The effect of age on the systemic absorption, disposition and pharmacodynamics of bupivacaine after epidural administration. Clin Pharmacokinet 1992; 22: 75-84
102. Veering BT, Burm AG, Vletter AA, et al: The effect of age on systemic absorption and systemic disposition of bupivacaine after subarachnoid administration. Anesthesiology 1991; 74: 250-7
103. Simon MJ, Veering BT, Stienstra R, et al: The effects of age on neural blockade and hemodynamic changes after epidural anesthesia with ropivacaine. Anesth Analg 2002; 94: 1325-30
104. Veering BT: Pharmacological aspects of local anesthetics in the elderly. Acta Anaesthesiol Belg 1998; 49: 117-22
105. Gild BS, Kitz DS, Lecky JH, et al: Unanticipated admission to the hospital following ambulatory surgery.

JAMA 1989; 262: 3008-10
106. Conzen P, Peter K: Inhalation anaesthesia at the extremes of age: geriatric anaesthesia. Anaesthesia 1995; 50(suppl): 29-30
107. Roy RC: Choosing general versus regional anesthesia for the elderly. Anesthesiol Clin North Am 2000; 18: 91-104
108. Chung F, Mezei G, Tong D: Adverse events in ambulatory surgery. a comparison between elderly and younger patients. Can J Anesth 1999; 46: 309-21
109. Gan TJ, Meyer TA, Apfel CC, et al: Society for ambulatory anesthesia guidelines for the managemnet of postoperative nausea and vomiting. Anesth Analg 2007; 106: 1615-28
110. Selwood A, Orrell M: Long term cognitive dysfunction in older people after non-cardiac surgery. BMJ 2004; 328: 120-1
111. Moller JT, Cluitmans P, Rasmussen LS, et al: Long-term postoperative cognitive dysfunction in the elderly ISPOCD 1 study. ISPOCD investigators. Int Study Post-Operative Cog Dysfunct 1998; 351: 857-61
112. Jones MJT, Piggott SE, Vaughan RS, et al: Cognitive and functional competence after anaesthesia in patients aged over 60: controlled trial of general and regional anaesthesia for elective hip or knee replacement. BMJ 1990; 300: 1683-7
113. Williams-Russo P, Sharrock NE, Mattis S, et al: Cognitive effects after epidural ve general anaesthesia in older adults. JAMA 1995; 274: 44-50
114. Canet J, Raeder J, Rasmussen LS, et al: Cognitive dysfunction after minor surgery in the elderly. Acta Anaesthesiol Scand 2003; 47: 1204-10
115. William-Russo P, Sharrok NE, Mattis S, et al: Cognitive effects after epidural vs general anesthesia inolder adults. JAMA 1995; 27: 44-50
116. Gulur P, Nishimori M, Ballantyne JC: Regional anaesthesia versus general anaesthesia, morbidity and mortality. Best Prac Res Clin Anaesthesiol 2006; 20: 249-63
117. Riis J, Lomholt B, Haxholdt O, et al: Immediate and long-term mental recovery from general versus epidural anesthesia in elderly patients. Acta Anaesthesiol Scand 1983; 27: 44-9
118. Rasmussen LS, Johnson T, Kuipers HM, et al: Does anaesthesia cause postoperative cognitive dysfunction: a randomized study of regional versus general anaesthesia in 438 elderly patiens. Acta Anaesthesiol Scand 2003; 47: 260-6
119. Fleisher LA, Pasternak LR, Herbert R, et al: Inpatient hospital and death after outpatient surgery in elderly patients. Arch Surg 2004; 139: 67-72
120. Mezei GM Chung F: Return hospital visits and hospital readmissions after ambulatory surgery. Ann Surg 1999; 230: 721-7

Chapter 16

복강경

복강경은 복강내 수술 중에서 최소의 침습을 하므로 당일수술로 점차 증가하게 되었다. 복강경 수술은 부인과 수술과[1-6] 외과의 담낭절제술이[7-10] 주요 수기로서 외견상으로는 제한 사항이 없이 당일수술로서 가능하다(표 16-1, 2).

표 16-1. 당일수술에 적합한 복강경 수술의 종류
부인과에서 진단을 위한 수술 또는 불임수술
자궁내막증의 전기소작 또는 laser 치료
난소낭, 자궁외 임신 등의 제거
나팔관 불임술과 복원술
질식 자궁절제술
담낭절제술
탈장 봉합술
충수 절제술
정계정맥류 재거

표 16-2. 개복술과 비교하여 복강경 수술의 장점
수술 후 통증 감소
수술에 따른 폐 기능의 개선
수술에 따른 이환율 저하
입원기간 단축
정상 사회활동과 직장으로 조기 복귀

표 16-3. 복강경 수술에 따른 생리적 변화

복강내압 증가와 급격한 Trendelenburg 체위
- 흉벽과 폐의 유순도 저하
- 총 폐유순도(total lung compliance)와 기능적 잔기량(FRC) 저하
- 환기/관류(V/Q) 비 변화
- 내장 및 대동맥 압박과 정맥환류량 저하
- 전신혈관 저항(systemic vascular resistance) 증가
- 심박출량 저하
- 미주신경 자극

복강 팽창을 위한 CO_2 가스 사용
- $PaCO_2$ 증가와 산증
- 수술 후 통증의 증가

그러나 복강경은 마취과의사에게는 가장 도전적인 당일수술이므로 생리학적 침해 정도와 수술 후 이환율을 고려하여야 한다.

복강경에서 생리적 변화

복강경에서 Trendelenburg 체위와 이산화탄소 가스의 복강내 주입에 의한 복압의 증가는 심혈관계와 호흡기계 문제의 원인이 된다(표 16-3).[11-14] 복강내압이 높으면 높을수록, 머리를 낮추면 낮출수록 변화 정도는 커지며[12] 미주신경 자극에 대한 변화도 유발될 수 있다.[15]

Trendelenburg 체위는 건강한 환자에서는 역류를 유발하지 않지만 하부 식도괄약근 압력 또는 차단압은 감소하게 된다.[16] 복강내압은 신경근 차단제의 사용으로 저하되지 않는다.[17]

복강경은 개복술보다는 스트레스가 적지만 반드시 그러한 것은 아니다.[18] 복강경 후의 생화학적 스트레스는 개복술과 비교에서 저하되는 것은 아니다.[10,19] 당일수술로서 복강경의 생리학적 효과에는 부적합한 면이 있으나[11] 빠르게 회복되고 적은 부작용으로 선호된다.[15,20]

수술 중 위험인자

일부 위험 인자들은 수술수기와 관련이 있으나 마취과의사에게 영향을 주는 주요 인자는 위

표 16-4. 복강경 수술에 따른 수술 중 위험 인자
마취
고/ 저혈압
부정맥
저환기
위내용물 역류와 흡인
체위에 따른 신경병증
외과
주요 혈관과 내장의 천공
공기 색전증
기흉, 종격동 기종, 심낭기종
개복술로 전환

표 16-5. 복강경수술 후 부작용과 합병증
PONV
통증
현기증과 피로
퇴원 지연
입원 증가
퇴원 후 정상 사회활동으로 복귀 지연
당일수술에서 환자 만족도 감소

내용물의 흡인, 저환기, 서맥과 체위에 따른 신경손상 등이다(표 16-4).

수술 후 이환율

당일수술로서 적합한 복강경 수술은 다양성은 증가하지만 제한 요인으로는 수술 후 부작용과 합병증이다(표 16-5).

복강경은 다른 당일수술보다 지연 퇴원과 관련된 수술후 문제점의 더 많은 원인이 된다.[21] 회복은 수술의 범위와 관련이 있다.[22] 복강경 수술이 크면 클수록 예상치 못한 입원 또는 재입원율도 높다. 입원율이 14-17.5%로 주로 외과적 합병증이 원인이지만 통증, 구토는 복강경식 담낭적출술 후에 많이 보고되었다.[1,23]

환자의 만족도는 소수술의 당일수술 후보다 복강경수술 후에 높은 것은 아니다. Propofol과 진통을 위한 NSAIDs가 소개되기 전에는 30%의 환자가 복강경식 불임수술후 병원에서 관찰을 위하여 24시간 이상을 체류하여야 하였으나[24,25] 최근에는 마취 약물과 수기의 변화로 8%로 저하되었다.[26]

그러나 발전된 마취방법에서도 18-21%에서 복강경식 담낭절제술후에 첫 24시간을 병원에 잔류하여야 한다고 하였다.[1,23] 수술 후 24 시간 잔류는 이러한 문제점에 대한 답변으로 제안된다.[27] 그러나 며칠의 입원이 필요한 수술보다는 짧은 수술이다.

보다 더 침습적인 수술이 당일수술에 적합하다고 보고가 되더라도 환자들은 당일수술 센터에서 장시간 머물러야 하며 높은 입원율을 갖는다. 환자는 이러한 당일수술에는 만족하지 못할 것이다.

마취과적 문제점

1. 위내용물의 역류와 흡인

복압의 증가와 trendelenburg 체위는 수동적 위 역류의 위험을 증가시킨다(표 16-6).[28] 그러므로 기관내 삽관과 조절 호흡을 권장한다.[29,30]

그러나 Heijke 등은[16] 급격한 trendelenburg 체위에서 위내압의 증가는 하부 위식도 괄약근 압력(lower esophageal sphincter pressure, LOSP)을 비례하여 증가시키지만 차단압(barrier pressure)은 변화되지 않는다. 복압 증가는 복강부위의 식도를 막아주어 LOSP를 증가시킨다.[31] 그러므로 복압의 증가로 위식도 역류가 반드시 증가되지는 않는다.

복강경에서 흡인의 빈도는 매우 낮다.[29,32] 위식도 역류는 과도한 trendelenburg 체위, 수술전 atropine 투여와[33] 딸꾹질[34] 등과 관련이 있다. 그러나 복강경을 하는 환자에서 기관내 삽

표 16-6. 복강경 수술에서 위식도역류의 위험도를 증가시키는 요인들
Atropine 전투약
급격한 Trendelenburg 체위
복부 팽창에 가스를 2-3 L 이상 사용
열공 탈장 또는 증후성 역류
상복부 수술
비만
딸꾹질

관을 하지 않는다고 위식도 역류와 흡인이 증가되지는 않는다.[29,35]

그러므로 위험도는 현저하게 증가되지 않는다. 특히 최소한으로 머리부위를 낮게하고 복압을 25 cmH_2O이하로 제한하는 복강경 불임술과 같은 짧은 수술에서 이를 증명한다.[36]

복강경식 담낭절제술은 상복부 수술로 역 Trendelenburg 체위를 하며 수술시간이 길다. 담낭 질환은 비만, 증상이 있는 위식도 역류와 열공 탈장 등이 함께 동반된다. 담낭 수술과 기타 주요 복강경 수술에서 기관내 삽관을 하는 것이 안전하다.

기관내 삽관은 30분 이내의 짧은 하복부 수술, 위식도 역류 병력이 없거나 비만이 없는 환자에서는 필요하지 않다. 긴 수술 특히 상복부 수술에서는 기관내 삽관과 조절 호흡이 필요하다.

2. 저환기와 기도 폐쇄

복강경 수술에 대한 초기 보고에서는 저환기 또는 적절한 기도 유지 실패와 관련이 있었다. Desmond와 Gordon은[30] 저환기와 심부정맥의 관계를, Kurer와 Welch는[24] 자발호흡을 하는 환자의 23%에서 기도에 문제가 있다고 하였다. 따라서 복강경 수술에서는 이산화탄소 주입으로 인한 횡경막 자극이나 머리 쪽을 낮추고 다리를 높이는 수술 자세 등으로 인하여 조절호흡을 한다.

복강경식 담낭절재술과 적은 피부절개를 이용한 개복술의 비교에서 폐기능 저하(약 20%)는 비슷하였으며 피부절개법이 진통제 요구량이 많았으나 수술에 필요한 시간은 짧았다.[37,38]

3. 후두마스크

기관내 삽관을 하지 않은 환자에서 후두마스크는 기도를 유지하며 필요한 경우 환기를 보조할 수 있다. 증상이 없는 위식도 역류를 가진 비만하지 않은 환자에서 짧은 20분 이내의 복강경 수술에서는 안전하게 사용할 수 있다.[39,40] Brimacombe과 Berry는[41] 복강경 수술에서 숙달된 마취과의사에 의하여 충분한 마취, 과도하게 높은 복강내압, 지나친 머리부위 하강, 15분 이상의 긴 수술을 피하여 적절한 환자의 선택과 바른 삽입으로 후두마스크의 사용은 보편적인 방법이라고 하였다.[41]

기관내 삽관을 하지 않는다면 기도 감시는 기본적인 것이며 후두마스크의 사용을 권장한다. 복강경 수술에서 후두마스크의 사용에서 올바른 환자의 선택, 바른 삽입과 충분한 마취는 안전의 기본이다.

4. 부정맥

복강경 중에 서맥의 빈도는 30% 이상이다.[42] 가스의 주입과 함께 복막의 신전과 불임시술은 갑자기 심한 서맥의 원인이 된다.[42,43] 이와 같은 변화는 최근 미주신경 차단 작용이 없는 마취제와 특히 succinylcholine, vecuronium,[44] fentanyl 또는 propofol 등을[45] 함께 사용하는 경우와 관련이 있다.[46]

Vecuronium은 가장 흔히 사용되는 근이완제이다. Vecuronium을 사용하지 않는다면 서맥의 빈도는 감소하지만 기관내 삽관이 필요한 수술에서는 glycopyrrolate를 예방목적으로 사용을 고려하여야 한다.[44] Atropine은 갑작스런 서맥의 예방과 치료에서 필요할 것이다. 다른 부정맥들도 보고되었으나 대부분은 마취제 또는 과탄산혈증과 관련되어 발생한다.[30,47]

5. 환자의 체위에 따른 신경병증

상완신경총 손상은 수술대에서 환자의 미끄러짐을 예방하기 위한 어깨받침대 또는 외과의사에 의한 받침대위에서 환자의 팔이 뻗어지는 지렛대 작용이 원인이다. 쇄석위 받침대는 외측 슬와부 신경(lateral popliteal nerve)을 압박할 수 있다.

신경병증은 미끄럽지 않은 수술대 매트리스를 사용하고 쇄석위 다리 받침대보다는 Lloyd Davis(그림 16-1) 다리받침대를 사용하여 다리의 위치를 조절하여 예방할 수 있다.

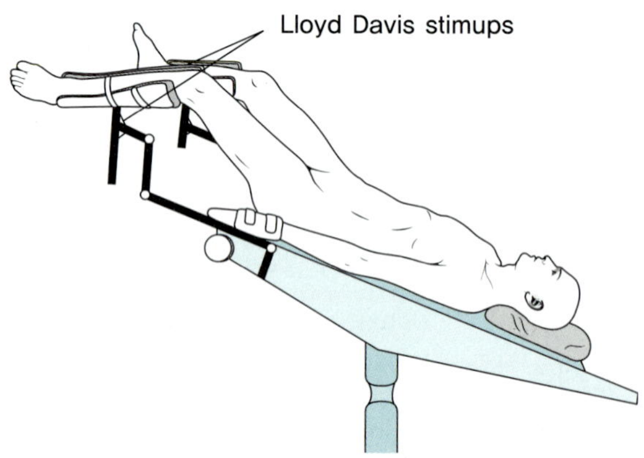

그림 16-1. Lloyd Davis기구를 거치한 Trendelenburg 체위

6. 오심과 구토

복강경 수술 후 PONV의 빈도는 높으며 항구토제의 효능을 조사하기 위하여 흔히 대상이 된다. 항구토제의 효과가 48-96%에서 없다고 한다.[48,49] 복강경후 PONV는 퇴원을 지연시키고 입원을 증가시킨다.[50,51]

높은 빈도의 PONV 원인은 확실하지 않지만 복강경 수술에서 가장 흔한 원인 인자로는 가스 주입에 따른 복막의 신장이다. 가스 주입 없이 복강경 수술은 종래의 가스에 의한 수술 보다 PONV의 빈도를 68%에서 8%로 저하시키고 회복을 개선시킨다.[52,53]

복강경 수술 후 PONV 빈도를 저하시키는 효과적인 치료법은 마취유지에서 흡입마취제 보다는 propofol을 사용하는 TIVA가 효과적이다.[54-56] 복강경 수술에서 propofol 지속 주입과 아산화질소를 함께 투여하는 것은 PONV의 증가와 회복에서 영향이 없다고 하였다.[57-59]

통상적인 항구토 예방법은 PONV 빈도가 낮다면 정당화 될 수 없다.[60] TIVA 한가지 방법은 효과적으로 PONV를 저하시킨다. 그러나 propofol를 사용한 후에도 PONV가 지속된다면 $5HT_3$ 수용체 차단제가 마지막 치료제로 가장 선호된다. Paxton 등은[49] 복강경 수술에서 propofol과 isoflurane을 사용한 후 단지 ondansetron 4 mg 정주는 위약(placebo), metoclopramide 10 mg 또는 droperidol 1 mg 정주보다 현저하게 PONV를 저하시킨다. Dexamethasone 8 mg과 granisetron 20 μg/kg은 granisetron 단독 사용하는 경우보다 복강경 수술 후 PONV의 감소에 더 효과적이다.[61] 더욱 혼란스럽게 하는 것은 복강경식 담낭절제술에서 propofol과 desflurane 마취 후에 droperidol 0.625 mg 정주와 metoclopramide 10 mg 정주는 ondansetron보다 PONV 저하에 효과적이다.[62] 그러나 droperidol 사용은 주의하여야 한다.

7. 수술 후 통증

복강경 수술 후 통증은 조절하기 어려우며 당일수술로서 복강경 수술이 확대 적용하게 되는 것을 제한한다. 통증은 초기에는 복부에서 시작하지만 어깨부위 통증은 환자가 거동하면서 더 많이 나타난다.[63] 불임을 위한 복강경 수술이 처음 4시간 동안에는 통증이 심하지만 퇴원 후에는 현저하게 저하되며 원인은 나팔관 결찰 때문이라고 예상한다.[64]

표 16-7. 복강경 수술에서 통증의 원인
미숙한 수술 수기
복부 팽창에 사용한 가스량
사용한 가스의 종류
수술 후 배출되지 않고 잔류된 가스량
복강외 가스
횡격막 하부 가스
천공부위 통증
복강내 수술부위 통증
불임수술 방법
복강내 출혈

표 16-8. 복강경 수술에서 통증을 저하시킬 수 있는 방법
NSAIDs의 조기 투여
짧은 작용시간의 아편유사제
부드러운 수술 수기, 복강외 가스 누출의 예방
가능한 범위에서 최소량의 가스 사용
가능한 범위에서 수술 후에 최대한으로 가스 배출
복강 팽창을 위한 가스를 CO_2보다 N_2O를 사용(폭발을 도울 수 있다.)
천자부위에 국소진통
복강내 수술부위에 국소진통
불임수술을 위하여 환(ring)보다는 절단법을 사용
복강내 혈액을 제거하기 위한 세척
즉각적인 적절한 수술 후 통증 치료

복강경 수술에서 통증은 많은 다른 이유가 있다(표 16-7). 진통제 한가지만으로는 통증 조절이 어려우면 강력하고 장시간 작용하는 morphine과 같은 아편유사제를 사용한다. Morphine은 어지러움, 불쾌감, 회복시간의 연장과 함께 PONV 증가, 퇴원 지연, 입원을 증가시키므로 적절하지 못하다.[65-68] 수술 후 통증을 저하시키기 위한 치료법은 표 16-8에 정리하였다.

8. 수술 수기

- 임상적으로 부드러운 수술 조작은 보강 팽창을 위한 가스 사용을 줄여서 통증을 저하시킨다.[52] 부주의하여 가스가 복강 외부로 들어가거나 복강내에 남아있게 된다면 불쾌감의 원인이 될 수 있다.
- 통증을 저하시키기 위하여 수술 후에는 가능한 범위에서 가스를 최대한 배출시킨다.[69] 통증은 횡격막 하부의 잔류 가스의 양과 관련이 있으며[70] 통증을 저하시킬 목적으로 가스 배출을 위한 배기로는 수술 후 6시간동안 거치하여 둔다.[71]
- 가스 주입은 중요하다. 이산화탄소 가스로부터 만들어진 탄산은 자극성이 있다. 국소마취와 함께 아산화질소의 사용은 통증을 저하시킨다.[72,73] 이산화탄소는 아산화질소 보다 더 빠르게 녹으며 전기소작기에 안전하며 가스 색전증이 발생하여도 안전하다.[74]
- 복강경 불임술에서 전기소작기는 통증이 가장 적다; 나팔관 절단술이 환(ring)을 사용하는 것보다 통증이 적다.[75]
- 복강내 출혈은 자극이 되고, 잔류 혈액이 많은 양이거나 지속적인 수술 후 복강내 출혈은 심각한 통증의 원인이 된다.[76] 복강 세척은 통증 저하에 도움이 된다.

표 16-9. 복강경 불임수술 후 국소진통 방법	
Douglas 맹낭에 국소마취제 점적	큰 효과
자궁 경부에 bupivacaine 주입	↑
난관간막에 국소마취제 침윤	
Lidocaine 젤을 절단부위에 바름	적은 효과

9. 국소 진통

1) 천자부위 통증

국소진통으로 저하되지만 복강내 수술부위의 통증이 제거되지 않는다면 진통제 요구량은 감소되지 않는다.[77,78]

2) 어깨 통증

국소진통으로 해결된다: Narchi 등은[79] 0.125-0.5% bupivacaine 30-40ml를 횡격막 아래에 주입하면 어깨통증을 저하시키고 수술 후 48시간 진통작용이 있다고 하였다.[80-82]

3) 복강경 불임술

심한 통증이 짧은 기간이더라도 통증이 있는 수술로서 인식되어야 한다.[64] 국소진통에는 여러 가지 방법이 시도되고 있다(표 16-9).[83]

- Lidocaine 젤을 불임수술 부위에 바르는 것은 효과가 없다고 하였으나 일부에서는 통증과 진통제 요구량을 저하시킨다고도 하였다. 환자의 84%는 lidocaine 사용 후에도 진통제를 필요로 한다는 것이다.[84]
- 난관간막(mesosalphinx)에 긴 척추 천자 바늘을 이용하여 bupivacaine 또는 ropivacaine의 침윤은 환 시술 후 통증과 진통제 요구량을 저하시키지만[85,86] 출혈을 유발할 수 있으며[85] 수기가 기술적으로 어렵다.
- 자궁 경부에 bupivacaine(0.25%, 20 ml) 또는 ropivacaine (0.75% 20 ml) 주입은 진통에 효과적이며 수기가 간단하다.[87] 단점으로는 감염의 전파, 누출을 막기 위한 기구의 필요 등이 있다. 일부에서 진통을 목적으로 복강내 bupivacaine의 뿌림을 경부 주입과 함께 실시한다.
- 직접 나팔관에 국소 진통을 실시하는 것은 국소마취로 복강경을 실시하는 경우 효과적이다.[88] 진단 목적의 복강경과[89] 복강경 불임술에서[90] 전신마취와 함께 bupivacaine(0.25%

20 ml 또는 0.5% 10 ml), ropivacaine(0.75% 20 ml)를 나팔관 주위 복막에 점적하면 진통과 함께 진통제의 요구량과 입원율을 저하시킨다. 마취가 나팔관 부위에 국한되더라도 Douglas 맹낭(Pouch of Douglas)에서 자궁천골신경(uterosacral nerve)의 차단 여부에 대해서 밝혀지지 않았다.

4) 복강경 탈장 교정술

통증은 머리를 높게 하여 많은 양(100 ml)의 0.15% bupivacaine 또는 0.2-0.5% ropivacaine을 서혜부에 침윤하여 조절할 수 있다.[91)]

5) 복강경 담낭절제술

복강경 담낭절제술에서 국소진통의 효과는 적다. 대부분의 연구에서 많은 양의 희석된 bupivacaine을 사용하여야 하므로 효과가 적다고 하였다.[92,93)] 그러나 Pasqualucci 등은[94)] epinephrine이 혼합된 bupivacaine 0.5% 20 ml를 수술 전과 후에 적용하면 현저한 통증과 진통제 요구량을 저하시킬 수 있다고 하였다.

Bupivacaine 0.5% 10-20 ml 또는 ropivacaine 0.2% 30 ml를 수술 중 Douglas 맹낭에 점적은 통증이 심한 골반내 수술에서 효과적이다. 복강경 담낭절재술에서 효과는 설득력있게 나타나지 않는다. Epinephrine의 혼합은 혈중 농도를 저하시키고 높은 농도와 많은 양을 사용할 수 있게 한다.[95)]

10. NSAIDs

NSAIDs는 복강경 수술에서 진통제로 흔히 사용된다. 그러나 통증이 심한 수술에서는 NSAIDs 한가지 만으로는 충분하지 못하여 충분한 진통을 위하여 국소진통 또는 다른 진통제를 필요로 한다.[96-98)]

서로 다른 종류의 NSAIDs 또는 투여방법의 차이에 따른 비교가 어렵다. Ketorolac 30-60 mg 근주 또는 정주를 마취유도와 함께 투여하거나[99-100)] 수술 전에 diclofenac 50 또는 100 mg 경구 투여와[101)] ibuprofen 800 mg 경구 투여는[102)] 복강경 불임술과 담낭절제술 후의 통증을 경감시킨다.

어떤 종류의 NSAIDs를 사용하더라도 환자가 회복되었을 때에 효과가 나타날 수 있도록 충분한 시간이 필요하다. Diclofenac 좌약은 수술이 끝나기 30분전에 투여한다. 이는 효과 발현에 충분한 시간은 아니다.[103)]

NSAIDs는 환자가 회복되었을 때에 효과가 나타날 수 있도록 충분한 시간을 두고 투여하여야 한다. 경구로 전투약하는 것이 경제적이고 효과적이다. 통증이 심한 경우에는 다른 진통제를 추가할 수 있다.

퇴원 후 이환율

양질의 마취와 진통은 복강경 수술 후 회복을 개선시키지만 수술 후 이환율은 아직 문제점으로 남아 있다. 입원 전 안내서에서 예상되는 불편함의 정도, 활동의 제한에 대한 설명은 반

표 16-10. 복강경을 위한 적용 가능한 여러 가지 전투약과 마취방법들

전투약	Ranitidine 150 mg + metoclopramide 10 mg 수술 전 60-90분에 경구 투여
NSAIDs	Diclofenac 50-100 mg 경구 ┐ 수술전 60-90분에 투여 Ibuprofen 800 mg 경구 ┘ Ketorolac 10 mg 정주 - 마취유도와 함께 Diclofenac 100 mg 마취 유도 후(수술 종료 30 분 이상 전에)
Anesthesia	Fentanyl 1.5-3 ㎍/kg(필요에 따라서 증량) Remifentanil 0.05-1.0 ㎍/㎏/min Propofol - 마취 유도와 유지 N_2O도 사용할 수 있다. LMA - 짧은 수술(30분 이내): 비만이 없는 환자(BMI 〈30) 위식도 역류 증상이 없는 환자 기관내 삽관과 간헐적 양압환기: 30분 이상 비만 위식도 역류 증상이 있는 환자 상복부 수술(담낭적출술) 서맥 예방을 고려하여야 한다.
국소 진통	Bupivacaine 0.5% + 침윤 epinephrine Bupivacaine 0.5% 10-20 ml + epinephrine 복강경불임술과 골반수술에서 복강내 점적 ? Bupivacaine 0.5% 20-30 ml 복강경 담낭 적출술 후 우상복부에 점적
회복중에 진통 방법	Fentanyl 25-50 ㎍ 정주 - 환자가 편안할 때까지 반복 투여 증상 변화와 부작용에 주의
수술 후 진통	규칙적 NSAIDs + paracetamol 500 mg/ codeine 30 mg 또는 필요에 따라서 혼합 사용

드시 하여야 한다.[104)]

퇴원하면서 진통에 대한 처방은 최소한 3일 이상을 유지하여야 한다.[105)] 일반적으로 규칙적인 NSAIDs와 심한 통증에 대한 paracetamol과 codeine의 추가 처방은 효과적이다.[26)]

마취 방법

복강경을 위한 마취와 진통에는 특별한 한가지 방법이 있는 것은 아니다. 예방 목적의 항구토제, NSAIDs, 짧은 작용시간의 아편유사제, propofol을 이용한 TIVA, 천공부위와 복강내의 국소마취 등 여러 가지 방법이 통증 및 오심과 구토를 저하시키고 환자의 만족도를 증진한다.[26,106)] 마취방법은 이러한 방법을 종합하여 표 16-10에 정리하였다.

복강경 불임술은 협조가 되는 환자에서는 국소마취로도 가능하여 회복 시간, 진통제 요구량을 줄일 수 있다.[107,108)] 복강내 장기의 조작이 필요한 큰 수술의 경우에는 적합하지 않으며 Trendelenburg 체위가 필요한 경우에서는 힘들다. 이러한 인자들은 척추 또는 경막외 마취의 적용에도 제한점이다.

복강경 수술에서 마취는 통증, 이환율을 줄일 수 있는 여러 가지 방법을 적용할 수 있다. 이러한 방법은 특히 복강경으로 큰 수술을 하는 경우에 효과적이다.

[참고문헌]

1. Singleton RJ, Rudkin GE, Osborne GA, et al: Laparoscopic cholecystectomy as a day surgery procedure. Anaesth Intens Care 1996; 24: 231-6
2. Jain A, Mercado PD, Grafton KP, et al: Outpatient laparoscopic appendectomy. Surg Endosc 1995; 9: 424-5
3. Daniell JF, McTavish G: Combined laparoscopy and minilaparotomy for outpatient reversal of tubal sterilization. South Med J 1995; 88: 914-6
4. Summitt RL, Stovall TG, Lipscombe GH, et al: Randomized comparison of laparoscopy-assisted vaginal hysterectomy with standard vaginal hysterectomy in an outpatient setting. Obstet Gynecol 1992; 80: 895-901
5. Obenchain TG: Laparoscopic lumbar discetomy. J Laparoendosc Surg 1991; 1: 145-9
6. Lawrence K, McWhinnie D, Goodwin AL, et al: Randomised controlled trial of laparoscopic versus open repair of inguinal hernia: early results. Br Med J 1995; 311: 981-5
7. MacMahon AJ, Russell IT, Ramsay G, et al: Laparoscopic and minilaparotomy cholecystectoly: a randomized trial comparing postoperatie pain and pulmonary function. Surgery 1994; 115: 533-9
8. Grace PA, Quereshi A, Coleman J, et al: Reduced postoperative hospitalization after laparoscopic cholecystectomy. Br J Surg 1991; 78: 160-2
9. Schulze S, Thorup J: Pulmonary function, pain and fatigue after laparoscopic cholacystectomy. Eur J Surg 1993; 159: 361-4

10. Berggren U, Gordh T, Grama D, et al: Laparoscopic versus open cholecystectomy: hospitalization, sick leave analgesia and trauma responses. Br J Surg 1994; 81: 1362-5
11. Harris SN, Ballantyne GH, Luther MA, et al: Alterations in cardiovascular performance during laparoscopic colectomy: a combined hemodynamic and echocardiographic analysis. Anesth Analg 1996; 83: 482-7
12. Fahy BG, Barnas GM, Flowers JL, et al: The effects of increased abdominal pressure on lung and chest wall mechanics during laparoscopic surgery. Anesth Analg 1995; 81: 744-50
13. Pelosi P, Foti G, Cereda M, et al: Effects of carbon dioxide insuffltion for laparoscopic cholecystectomy on the respiratory system. Anaesthesia 1996; 51: 744-9
14. Dohanssen G, Andersen M, Juhl B: The effect of general anesthesia on the haemodynamic events during laparoscopy with CO2 insufflation. Acta Anaesthesiol Scand 1989; 33: 132-6
15. Brown DR, Fishburne JI, Robertson VO, et al: Ventilatory and blood gas changes during laparoscopy with local aneshtesia. Am J Obstet Gynecol 1976; 7: 741-5
16. Heijke SAM, Smith G, Key A: The effect of the Trendelenburg position on lower oesophageal sphincter tone. Anaesthesia 1991; 46: 185-7
17. Chassard D, Berrada K, Tournadre J-P, et al: The effects of neuromuscular block on peak airway pressure and abdominal elastance during pneumoperitoneum. Anesth Analg 1996; 82: 525-7
18. Cooper GM, Scoggins AM, Ward ID, et al: Laparoscopy-a stressful procedure. Anaesthesia 1982; 37: 266-9
19. McMahon AJ, O'Dwyer PJ, Cruikshank AM, et al: Comparison of metabolic responses to laparoscopic and mini-laparotomy cholecystectomy. Br J Surg 1993; 80: 1255-8
20. Fahy BG, Barnas GM, Nagle SE, et al: Changes in lung and chest wall properties with abdominal insufflation of carbon dioxide are immediately reversible. Anesth Analg 1996; 82: 501-5
21. Chung F: Recovery pattern and home-readiness after ambulatory surgery. Anesth Analg 1995; 80: 896-902
22. Azziz R, Steinkampf MP, Murphy A: Postoperative recuperation: relation to the extent of endoscopic surgery. Fertil Steril 1989; 51: 1061-4
23. Livingstone JI, Cahill CJ: Day case laparoscopic cholecystectomy-a feasibility study. Ambulatory Surg 1995; 3: 179-81
24. Kurer FL, Welch DB: Gynaecological laparoscopy: clinical experiences of two anaesthetic techniques. Br J Anaesth 1984; 56: 1207-11
25. Thomas H, Hare MJ: Day case laparoscopic sterilization-time for a rethink? Br J Obstet Gynaecol 1987; 94: 445-8
26. Ratcliffe F, Lawson R, Millar J: Day-case laparoscopy revisted: have post-operative morbidity and patient acceptance improved? Health Trends 1994; 26: 47-9
27. Tuckey JP, Morris GN, Peden CJ, et al: Feasibility of day case laparoscopic cholecystectomy in unselected patients. Anaesthesia 1996; 51: 965-8
28. Lamberty JM: Gynaecological laparoscopy. Br J Anaesth 1985; 57: 718-9
29. Goulson DT: Anesthesia for outpatient gynecologic surgery. Curr Opin Anaesthesiol 2007; 20: 195-200
30. Desmond J, Gordon RA: Ventilation in patients anaesthetized for laparoscopy. Can Anaesth Soc J 1970; 17: 378-7
31. Jones MJ, Mitchell RW, Hindocha N: Effect of increased intra-abdominal pressure on the lower esophageal sphincter. Anesth Analg 1989; 68: 63-5
32. Smith I: Anesthesia for laparoscopy with emphasis on outpatient laparoscopy. Anesthesiol Clin North America. 2001; 19: 21-41
33. Duffy BL: Regurgitation during pelvic laparoscopy. Br J Anaesth 1979; 51: 1089-90
34. Roberts CJ, Goodman NW: Gastro-oesophageal reflux during elective laparoscopy. Anaesthesia 1990; 45: 1009-11
35. Brimacombe J: Laparoscopy and the laryngeal mask airway. Br J Anaesth 1994; 73: 121
36. Harris MNE, Plantevin OM, Crowther A: Cardiac arrhythmias during anaesthesia for laparoscopy. Br J Anaesth 1984; 56: 1213-7

37. Rawal N: Postdischarge complications and rehabilitation after ambulatory surgery. Curr Opin Anaesthesiol 2008; 21: 736-42
38. keus F, Noordergraaf GJ, Roukema JA, et al: Laparoscopic vs small incision cholecystectomy: implication for pulmonary function and pain. a randomized clinical trials. Acta Anaesthesiol Scand 2008; 52: 363-73
39. Goodwin APL, Rowe WL, Ogg TW: Day case laparoscopy. A comparison of two anaesthetic techniques using the laryngeal mask during spontaneous breathing. Anaesthesia 1992; 47: 892-5
40. Swann DG, Spens H, Edwards SA, et al: Anaesthesia for gynaecological laparoscopy-a comparison between the laryngeal mask and traheal intubation. Anaesthesia 1993; 48: 431-4
41. Brimacombe J, Berry A: Airway management during gynaecological laparoscopy-is it safe to use the laryngeal mask airway? Ambulatory Surg 1995; 3: 65-70
42. Myles PS: Bradyarrhythmia and laparoscopy: a prospective study of heart rate changes with laparoscopy. Aust N.Z.J. Obstet Gynaecol 1991; 31: 171-3
43. Doyle DJ, Mark PWS: Laparoscopy and vagal arrest. Anaesthesia 1989; 44: 448
44. Cozanitis DA, Pouttu J, Rosenberg PH: Bradycardia associated with the use of vecuronium. A comparative study with pancuronium with and without glycopyrronium. Anaesthesia 1987; 42: 192-4
45. Guise PA: Asystole following propofol and fentanyl in an anxious patient. Anaesth Intens Care 1991; 19: 116-8
46. Inoue K, el-Banayosy A, Stolarski L, et al: Vecuronium induced bradycardia following induction of anaesthesia with etomidate or thiopentone, with or without fentanyl. Br J Anaesth 1988; 60: 10-7
47. Scott DB, Julian DG: Observations on cardiac arrhythmias during laparoscopy. Br Med J 1972; 1: 411-3
48. Sengupta P, Plantevin OM: Nitrous oxide and day case laparoscopy: effects on nausea, vomiting and return to normal activity. Br J Anaesth 1988; 60: 570-3
49. Paxton LD, McKay AC, Mirakhur RK: Prevention of nausea and vomiting after case gynaecological laparoscopy. A comparison of ondansetron, droperidol, metoclopramide and placebo. Anaesthesia 1995; 50: 403-6
50. Eriksson H, Korttila K: Recovery profile after desflurane with or without ondansetron compared with propofol in patients undergoing outpatient gynecological laparoscopy. Anesth Analg 1996; 82: 533-8
51. Green G, Jonsson L: Nausea: the most important factor determining length of stay after ambulatory anaesthesia. A comparative study of isoflurane and/or propofol techniques. Acta Anaesthesiol Scand 1993; 37: 742-6
52. Lindgren L, Koivusalo A-M, Kellokumpu I: Conventional pneumoperitoneum compared with abdominal wall lift for laparoscopic cholecystectomy. Br J Anaesth 1995; 75: 567-72
53. Kovusalo AM, Kellokumpu I, Lindgren L: Gasless laparoscopic cholecystectomy: a comparison of postoperative recovery with conventional technique. Br J Anaesth 1996; 77: 576-80
54. Marshall C, Jones RM, Bajorek PK, et al: Recovery characteristics using isoflurane or propofol for maintenance of anaesthesia: a double blind controlled trial: Anaesthesia 1992; 47: 461-6
55. Raftery S, Sherry E: Total intravenous anaesthesia with propofol and alfentanil protects against postoperative nausea and vomiting. Can J Anaesth 1992; 39: 37-40
56. Van Hemelrijck J, Smith I, White P: Use of desflurane for outpatient anesthesia. Anesthesiology 1991; 75: 197-203
57. Sukhani R, Lurie J, Jabamoni R: Propofol for ambulatory gynecologic laparoscopy: dose omission of nitrous oxide alter postoperative sequelae and recovery? Anesth Analg 1994; 78: 831-5
58. Jensen AG, Prevedoros H, Kullman E, et al: Preoperative nitrous oxide does not influence recovery after laparoscopic holecystectomy. Acta Anaesthesiol Scand 1993; 37: 683-6
59. Hovorka J, Korttila K: Nitrous oxide does not increase nausea and vomiting following gynaecological laparoscopy. Can J Anaesth 1989; 36: 145-8
60. Watcha MF, White PF: Postoperative nausea and vomiting. Its etiology, treatment, and prevention. Anesthesiology 1992; 77: 162-84
61. Fujii Y, Tannaka H, Toyooka H: Granisteron-dexamethasone combination reduces postoperative nausea and vomiting. Can J Anaesth 1995; 42: 387-90
62. Steinbrok RA, Freiberger D, Gosnell JL, et al: Prophylactic antiemetics for laparoscopic cholecystectomy:

ondansetron versus droperidol plus metoclopramide. Anesth Analg 1996; 83: 1081-3
63. Dobbs FF, Kumar V, Alexander JI, et al: Pain after laparoscopy related to posture and ring versus clip sterilization. Br J Olbstet Gynaecol 1987; 94: 262-6
64. Davis A, Millar JM: Postoperative pain: a comparison of laparoscopic sterilisation and diagnostic laparoscopy. Anaesthesia 1988; 43: 796-7
65. Vijay V, King TA: Postoperative intramuscular opiates in day surgery. J One Day Surg 1995; 4: 6-7
66. McEvoy A, Livingstone JI, Cahill CJ: Comparison of diclofenac sodium and morphine sulphate for postoperative analgesia after day case inguinal hernia surgery. Ann R Coll Surg Engl 1996; 78: 363-6
67. Pandit SK, Kothary SP: Intravenous for premedication intravenous narcotics for premedication in outpatient anaesthesia. Acta Anaesthesiol Scand 1989; 33: 353-8
68. Lundgren S: Comparison of rectal diazepam and subcutaneous morphine-scopolamine administration for outpatient sedation in monor oral surgery. Acta Anaesthesiol Scand 1985; 29: 674-8
69. Fredman B, Jedeikin R, Olsfanger D, et al: Residual pneumoperitoneum: a cause of postoperative pain after laparoscopic cholecystectomy. Anesth Analg 1994; 79: 152-4
70. Jackson SA, Laurence AS, Hill JC: Does post-laparoscopy pain relate to residual carbon dioxide? Anaesthesia 1996; 51: 485-7
71. Alexander JI, Hul MGR: Abdominal pain after laparoscopy: the value of a gas drain. Br J Obstet Gynaecol 1987; 94: 267-9
72. Sharp JR, Pierson WP, Brady CE: Comparison of CO2 and N2O-induced is comfort on pain during laparoscopy: a double blind controlled trial: Gastroenterology 1982; 82: 453-6
73. Minoli G, Terruzi V, Spinzi GC, et al: The influence of carbon dioxide and nitrous oxide on pain during laparoscopy: a double blind, controlled trial: Gastrointest Endosc 1982; 28: 173-5
74. Yacoub OF, Cardona I, Coveler LA, et al: Carbon dioxide embolism during laparoscopy. Anesthesiology 1982; 57: 533-5
75. Chi IC, LP: Incidence of pain among women undergoing laparoscopic sterilization by electrocoagulation the spring laded clip, and the tubal ring. Am J Obstet Gynecol 1979; 135: 397-401
76. Sivanesaratnam V, Singh A, Rachagan SP, et al: Intraperitoneal haemorrhage from a ruptured corpus luteum. A cause of 'acute abdomen' in women. Med J Aust 1989; 144: 413-4
77. Ure BM, Troidl H, Spangenberger W, et al: Preincisional local anesthesia with bupivacaine and pain after laparoscopic cholecystectomy. A double-blind randomized clinical trial: Surg Endosc 1993; 7: 482-8
78. Maier C, Breoer-Boos F, Kube D, et al: [Wound infiltration with bupivacaine following pelviscopy does not reduce postoperative pain intensity. Results of a placebo-controlled, double blind study]. Anaesthesist 1994; 43: 547-52
79. Narchi P, Benhamous D, Fernandez H: Intraperitoneal local anaesthetic for shoulder pain after day case laparoscopy. Lancet 1991; 338: 1569-70
80. Tong D, Chung F: Postoperative pain control in ambulatory surgery. Surg Clin North Am 1999; 79: 401-30
81. Joris J, Thiry E, Paris P, et al: Pain after laparoscopic cholecystectomy: characteristics and effect of intraperitoneal bupivacaine. Anesth Analg 1995; 81: 379-84
82. Mraovic B, Jurisic T, Kogler-Majeric V, et al: Intraperitoneal bupivacaine for analgesia after laparoscopic cholecystectomy. Acta Anaesthesiol Scand 1997; 41: 193-6
83. Barclay K, Calvert JP, Catling SJ, et al: Local anaesthetic on Filshie clips for pain relief after tubal sterilisation: a sterilisation. Anaesthesia 1991; 46: 875-7
84. Ezeh UO, Shoulder VS, Martin JL, et al: Local Anaesthetic on Filshie clips for pain relief after tubal sterilisation: a randomised double blind controlled trial: Lancet 1995; 346: 82-5
85. Smith BE, MacPherson GH, De jonge M, et al: Rectus sheath and mesosalpinx block for laparoscopic sterilisation. Anaesthesia 1991; 46: 875-7
86. Alexander CD, Wetchler BV, Thompson RE: Bupivacaine infiltration of the mesosalpinx in ambulatory surgical laparoscopic tubal sterilization. Can J Anaesth 1987; 34: 362-5

87. Hunter A, Fogarty P: Transcervical analgesia for laparoscopic sterilisation. Br J Obstet Gynaecol 1996; 103: 378-80
88. Koetsawang S, Srisupandit S, Apimas SJ, et al: A comparative study of topical anesthesia for laparoscopic sterilization with the use of the tubal ring. Am J Obstet Gynecol 1984; 150: 931-3
89. Loughney AD, Sarma V, Ryall EA: Intraperitoneal bupivacaine for relief of pain following day case laparoscopy. Br J Olbstet Gynaecol 1994; 101: 449-51
90. Wheatley SA, Millar JM, Jadad AR: Reduction of pain after laparoscopic sterilisation with local bupivacaine: a randomised, parallel double blind trial: Br J Obstet Gynaecol 1994; 101: 443-6
91. Goulding ST, Hovell BC: Laparoscopic inguinal hernia repair: quality of recovery following the use of intraperitoneal bupivacaine. Ambulatory Surg 1995; 3: 75-7
92. Schulte-Steinberg H, Weninger E, Jokisch D, et al: Intraperitoneal versus interpleural morphine or bupivacaine for pain after laparoscopic cholecystectomy. Anesthesiology 1995; 82: 634-40
93. Joris J, Thiry E, Paris P, et al: Pain after laparoscopic cholecystectomy: characteristics and effect of intraperitoneal bupivacaine. Anesth Analg 1995; 81: 379-84
94. Pasqualucci AD, De Angelis V, Contardo R, et al: Preemptive analgesia: intraperitoneal local anesthetic in laparoscopic cholecystectomy. Anesth Analg 1996; 82: 11-20
95. Narchi P, Benhamou D, Bouaziz H, et al: Serum concentrations of local anaesthetics following intraperitoneal administration during laparoscopy. Eur J Clin Pharmacol 1992; 42: 223-5
96. Hovorka J, Kallela H, Korttila K: Effect of intravenous diclofenac on pain and recovery profile after day-case laparoscopy. Eur J Anaesthesiol 1993; 10: 105-8
97. Higgins MS, Givogre JL, Marco AP, et al: Recovery from outpatient laparoscopic tubal ligation is not improved by preoperative administration of ketorolac or ibuprofen. Anesth Analg 1994; 79: 274-80
98. Green CR, Pandit SK, Levy L, et al: Intraoperative ketorolac has an opioid-sparing effect in women after diagnostic laparoscopy but not after laparoscopic tubal ligation. Anesth Analg 1996; 82: 732-7
99. Cade L, Kakulas P: Ketorolac or pethidine for analgesia after elective laparoscopic sterilization. Anaesth Intens Care 1995; 23: 158-61
100. Liu J, Ding Y, White PF, et al: Effects of ketorolac on postoperative analgesia and ventilatory function after laparoscopic cholecystectomy. Anesth Analg 1993; 76: 1061-6
101. Gillberg L, Harsten AS, Stahl LB: Preoperative diclofenac reduces post-laparoscopy pain. Can J Anaesth 1993; 40: 406-8
102. Rosenblum M, Weller RS, Conard PL, et al: Ibuprofen provides longer lasting analgesia than fentanyl after laparoscopic surgery. Anesth Analg 1991; 73: 255-9
103. John VA: The pharmacokinetics and metabolism of diclofenac (Voltarol) in animals and man. Rheumatol Rehab 1979; Suppl2: 22-37
104. Watcha MF, White PF: Postoperative nausea and vomiting. Its etiology, treatment, and prevention. Anesthesiology 1992; 77: 162-84
105. Codd C: Are analgesics necessary for women at home following laparoscopic gynaecological day surgery? Nurs Pract 1991; 5: 8-12
106. Michaloliackou C, Chung F, Sharma S: Preoperative multimodal analgesia facilitates recovery after laparoscopic cholecystectomy. Anesth Analg 1996; 82: 44-51
107. Bordahl PE, Raeder JC, Nordentoft J, et al: Laparoscopic sterilization under local or general anesthesia? A randomized study. Obstet Gynecol 1993; 81: 137-41
108. Mackenzie IZ, Turner E, O'Sullivan GM, et al: Two hundred out-patient laparoscopic clip sterilisations using local anaesthesia. Br J Obstet Gynaecol 1987; 94: 449-53.

Chapter 17

당일수술의 종류

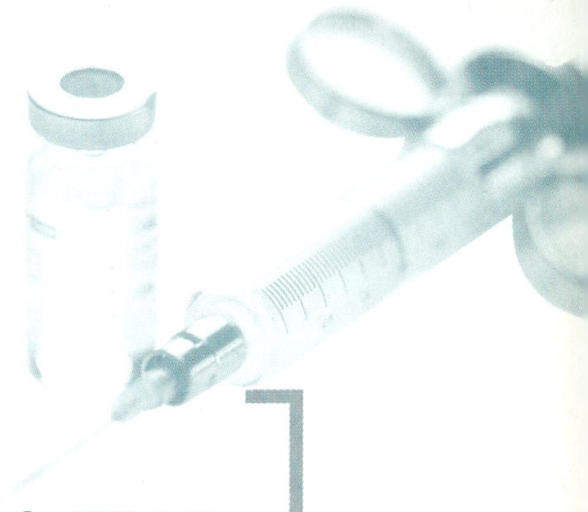

당일수술에서 효과적인 마취와 진통의 일반적인 원리들은 모든 당일수술에서 중요하지만 각각의 당일수술과 관련된 문제점을 이해하고 이를 해결하기 위한 방법을 제시하고자 한다. 수술 부위, 수술 수기 및 마취 수기와 약물의 선택에서 유사점이 있는 경우는 제외하거나 함께 설명하였다.

Chapter 17-1

부인과 수술

여자 환자에서는 PONV가 증가된다. 폐경기가 아니거나 임신중절을 위한 수술이 아니라면 수술 전에 반드시 임신 검사를 하여 여부를 확인하여야 한다.

자궁내 수술과 부인과 수술

- Dilatation and curettage (D&C)
- 자궁경 검사
- 자궁내 불임기구 제거
- Termination of pregnancy
- 자궁내막 제거술
- 나팔관 결찰술
- 체외 수정을 위한 난자 채취술

1. 마취과적 문제점

1) 위산 역류의 위험 증가

- 쇄석위 체위[1)]
- 위배출과 하부 식도괄약근에 대한 초기 임신의 효과[2,3)]

2) 미주신경 자극

- 경부 확장에 따른 서맥, 특히 얕은 마취에서 호발한다.

3) 출혈

- 임신 중절술 등에서 자궁내 잔류물에 의한 출혈
- 흡입마취제에 의한 자궁 이완

4) 구토와 통증

- 임신 중절을 위하여 사용하는 prostaglandin에 의한 오심과 통증[4)]
- 자궁 수축을 위하여 사용되는 oxytocin 또는 ergometrine에 의한 PONV와 통증

5) 수액 과잉공급과 폐부종

- 자궁내부에 세척액 특히 과도하게 압력이 가해진 주입 또는 수술시간이 45분 이상인 경우에서 초래될 수 있다.[5)]

6) 출혈과 자궁 천공

- 간단한 수술에서도 정맥로를 확보하는 것이 약물 투여 및 수액과 수혈을 위하여 안전하다.

2. 마취방법

1) 전신마취

- 환자 상태에 따라서 PONV의 위험이 적은 용량의 마취약물과 방법을 선택한다.
- 당일수술 센터에 도착하면서 통상적으로 ranitidine과 metoclopramide 복용을 고려한다.(제 4 장 참조)
- Remifentanil 0.05-1.0 ㎍/kg/min 또는 alfentanil 7-15 ㎍/kg과 함께 propofol 또는 sevoflurane을 이용하여 마취유도를 한다.[6)]

- 일시 주입 또는 지속 주입 방법으로 propofol을 이용하여 마취유지를 한다.
- N_2O는 propofol과 함께 사용한다면 PONV가 없는 부드러운 마취에 도움이 된다.

2) 부위마취와 진정제

- 척추마취 또는 자궁경관 주위차단과 함께 propofol 또는 midazolam에 의한 진정마취를 시도할 수 있다.
- 환자들이 선호하지 않는다.

3) 진통

- 자궁 통증은 prostaglandin과 관련이 있으며 NSAIDs가 효과적이다.[7]
- Diclofenac, ketorolac, ibuprofen 또는 mefenamic acid의 경구 투여(또는 정주)가 효과적이다.
- 퇴원 후 진통에는 NSAIDs를 투여한다.

4) 항 구토

- Ergometrine을 사용하였다면 예방 목적의 항구토제를 고려한다.

※ 자궁내막 제거

▣ 수기

- 절제경(resectoscope) 법
- 비절제경(nonresectoscope) 법 : 비침습적이라 선호된다.

적용 방법에는 therablation, cryotherapeutics, microwave ablation, radiofrequency ablation 등이 있다.[8,9]

- 세척액으로 glycine 또는 5% dextrose는 사용하지 않는다.
- 수분 균형(필요에 따라서 전해질과 osmolality도 함께) 감시한다.
- 수분 공급이 1.5-2 L이상 되었다면 이뇨제(예; furosemide 20 mg) 정주를 고려한다.
- 출혈과 관계없이 수분의 과잉공급을 최소화 할 수 있도록 수액공급을 유지한다.

▣ 마취 방법

국소마취와 진정마취로 가능하지만 10%에서 전신마취가 필요할 수 있다.[10,11]

복강경 수술(제 16 장 참조)

- 진단 - 불임 또는 골반 통증
- 불임수술
- 자궁내막증 치료 - 전기소작 또는 laser
- 복강내 수술, 예. 난소 낭종

1. 마취과적 문제점

1) 위산의 역류 위험

- 쇄석위와 함께 머리 부위를 낮게 하는 체위
- 복강내압의 증가
- 비만

2) 복강경 수술에서 기도유지

- 당일 수술로 진행을 하더라도 확실한 기도유지를 위하여 기관내 삽관을 하는 방법이 안전하다.
- 환자 상태와 외과의사의 요구, 침습 정도 등에 따라서 중추 신경축 차단법도 가능하다.
- 상후두 기도유지기(supraglottic airway, 예; 후두마스크)는 안전한가?(제 9 장 참조)

Natalini 등은[12] cLMA와 ProsealLMA 모두를 복강경 시술에서 일회호흡량(7 ml/kg)과 기도압(10 mmHg)으로 양압호흡과 기도를 안전하게 유지할 수 있었다고 하였다.[13]

그러나 술전 금식과 함께 위 내용물의 역류와 폐흡인은 항상 주의하여야 한다.[8,14]

3) 미주신경 자극

- 복부 팽창과 나팔관 결찰 또는 절단에 의한 서맥
- 항콜린성 작용이 없는 마취제를 사용하는 경우, 특히 fentanyl 또는 propofol과 함께 vecuronium을 사용하는 경우에 초래될 수 있다.

4) 수술 후 통증

- 복강경은 복강의 팽창을 위하여 CO_2 사용과 복막 견인으로 심한 통증을 나타낸다.
- 불임수술은 수술 후 처음 1시간에 더욱 심한 통증의 원인이 된다.

- 일반적으로 퇴원 시기에 불임수술 통증이 고정된다.
- 불임수술에서 절단하는 것보다 환을 사용하는 것이 통증이 심하다.
- 불임수술을 위한 전기소작은 통증은 적으나 복강내 손상의 위험이 있다.
- 많은 량의 가스사용, 가스 배출 실패 또는 복강외로 가스의 누출은 통증을 증가시킨다.
- 심한 수술 후 통증은 복강내 출혈 또는 내장 천공을 알려주는 증후를 나타낼 수 있다.
- 천자 부위 통증을 위하여 국소마취제 침윤마취를 한다. 수술 부위가 복강 내이므로 천자 부위 통증은 심각하지 않다.[8]
- 복강내 국소마취제를 점안(instillation)시키는 방법을 시도한다. 예; 0.25% bupivacaine을 점안하여 VAS 점수를 저하시킬 수 있었다.[15,16]

5) PONV

- 복강경을 이용한 수술 중에서 특히 불임수술은 PONV의 빈도가 높다.

6) 계획되지 않은 입원

- 복강경은 통증과 PONV로 인하여 평균보다 높은 입원율을 갖는다.

2. 치료 방법

통증과 구토를 치료하기 위하여 서로 다른 2가지 이상의 약물 또는 방법을 함께 사용하는 것이 효과적이다.

1) 전신마취

- PONV가 낮은 방법을 선택한다.
- 당일수술센터 도착시간에 통상적으로 ranitidine과 metoclopramide를 경구로 투여한다. (제 4 장 참조)
- 복강경에서 propofol 지속 주입으로 마취유도와 유지를 하면 PONV의 빈도를 저하시킨다.
- Fentanyl 1.5-3 ㎍/kg은 수술 중과 일부 수술 후 진통에 이용한다.
- Propofol을 사용한다면 N_2O는 PONV를 증가시키지 않는다.

2) 상후두 기도유지기(예; 후두마스크)의 적응증[17] (제 9 장 참조)

- 위 식도 역류 증상이 없는 경우.

- 비만이 없는 환자
  (지방의 분포를 고려하여 선택하여야 하며 비만인 경우는 효과적이지 못하다.)
- 짧은 수술 - 특히 30분 이내.

3) 근이완제 (제 8 장 참조)

- Rocuronium(0.6 mg/kg), vecuronium(0.6 mg/kg) 또는 cisatracurium(0.3 mg/kg) 등과 같은 비탈분극성 근이완제가 짧은 수술에서 효과적이다.
- Glycopyrrolate 또는 atropine과 같은 항 콜린성 약물은 vecuronium, propofol과 fentanyl을 사용하는 경우에 서맥을 예방한다.
- Sugamadex는 rocuronium의 회복에 효과적인 약물로 당일 수술에서 도움이 될 수 있을 것이다(제 8 장 참조).

4) 진통제 – 진통을 위한 여러 가지 방법을 함께 사용이 효과적이다.

- NSAIDs - diclofenac, ketorolac 또는 ibuprofen 경구 또는 정맥으로 충분한 용량을 조기 투여한다.
- Diclofenac 좌제를 수술 중에 투여하는 방법은 30분 이내 짧은 수술에서는 효과가 적다.[18]
- 수술 기간 중 아편유사제의 투여
- Bupivacaine 또는 ropivacaine, levobupivacaine 등을 천자부위에 주입한다(침윤마취).
- 외과의사에게 환(ring; 불임기구)의 사용을 피하도록 권고한다.
- 부드러운 수술수기와 수술 후에 가능한 범위에서 충분하게 가스를 배출시키고 복강외 가스의 잔류를 최소화한다.
- 불임수술과 복강내 수술에서 외과의사에 의한 복강내 bupivacaine 0.5% 10-20 ml 또는 ropivacaine(0.2 % 10-20 ml)을 Cul de sac에 점적한다.[19,20]
- 통증이 계속된다면 진정을 위하여 fentanyl 25-50 ㎍을 정맥 투여한다.
- 가능한 범위에서 morphine의 사용을 자제한다.
- 수술 후 진통을 위하여 NSAIDs와 paracetamol 또는 codeine을 혼합하여 투여한다.

5) 항구토제

- Propofol을 마취유도와 유지에 사용한다면 대부분에서 항구토제는 필요하지 않다.
- 오심과 구토가 계속되는 환자에서 ondansetron 또는 granisetron은 효과적인 항구토제이다.[21]

6) 국소 또는 부위마취와 진정[22)]

- 협조가 잘되는 환자의 불임수술에서 이용할 수 있다.
- 복강내 장기의 조작이 필요하다면 적합하지 못하다.
- 머리부위를 낮게 하거나 복강을 팽창시키는 조작에서는 진정을 유지하기 힘들다.
- 복강 팽창에 N_2O를 사용한다면 불편함을 감소시킬 수 있다.

※ 경질 복강경(Transvaginal laparoscopy)

질식 복강경은 표준 복강경의 변형된 수기로 부인과에서 난소와 나팔관 주위의 병변을 직접 관찰하는 방법이다.[23)] 과거에 시행되었던 culdoscopy보다 진정된 자세에서, 표준 복강경과 같이 Trendelenburg 체위와 이산화탄소가스를 사용하지 않고, Ringer lactate 용액 200-500 ml를 사용하며, 침습 정도가 적다. Cul de sac 주위의 난소와 자궁의 주변 장기를 직접 관찰 할 수 있어 임신과 관련된 검사와 진단 및 난자 체취 등에서 적용하며 주위 조직의 손상이 적은 장점이 있다. 그러나 복강내 장기를 전체적으로 볼 수 없어 소수술 만이 가능하다는 단점이 있다.[24-27)]

수기에서 환자는 앙와위 또는 쇄석위를 하고, 천자 바늘이 가늘어서 손상이 적으며 다른 방법보다 난소와 나팔관 등의 장기에 접근성이 좋다. 주위를 팽창시키기 위하여 Ringer lactate 용액을 사용하므로 이산화탄소가스에 의한 복막과 횡격막 자극 효과가 없다.[28)] 그러므로 당일수술에 적합한 시술로 예측된다.

합병증으로는 자궁 후벽 천자, 천자부위 출혈, 직장 천공 등이 초래될 수 있다. 이러한 위험을 최소화하기 위하여 천자 전에 경질 초음파를 이용하여 천자를 예정한 부위를 확인 한 후에 시도한다.[27,29)]

마취 관리에서도 복강경 수술보다 간단하며 다른 외과와 부인과 수술에서와 같이 환자 상태와 외과의사의 요구 및 침습 정도와 범위에 따라서 진정마취, 부위마취 및 전신마취 등을 제공할 수 있을 것이다.

외부 성기와 자궁 경부 수술

- Bartholin 낭종 또는 농양
- 외음순 수술, 예. 생검, 낭종.
- 경부 원추 생검(cervical cone biopsy)

1. Batholin 낭종 또는 농양

- 크다면 매우 통증이 심하다.
- 감염이 있다면 국소 진통은 금기이다.
- 큰 낭종 또는 농양은 당일수술에 적합하지 못하다.

2. 외음순 수술

- 국소마취가 기본적이다. 통증이 심하다.
- 국소마취 단독으로 시술하거나 진정 또는 전신마취를 함께 한다.

3. 원추 생검

- 출혈을 제외하면 문제점은 드물다.
- 국소 침윤은 laser 원추 생검에 충분하다.[30)]

4. 국소 또는 부위마취

- 안장차단(Saddle block)을 적용할 수 있다.[31)]

[참고문헌]

1. Jones MJ, Mitchell RWD, Hindocha N, et al: The lower oesophageal sphincter in the first trimester of pregnancy: comparison of supine with lithotomy positions. Br J Anaesth 1988; 61: 475-6
2. Levy DM, Williams OA, Magides AD, et al: Gastric emptying is delayed at 8-12 week's gestation. Br J Anaesth 1994; 73: 237-8
3. Brock-Utne JG, Dow TGB, Dimopoulos GE, et al: Castric and lower oesophageal sphincter (LOS) pressure in early pregnancy. Br J Anaesth 1981; 53: 381-4
4. Millar JM, Hall PJ: Nausea and vomiting after prostaglandins in day case termination of pregnancy. The efficacy of low dose droperidol. Anaesthesia 1987; 42: 613-8
5. Osborne GA, Rudkin GE, Moran P: Fluid uptake in laser endometrial ablation. Anaesth Intens Care 1991; 19: 217-9
6. Smith I: New anaesthetics & techniques for day case surgery. Minerva Anestesiol. 1999; 65: 405-9
7. Adelantado JM, Rees MCP, Lopez Bernal A, et al: Increased uterine prostaglandin E receptors in menorrhagic women. Br J Obstet Gynaecol 1988; 95: 162-5
8. Goulson DT: Anesthesia for outpatient gynecological surgery. Curr Opin Anaesthesiol 2007; 20; 195-200
9. Munro MG: Endometrial ablation: Where have we been? Where are we going? Clin Obstet Gynecol 2006; 49: 736-66
10. Cooper KG: Outpatient. endometrial ablation. Best Pract Res Clin Obstet Gynaecol 2005; 19: 799-807
11. Wallage S, Cooper KG, Graham WJ, et al: A randomised trial comparing local versus general anaesthesia

for microwave endometrial ablation. BJOG 2003; 110: 799-807
12. Natalini G, Lanza G, Rosano A, et al: Standard laryngeal mask airway and LMA-ProSeal during laparoscopic surgery. J Clin Anesth 2003; 82: 57-60
13. Maltby JR, Beriault MT, Watson NC, et al: LMA-Classic and LMA-ProSeal are effective alternatives to endotracheal intubation for gynecologic laparoscopy. Can J Anaesth 2003; 50: 71-7
14. Viira D, Myles PS: The use of the laryngeal mask in gynaecological laparoscopy. Anaesth Intensive Care 2004; 32: 560-3
15. Moiniche S, Jorgensen H, Wetteralev J, et al: Local anesthetic infiltration for postoperative pain relief after laparoscopy: a quantitative and quantitative systematic review of intraperitoneal, port-site infiltration and mesosalpinx block. Anesth Analg 2000; 90:899-912
16. Boddy AP,Mehta S, Rhodes M: The effect of intraperitoneal local anesthesia in laparoscopic cholecystectomy: a systematic review and meta-analysis. Anesth Analg 2006; 103:682-688
17. Brimacombe J, Berry A: Airway management during gynaecological laparoscpy-is it safe to use the laryngeal mask airway? Ambulatory Surg 1995; 3: 65-70
18. John VA: The pharmacokinetics and metabolism of diclofenac (Voltarol) in animals and man. Rheumatol Rehab 1979; Suppl 2: 22-37
19. Wheatley SA, Millar JM, Jadad AR: Reduction of pain after laparoscopic sterilisation: a randomised, parallel, double blink trial: Br J Obstet Gynaecol 1994; 101: 443-6
20. Loughney AD, Sarma V, Ryall EA: Intraperitoneal bupivacaine for relief of pain following day case laparoscopy. Br J Obstet Gynaecol 1994; 101: 449-51
21. Paxton LD, McKay AC, Mirakhur RK: Prevention of nausea and vomiting after day case gynaecological laparoscopy. Anaesthesia 1995; 50: 403-6
22. Mackenzie IZ, Turner E, O'Sullivan GM, et al: Two hundred out-patient laparoscopic clip sterilisations using local anaesthesia. Br J Obstet Gynaecol 1987; 94: 449-53
23. Gordts S, Puttemans P, Gordts SY, et al: Transvaginal laparoscopy. Best Pract Res Clin Obstet Gynaecol. 2005; 19: 757-67
24. Diamond E: Diagnostic culdoscopy in infertility: a study of 4,000 outpatient procedures. The Journal of Reproductive Medicine 1978; 21: 23-30
25. Gmoth C, Godehardt D, Godehardt E, et al: Time to pregnancy: results of the German prospective study and impact of the management of infertility. Human Reproduction 2003; 18: 1959-66
26. Gordts S, Campo R, Rombauts L, et al: Endoscopic visualization of the process of fimbrial ovum retrieval in the human. Human Reproduction 1998; 13: 1425-8
27. Gordts S, Waterlot A, Campo R, et al: Risk and outcome of bowel injury during transvaginal pelvic endoscopy. Fertility and Sterility 2001; 76: 1238-41
28. Mol BW, Collins JA, Burrows EA, et al: Comparison of hysterosalpingography and laparoscopy in predicting fertility outcome. Human Reproduction 1999; 14: 1237-42
29. Gordts S, Campo R, Brosens I: Experience with transvaginal hydrolaparoscopy for reconstructive tubo ovarian surgery. Reproductive Biomedicine Online 2002; 4(supple 3): 72-5
30. Helkjaer PE, Eriksen PS, Thomsen CF, et al: Outpatient carbon dioxide laser excisional conization for cervical intra epithelial neoplasia under local anaesthesia. Acta Obstet Gynaecol Scand 1993; 72: 302-6
31. Korhonen AM: Use of spinal anaesthesia in day surgery. Curr Opin Anaesthesiol. 2006; 19: 612-6.

Chapter 17-2

일반외과 수술

체표면 수술

- 종과 혹(lump and bump): 피지낭종, 지방종 등
- 유방 종 생검과 절제술
- 정계정맥류 - 결찰, 적출, 박리
- 발톱의 적출 또는 박리
- 모소낭종(pilonidal sinus)

1. 마취과적 문제

1) 환자

- 유방종의 제거는 여자에게 정서적으로 자극적인 수술이므로 마취방법의 선택에 신중하여야 한다.

2) 수술 중 문제점

- 전신마취 또는 부위마취에서 국소침윤법까지 모두 적용할 수 있다.
- 국소 진통은 병소가 적은 경우에 이용할 수 있으나 큰 경우에는 적용이 쉽지 않다.
- 복와위는 일부 정계정맥류와 모소낭종 수술에서 필요하다.

3) 수술 후 문제점

- 국소 감염이 있다면 국소마취제 사용은 금기이다.
- 특히 발톱과 모소낭종 수술 등에서 epinephrine이 혼합된 국소마취제는 금기이다.
- 상처 배액이 일부 수술에서 필요하며 일반적으로 배액을 위한 배액관은 퇴원 후에 제거한다.
- 모소낭종은 수술 후 통증이 심하며 수술 부위에 따라서 차이가 크다.

2. 마취와 진통 방법

1) 수술 전

- 진정제의 전 처치가 필요하며 불안해하는 환자에서는 반드시 투여하여야 한다.
- 국소마취를 적용하지 않는다면 NSAIDs를 수술 전에 경구 투여 또는 조기에 정맥투여가 진통에 효과적이다.(제 5 장 참조)

2) 전신마취

- 체표면 수술은 비교적 통증이 크므로 수술 시작 시기에는 깊은 마취가 필요하다.
- 대부분에서 근이완제는 필요하지 않다.
- 후두마스크는 앙와위, 측와위와 3/4 복와위에서 효과적이다.
- 복와위에서 상후두 기도유지기(예;후두마스크)는 여윈 환자에서도 주의하여 사용하여야 한다. 기도 유지는 수술 시작 전에 확인해야 하며 문제점이 발생한다면 즉시 앙와위로 전환할 수 있어야 한다.
- 일반외과 수술에서 위험도가 높은 환자를 제외하고 예방목적의 항구토제는 드물게 필요하다.

3) 국소 또는 부위마취

- 심한 불안을 호소하는 환자에게는 진정제 투여가 필요하다.
- 국소 침윤은 대부분의 수술에서 이상적이다.
- Lidocaine 1% 또는 2 % 용액에 epinephrine과 bupivacaine의 혼합은 빠른 작용발현과 지속 시간을 연장한다. 그러나 수술을 준비하는 시간이 필요하므로 bupivacaine도 효과적이다.
- Epinephrine의 혼합은 출혈이 적은 수술시야를 제공한다.
- 유방 수술에서 paravertebral block은 마취와 진통에 효과적이다.
- 수술 후 통증, 오심과 구토를 저하시킬 수 있다.[1-4)]
- 손가락 차단(digital block) 또는 환 차단은 손, 발톱 수술에서 유용하다.
- Epinephrine이 포함된 국소마취제는 사용하지 않는다.
- 발가락에서 국소마취제는 중족골(metatarsal bone) 머리부위에서 근위부위로 주입하며, 감염된 부위에서 거리를 두고 주입한다.
- 척추 또는 경막외 마취는 정계정맥류 수술에서 유용하다.

4) 진통

• 외과의사의 협조로 전신마취를 하였더라도 수술 전과 후에 절개부위에 장시간 작용 국소 마취제(예; bupivacaine, ropivacaine)로 침윤마취를 실시한다. 특히 유방종을 절제 한 후 통증이 심할 것으로 예상되는 경우에 효과적이다.
• 외과의사가 국소마취로 수술을 하였다면 장시간 진통작용을 유지할 수 있도록 levobupivacaine, ropivacaine 단독으로 또는 lidocaine과 혼합하여 사용한다.
• Paracetamol과 진통제의 혼합사용은 일반적으로 퇴원 후 진통에 효과적이다. 정계정맥류 수술에서 NSAIDs와 paracetamol 500 mg 또는 codeine 30 mg 등을 사용할 수 있다.

탈장 봉합술

• 서혜부 탈장 - 개방성
• 대퇴탈장(femoral hernia)
• 배꼽헤르니아(umbilical hernia)
• 상복부 헤르니아(epigastirc hernia)
• 적은 절개 헤르니아(small incisional hernia)

1. 서혜부 탈장

1) 마취과적 문제점

• 환자의 대부분은 남자이며 일반적으로 마취과적인 문제는 거의 없다.
• 장골서혜신경과 장골하복신경 차단은 원하지 않는 대퇴신경 차단을 초래할 수 있다. 이러한 대퇴신경 차단으로 걸을 수 없게 되어 퇴원을 지연시킬 수 있다.

2) 외과적 문제

• 개복수술과 복강경 수술법의 장점에 대한 논란이 많다.
• 복강경 탈장 봉합술은 직장으로 빠르게 복귀시키지만 전신마취에서는 지연될 수 있으며, 일반적으로 전신마취를 원하지만 회복 중에 문제점이 있으며[5] 비용절감 효과가 적다.[6,7] 복강외측 접근법은 결과는 같으나 복강으로 접근하는 방법보다는 문제점이 적다.[8]
• 상대적으로 당김 없이 봉합(mesh repair)하는 것이 단순하고 회복 중에 합병증도 적으며 결과도 좋다고 하였다.[9] Mesh rapair는 종래의 darn repair보다 퇴원 후 불편함이 적고,[10]

조기에 직장에 복귀할 수 있으며,[11] 동시에 양측에 시술할 수 있다.[12]

- 일부 외과의사들은 봉합에 따른 장력의 정도를 판단할 수 있도록 개복 수술에서도 근이완제의 사용을 원하지 않는다.
- 수술 중 항생제의 사용은 mesh의 삽입에 따른 문제점을 해결하기 위하여 사용한다.
- 국소 또는 부위마취는 당일수술 센터에서 효과적인 진통을 제공하지만 국소마취가 사라지게 되면 퇴원 후 통증은 고려되어야 할 문제점이다.

3) 치료방법

a. 개복수술을 위한 전신마취

- 후두마스크와 같은 상후두 기도유지기가 유용하다. 많은 중년의 과체중 환자에서 기도유지가 어려우며 후두마스크가 안면 마스크보다 효과적으로 기도를 유지시킬 수 있다.
- Propofol을 지속 주입하는 방법 또는 propofol 유도후 흡입마취를 하는 방법 모두 가능하다.
- 적은 양의 alfentanil(7 ㎍/kg) 또는 fentanyl(1-1.5 ㎍/kg)은 부위마취 또는 국소 침윤마취에서 주사바늘의 천자에 따른 통증에 효과적이다.
- 마취유도 후 수술을 시작하기 전에 bupivacaine 또는 ropivacaine으로 장골서혜신경과 장골하복신경 차단을 먼저 실시하는 것은 얕은 마취 깊이를 유지 할 수 있다.
  차단을 수술 전에 한다면 수술 후 통증도 저하된다.[13]
- 얕은 마취 또는 진정(마취)으로 수술을 실시한다면 차단의 정도 또는 침윤마취 상태를 점검하여 필요하다면 추가 침윤마취를 외과의사가 실시한다.

b. 국소 또는 부위마취

- 장골서혜신경과 장골하복신경 차단은 수술 후 통증과 진통제 요구량을 저하시킬 수 있는 이상적인 마취방법으로 필요에 따라서 진정을 추가 실시할 수 있다. 전신마취에 비하여 효과가 빠르고 비용부담이 적고 회복시간이 짧다.[14]
- 국소 또는 부위마취가 척추마취와 경막외 마취보다 선호된다. 회복시간이 짧고 수술 후 통증이 척추마취에 비하여 저하된다.
- 미추 경막외 마취는 하복부 이하 수술에서 효과적이지만 배뇨, 거동 및 퇴원을 지연시킬 수 있다.[1]

c. 침윤마취

- 침윤마취는 수술 후 진통에 부위마취와 비슷한 효과를 갖는다.[15]
- Levobupivacaine, bupivacaine과 ropivacaine 등은 진통작용이 장시간 지속된다.

d. 장골서혜신경과 장골하복신경 차단

- 수술 후 진통에 효과적이지만 전신마취를 하지 않는다면 추가로 침윤마취가 필요하다.
- 음부대퇴(genitofemoral) 신경의 차단을 위하여 치골결절과 치골의 상부 가장자리 주위에 침윤마취가 필요하다. 이러한 침윤마취가 실패한다면 수술부위의 내측 끝부위에 통증이 초래된다.
- 대퇴신경 차단은 장골서혜신경 차단의 결과로 나타난다. 내복사근(internal oblique muscle) 깊게 대퇴신경 주위로 내측으로 국소마취제를 주입하게 된다.[16]

조심스럽게 시술하고 주위 조직을 쉽게 감지할 수 있는 짧은 사단의 바늘을 사용하여 주입한다.

e. 수술 후 진통

- 장골서혜신경 차단은 처음에 실시한 차단이 효과적이라면 대부분에서 필요하지 않지만 수술 후에 당일수술 센터에서 재실시 할 수 있다.
- 환자에게는 국소마취가 사라지게 되어 통증을 느끼기 전에 진통제를 복용하여야 한다는 것을 숙지시켜야 한다.
- NSAIDs는 국소마취가 사라지기 전에 투여를 시작하여야 한다. 이러한 방법은 효과적인 수술 후 진통을 제공한다.
- Paracetamol 500 mg, codeine 30 mg 처방은 수술 후에도 필요하며 수술 후 첫날 취침 전에 NSAIDs를 복용한다.[17]
- 진통제는 가정에서 5일정도 복용할 수 있도록 준비한다.

2. 대퇴탈장(femoral hernia) 봉합술

1) 마취과적 문제점

- 노인 여자에서 많다.
- 장골서혜신경과 장골하복신경 차단은 통증을 완전하게 차단하지는 못한다.

2) 치료방법

- 국소마취와 함께 필요하다면 진정을 추가 실시한다.
- 장골서혜신경 차단이 충분하지 못하다면 국소적으로 침윤마취를 추가로 실시할 수도 있다.
- 전신마취를 이용한다면 근이완이 반드시 필요하지는 않다.

3) 상복부 헤르니아, 제대 헤르니아와 절개 헤르니아

- 수술 부위가 적다면 국소마취로 적절하게 실시할 수 있다.
- 전신마취가 필요하다면 수술 부위가 적고 위식도 역류가 없는 환자에서는 후두마스크가 적합하다.
- 탈장이 크다면 근이완과 기관내 삽관이 필요하다.
- 외과의사가 국소마취제를 침윤시키는 방법은 수술 전에 실시한다.

복강경 수술(제 16 장 참조)

- 담낭절제술
- 탈장 봉합술

1. 복강경 담낭절제술

1) 마취과적 문제점

- 비만과 위식도 역류와 담낭질환은 동반된다.
- 상복부 수술이다.
- 수술 시간이 길어질 수 있다.
- 개복수술로 전환 될 수 있다.
- PONV가 흔히 발생하며 퇴원을 지연시킬 수 있다.
- 수술 후 통증으로 퇴원이 지연될 수 있다.
- 수술 후 회복시간이 길어질 수 있으며 24시간 병원에 머무르도록 권장한다.[18]
- 당일수술로는 다소 부담스러운 수술이다.

2) 치료방법

- 회복에 시간이 필요하므로 수술은 당일 일찍이 시작할 수 있도록 계획한다.
- Ranitidine과 metoclopramide를 위 역류 예방 목적으로 권장한다.
- 전신마취가 필요하다.
- 기관내 삽관을 권장한다.
- 수액공급이 필요하다.
- Propofol 주입과 ondansetron 예방 투여는 PONV를 저하시킨다.
- 오심과 구토가 지속된다면 ondansetron 등 항구토제 투여를 고려한다(제 10 장 참조).
- 수술 시작 전에 국소마취제 침윤은 진통제 요구량을 저하시킨다.
- 복강내 국소마취제 주입은 효과가 의심스러우나 시도할 수도 있다(제 16 장 참조).
- 수술 후 진통으로 fentanyl 25-50 ㎍을 환자가 편안함을 느낄 때까지 부작용을 확인하면서 사용할 수 있다.
- NSAIDs와 paracetamol 또는 codeine을 수술 후 진통을 위하여 5일 동안 사용한다.
- 수술 다음 날 전화방문으로 확인하는 것은 필수적이다.

2. 복강경 탈장 봉합술

- 복강경 담낭절제술과 같은 마취방법이 필요하다.
- 서혜부로 국소마취제의 복강내 점적을 위하여 머리를 높게 위치한다.

항문 주위 수술

- 항문 신전
- 외측 괄약근 절개술
- 치질의 banding 또는 injection
- 치절제술

1. 마취과적 문제점

- 항문 신전은 후두 경련을 예방하기 위하여 깊은 마취가 필요하다.
- 이러한 수술들은 후에 심한 통증의 원인이 될 수 있다.
- 요정체와 변비를 유발하는 수기와 약제는 피하여야 한다.

2. 치료방법

- 미추 경막외마취와 척추마취는 효과적이지만 요정체로 퇴원을 지연시킬 수 있다.
- 일반적으로 전신마취가 필요하다.
- Propofol 마취는 항문신전 직전에 국소마취제를 이용한 침윤마취를 시도하거나 remifentanil 0.05-1.0 ㎍/kg/min 또는 alfentanil 3-7 ㎍/kg의 일시 주입은 마취를 효과적으로 빠르고 깊게 유지할 수 있다.[19,20]
- NSAIDs의 조기 투여와 epinephrine을 포함한 bupivacaine의 국소침윤은 효과적인 진통을 제공한다.[21]
- Codeine을 포함한 진통제는 변비를 유발할 수 있으므로 사용하지 않는다. NSAIDs와 codeine이 없는 paracetamol을 함께 사용한다.
- 완하제(laxatives)를 가정에서 복용할 수 있도록 처방한다.

[참고문헌]

1. Tong D, Chung F: Postoperative apin control in ambulatory surgery. Surg Clin North Am 1999; 79: 401-30
2. Greengrass R, O'Brien F, Lyerly K, et al: Paravertebral block for breast cancer surgery. Can J Anaesth 1996; 43: 858-61
3. Tan LR, Guenther JM: Outpatient definitive breast cancer surgery. Am Surg 1997; 63: 865-7
4. Cooter RD, Rudkin GE, Gardiner SE: day case breast augmentation under paravertebral blockade; a prospective study of 100 consecutive patients. Aesthetic Plast Surg 2007; 31: 666-73
5. Rudkin GE, Maddern GJ: Periperative outcome for day case laparoscopic and open hernia repair. Anaesthesia 1995; 50: 589-9
6. Lawrence K, McWhinnie D, Goodwin AL, et al: Randomised controlled trial of laparoscopic versus open repair of inguinal hernia: early results. Br Med J 1995; 311: 981-5
7. Shrenk P, Woisetschlager R, Rieger R, et al: Prospective randomized trial comparing postoperative pain and return to physical activity after transabdominal preperitoneal, total preperitoneal or shouldice technique for inguinal hermnia repair. Br J Surg 1996; 83: 1563-6
8. Khoury N: A comparative study of laparoscopic ectraperitoneal and transabdominal preperitoneal herniorrhaphy. J Laparoendosc Surg 1995; 5: 349-5
9. Amid PK, Shulman AG, Lichtenstein IL: An analytic comparison of laparoscopic hernia repair with open 'tension-free' hernioplasty. Int Surg 1995; 880: 9-17.
10. Amendolara M, Perri S, Breda E, et al: [Inguinal hernioplasty: current trends]. G Chir 1995; 16: 239-44
11. Kark AE, Kurzer M, Waters KJ: Tension-free mesh hernia repair: review of 1098 cases using local anaesthesia in a day unit. Ann R Coll Surg Engl 1995; 77: 299-304
12. Amid PK, Shulman AG, Lichtenstein IL: Simultaneous repair of bilateral inguinal hernias under local anesthesia. Ann Surg 1996; 223: 249-52
13. Ding Y, White PF: Post-herniorrhaphy pain in outpatients after pre-incision ilioinguinal-hypogastric nerve block during monitored anesthesia care. Can J Anaesth 1995; 42: 12-5

14. Tverskoy M, Cozacov C, Ayache M, et al: Postoperative pain after inguinal herniorrhaphy with different types of anesthesia. Anesth Analg 1990; 70: 29-35
15. Casey MF, Rice LJ, Hanallah RS, et al: A comparison between bupivacaine instillation versus ilionguinal/iliohypogastric nerve block for postoperative analgesia following inguinal herniorrhaphy in children. Anesthesiology 1990; 72: 637-9
16. Rosario DJ, Skinner PP, Raftery AT: Transient femoral nerve palsy complicating ilioinguinal nerve blockade for inguinal hernionhapy. Br J Surg 1994; 81: 897
17. McEvoy A, Livingstone JI, Cahill CJ: Comparison of diclofenac sodium and morphine sulphate for postoperative naalgeis after day case inguinal hernia surgery. Ann R Coll Surg Engl 1996; 78: 363-6
18. Tuckey JP, Morris GN, Peden CJ, et al: Feasibility of day case laparoscopic cholecystectomy in unselected patients. Anaesthesia 1996; 51: 965-8
19. Abeles G, Warmuth IP, Sequeira M, et al: The use of conscious sedation for outpatient dermatologic surgical procedures. Dermatol Surg. 2000; 26: 121-6
20. Haveran LA, Sturrock PR, Sun MY, et al: Simple harmonic scalpel hemorrhoidectomy utilizing local anesthesia combined with intravenous sedation: a safe and rapid alternative to conventional hemorrhoidectomy. Int J Colorectal Dis. 2007; 22: 801-6
21. Goulding ST, Howell BC: Laparoscopic inguinal hernia repair: Quality of recovery following the use of intraperitoneal bupivacaine. Ambulatory Surg 1995; 3: 75-7

Chapter 17-3

비뇨기과 수술

비뇨기과 환자에서는 노인이 많으며 당일수술에 적합한 환자가 적으므로 경험있는 마취과 의사는 적절한 수술 전 평가와 함께 수술의 취소와 합병증 및 예기치 않는 입원을 저하시킬 수 있어야 한다.

내시경 수술

- 굴곡성 방광경
- 요도경 - 협착의 확장과 절제
- 방광경 - 진단과 방광 종양의 절제
- 방광 경부 절개
- 짧은 기간의 방광 팽창술
- 요도경과 stent 삽입과 제거
- 결석 파괴 또는 제거 수술
- Laser 전립선 절제술

1. 마취과적 문제점

1) 환자

- 대부분이 노인이다.
- 재수술이 필요할 수 있다.
- 신장기능에 이상이 있을 수 있다.
- 이러한 문제점은 있으나 대부분에서 수술 후 회복에는 문제가 없다.

2) 수술 중 문제점

- 국소마취에서 얕은 마취깊이에서는 지속발기증(priapism)을 유발하여 수술을 어렵게 만

들고 결국은 중도에 그만두게 하거나 전신마취로 전환하여야 한다.

- 병리학적 변화를 예상할 수 없으므로 수술시간을 예상하기가 어렵다.
- 출혈, 특히 방광암 절제술에서 문제점이다.

3) 수술 후 문제점

- 산통(colic)은 요관 수술 후에 심하며 특히 결석 파괴 또는 역행성 신우 조영술에서 심하다.
- 요정체
- 도뇨관 거치가 필요하다.
- 방광 세척을 하지 않으면 혈종이 발생할 수 있다.
- 입원은 계획된 수술보다 크게 확대되는 경우에서 많다.

4) Laser 전립선 절제술[1)]

- 통증이 문제가 되는 경우는 드물다.
- NSAIDs를 수술 전에 투여하는 것은 출혈을 증가시킬 수 있다.
- 출혈과 많은 수분 흡수가 유발될 수 있다(water intoxication).
- 요 정체가 가장 흔한 문제이다.
- 환자를 좋은 조건으로 퇴원시켜야 하며, 수술 다음 날 확인하는 전화방문은 기본 과정이다.

2. 치료방법

1) 환자의 평가

- 비뇨기과 당일 수술에 규칙적으로 관심이 있고 경험이 있는 마취과의사를 배치한다.
- 마취과의사에 의하여 환자의 수술 전 평가를 할 수 있도록 한다.
- Creatinine과 전해질을 검사한다.
- 한 번의 수술 전 평가로 노인과 ASA 3급 환자를 수술하는 것은 문제점을 유발할 수 있다.

2) 전신마취

- 후두마스크가 유용하다. 특히 1시간이내 짧은 시간이 소요되는 수술에서 효과적이다.
- Propofol을 이용한 마취의 유도와 유지는 수술에 적절한 상태를 제공하며 남자 환자에서도 PONV는 발생할 수 있으나 드물다.
- 음경지속발기증(Priapism)은 ketamine 정맥투여로 치료되지만 적은 양의 α-아드레날린

성 작용제를 음경내 주입하는 방법도 있다(1-2 ml의 phenylephrine 0.5 mg을 0.9% 식염수에 희석액,[2] metaraminol 0.5 mg을 0.9% 식염수에 희석액,[3] 또는 epinephrine 0.01 mg(1 ml 1:100,000) 0.9% 식염수 10 ml에 희석액[4]).

3) 부위 또는 국소 진통과 진정

- 굴곡성 방광경은 국소마취로 실시할 수 있다.
- 여자 환자에서 국소마취로 할 수 있다.
- 진정마취가 반드시 필요한 것은 아니다.
- 방광 팽창은 불편함을 호소하므로 일반적으로 전신마취를 필요로 한다.
- 요 정체를 초래하는 마취는 피하여야 한다(예; 장시간 작용하는 국소마취제를 이용한 척추마취 또는 미추 경막외 마취).

4) 진통

- Alfentanil과 fentanyl을 수술 중에 투여하는 것으로 충분하다. 특히 진단 목적의 시술에서 효과적이다. Remifentanil을 사용하는 경우에는 작용시간이 짧으므로 수술 후 진통에 주의하여야 한다.
- NSAIDs는 통증이 있는 수술에서 경구 또는 정맥으로 투여한다. 특히 요관 수술과 쇄석술에서 효과적이다.
- 조기에 NSAIDs 복용은 방광 종양 또는 전립선 절제술에서 수술 중 출혈을 증가시킬 수 있다. 출혈 가능성이 있으면 필요에 따라서 수술 후에 투여한다.
- 방광내 bupivacaine 주입은 방광 통증에 도움이 된다.[5]
- 요관 이상 부위에 외과의사에 의한 0.5% bupivacaine 20 ml 점적은 쇄석술에 따른 통증에 도움이 된다.
- Fentanyl 정맥 투여는 쇄석술 후 요관 통증에서 투여할 수 있다.
- 먼저 투여하지 않았다면 수술 후에 NSAIDs와 paracetamol과 다른 진통제를 함께 투여하면 효과적이다.

5) 수술 후 배뇨 카테터의 거치

- 출혈이 계속된다면 세척이 필요하다.
- 카테터 제거에 실패하거나 배뇨가 어렵다면 카테터를 가지고 귀가시키는 방법도 적용할

수 있다.

- 이러한 방법은 가정에서 요 정체를 쉽게 치료할 수 있다.
- 1-3일 후에 환자가 재방문하여 학인 후에 카테터를 제거한다.

음낭 수술

- 정관절제술
- 정관 회복술
- 음낭수종 또는 정액류 수술
- 고환 생검

1. 마취과적 문제점

- 젊은 환자에서 많으며 대부분이 정신적으로 예민하다.
- 수술 후의 통증과 부종이 낮게 평가될 수 있다.

2. 치료방법

1) 전신마취

- 환자의 불안감으로 전신마취가 필요하다.
- 현미경을 사용하는 수술로 시간이 길거나 환자가 원한다면 전신마취가 필요하다.
  예, 정관 회복술.

2) 국소진통과 진정

- 정관절제술에서 흔히 이용한다.
- 부위마취(예; 미추 경막외마취 또는 척추마취)를 이용하지만 회복은 빠르지 않다.
- 음부대퇴신경 차단은 음낭마취를 제공하지 못한다. 외과의사가 국소와 정관에 침윤하여야 한다.

3) 진통

- 빠른 진통을 위하여 NSAIDs와 paracetamol과 진통제를 함께 조기 복용한다.
- 수술 후에 음낭을 적절하게 지지해주는 보조 받침이 필요하다.

기타 수술

- 포경수술
- 정계정맥류 수술 - 복강경 또는 개복수술
- 고환절제술
- 체외충격파 쇄석술 (Extracorporeal shock wave lithotripsy, ESWL)

1. 포경수술

1) 환자

- 젊은 환자가 많으므로 불안감이 클 수 있다.
- 노인에서는 국소마취로 충분하다.

2) 전신마취

- 수술 전에 외과의사에 의한 침윤마취 또는 배부 음경차단과 함께 propofol 유도는 얕은 진정 깊이의 마취로 시술할 수 있다. 이러한 방법은 효과적인 수술조건 제공과 함께 빠르고 통증 없이 회복된다.

3) 국소마취

- 진정의 실시와 관계없이 불안감이 적은 환자에서 적용한다.
- 의식이 있는 환자에서 배부 차단은 차단을 시술하기 전에 lidocaine으로 피부 침윤을 실시한다. 환자가 의식이 있거나 불안해 한다면 어려우며 항상 견디어 내는 것은 아니다.
- 배부 음경차단은 배부 정맥과 음경내 주입을 피하여 완전하게 하여야 한다. Epinephrine이 포함된 약제는 금기이다.
- 외과의사에 의한 국소마취제 침윤 또는 환 차단(ring block)은 효과적이다.
- 미추 경막외마취는 효과적이지만 성인에서 수술 후 요정체를 유발할 수 있다. 짧은 작용시간 국소마취제를 사용하면 수술 후 진통의 지속시간도 짧아진다.
- Lidocaine 연고 또는 젤리 등으로 수술 후 통증을 완화시킬 수 있다.[6,7]

4) 진통

- 배부 차단 또는 침윤마취는 여러 시간 동안 효과적인 진통을 제공한다.
- 수술 후 진통에 lidocaine 젤의 국소적용과 진통을 목적으로 paracetamol과 NSAIDs와 함

께 사용할 수 있다.

2. 정계정맥류 수술

- 복강경으로도 수술할 수 있다(제 16 장 참조).
- Groin incision을 한다. 피부절개부위가 낮으면 장골서혜신경 차단으로 충분하지만 높다면 부위에 추가로 침윤마취를 외과의사에게 의뢰하여야 한다.

3. 고환절제술

- 전립선 암종이 동반된 고령 환자가 많으므로 세심한 평가가 필요하다.
- 일반적으로 서혜부 근처에서 피부 절개를 한다.
- 장골서혜신경 차단과 침윤마취를 함께 한다면 효과적이다.
- 서혜부 절개가 가장 통증이 심한 부위이므로 장골서혜신경 차단이 적절하다.
- Spermatic cord block 도 수술 후 통증치료에 효과적이다.[6,8]

4. 체외충격파 쇄석술

1) 마취과적 문제

- 제 2세대 이후의 쇄석기는 수조에 침수조작이 필요 없으므로 쇄석술은 당일수술로 적합하다.
- 쇄석파에 의한 옆구리 통증과 결석 가루의 통과에 따른 통증이 매우 심할 수 있다.
- 여자에서 통증이 더 심하다. 쇄석파에 대한 근육의 충격흡수가 적기 때문으로 추측한다.
- 통증은 쇄석술을 시술하는 동안에만 나타나며, 반복 시술이 필요하다.
  Propofol과 remifentanil을 이용한 PCA(patient control anagesia)를 적용할 수 있다.[9]
- PONV가 흔히 나타나며, 여자에서 많으며 발생률은 30% 이다.[10]
- 시술 중 또는 후에 혈압이 상승할 수 있다.
- T6 이상에서 척추손상이 동반된 환자에서는 자율신경계반사 이상항진(autonomic hyperreflexia)를 유발할 수 있다.[11]

2) 치료방법

- 체외충격파는 일반적으로 진통과 진정만으로 시술할 수 있다.
- 전신마취는 드물게 적용될 수 있다.
- 환자는 만족할 수 있는 양질의 감시를 하여야 한다. 쇄석기 운영자에 의한 감시는 충분하

지 못하여 환자상태가 나빠지거나 통증을 인식하지 못할 수 있다.
- 어두운 방에서 시술하므로 완전하게 감시장비를 가동하여야 한다.
- 마취과의사는 진통제와 진정제를 항상 정맥 투여할 준비가 되어 있어야 한다.

환자는 표준 퇴원 지침에 적합할 때까지 퇴원할 수 없다. 흔히 수술 후 통증으로 상태가 변화될 수 있다.

a. 진통

- Diclofenac 100 mg 경구 또는 좌약을 30-60분전에 먼저 투여하면 아편유사제의 요구량을 감소시킬 수 있다.[12,13]
- EMLA를 바르면 옆구리 통증이 해소되며 특히 남자에서 효과적이다.[14,15]
- Alfentanil, fentanyl 및 pethindine의 정주와 함께 midazolam의 정주 또한 효과적이다.
- Alfentanil 25 ㎍의 일시주입과 함께 1분의 lockout 간격으로 patient-controlled analgesia(PCA)는 체외충격파 적용에서 높은 전압을 사용할 수 있으며 치료시간도 단축시킬 수 있다.[16]
- 적은 용량의 alfentanil을 일시주입과 함께 지속주입도 효과적이다.[17]
- NSAIDs의 전투약과 alfentanil PCA도 매우 효과적인 방법이다.

b. 항구토제

- 특히 PONV의 위험이 있는 환자에서 통상적으로 항구토제 투여를 고려한다.

[참고문헌]

1. Keoghane SR, Miller JM, Cranston DW: Is day case prostatectomy feasible? Br J Urol 1995; 76: 600-3
2. Muruve N, Hosking DH: Intracorporeal phenylephrine in the treatment of priapism. J Urol 1996; 155: 141-3
3. Quinney N, Lomas I: Treatment of priapism during transurethral resection of prostate. Br J Hosp Med 1995; 54: 393-4
4. Zappala SM, Howard PJ, Hopkins TB, et al: Management of intraoperative penile erections with diluted epinephrine solution. Urology 1992; 40: 76-7
5. Matthews RD, Nolan JF, Libby-Straw JA, et al: Transurethral surgery using intravesical bupivacaine and intravenous sedation. J Urol 1992; 148: 1475-6
6. Tong D, Chung F: Postoperative pain control in ambulatory surgery. Surg Clin North Am 1999; 79: 401-30
7. Tree-Trakam T, Pirayavaraporm S: Postoperative pain relief for circumcision in children: comparison among

morphine, nerve block, and topical analgesia. Anesthesiology 1985; 62: 519-22
8. Burden RJ, O'Kelly SW, Sutton D, et al: Spermatic cord block improves analgesia for day-case testicular surgery. Br J Urol 1997; 80: 472-5
9. Medina HJ, Galvin EM, Dirckx M, et al: Remifentanil as a single drug for extracorporeal shock wave lithotripsy: a comparison of infusion doses in terms of analgesic potency and side effects. Anesth Analg. 2005; 101: 365-70
10. Watcha MF, White PF: Postoperative nausea and vomiting. Its etiology, treatment, and prevention. Anesthesiology 1992; 77: 162-84
11. Kovac al: Recovery room risk and outcome associated with renal extracorporeal shock wave lithotripsy. J Clin Anesth 1993; 5: 364-8
12. Dawson C, Vale JA, Corry DA, et al: Choosing the correct pain relief for extracorporeal lithotripsy. Br J Urol 1994; 74: 302-7
13. Fredman B, Jedeikin R, Olsfanger D, et al: The opioid-sparing effect of diclofenac sodium in outpatient extracorporeal shock wave lithotripsy (EWSL). J Clin Anesth 1993; 5: 141-4
14. Monk TG, Ding Y, White PF, et al: Effect of topical eutectic mixture of local anesthetics on pain response and analgesic requirement during lithotripsy procedures. Anesth Analg 1994; 79: 506-11
15. Bierkens AF, Maes RM, Hendrilkx JM, et al: The use of local anesthesia in second generation extracorporeal shock wave lithotripsy: eutectic mixture of local anesthetics. J Urol 1991; 146: 287-9
16. Schelling G, Weber W, Mendl G, et al: Patient controlled analgesia for shock wave lithotripsy: the effect of self administered alfentanil on pain intensity and drug requirement. J Urol 1996; 155: 43-7
17. Kortis HI, Amory DW, Wagner BK, et al: Use of patient-controlled analgesia with alfentanil for extracorporeal shock wave lithotripsy. J Clin Anesth 1995; 7: 205-10.

Chapter 17-4

성형외과 수술

성형외과 수술은 최소한의 진정과 국소 또는 부위마취로 시술할 수 있다. 이러한 방법은 효과적인 진통과 부드러운 회복 및 빠른 회복과 퇴원을 제공한다.

성형외과 수술

- 피부 병소의 절제술과 피부판(작은 크기부터 중간 크기까지) 및 피부 이식 수술
- 팔목 터널 증후군(carpal tunnel syndrome)의 감압술
- 인대 재건술과 전이술
- 신경 재건술
- 뒤퓌트렌 수축(Dupuytren's contracture)
- 작은 수부 손상
- 지방흡입술
- 유방 증강 형성술(Augmentation mammoplasty)
- 유방고정술(Mastopexy)
- 주름제거 성형술(Rhytidoplasty, face lift)
- 이성형술(Otoplasty, Correction prominent ears)
- 코성형술(Rhinoplasty)
- 안검성형술(Blepharoplasty)

1. 마취과적 문제점

Epinephrine이 혼합된 국소마취제의 다량 주입

- Epinephrine이 혼합된 국소마취제의 여러 번 또는 대량 주입은 최대 허용량에 도달하게 된다.
- 흡입마취제를 사용하는 경우에는 부정맥이 초래될 수 있다.

1) 전신마취

- 기관내 삽관과 함께 혈압 상승은 수술부위에 출혈 증가와 함께 부종의 원인이 될 수 있다.

- 지속적인 긴장(straining), 기침과 구토와 함께 격렬한 각성은 혈종의 원인이 되며 세밀한 피부 봉합에 자극을 줄 수 있다.

2) 진통

- 성형외과 수술에서 NSAIDs의 사용은 논란이 많다. Aspirin과 비aspirin 계 NSAIDs는 bleeding time을 연장하여 출혈 위험이 증가된다.[1] 합병증의 위험은 수술 형태와 밀접한 관련이 있다.

3) 지방흡입술

- 출혈과 수분 손실
  (i) 출혈과 수분 손실의 양적 측정이 어렵다.
  (ii) 당일수술 환자에서 관류량이 저하된다면 문제가 될 수 있다.
- 지방 색전증의 위험이 있다.[2]

4) 비용 효율적인 성형외과 수술

- 당일수술에서 여러 가지 수술기구, 감시기구와 표준 간호관리 등과 함께 진정마취가 필요한 긴 수술이 흔히 실시된다.[3]
- 환자의 만족, 비용 부담, 합병증 발생률 등에 대하여 입원환자의 관리방법과 당일수술에서의 장, 단점을 비교 분석하여 적용한다.

2. 치료방법

1) 전신마취

- 기도 유지에 방해 없이 머리를 움직일 수 있도록 하는 보강된(reinforeced) 후두마스크는 머리와 목 부위 수술에서 유용하다(제 9 장 참조).
- 후두마스크와 같은 상후두 기도유지기의 사용은 혈압상승 및 출혈과 함께 기침, 긴장과 구토를 최소화한다.[4] 또한 기관내 삽관에 따른 혈압상승 반응을 피할 수 있다.[5]

2) 국소와 부위마취(제 11 장 참조)

- 대부분의 성형외과 수술은 환자의 생리적 기능 장애가 거의 없는 표피 수술이다. 반면에 많은 수술들이 국소마취와 진정으로 긴시간(4-5시간) 수술을 한다.
- 환자, 마취과의사와 외과의사의 밀접한 관계유지가 중요하다.

- 효능을 증가시키기 위하여 외과의사가 수술을 시작하기 전에 국소 침윤마취를 실시한다.
- 대부분의 경우에서 최소한의 진정이 필요하지만 국소마취제의 침윤을 실시할 때에는 깊은 안정이 필요하다. 머리와 목 부위 수술에서 기도유지를 위하여 안전한 깊이의 진정을 강조한다. 산소는 입으로(제 12장 참조) 또는 환자의 흉부에 큰 깔대기 모양의 기구를 거치하여 공간을 만들어서 공급할 수 있다.
- 피부이식의 공급부위에는 적절한 진통이 필요하다. 공급 부위가 적다면 EMLA®크림이 선택되며 국소침윤 또는 신경 차단도 실시한다. 대퇴신경과 외측대퇴피신경의 차단은 단독 또는 "3 in 1" 요추신경총 차단으로 할 수 있다.[6]
- 귀와 코의 성형수술은 흔히 전신마취에서 격렬한 각성으로 인한 혈종 형성을 피하기 위하여 진정마취와 함께 국소마취로 시술할 수 있다.

3) 진통

- 진통제 요구량은 대부분의 성형외과 수술에서는 표피 수술이고 국소 또는 부위마취로 시술할 수 있으므로 최소량이다.
- NSAIDs를 복용하였던 환자에서는 출혈 증가의 위험이 있으므로 성형외과 환자에서는 수술 기간 중에 NSAIDs를 투여하여서는 안된다. Aspirin은 수술 10일전에 투여를 중단하여야 한다.
- 정상 bleeding time인 환자에서 피부수술하기 전에 aspirin과 NSAIDs의 투여를 계속할 수도 있다.[7] Otley 등은[8] 수술 전에 투여 중단으로 bleeding time이 현저하게 감소되지 않는 환자들에서 심한 합병증의 위험은 높지 않다고 하였다.
- 출혈로 외과적으로 악화될 수 있는 수술에서 NSAIDs의 처방은 권장되지 않는다.

(i) split skin graft

(ii) full thickness graft

(iii) 주름제거 성형술

(iv) 안검성형술(eyelid reduction)

(v) 뒤퓌트렌 수축(Dupuytren's contracture)

4) 국소마취와 epinephrine

- 국소마취제와 epinephrine의 안전 용량을 사용하여야 한다. 그러나 주입 부위를 고려하여야 한다. 지방 흡입술에서 지방조직에서는 국소마취제가 지연 흡수된다. 최고 lidocaine 농도는 수술 후 11-14시간까지 유지될 수 있다(퇴원 후). Klein은[9] 지방 흡입술에서 35 mg/kg

를 사용할 경우에는 안전 혈중 농도를 유지한다고 하였다.

- 환자는 흡입마취제를 사용하면서 epinephrine을 사용할 경우에는 부정맥이 초래될 수 있으므로 심전도를 감시하여야 한다.

5) 지방흡입술에서 혈액과 수분의 보충(replacement)

- 수술 후에 상당한 양의 수분이 부종을 형성하게 되므로 출혈과 수분 손실량을 측정하기가 매우 어렵다. 수술 수기로 출혈과 수분 손실양을 조절할 수 있다. 희석된 epinephrine 이 혼합된 lidocaine을 여러 군데 충분하게 주입하는 "tumescent liposuction technique" 을 이용한다.[10] 이러한 방법의 장점으로 충분한 마취, 적은 출혈, 우수한 마취과적 결과와 수술 후 진통작용 등을 얻을 수 있다. 그러나 국소마취제의 많은 부분이 흡인되므로 총수분 손실량을 정확하게 측정할 수 없다.
- 수분 보충은 흡입된 지방의 양과 관련이 있다.[11]

흡입된 지방량	수분 보충량
500-1000 ml	3000 ml 정질액
1000-2000 ml	3000 ml 교질액
2000-2500 ml	3000 ml 정질액과 2 units 혈액

- 1500 ml 이상의 지방이 제거된 환자는 40-50%의 높은 입원될 확률을 갖는다[3].
- 2000ml 이상을 흡입이 필요한 환자는 당일수술로 고려될 수 없다.
- 흡입된 전체 양의 80%는 출혈량이다(40% = 흡입된 혈액; 40% = 외부 또는 사강으로 손실된 혈액 양이다.).[12,13]
- 수분 보충이 충분하다는 것을 퇴원 전에 배뇨 여부로 반드시 확인하여야 한다.
- 수분 섭취를 퇴원 초기에 많이 하도록 한다.

6) PONV의 예방

- 마약제제는 사용하지 않는다.
- 전신마취를 피한다.
- 전신마취가 필요하다면 propofol 지속 주입법을 적용하거나 항구토제를 예방목적으로 투여한다.

※ 지방흡입술에서 합병증으로 사망을 초래할 수 있는 원인과 호발 부위

▣ 사망의 원인

- 폐색전증
- 복강내 장기의 천공
- 마취와 관련된 합병증
- 지방색전증
- 심장과 폐의 기능부전
- 심한 감염
- 밝혀지지 않은 원인들

사망률은 100,000 례 중에서 19.1례이며 비율은 1/5000 이다.[14,15]

▣ 호발 부위

복부 72%
엉덩이와 하지 부위 39%
상지 3%
등의 상부 14%
등의 하부 8%
머리와 목 부위 6% 이다.[14,16]

※ 비용효율적인 수술

- 충분한 감시 기구와 소생술 준비 등 표준 환자관리체계를 갖추어야 한다.
- 배액관 제거 등 추가로 필요한 처치는 외래 치료실에서 실시한다.

3. 퇴원 규정

- 환자에게 마취된 팔과 다리의 관리, 순환 부전의 점검 등 수술 후 주의 사항을 충분한 설명과 함께 인쇄된 안내문으로 제공한다.
- 상처의 치료 및 관리에 대한 설명은 성형외과 수술에서 가장 중요한 부분이다.
- 충분한 진통이 피부 공급 부위에 제공되어야 한다. 이식 수술 부위보다 통증이 더 심하다는 것을 설명하여야 한다.
- 적절한 진통제의 선택이 중요하다. 성형외과 수술에서 출혈을 유발하여 나쁜 결과를 초래할 수 있으므로 NSAIDs는 사용하지 않는다.

[참고문헌]

1. Schafer AI: Effects of nonsteroidal antiinflammatory drugs on platelet function and systemic hemostasis. J Clin Pharmacol 1995; 35: 209-19
2. Laub DR: Fat embolus syndrome after liposuction: a case report and review of the literature. Ann Plast Surg 1990; 25: 48-52
3. Courtiss EH, Goldwyn RM, Joffe JM, et al: Anesthetic practices in ambulatory anesthetic surgery. Plast Reconst Surg 1994; 93: 792-801
4. Cork PC, Depa RM, Standen JR: Prospective comparison of the use of the laryngeal mask airway and endotracheal tube for ambulatory surgery. Anesth Analg 1994; 79: 719-27
5. Fujii Y, Tanaka H, Toyooka H: Circulatory responses to laryngeal mask airway insertion or tracheal intubation in normotensive and hypertensive patients. Can J Anaesth 1995; 42: 32-6
6. Edkin BS, Spindler KP, Flanagan JF: Femoral nerve block as an alternative to parenteral narcotics for pain control after anterior cruciate ligament reconstruction. Arthroscopy. 1995; 11: 404-9
7. Lawrence C, Sabuntabhai A: Tiling-Grosse S. Effect of aspirin and nonsteroidal antiinflammatory drug therapy on bleeding complications in dermatologic surgical patients. J Am Acad Dermatol 1994; 31: 988-92
8. Otley CC, Fewkes JL, Frank W, et al: Complications of cutaneous surgery in patients who are taking warfarin, aspirin, or nonsteroidal antiinflammatory drugs. Arch Dermatol 1996; 132: 161-6
9. Klein JA: Tumescent technique for local anesthesia; Improves safety in large volume liposuction. Plast Reconst Surg 1993; 92: 1085-100
10. Klein JA: Tumescent technique for regional anesthesia permits lidocaine doses of 35 mg/kg. J Dermatol Surg Oncol 1990; 16: 248-63
11. Hetter GP: Blood and fluid replacement for lipoplasty procedures. Clin Plast Surg 1989; 16: 245-8
12. Miller JM, Rudkin GE, Hitchcock M: practical anesthesia and analgesia for day surgery. Oxford, BIOS Scientific Publishers Limited. 1997 pp183-6
13. Mandel MA: Blood and fluid replacement in major liposuction procedures. Aesthetic Plast Surg. 1990; 14: 187-91
14. Hausman LM: Advances in office-based anesthesia. Curr Opin Anaesthesiol 2003; 16: 421-7
15. Grazer FM, de Jong RH: Fatal outcome from liposuction: census survey of cosmetic surgeons. Plast Reconstr Surg 2000; 105: 436-46
16. Hausman TS, Lawrence N, Mellen BG, et al: The safety of liposuction: results of a national survey. Dermatol Surg 2002; 28: 971-8

Chapter 17-5

정형외과 수술

부위마취와 국소마취는 효과적인 수술 후 진통을 제공한다. 외과의사와 환자의 요구사항, 수술시간과 수기를 고려하여 마취방법을 선택한다. 국소마취와 균형된 진정으로 아편유사제와 NSAIDs를 필요로 한다.

상지수술

- 어깨, 팔꿈치, 손목 관절경
- 신경, 인대 재건술
- 방아쇠손가락, de Quervain's contracture
- 단순 골절의 비관혈적 정복술
- 손가락의 관혈적 정복과 내고정술
- 결절종(ganglion) 낭종 제거술
- 팔목 터널 증후군 감압술
- 내고정 금속 제거술

1. 마취과적 문제점

1) 지혈대 사용

- 지혈대 사용은 국소마취와 부위마취의 선택에 영향을 줄 수 있다.
- 환자의 불편함 외에 수술 후 지혈대 허혈을 초래 할 수 있다.

2) 어깨 관절경 수술

- "Barber chair(beach chair)" 체위 또는 좌 측와위는 기도유지에 문제를 유발할 수 있으며 공기 색전증의 위험을 증가시킨다.
- 상박신경총에 손상을 초래할 수 있으므로 체위 유지에 주의하여야 한다.

3) 수술 후 통증

- 초기에 중등도에서 심한 통증이 지혈대 허혈로 초래될 수 있다.
- 어깨수술 후 심한 통증이 발생할 수 있으므로 국소마취제의 추가 주입이 필요하다.
- 어깨 관절경 수술후 통증이 조절되지 못한다면 예상하지 못한 입원을 초래할 수 있다.[1)]

4) 구획 증후군(compartment syndrome)

- 사지 수술 후에 발생할 수 있는 위험한 합병증으로 특히 상지에서 구획내 출혈로 조직의 허혈을 초래할 수 있다. 과도한 통증이 초기 증상이다.
- 통증이 일상적인 진통방법으로 치료가 되지 않는다면 예상할 수 있다. 부위마취는 구획 증후군의 특징적인 통증을 감추게 되어 진단을 지연시킨다.[2)]

2. 치료방법

1) 전신마취

- Remifentanil (0.05-1.0 ㎍/kg/min), alfentanil(7-15 ㎍/kg) 또는 fentanyl과 함께 propofol 유도는 수술 시간이 긴 경우에도 선택될 수 있다.
- 후두마스크와 같은 상후두 기도유지기는 효과적이며 부드러운 마취를 제공한다.
- 외과의사와 마취과의사는 어깨, 팔꿈치, 손목과 손가락에 bupivacaine 또는 ropivacaine의 국소침윤 또는 신경 차단으로 추가 진통을 실시한다.
- 어깨 수술에서 머리부위를 수술하는 방향으로 안전하게 고정하여 과도하게 굴절과 신전을 예방하여야 한다.

2) 국소마취와 부위마취(제 11 장 참조)

- 차단을 위한 시술과 작용발현에 충분한 시간이 필요하다.
- 부위마취는 회복실에 머무르는 시간을 단축하며 2차 회복실로 직접 이동할 수 있도록 한다.
- 상박과 어깨 수술에서 사각근간 차단(interscalene block)은 마취를 위하여 또는 전신마취와 함께 수술 후 진통을 위하여 적합하다. 마취과의사는 안검하수, 쉰 목소리와 같은 사각근간 차단의 부작용을 환자와 간호사에게 설명하여야 한다. 흔히 일측 횡격막 마비를 유발할 수 있으므로 호흡기능이 저하된 환자에서는 금기이다.[3)]
- 쇄골상와 상박신경총차단은 기흉이 발생될 수 있어서 당일수술에서는 선호되지 않는다.
- 액와 상박신경총 차단은 양호한 수술 후 진통을 제공하므로 팔꿈치, 전박과 손의 수술에서 유용하다.

• 정맥부위마취(Bier's block)는 손과 전박의 짧은 피부 수술에 적합하다. 마취 효과는 지혈대 제거 후 곧 사라지게 된다.[4]
• 팔꿈치, 손목 또는 손가락에서 신경차단은 쉽게 할 수 있으며, 수술 후 조기 거동과 함께 적절한 추가 진통을 제공한다.
• 조기 거동 또는 구획 증후군과 관련이 있다면 lidocaine과 같은 짧은 작용시간의 국소마취제로 상박신경총 차단을 실시한다.
• Bupivacaine 또는 ropivacaine과 같은 장시간 작용 국소마취제는 대부분의 국소마취와 부위마취에 적합하다.

3) 지혈대(제 11 장 참조)

• 지혈대 사용은 국소마취와 부위마취 방법의 선택에 영향을 줄 수 있다.
• 환자의 불편함 외에 수술 후 지혈대 허혈을 초래할 수 있다.
• 지혈대 거치 시간은 최소화하여야 한다. 모든 수술계획은 지혈대를 팽창시키기 전에 한다.
• 최대 거치시간은 2시간이다.[5] 각성상태에서 액와신경총 차단으로 2시간 정도는 통증없이 유지할 수 있다. 지혈대 통증을 제거하기 위하여 근피신경(musculocutaneous nerve)의 추가 차단이 필요할 수 있다.
• 성인에서 250 mmHg가 적당하지만 근육형, 비만 또는 고혈압 환자에서는 300-350 mmHg 정도가 필요하다. 다른 방법으로는 수축기 혈압보다 100-150 mmHg 높게 유지한다.
• 지혈대를 전박에 거치하면 상박보다는 오래 견딜 수 있다.[6]
• 신경총 차단 없이 견딜 수 있는 시간은 약 30-45분이다. 치료방법은 진정, 지혈대와 방혈(exsanguination)을 위한 기구의 거치 부위에 국소마취제 침윤으로 편안함을 증가시킬 수 있다.(손가락 끝에서 액와부까지 전체를 Esmarch bandage로 감고 가장 위 부분에 지혈대를 거치한다)[7]
• 정맥 부위마취를 할 경우 이중 지혈대를 거치하는 것이 환자의 편안함을 증가시킨다.
• 수술이 조기에 끝이 나면 약물 투여 후 20분 이상 경과 된 후에 기낭의 압력을 제거한다. 국소마취제의 전신 독성(예; 경련, 혈압 저하, 부정맥 등)이 나타날 수 있으므로 지혈대를 제거 한 후 30분 이상 관찰하여야 한다.[8,9]

4) 환자의 수술 후 주의사항

• 환자는 외과의사 또는 물리치료사로부터 적절한 치료와 운동에 대한 설명과 확인을 하여

야 한다.

- 냉찜질과 수술 부위를 높게 유지하는 것은 환자의 편안함을 증진하고 부종을 줄일 수 있다.
- 인쇄된 설명서와 함께 마취된 사지의 안전 관리를 강조 설명하여야 한다.
- 일상적인 진통방법으로 조절되지 않는 통증은 구획 증후군의 위험이 있으므로 외과의사와의 면담도 중요하다.

하지 수술

- 무릎, 발목 관절경(진단과 치료)
- 건막류 절제(bunionectomy)
- 장도리 발가락 교정술(hammer toe correction)
- 발가락 절단
- 발목과 발 골절의 관혈적 정복과 내고정
- 일부 정형외과 내고정 금속 제거술

1. 마취과 문제점

1) 수술 후 통증

- 치료 목적의 무릎 관절경은 심한 통증으로 수술 후 아편유사제가 필요할 수 있다. 1-3 시간이내의 통증은 일반적으로 경구 진통제로 치료할 수 있다.
- 수술 후 통증 치료를 위하여 관절낭내 국소마취제, 관절낭내 아편유사제 또는 NSAIDs, 대퇴신경 차단법이 적용될 수 있다.[10,11]
- Acetaminophen, ibuprofen을 수술 30분전에 경구 투여, 피부 절개부에 국소마취제 침윤. 수술 중에 ketorolac 투여, 냉찜질 등도 적용할 수 있다.
- 위의 진통 방법들을 단독 적용하기 보다는 2가지 이상의 방법을 함께 적용하는 것이 효과적이다.[10,11]

2. 치료방법

1) 전신마취

- 후두마스크와 같은 상후두 기도유지기가 효과적이다.

2) 국소마취와 부위마취

- 수술을 위한 마취뿐만 아니라 전신마취와 함께 추가 진통으로 이용된다.
- 무릎 관절강내 진통
  (i) 0.5% bupivacaine 또는 0.2% ropivacaine을 천자공을 통하여 주입한다.
  이점에 대해서는 논란이 있다.[12,13]
  (ii) 적은 용량의 morphine 1-2 mg; 이점에 대해서는 논란이 있다.[14,15]
  (iii) 0.2% ropivacaine 또는 0.5% bupivacaine과 적은 용량의 morphine을 함께 사용한다.
- 무릎 관절경은 국소마취제 단독으로 시술할 수 있다. Epinephrine이 혼합된 2% lidocaine 15-20 ml 무릎관절에 주입하고 추가로 천자 부위에 침윤시킨다.[16]
- 다른 방법으로는 "3 in 1 block"은 무릎 관절경을 시술할 수 있다.[17]
  (i) 국소마취제를 대퇴동맥의 바로 외측에 대량(> 25 ml)으로 일시 주입은 한다.
  신경자극기를 사용하면 편리하다.
  (ii) 최소한의 후유증과 함께 장점은 국소마취제와 epinephrine을 혼합하여 사용한다면 지혈대를 사용하지 않을 수도 있다.
  (iii) 짧은 작용시간 국소마취제가 퇴원하면서 장애여부를 확인할 수 있으므로 장시간 작용 마취제보다 더 적합하다.
- 발목차단
  장딴지 지혈대와 함께 발 수술에서 가장 적합하다. 환자는 장딴지 지혈대에 1시간 이상 견딜 수 있으나 지혈대 통증에 유의하여야한다.
- 경막외 마취와 척추마취
  (i) 마취에 시간이 소요된다.
  (ii) 경막 천자후 두통의 위험이 있다.
  (iii) 요정체로 퇴원이 지연될 수 있다.
  (iv) 하지의 기능이 회복되어야 퇴원이 가능하다.

3) 지혈대 압력

- 가능한 최저 압력은 공기지혈대의 압력효과를 최소화한다. 곡선 지혈대(사지의 모양에 맞게 제작된)와 넓은 지혈대는 하지수술에서 낮은 팽창압력을 적용할 수 있다.[18]
- 지혈대 압력은 일반적으로 상지보다 높으며 수축기 혈압보다 150 mmHg 높게 유지하며 최고 압력은 400 mmHg 이다.

4) 심부 정맥혈전증

- 경구 피임제를 복용하던 환자에서 지혈대를 하지에 적용하면 심부 정맥 혈전증의 위험인자로 작용하게 된다.
- 경구 피임약물의 복용은 하지 수술 4주 전에 중단하여야 한다.[19,20] 대체방법으로 심부정맥혈전의 위험이 있거나 경구 피임약을 복용한 환자에서는 항응고제를 예방적으로 투여한다(표 3-13).

3. 수술후 주의사항

- 퇴원 전에 외과의사와 물리치료사는 적절한 운동에 대한 설명을 하여야 한다. 적절한 치료 및 관리방법을 교육한다.
- 냉찜질과 수술부위의 거상은 환자의 편안함과 부종을 개선한다.
- 마취된 하지의 관리 방법과 함께 인쇄된 설명서를 환자에게 제공한다.
- 발 보호대를 두터운 수술포를 이용하여 만들 수 있으며, 쿠션은 다리가 노출되게 적용한다.

[참고문헌]

1. Kinnard P, Truchon R, St-Pierre A, et al: Interscalene block for pain relief after shoulder surgery. A prospective randomized study. Clin Orthopaed Rel Res 1994; 304: 22-4
2. Hyder N, Kessler S, Jennings AG, et al: Compartment syndrome in tibial shaft fracture missed because of a local nerve block. J Bone Joint Surg (Br) 1996; 788: 499-500
3. Urmey WF, McDonald M: Hemidiapharagmatic paresis during interscalene brachial plexus block: effects on pulmonary function and chest wall mechanics. Anesth Analg 1992; 74: 352-7
4. Dunlop DJ, Graham CM, Waldram MA, et al: The use of Bier's block for day case surgery. J Hand Surg[Br]. 1995; 20: 679-80
5. Wakai A, Winter DC, Street JT, et al: Pneumatic tourniquets in extremity surgery. J Am Acad Orthp Surg 2001; 9: 345-51
6. Hutchinson DT, McClinton MA: Upper extremity tourniquet tolerance. J Hand Surg 1993; 18: 206-10
7. Dushoff IM: Hand Surgery under wrist block and local infiltration anesthesia, using an upper arm tourniquet. Plast Reconstr Surg. 1973; 51: 685-6
8. McCarty EC, Mencio GA, Green NE: Anesthesia and analgesia for the ambulatory management of fractures in children. J Am Acad Orthop Surg 1999; 7: 81-91
9. Olney BW, Lugg PC, Turner PL, et al: Outpatient treatment of upper extremity injuries in childhood using intravenous regional anaesthesia. J Pedritr Orthop 1988; 8: 576-9
10. Tong D, Chung F: Postoperative pain control in ambulatory surgery. Surg Clin North Am 1999; 79: 401-30
11. Allen CC, St. Amand MA, Lui AC, et al: Postarthroscopy analgesia with intraarticular bupivacaine/morphine:

a randomized clinical trial: Anesthesiology 1993; 79: 475-80
12. Smith I, Van Hemelrijck J, White PF, et al: Effects of local anesthesia on recovery after outpatient arthroscopy. Anesth Analg 1991; 73: 536-9
13. Henderson RC, Campion ER, DeMasi RA, et al: Postarthroscopy analgesia with bupivacaine. Am Sports Med 1993; 18: 614-7
14. Stein C, Comise이 K, Haimeri E, et al: Analgesic effect of intraarticular morphine after arthroscopic knee surgery. New Engl J Med 1991; 325: 1123-6
15. Raja SN, Dickstein RE, Johnson CA: Comparison of postoperative analgesic effects of intraarticular bupivacaine and morphine following arthroscopic knee surgery. Anesthesiology 1992; 77: 1143-7
16. Williams CR, Thomas NP: A prospective trial of local versus general anaesthesia for arthroscopic surgery of the knee. Ann R Coll Surg Engl. 1997; 79: 345-8
17. Edkin BS, Spindler KP, Flanagan JF: Femoral nerve block as an alternative to parenteral narcotics for pain control after anterior cruciate ligament reconstruction. Arthroscopy. 1995; 11: 404-9
18. Pedowitz RA, Gershuni DH, Botte MJ, et al: The use of lower tourniquets and an integrated cuff inflation system. Clin Orthop 1993; 287: 237-44
19. Heit JA: The epidemiology of venous thromboembolism in the community: implications for prevention and management. J Thromb Thrombolysis. 2006; 21: 23-9
20. British Medical Association and the Royal Pharmaceutical Society of Great Britain: Combined Oral Contraceptives. Surgery British National Formulary Vol.32, 1996 pp37

Chapter 17-6

안과 수술

대부분의 안과 당일 수술은 노인 환자가 많으며 심혈관계, 폐 질환을 동반하고 있으므로 환자 선택에 유의하여야 한다. 대부분의 노인 환자에서는 국소마취 또는 부위마취가 적절하다. 이러한 방법이 안전하며, 조기에 퇴원할 수 있도록 한다. 안과 노인 환자에서 수술 기간 중에 심근 허혈을 나타내는 심전도에서 ST-segment depression의 발생빈도는 국소마취와 전신마취 모두에서 31%라고 하였다.[1,2]

안과 수술

- EUA(Examination Under Anesthesia: 소아에서 안압측정)
- 백내장 수술
- 육주제거술(trabeculaectomy)
- 사시교정술
- 안검수술
- 안구 표면 수술
- 눈물기관 수술(예: nasolacrimal duct probing)
- Vitreoretinal surgery(scleral bucking, vitrectomy)
- cryopexy와 laser 수술

1. 마취과적 문제

1) 고혈압의 원인

- 불안
- 당일수술에서 항고혈압 약제를 복용하지 않은 경우
- 전신마취 유도
- 안구 산동을 위한 phenylephrine이 말초혈관 수축, 좌심실 부전 고혈압(left ventricular

failure hypertension), 심근 허혈과 함께 관상동맥 수축 등이 원인이 될 수 있다.

2) 안압 상승

- 후두경 조작과 기관내 삽관으로 증가될 수 있다.
- 안구후(retrobulbar)과 안구주위(peribulbar) 마취 후에 일시적으로 증가할 수 있다.[3)]

3) 안구 심반사 (Ocularcardiac reflex)

- 외안근에 압력이 가해지거나 염전 또는 견인으로 서맥, 기외수축 또는 동성 심정지가 유발될 수 있다. 사시수술이 가장 흔한 원인이다.

4) 전신 합병증

- 과량 또는 정맥내 주입으로 국소마취제 독성이 나타날 수 있다.
- 알레르기와 혈관미주신경반사가 발생할 수 있다.
- 국소마취제를 시신경주위 경막내로 직접 주입할 수 있다. 증상으로는 오심, 혼란, 경련, 무의식, 호흡 또는 심정지 등이 나타날 수 있다.
- Epinephrine의 과용량 투여

5) 안구뒤 출혈(retrobulbar hemorrhage)

- 국소마취제로 차단을 실시한 환자의 0.1-1.7%에서 발생되는 심각한 합병증이다.[4)]
- Steroids, 항응고제, aspirin 또는 다른 NSAIDs 등을 복용한 환자에서 많이 발생한다.
- 압력을 저하시키는 기구를 이용하여 즉시 안압을 저하시킨다.
- 수술은 연기한다.

6) 안구 투과(penetration) 또는 천공(perforation)

- 안구뒤 또는 주위 차단과 함께 발생할 수 있다. 특히 협조가 되지 않거나 판단이 어려운 환자에서 흔히 발생한다.
- 근시안과 망막박리 환자에서 흔하다. 안구 직경이 26 mm 이상인 경우에 위험도가 높다.[5)]

7) 각막 손상

- 부위마취는 누선 기능을 억제하여 각막 손상에 예민하게 된다.

- 손상은 각막 노출, amethocaine 점안(각막에 독성이 있다.)과 외상(손가락으로 마사지)으로 발생할 수 있다.

8) 시신경 손상

- 직접 시신경 손상은 국소마취제의 각막내 주입으로 초래될 수도 있다.

9) 외안근 마비

- 높은 국소마취제 농도는 노인에서는 완전하게 회복되지 않는 근독성의 빈도가 높다.
- 수술후 안검하수는 여러 가지 원인 인자가 있다. 원인인자에는 국소마취제에 의한 상안검의 부종, 안구와 상안검에 적용되는 압력, 상직근의 견인, 장시간 첩포(patching) 등 이 포함된다.

10) 잔류 안구 수술

- 기본적으로 잔류 안구의 시력을 보존하는 것이다.
- 성공적인 수술에서 중요한 것은 이상적인 수술조건을 제공하는 것이다.
- 점안 국소마취와 같이 낮은 빈도의 합병증을 갖는 마취를 선택하여 숙달된 의사가 안구주위 차단을 위한 국소마취제의 주입을 조금 앞쪽에 위치하여 주입한다.
- 전신마취도 고려할 수 있다.

11) 진정 마취

- 노인에서는 진정제로 인한 무의식 상태에서 예상하지 못한 반응이 나타나 수술을 방해할 수 있다.

12) PONV의 위험

- 전신마취 후에 많다.
- 사시수술 또는 망막박리와 같은 안구의 지나친 조작은 PONV를 증가시킬 수 있다.

2. 치료방법

1) 수술 전

- 불안감과 스트레스 저하와 함께 환자와 원만한 관계를 유지한다.

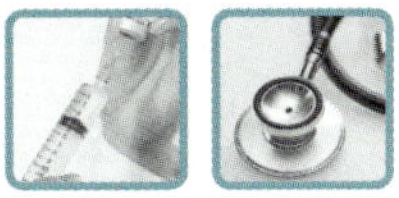

- 수술 당일에 처방된 항고혈압제를 복용하도록 한다.
- 국소마취로 수술에 환자의 적합성 판단
  (i) 환자가 찬성하는가?
  (ii) 환자가 편안하게 누울 수 있는가?
  (iii) 환자가 진정된 누운 자세를 할 수 있는가?(지속적으로 기침을 하는가?)
  (iv) 환자가 구두반응을 할 수 있는가?
- 국소마취의 재투여는 환자에게 충분히 설명을 한 후에 시도하여야 한다.
- 밀실공포를 가진 환자에서는 수술 소독포를 덮을 때에 환자의 얼굴을 잘 노출시켜 유지시켜주어야 한다.
- 안구수술을 위하여 수술 전에 항응고제의 투여 중단에 대한 조심스런 판단이 필요하다. 항응고제 투여중단의 위험은 지속하는 것보다 높다.

2) 전신마취

- 환자가 불안해 하거나 안구의 움직임으로 수술에 방해가 되거나 외과의사의 요구 등으로 전신마취를 할 수 있다.
- Propofol은 마취유도제로 압력반응을 최소화하는 장점이 있다.[6)]
- 강화 후두마스크는 폐쇄의 위험이 적고 수술을 용이하게 하는 것과 함께 기도유지에 효과적이다.
- 기관내 삽관과 비교하여 후두마스크는 삽입과 제거로 인한 안압 증가를 최소화한다. 수술이 끝나면서 긴장, 기침과 호흡중단의 빈도도 현저하지 않다.[7)]

3) 국소마취와 부위마취(제 11 장 참조)

- 대부분의 안과 당일수술에서는 국소 또는 부위마취로 수술이 가능하다.
- 환자의 체위: 움직임을 방지하는 머리 고정대를 한다.
- 수술실 환경은 의식이 있는 환자에게 조용하고 도움이 되어야 한다.
- 백내장 수술에서 안구주위 차단은 안구뒤 차단보다 효과적이고 안전하다.[8)]
- 약물주입은 정상 체위에 시신경과 안구가 기본위치에 있도록 하여 실시한다.
- 짧은 사단의 주사바늘은 뇌간 마취의 빈도를 저하시킨다. 주사바늘은 2.5 cm보다 짧은 것을 사용한다.
- 주사바늘의 사단은 안구 쪽을 향하는 것이 안전하다.

- Lidocaine과 같은 짧은 작용시간 국소마취제는 bupivacaine보다 적합하다. 긴 작용시간의 bupivacaine은 각막 노출을 예방하기 위하여 안구 첩포의 유지를 강요한다.
- 첩포마취와 함께 진정마취는 백내장 수술에 유용하다.
- 진정제는 세심하게 선택하여야 한다. 차단을 위한 바늘 삽입과 함께 propofol 20-40 mg 또는 midazolam 0.5-2 mg은 수술 중에 각성상태를 유지하여야 하는 노인에서 필요할 수 있다.
- 마취과의사는 수술중에 수면 상태를 예방하기 위하여 환자의 의식 상태에 대하여 감시하여야 한다. 환자의 편안함은 손을 잡아주고, 따뜻한 모포, 무릎 보조대와 수술 전에 배뇨 등으로 얻을 수 있다.
- 의식 상태, 호흡, 산소포화도와 심박동의 감시는 진정 또는 국소마취제 투여 후에 강조된다.
- 산소와 공기의 혼합가스는 탈산소화를 예방하기 위하여 진정제 투여와 함께 공급할 수 있다.(제 12 장 참조)
- 산소 공급은 발화성 소독포와 전기소작기를 사용하는 경우 주의하여야 한다(제 12 장 참조).

4) 안압 저하 기구

- 안구 내와 안압은 안구주위 마취 후에 다음과 같은 기구를 이용하여 감소시킬 수 있다.
  (i) 손가락으로 안구에 압력을 가한다.
  (ii) Honan balloon과 수은 압력계. Balloon은 총압력이 30 mmHg보다 높지 않도록 한다 (20-25 mmHg가 이상적이다).
  (iii) 수은으로 채워진 작은 주머니
- 압력은 5-10분보다는 길지 않게 유지한다.
- 압력과 거치시간이 중요하므로 일차적으로 망막 관류압은 유지하여야 한다.

5) 안구심 반사

- 외과의사는 유발할 수 있는 자극을 즉시 중지한다.
- Atropine 10-15 ㎍/kg의 정맥투여와 100% 산소를 공급한다.

6) 진통

- 진통제 요구량은 시술하는 수술의 형태에 따라서 차이가 많다.
- 백내장 수술은 paracetamol과 같은 단순한 진통제로 통증이 조절되므로 수술 후에 최소

한의 불편함을 호소한다.[9] 오심과 구토를 동반한 심한 통증은 안압의 증가를 나타낼 수 있다.

- 사시수술 환자에서 더 심한 통증을 호소한다. 아편유사제 또는 NSAIDs와 국소마취제 침윤 등과 함께 여러 가지 방법으로 함께 접근하는 것이 효과적이다.(제 13 장 참조)

7) 항구토

- 사시수술 후 예방적 항구토제 투여는 구토 후유증을 최소화한다.

3. 환자의 수술 후 주의사항

- 안구 덮개를 적용하는 것은 외과적인 필요성이다.
- 환자는 기침, 긴장도 증가와 얼굴을 찌푸리거나 안구의 움직임은 안압을 증가시킬 수 있다.
- 진통제에 의하여 통증이 조절되지 않는다면 시력의 변화 또는 눈이 분비물과 함께 붉게 되므로 내과적인 주의를 하여야 한다
- 국소마취, 부위마취와 전신마취 등 어떠한 마취방법을 적용하더라도 수술 전 금식을 확실하게 지킬 수 있도록 설명하여야 한다.[9,10]

[참고문헌]

1. Troy AM, Cunningham AJ: Ambulatory surgery: an overview. Curr Opin Anaesthesiol 2002; 15: 647-57
2. Glantz L, Drenger B, Gozal Y: Perioperative myocardial ischemia in cataract surgery patients: general versus local anesthesia. Anesth Analg 2000; 91: 1415-9
3. Gjotterberg M, Ingemansson S: Effect of intraocular pressure of retrobulbar injection of xylocaine with and without adrenaline. Acta Ophthalmol 1997; 55: 709-16
4. Cionni RJ, Osher RH: Retrobulbar hemorrhage. Ophthalmology 1991; 98: 1153-5
5. Ramsay RC, Knobloch WH: Ocular perforation following retrobulbar anesthesia for retinal detachment surgery. Am J Ophthalmol 1987; 86: 61-4
6. Lamb K, James MFM, Janick PK: The laryngeal mask airway for intraocular surgery; effects on intraocular pressure and stress response. Br J Anaesth 1992; 69: 143-7
7. Akhtar TM, McMurray P, Kerr WJ, et al: A comparison of the laryngeal mask airway with tracheal tube for intraocular ophthalmic surgery. Anaesthesia 1992; 47: 668-71
8. Rubin AP: Compications of local anaesthesia for ophthalmic surgery. Br J Anaesth 1995; 75: 93-3
9. Kaoy P. Laing A, Adams K, et al: Ophthalmic pain following cataract surgery: a comparison between local and general anaesthesia. Br J Ophthalmol 1991; 76: 225-7
10. Steeds C, Mather SJ: Fasting regimens for regional ophthalmic anaesthesia. Anesthesia 2001; 56: 638-42

Chapter 17-7

이비인후과 수술

귀수술

- 금속 기구 삽입
- 고막절개술
- 고실성형술

1. 마취과적 문제점

1) 환자

- 환자의 대부분이 소아이다.

2) 수술 중 문제점

- 수술시간이 짧다.
- 기도유지에는 영향이 거의 없다.
- N_2O 사용은 수술에 영향을 줄 수 있다.

3) 수술 후 문제점

- 통증과 출혈은 흔히 발생하는 문제점은 아니다.
- PONV는 중이 수술 후에 흔히 발생하다.[1] 발생기전은 수술 중에 전정기관의 자극으로 추측한다.

2. 치료방법

- 만성적으로 감기를 앓는 소아 환자는 세심한 평가를 하여야 한다. 만성 비염증성 콧물과 마른 기침은 소아에 흔하지만 반드시 수술 취소의 적응이 되지는 않는다.(제 14 장 참조)
- 진통: 일반적으로 단순한 진통제가 효과적이다. Paracetamol을 수술 전에 경구투여 하거

나 또는 수술 중에 diclofenac 좌제를 투여할 수 있다(부모의 동의가 있어야 한다.).

- 기도유지: 예정 수술시간에 따라서 안면 마스크 또는 후두마스크를 사용할 수 있다. 머리의 움직임과 함께 후두마스크가 이동할 수 있다는 것을 인식하여야 한다.
- N_2O는 병명과 관계없이 사용할 수는 있다.
- PONV는 정맥마취를 하여 빈도를 저하시킬 수 있다.[2] Ondansetron(4-8 mg, 성인에서)의 예방 투여가 적응이 되며 특히 차멀미 병력이 있는 환자에서 적응된다.[3] 항구토제가 차멀미 치료제보다는 효과가 적으나 scopolamine(hyocine)과 같은 약제는 진정과 같은 부작용을 효율적으로 이용할 수 있다.[3]

코수술

- 비골 골절 정복술
- 비중격 성형술
- 비 용종 절제술
- 비개골 전기소작
- 양측 동 세척(bilateral antral washout)
- bilateral intranasal antrostomy

1. 마취과적 문제

1) 환자

- 일반적으로 젊은 성인에서 많다.
- 비 용종과 NSAIDs에 의한 천식의 관련성에 주의하여야 한다.[4]

2) 수술 중 문제점

- 기도 유지에 대하여 세심한 주의가 필요하다. 혈액과 점액으로부터 기도를 보호하여야 한다.
- 비중격성형술과 비골 골절 정복술은 심한 출혈의 원인이 될 수 있다.

3) 수술 후 문제점

- 비중격 성형술은 통증이 심하다.

- 출혈은 비골골절 정복술 후 문제점이 될 수 있다.
- 혈액의 삼킴은 오심과 구토의 원인이 될 수 있다.
- 흔히 코를 막을 수 있다. 수술 전에 환자에게 설명하여야 한다.

2. 통증 치료방법

- 비중격 성형술 전에 NSAIDs를 경구, 정맥 또는 항문으로 투여한다.
- 외과의사는 수술 전에 출혈과 통증을 저하시키려고 흔히 cocaine을 적신 가제로 코를 막아둔다
- 후두 막음(pack)과 관계없이 강화 후두마스크 사용은 적절하게 환자를 선택한다면 안전하다.[5]
- 조절 호흡은 비중격 성형술에서 수술 중에 출혈 저하에 적합하다. 자발호흡은 다른 수술에서 적합하다.
- Remifentanil, alfentanil과 fentanyl은 수술 중에 가장 적절한 아편유사제로 선택된다.
- 경구 NSAIDs 또는 paracetamol을 함께 사용하는 것은 일반적으로 수술 후 진통에 충분하다.

구강수술

- 편도절제술
- 아데노이드 적출술
- 후두경 수술
- laser 구개수구개성형술(uvulopalatoplasty)

1. 외과적 문제점

수술

- 편도절제술은 출혈로 인하여 당일수술에서는 일반적으로 선호되지 않는다. 그러나 일부 조사에서 안전한 수술로 시술되고 있다고 하였다.[6-8]

2. 마취과적 문제점

1) 환자

- 편도절제술과 아데노이드 절제술은 대부분 젊은 환자에서 실시한다.

- 상기도 감염과 편도 아데노이드 절제술의 필요성은 서로 관련이 있다.
- 후두경 수술은 노인과 흡연가에서 흔히 시술한다.
- 구개수구개 성형술은 수면성 무호흡과 관련이 있으며 입원하여 관찰이 필요한 경우가 흔하다.[9]

2) 수술 중 문제점

- 혈액과 점액으로부터 보호하여야 하므로 기도에 대하여 조심스런 평가가 필요하다.
- 아직은 논란이 많으나 NSAIDs의 사용은 출혈에 영향을 줄 수 있다.[10,11]
- 후두경 수술은 매우 짧은 수술이지만 근이완이 필요할 수 있다. 진정마취 없이 국소마취만으로도 시술할 수도 있다
- Laser 사용은 수술실 근무자와 환자의 눈을 보호하여야 한다.
- Laser 주위에 높은 농도의 산소를 사용한다면 기도 화상의 위험이 있다
- LMA를 이용한 기도유지는 회복 중에 기침을 예방할 수 있어 출혈 예방 효과가 있다고 하지만 환자 선택과 마취 깊이 유지 등에 신중하여야 한다.[12,13]

3) 수술 후 문제점

- 오심과 구토가 흔하다.
- 편도절제술과 아데노이드 절제술은 통증이 있다.
- 출혈은 편도절제술, 아데노이드절제술 등과 밀접한 관련이 있다.[14,15]
  출혈은 수술 후 8시간 이후에도 발생할 수 있다.

3. 치료방법

1) 수술 전

- 출혈의 위험은 상기도 감염이 동반되면 증가된다. 수술 전에 조심스럽게 환자를 평가하여야 한다.[16,17]
- 아데노이드 절제술과 편도절제술을 받는 환자에서는 술전에 반드시 혈액형과 교차 시험을 확인하여야 한다.
- NSAIDs에 의한 혈소판 기능변화의 임상적 의의는 확실하지 않으나 ketorolac은 피하며 특히 지혈이 완전하게 되기 전에 주의하여야 한다.[18] 아데노이드 절제술 전에 경구, 정맥 또는 항문 투여를 고려할 수 있다.[11,19]

• 젊은 환자에서 예방 목적의 항구토제(예; ondansetron)를 수술 전에 경구 투여 또는 정맥 투여를 고려할 수 있다.

2) 기도유지

• 편도절제술과 아데노이드 절제술에서 적절한 환자를 선택한다면 강화 후두마스크의 사용은 안전하다.[20,21] 소아에서 수술 직후에 후두 경련과 탈산소화의 빈도를 저하시킬 수 있어서 기관내 삽관보다 우수하다.
• 강화 후두마스크는 CO_2 laser에 현저한 저항이 있으며 추가적인 보호장비가 필요없으나 laser 선이 주위에 있다면 튜브부분을 알루미늄 박으로 싸주는 것이 안전하다.[22]
• 후두경 수술은 표준 후두마스크를 통하여 시술할 수도 있다.[23]

3) 마취

• 정맥마취는 후두경 조작 중에 후두반사의 억제와 함께 PONV를 저하시키는 장점이 있다.[24]
• 기도반사의 회복은 구개수구개성형술에서 기본적인 것이다.
• 응급상황과 위식도 역류를 가진 환자를 제외하고 succinylcholine 사용을 자제한다. 근이완이 필요하다면 짧은 수술에서는 rocuronium과 mivacurium이 선호된다.
• 아편유사제 중에서 remifentanil, alfentanil과 fentanyl 등이 선호된다.

4) 진통

• 일부 외과의사는 수술 부위에 국소마취제를 침윤한다.[25]
• Fentanyl은 회복 초기에 적은 양을 정맥투여할 수 있다.
• 경구 NSAIDs 또는 paracetamol의 함께 사용은 수술 후 또는 가정에서 진통에 효과적이다.
• 구개수구개성형술을 받은 환자에서 정확하게 사용한다면 lidocaine 도포마취를 퇴원 전에 실시할 수 있다.
• 설인신경(glossopharyngeal nerve) 차단술은 하지 않는다. 심한 상기도 폐색을 초래할 수 있다.[26,27]

4. 퇴원 후 주의사항

• 편도 절제술과 아데노이드 절제술을 받은 환자에서 퇴원 후에 출혈이 시작될 수 있으므로

분명하게 주의사항을 설명하여야 한다.

- 환자의 주치의에게도 진통과 항구토제의 투여와 문제점에 대한 정보를 제공한다.
- 아데노이드 편도 절제술에서는 환자 간호와 관련되어 연락할 수 있는 관계를 유지하여야 한다.

[참고문헌]

1. Honkavaara P, Saarnivaara L, Klemola UM: Prevention of nausea and vomiting with transdermal hyoscine in adults after middle ear surgery. Br J Anaesth 1994; 73: 763-6
2. Jellish WS, Leonetti JP, Murdoch JR, et al: Propofol-based anaesthesia as compared with standard anaesthetic techniques for middle ear surgery. Otolaryngol Head Neck Surg 1995; 112: 262-7
3. Honkavara P: Effect of ondansetron on nausea and vomiting after middle ear surgery during general anaesthesia. Br J Anaesth 1996; 76: 316-8
4. Power I: Aspirin induced asthma. Br J Anaesth 1993; 71: 619-21
5. Brimacombe J, Berry A: The laryngeal mask in otolaryngology, J Otolaryngol 1995; 24: 125-33
6. Haberman RS, Shattuck TG, Dion NM: Is outpatient suction cautery tonsillectomy safe in a community hospital setting? Laryngoscope 1990; 100: 511-5
7. Helmus C, Grin M, Westfall R: Same-day-stay adenotonsillectomy. Laryngoscope 1990; 100: 593-6
8. Kendrick D, Gibbin K: An audit of complications of paediatric tonsillectomy, adenoidectomy and adenotonsillectomy. Clin Otolaryngol Allied Sci 1993; 18: 115-7
9. MacLean JE, Fitzsimons D, Hayward P, et al: The identification of children with cleft palate and sleep disordered breathing using a referral system. Pediatr Pulmonol. 2008; 43: 245-50
10. Splinter WM, Rhine EJ, Roberts DW, et al: Preoperative ketorlac increases bleeding after tonsillectomy in chiildren. Can J Anaesth 1996; 43: 560-3
11. Thiagarajan J, Bates S, Hitchcock M, et al: Blood loss following tonsillectomy in children. A blind comparison of diclofenac and papaveretum. Anaesthesia 1993; 48: 132-5
12. Troy AM, Cunningham AJ: Ambulatory surgery: an overview. Curr Opin Anaesthesiol 2002; 15: 647-57
13. Williams PJ, Bailey PM: Comparison of the reinforced laryngeal mask airway and tracheal intubation for adenotonsillectomy. Br J Anaesth 1993; 70: 30-3
14. Gallagher JE, Blauth J, Fornadley JA: Perioperative ketorolac tromethamine and postoperative haemorrhage in cases of tonsillectomy and adenoidectmy. Laryngoscope 1995; 105: 606-9
15. Yardley MPJ: Tonsillectomy, adenoidectomy, and adenotonsillectomy: are they safe day case procedures? J Laryngol Otol 1992; 106: 299-300
16. Schrock A, Send T, Heukamp L, et al: The role of histology and other risk factors for post-tonsillectomy haemorrhage. Eur Arch Otorhinolaryngol. 2009; 25: 1983-7
17. Krishna P, Lee D: Post-tonsillectomy bleeding: a meta-analysis. Laryngoscope. 2001; 111: 1358-61
18. Gunter JB, Varughese AM, Harrinton JF, et al: Recovery and complications after tonsillectomy in children: a comparison of ketorolac and morphine. Anesth Analg 1995; 81: 1136-41
19. Rusy LM, Houck CS, Sullivan LJ, et al: Double-blind evaluation of ketorolac tromethamine versus acetaminophen in paediatric tonsillectomy: analgesia and bleeding. Anesth Analg 1995; 80: 226-9
20. Williams PJ, Bailey PM: Comparison of the reinforced laryngeal mask airway and tracheal intubation for adenotonsillectomy. Br J Anaesth 1993; 70: 30-3

21. Aziz L, Bashir K: Comparison of armoured laryngeal mask airway with endotracheal tube for adenotonsillectomy. J Coll Physicians Surg Pak. 2006; 16: 685-8
22. Brimacombe J: Incendiary characteristics of the laryngeal and reinforced laryngeal mask airway to CO2 laser strike-a comparison with tow polyvinyl chloride tubes. Anaesth Intens Care 1994; 22: 694-7
23. Brimacombe J, Sher M, Laing D, et al: The laryngeal mask airway: a new technique for fibreoptic guided vocal cord biopy. J Clin Anaesth 1996; 8: 273-5
24. Hendolin H, Kansanen M, Koski E, et al: Propofol-nitrous oxide versus thiopentone-nitrous oxide for uvulopalatopharyngoplasty in patients with sleep apnoea. Acta Anaesthesiol Scand 1994; 38: 694-8
25. Melchor MA, Villafruela MA, Munoz B, et al: Postoperative pain in tonsillectomy in general anaesthesia and local infiltration. Acta Oltorrinolaringol Esp 1994; 45: 349-55
26. Tong D, Chung F: Postoperative pain control in ambulatory surgery. Surg Clin North Am 1999; 79: 401-30
27. Bean-Lijewski JD: Glossopharyngeal nerve block for pain relief pediatric tonsillectomy: retrospective analysis and two cases of life-threatening upper airway obstruction from an interrupted trial: Anaeth Analg 1997; 84: 1232-8

Chapter 17-8

구강 수술

- 유치의 발치
- 치열교정술
- 지치의 발치
- 보존성 치료
- 설소대 단축 치료

1. 마취과적 문제점

1) 환자

- 일반적으로 젊은 환자가 많으며 불안 정도가 크다.
- 소아 또는 젊은 성인에서 특별한 관심을 가져야 하며 특히 Down's syndrome 또는 뇌성마비 등과 같이 협조가 되지않는 환자에서는 조심스럽게 수술 전 평가를 하여야 한다.
- 수술 전 평가에서 시간적인 여유를 가져야 한다.
- 흔히 국소마취로 수술을 할 수 없는 경우가 있다.
  이러한 경우는 전신마취를 고려하여야 한다.

2) 수술 중 문제점

- 기도에 대한 평가와 함께 기도 보호의 필요성 및 구강의 바른 외과적 평가와 관련된 모든 문제는 기도에서 시작한다.
- 수술 시간은 매우 짧다.
- 국소마취와 진정마취로 수술 받는 환자에서도 적절한 감시와 산소 공급이 필요하다.
  (제 12 장 참조)

3) 수술 후 문제점

- 통증이 심하다.

• 부종
• 출혈

2. 치료방법

1) 수술 전

• 수술 전 평가는 다른 환자들과 같이 세심하게 하여야 한다. 특별한 관심이 필요한 환자 는 보호자에게 상세한 질문을 하여야 한다. 심장질환이 있으면 항생제의 예방 투여가 필요할 것이다.
• 불안감이 심한 환자에서는 진정제의 전투약이 필요하다. 일반적으로 성인 환자에서는 midazolam 2-3 mg 또는 temazepam 10 mg으로 충분하지만 대량을 투여할 수도 있다.
약물 작용이 나타날 때까지 장시간 기다려야 하거나 근육형 환자에서는 증량하여야 할 수 있다.
• 선행진통의 적용
(i) 수술전 paracetamol 투여는 소아에서 경구 또는 항문으로 투여할 수도 있다.
(ii) NSAIDs 투여
예, 경구로 ibuprofen 또는 diclofenac을,
항문으로 diclofenac
마취유도와 함께 ketorolac을 정맥 투여 할 수 있다.[1)]
• 항문으로 투여할 경우 사전에 부모 허락을 얻은 후에 하거나 환자가 직접 하도록 한다.

2) 수술 중

• 흡입 마취유도를 할 경우에도 정맥로 확보는 항상 필요하다. 흡입마취 유도제로는 seveflurane이 효과적이다.[2)]

3) 기도유지

• 응급상황과 위식도 역류가 있는 경우를 제외하고 succinylcholine 사용을 자제한다. 기관 내 삽관에는 비탈분극성 근이완제를 이용하거나 propofol과 alfentanil 단독으로도 할 수 있다.[3)]
• 기도유지에는 4 가지로 나눌 수 있다.
(i) 빠르게 실시하기 위하여 정맥 유도제와 함께 산소를 공급하는 것이 효과적이다.

(ii) 코마스크: 수술 시간이 길다면 지속적인 산소공급과 자발호흡을 유지하며 코마스크 는 진정마취, 정맥마취가 적응이 된다면 선호된다.

(iii) 강화 후두마스크: 길고 광범위 수술에서 적용되며, 강화 후두마스크는 효과적으로 기도보호를 하며 근이완제를 사용하지 않고 얕은 마취깊이에서 사용할 수 있으며 수술을 방해하지 않고 보호반사가 회복될 때까지 안전하게 유지할 수 있다. 기관내 삽관은 인후 막음(pack)으로 수술후 인후통의 빈도를 증가시키지만 후두마스크를 안전하게 사용할 수 있다.[4,5]

(iv) 기관내 삽관: 강화 후두마스크를 사용하는 것이 적절하지 못하다면(예, 성인에서 코수술, 소아에서 구강수술과 같은 경우) 기도는 기관내 삽관으로 유지하여야 한다. 기관튜브가 체온에 의하여 부드러워지면 삽입 동안에 튜브에 의한 손상이 적어진다.

4) 진통

• 통증과 부종은 치과 환자에서 문제가 될 수 있다. 진통의 필요성은 각 환자별로 판단되어야 하지만 일반적으로 3-4개의 유치를 발치 한다면 진통제는 최소량으로 가능하다. 반면에 여러개의 영구치를 발치한다면 fentanyl 또는 alfentanil과 같은 아편유사제의 정맥투여가 필요할 수 있다. 다음과 같이 예를 들 수 있다.

• 수술 중 진통

(i) Fentanyl, alfentanil, 또는 remifentanil 의 정맥 투여.

(ii) Dexamethasone은 수술 후 통증의 경감과 PONV뿐만 아니라 부종도 저하시킬 수 있으며 성인에서 8 mg을 일시 정맥 투여한다.[6]

(iii) 가능하다면 수술 부위에 국소마취제를 외과의사가 직접 주입할 것을 부탁하여야 한다.

(iv) Morphine은 사용하지 않는다.

(v) 코마스크를 통하여 산소(30%)와 함께 아산화질소를 투여하여 진통효과를 얻을 수 있다. 회복 중에는 아산화질소 투여 중단 후에 diffusion hypoxia에 유의하여야 한다.[7]

• 수술 후 진통

(i) 활동 중에 통증이 심하다면 fentanyl 25 ㎍을 2분 간격으로 visual analogue score 5 이상에서 일시 정맥투여한다. 회복실에서는 적절한 치료지침에 따라서 안전하게 사용 하여야 한다.

(ii) 대부분의 환자에서 진통제의 단계적 적용(analgesic ladder)이 필요하며 paracetamol, 및 NSAIDs와 같은 단순 진통제가 적합하다(표 13-6 참조).[8]

5) 출혈

• 수술 직후에 빈 치아주머니(tooth socket)의 압력 반응으로 발생하며 퇴원 후에 문제가 될 수 있다. 수술 후 3-6 시간 동안 더운 음료수를 피하여야 하며 가정에서 출혈이 발생하는 것에 대하여 주의할 것을 설명하여야 한다.

[참고문헌]

1. Hitchcock M, Watson BJ, Davies PRF, et al: Codafen continues for dental day surgery.(Comparison of codafen versus diclofenac.) Ambulatory Surg 1995; 3: 111-4
2. Smith I, Nathanson MH, White PF: The role of sevoflurane in outpatient anaesthesia. Anesth Analg 1995; 81: 567-72
3. Alcock R, Peachey T, Lynch M, et al: Comparison of alfentanil with suxamethorium in facilitating nasotracheal itubation in day case anaesthesia. Br J Anaesth 1993; 70: 34-7
4. Brimacombe J, Berry A: The laryngeal mask airway for dental surgery-a review. Aust Dental J 1995; 40: 10-4
5. Christie IW: A means of stabilising laryngeal mask airways during dental practice. Anaesthesia 1996; 51: 604
6. Baxendale BR, Vater M, Lavery KM: Dexamethasone reduces pain and swelling following extraction of thired molar teeth. Anaesthesia 1993; 48: 961-4
7. Holoroyd I, Roberts GJ: Inhalation sedation with nitrous oxide: a review. Dent Update 2000; 27: 141-6
8. Chye EP, Young IG, Osborne GA, et al: Outcomes after same-day oral surgery: a reviw of 1,180 case at a major taeaching hospital: J Oral Maxillofac Surg 1993; 51: 846-9

Chapter 17-9

흉부외과 수술

흉강경 교감신경 절단술

흉강경을 이용한 교감신경절단술은 통증이 적고 입원의 필요성이 적으며 사회활동으로 복귀가 빠르고 상처가 적은 장점이 있어 증가되고 있다.[1)]

특히 상지 다한증의 치료를 위하여 실시하므로 수술 전에 증상이 있는 부위의 체온을 측정하여 수술 후와 비교할 수 있도록 한다.

1. 적응증[2)]

- 다한증
- 혈관폐색(예; vascular occlusion, Burger' s disease)
- Raynaud' s disease
- 만성혈관 병변(chronic vasculopathies)
- 심한 causalgia
- Reflex sympathetic dystrophy
- Prinzmetal' s syndrome

2. 마취과적 문제점

- 일측 폐환기(one-lung ventilation)가 필요할 수 있다.[3)]
- 짧은 수술이므로 흡입마취 또는 정맥마취 모두를 적용할 수 있으나 정맥마취(예; propofol과 remifentanil 또는 fentanyl)가 일측폐환기에서 저산소성 폐혈관 수축이 없으므로 효과적이다.[4,5)]
- 수술 중에 이산화탄소 주입으로 혈압저하, 서맥과 심한 경우에는 종격동의 이동, 심정지 등을 초래할 수 있다.[3,6)]

- 수술 후 호흡부전, 기흉과 출혈의 위험이 있으므로 퇴원 전에 증상과 호흡음 뿐만 아니라 흉부 방사선 소견을 확인하여야 한다.[3)]
- 수술 후 24시간 이내에 PONV, 통증 등이 나타날 수 있다.[5)]
- 입원할 가능성에 대한 준비가 필요하다.
- 주의하여야 할 사항을 숙지시킨 후 귀가시키며 수술 다음날 전화 방문 등으로 확인 하는 것이 필수적이다.

[참고문헌]

1. Drott C: The history of cervicothoracic sympathetomy. Eur J Surg 1994; 572(Suppl): 5-7
2. Gordon A, Zechmeister K, Collin J: The role of sympathectomy in current surgical practice. Eur J Vasc Surg 1994; 8: 129-37
3. Adar R: Surgical treatment of palmar hyperhidrosis before thoracoscopy: Experience with 475 patients. Eur J Surg 1994; 572: 9-11
4. Eisenkraft JB: Effects of anesthetics on pulmonary circulation. Br J Anaesth 1990; 65: 63-78
5. Harlid R: Total intravenous anaesthesia with single-lumen endotracheal intubation for thoracoscopic sympathectomy. Eur J Surg 1994; 572(Suppl): 33-36
6. Fredman B, Olsfanger D, Jedeikin R: Thoracoscopic sympathectomy in the treatment of palmar hyperhydrosis: anaesthetic implications. Br J Anaesth 1997; 79: 113-9.

Chapter 17-10

수술실 밖에서 시행되는 수술들

전통적인 마취는 수술실에서 시행하는 것이었다. 그러나 지난 수년간 의학의 발달과 함께 새롭고 더욱 복합적인 진단과 치료 기술이 발달되면서 시술하는 동안 환자가 움직이지 않을 뿐만 아니라 진정된 상태를 유지해야 하는 정밀한 수술들이 도입되었다. 이와 함께 마취 약물과 기구, 감시 장비의 변화와 발달로 수술실 밖에서도 수술실내와 동일한 마취 관리가 가능하게 되었다. 이와 같은 변화는 마취과의사를 수술실 밖 영역까지 진출하도록 하였다.

수술실 밖 수술들은 내과에서 내시경 또는 심장카테터 삽입술(cardiac catheterization), 심장박동조절장치(pacemaker) 삽입 등과 영상의학과에서 MRI, CT 촬영, 응급실에서 골절 정복 및 간단한 처치 등이 있다. 간단한 시술은 마취과의사 없이 진정제 투여만으로 시행되고 있으므로 교육과 관리에 신중하여야 할 것이다. 수술실 밖에서 시행되지만 수술의 침습 정도와 범위 및 부위에 따라서 다양한 깊이의 진정마취 또는 부위마취나 전신마취를 필요로 하게 된다. 일반적으로 시술의 종류는 각 전공분야 별로 분류하면 표 17-1과 같다.[1,2]

개원가(freestanding과 office-based surgery)에서 진정마취, 국소마취, 부위마취 또는 전신마취를 단독 또는 함께 한 후에 시술되는 대부분의 수술과 처치도 수술실 밖에서 시행되는 수술의 범주에 포함될 것이며, 그 외 수술실 밖에서 제공되는 시술로서는 인공수정과 착상을 위한 시술, 전기경련충격요법 등이 있다.[2-4]

수술실 밖에서 시행되는 시술을 위한 마취는 전체 마취가 필요한 수술에서 약 12.4%를 차지하며, 그 중에서 진정마취는 5%로 수술실 밖에서 하는 시술 중 0.4%라고 하였다.[1] 개원가에서 시행되는 수술은 전체의 14-25%라고 하였다.[5-7] 확실하게 분석 및 평가된 국내 자료는 아직은 없는 것으로 사료된다. 수술실 밖에서 시행되는 수술과 마취에서 가장 중요한 부분은 안전한 질적 관리와 환자의 만족도이다.[4]

표 17-1. 진정 또는 진정마취만으로 시행될 수 있는 술기들

부위	술기
위장관계 내시경	대장내시경, 역행성 내시경적 쓸개이자조영술(endoscopic retrograde cholagiopan-creatography), 식도경, 경피적내시경 위창냄술(percutaneous endoscopic gastrostomy)
심장과 혈관계	부정맥 절제술(ablation), 경동맥 stent 거치술, 관상동맥 혈관조영술, 관상동맥 stent 거치술, 심장페이스메이커, 제세동기 거치술, 경피적 승모판, 대동맥판, 판막절개술, 심장막천자술, 카테터 거치술, 경식도 심장초음파, 말초동맥 stent 거치술, 혈관조영술
방사선 검사	동맥 색전술, 생검, 배농과 배액을 위한 카테터 거치, 뇌혈관조영술, CT, 하대정맥 filter 거치, MRI, 콩팥창냄술, 각종 튜브 거치술, 혈관확보를위한 카테터 거치, 혈관 stent 거치술 vertebraplasty/kyphoplasty
외과	동정맥누관술(AV fistula), 유방생검술, 미용성형수술, 코성형술, 안검성형술, 주름절제술, 병소절제술, 서혜부탈장성형술
호흡기	기관지 내시경
응급의학과	요추 천자, 탈골과 골절의 정복술, 이물질 제거술, 창상봉합술, 봉합사 제거술, 흉강천자술, 심장막천자 진단적 복강세척
정신과	전기경련요법
비뇨기과	체외충격파 쇄석술, 방광경 검사
중환자실	중심정맥로 확보, 기관내삽관, 경피적기관절개술, 기관지 내시경, 골수천자, 뇌실창냄술,
안과	안압검사, 망막조영술, 선택적 안과수술,
치과	발치, 방사선촬영

표 17-2. 진정에 따른 위험도가 높은 합병증과 후유증

합병증과 후유증	수 (%)
SpO_2 〈 90%	31 (0.12)
수축기 혈압 저하 〈 20%	28 (0.1)
무호흡 또는 naloxone과 flumazenil 투여	31 (0.12)
오심과 구토	30 (0.11)
심정지	17 (0.06)
사망	2 (0.007)
통증과 불안	31 (0.12)
추가 전신 마취의 필요	28 (0.01)

안전 관리

1. 합병증과 부작용의 예방과 관리

수술실에서 시행되는 수술과 마취에서와 같이 부작용과 합병증으로는 저체온, 위 내용물의 흡인, 호흡억제와 무호흡, 혈압저하, 저혈량증, 각성, 기도관리의 어려움, 알러지, 통증, 오심과 구토, 말초혈관 손상, 수술과 관련된 합병증 및 사망 등이 초래될 수 있다(표 17-2).[1,8] 또한 마취가스 배출의 어려움과 방사선 또는 전자파에 노출될 수 있다.[8] 마취과의사도 과도하게 자기장, 방사선, 전자파 등에 노출되지 않도록 하여야 한다. 그리고 장비와 전기 등을 연결하는 배선이 바닥 또는 천장에 위치하여 바쁘게 움직이면서 익숙하지 못한 의료진이 손상을 입을 수 있으므로 주의하여야 한다.[9]

이와 같이 합병증이 발생하는 원인은 아래와 같이 정리할 수 있다.[10,11]

- 심폐소생술 기구 등 치료에 필요한 장비들의 준비 불충분
- 충분하지 못한 감시기구의 적용
- 이상 발현의 지연 발견
- 치료의 지연
- 경험의 부족과 의료진의 실수
- 약물의 과용량
- 불충분한 수술 전 평가
- 실내 온도 조절의 어려움
- 충분하지 못한 수술 전과 후 평가

1) 영상의학과 시술

영상의학과에서 시행하는 대표적인 시술에는 magnetic resonance imaging(MRI)와 computerized tomography scanning(CT) 등이 있다. 마취 관리에서는 대부분의 시술에서 통증이 없으므로 환자가 움직이지 않는 것이 중요하다. MRI에서는 강력한 자기장이 작용하는 고도 장비와 기술을 이용하므로 좋은 영상을 얻기 위하여 모든 마취와 감시 기구는 멀리 떨어져 있어야 한다.[12] 방사선 치료를 하는 경우에도 방사선이 투과되지 않도록 보호하게 되므로 환자 관찰에 어려움이 있다.[2]

MRI와 같은 기계는 장비 보호를 위하여 방안 온도를 낮게 유지하므로 환자는 저체온의 위

험에 노출되며, 촬영 중에는 높은 자기장 속에 환자가 위치하므로 체온이 상승할 수 있다.[9] MRI 시술에 따른 합병증 발생률은 16.1/1,000,000 이며, 사망률은 5.3/1,000,000 이다.[13]

2) 내시경

위장 내시경에서 대부분의 환자에게 진정마취를 하게 된다. 소아에서는 전신마취를 한다. 내시경을 시술하면서 catecholamine이 유리되어 혈압상승과 부정맥이 나타나고 위식도 내시경에서 기구를 체내로 삽입하면서 인후두부 폐색, 기도 압박, 위 팽창 및 안정을 위한 약물의 작용으로 과이산화탄소혈증, 저산소화 등 호흡부전을 초래할 수 있으므로 세심한 감시가 중요하다.[12,14-16] 상부 위 장관 내시경에 따른 합병증 발생은 0.08-0.13%이며 사망률은 0.7-1/10,000 이며, 그 중 50 % 정도는 심폐합병증으로 사망하였다.[12,17]

대장 내시경을 준비하는 과정에서 술전 금식과 장내 청소를 하게 되므로 전해질 이상, 저혈량증과 진정마취 또는 전신마취 유도 후에 혈압 저하가 초래될 수 있다. 특히 혈관 확장과 심장 억제 작용이 있는 마취제를 선택한다면 서서히 주입하거나 사전에 충분한 수분 공급이 필요하다.[9]

위 장관 및 대장 내시경에서는 반드시 안정 또는 진정마취 이상의 깊이를 유지하는 마취가 필요한 것은 아니며 시술 전에 환자에게 정확한 설명과 술 전 불안감을 저하시키는 것을 우선하여야 할 것이다. 최근에는 매우 가늘게 만들어진 내시경이 소개되어 진정 없이 시술할 수 있다. 마취 방법에는 약제를 전혀 투여하지 않고 국소마취제를 이용한 인후두부 도포마취만으로도 가능하다. 대부분의 경우에서 내과의사가 간호사의 도움으로 시술하므로 국소마취제, 진정제, 아편유사제 등의 투여량 조절, 정확한 환자 감시 및 응급상황에서 대처 방법 등의 교육과 함께 장비의 준비가 필요하다.[18-21]

3) 응급실에서의 처지

영상의학과와 내시경 시술에서는 통증보다는 불편함과 두려움 등에 대한 처치로 진정마취만으로도 가능할 수 있으나 응급실에서 상처 치료, 골절의 정복 등은 심한 통증이 동반될 수 있으므로 깊은 진정마취 이상의 처치가 필요할 수 있다. 그러므로 환자가 필요로 하는 처치와 마취에 대한 외과 의사와 의견교환 및 사전 평가가 필요할 것이다.

2. 숙련된 의료진과 장비

안전한 환자 관리를 위하여 지침과 위험 요인의 중요성을 인식하고 시행할 수 있어야 한다.

대부분의 의료진이 응급상황에 대한 지식과 경험이 부족할 수 있으므로 지속적인 의견교환과 교육으로 서로 도움이 될 수 있도록 하여야 한다. 마취과의사들은 마취 전에 충분한 시간을 가지고 외과 의사와 수술실 밖 마취에 대한 의견 교환과 함께 안전한 마취 관리를 위한 환자 분석과 감시 및 마취 장비 등 각 부분에 대하여 점검하고 확인하여야 한다.[4)]

3. 감시와 장비

아직 국내에서는 병원은 물론이고 의원급 수술실에서 갖추고 있어야 할 기본적인 마취와 감시 장비에 대한 규정은 없으며 미국의 표준 감시 장비 규정을 참조하고 있다. 그러나 환자에게 안전하게 마취와 감시를 할 수 있는 최소한의 장비는 갖추어야 할 것이다. 감시 장비에는 혈압, 심전도, 산소포화도, 호기말이산화탄소농도, 체온 등은 반드시 감시할 수 있어야 하며, 마취 기계는 부위마취와 전신마취를 모두 시행할 수 있으며, 심폐소생술도 가능하도록 준비를 하여야 할 것이다.[22,23)] 또한 장비를 거치하였어도 무호흡 등과 같은 이상을 발견하는 데에는 20-40초 이상 지연될 수 있으므로 유의하여야 한다.[1,24)] 진정마취, 정맥마취를 실시하여도 산소 공급, 기도유지기구 및 호흡관리가 가능한 마취 장비를 준비하여야 하며, 마취 심도를 감시할 수 있는 BIS는 수술 중 각성, 지연 회복의 위험과 비용부담을 저하시킬 수 있을 것이다.[24)] 그러나 ketamine과 같은 일부 마취제는 BIS 적용이 도움이 되지 않을 수 있으므로 주의하여야 한다.[2)]

수술실 밖에서 시술 할 경우에는 환자를 관리할 수 있는 장비가 다른 시술을 위한 장비로 인하여 환자에게서 멀리 떨어져 있을 수 있으므로 미리 방문하여 구조를 확인하여 환자의 안전을 위하여 외과의사와 서로 방해가 되지 않고 즉시 적용할 수 있는 거리에 위치시킬 수 있도록 준비하여야 한다. 대부분의 경우에서 마취와 감시 장비를 오래된 것으로 사용하도록 하는 경우가 많으므로 사용 전에 기구의 안전성을 점검하여야 한다.[2)] 짧은 시간이 소요되는 처치를 시술하더라도 진정과 진통을 목적으로 약물을 투여 한 다음에는 환자 감시에 유의하여야 한다.[1,26)]

※ 주의사항[2,8)]

- 환자와 마취 장비의 거리가 멀리 있게 된다.
- 큰 장비들로 인하여 좁은 공간에서 마취와 감시를 하여야 한다.
- 장비의 유지 및 관리를 위하여 낮은 온도를 유지하므로 환자는 저체온이 초래될 수 있다.
- 환자 주위에 충분히 밝은 공간을 확보하지 못할 수 있다(전원 공급의 제한).
- 흡인 기구가 충분하지 못할 수 있다.
- 마취 기구 등 장비들이 오래된 기구들로 구성될 수 있다.

• 마취과의사에게 익숙하지 못한 주위 환경이다.

미국 소아과협회에서는 술전에 확인하여야 할 사항들을 SOAPME로 정리하였다.[22)]

• S (Suction) : 적절한 크기의 카테터와 흡인 기구의 준비
• O (Oxygen) : 충분한 공급과 정확한 기능을 하는 유량계
• A (Airway) : 적절한 크기의 기도 유지에 필요한 기구 준비
• P (Pharmacy) : 마취와 심폐소생술 등 환자 관리에 필요한 약품의 준비
• M (Monitors) : 표준 감시 장비의 준비
(예; 혈압, 심전도, 체온, 산소포화도, 호기말 이산화탄소 농도 등)
• E (Equipment) : 마취 기계, 제세동기, 전원 등 장비의 준비
(예; 마취 기계, emergency cart, self inflation(Ambu) bag, 전원 등)

4. 환자의 선택

환자의 선택은 앞에서 설명한 바와 같이 선택 기준을 준수하여야 할 것이다(제 3 장 참조). 대상 환자의 대부분은 노인 환자이며 심장, 폐, 등 다른 장기의 이상이 동반되어 위험도가 높은 미국마취과학회 신체등급 3-5인 경우가 많다. 술전 준비는 수술실에서 하는 마취와 다른 것은 없으나 대부분에서 진정마취를 하게 되므로 주의하여야 할 사항은 표 17-3과 같이 정리할 수 있다.[27,28)]

표 17-3. 수술실 밖에서 마취를 하면서 주의 또는 확인하여야 할 사항들
환자의 협조 정도 (예; 환자의 심한 지적 무능)
심한 위식도 역류
위식도 역류를 유발할 수 있는 상태 (예; 당뇨, 위마비(gastroparesis))
좌위호흡(orthopnea)
심한 뇌압 상승
의식 저하 또는 기도 보호반사 저하
기관내 삽관 곤란
치아, 구강, 두개 및 안면, 목 또는 흉부 이상으로 기도 유지가 어려운 경우
상기도 감염 또는 원인을 모르는 발열 반응
폐쇄성 무호흡
심한 비만
기도유지에 영향을 줄 수 있는 수술
길고 복합적이며 통증이 심한 수술
복와위 또는 부적합 체위
급성 손상
나이 (예; 노인과 소아)

질적 관리

1. 마취 수기와 약제

적절한 감시와 기구가 준비되어 있다면 진정(sedation), 진정마취(monitored anesthetic care), 국소마취, 부위마취와 전신마취 등 다양한 방법이 적용될 수 있다.

MRI, CT 등 방사선 촬영에서는 chloral hydrate, benzodiazepine, barbiturate, propofol, dexmedetomidine 등을 사용할 수 있으나 환자 상태와 작용시간 등을 고려하여 선택하여야 한다. 전신마취가 환자의 움직임을 예방하고 회복시간의 조절이 용이하므로 선호된다.[12,29]

식도, 위내시경을 한다면 lidocaine lollopop 또는 도포마취와 meperidine 또는 midazolam 정주를 이용한 진정마취를 적용할 수 있을 것이다.[30] 대장내시경에서는 fentanyl(25-50 ㎍)과 midazolam(2-5 mg)을 환자 상태에 맞게 조절하여 사용할 수 있다.[31,32]

국소 또는 부위마취는 수술 부위에 따라서 침윤과 도포마취 또는 말초신경차단법 등이 선택될 수 있다. 필요에 따라서 진정제의 추가투여 또는 기관내 삽관과 근이완제 적용이 시도될 수 있으므로 약물의 선택과 적용에 신중한 판단이 필요하다.[33-35]

심장 external cardioversion에서 propofol(1 mg/kg) 또는 etomidate(0,2 mg/kg)는 안정된 심혈관계 기능 유지와 빠른 회복을 기대할 수 있다.[36]

아편유사제와 benzodiazepine : Midazolam과 meperidine이 선호되며 미국에서는 내시경 시술의 68%에서 사용된다.[1] 투여 용량은 midazolam 7 mg, meperidine 12.5 mg, promethazine 25 mg을 권장하고 있으나 환자 상태와 침습 범위 및 부위에 따라서 적용하여야 할 것이다. 시술 후에 60% 이상에서 호흡억제와 졸음을 제거하기 위하여 naloxone, frumazenil과 같은 길항제를 투여한다.[37,38] Propofol, midazolam과 ketamine, fentanyl 등을 진통과 진정을 목적으로 사용하고 있다.[39,40]

2. 기도 관리

기도관리의 어려움은 마취 관리에서 제일 중요한 부분이다. 수술실 밖에서는 대부분 진정마취를 예정하므로 환자의 기도 특성에 대한 분석이 되지 않을 수 있으며 기관내 삽관이 어려운 경우가 발생한다면 기구 준비가 되지 않아서 심각한 합병증을 초래하게 될 수 있다. 그러므로 마취과의사는 최소한 2가지 이상의 기도 유지를 위한 방법과 기구를 준비하여야 한다.[9]

수술실 밖 마취에서 기도유지는 상후두 기도유지기가 선호되지만 위 식도 내시경을 한다면 LMA와 같은 상후두 기도유지기는 사용할 수 없다는 것을 인지하여야 한다.[9]

3. 알러지 반응

수술실 밖 시술에서 알러지 반응의 가장 흔한 원인은 조영제에 의한 것이다. 반응의 대부분은 경미하며 혈관 확장으로 전체 사용 환자의 3 %에서 나타난다고 하였다. 과거에 노출되어 형성된 IgE 항체에 의하여 초래된다.[41]

조영제에는 2 가지가 있다.

- 이온화(ionic), 고삼투성(hyperosmolar, 1500 mOsm/kg) ; 일세대 용액
- 비이온화(nonionic), 저삼투성 또는 등삼투성(350-700 mOsm/kg) ; 이세대 용액

일세대 용액이 독성이 강하고 면역원성이므로 높은 알러지 반응을 유발한다고 알려져 있다. 그러나 이세대 용액이 IgE 항체에 직접 작용하여 anaphylacsis 반응을 유도한다. 발생 빈도는 일세대 용액은 1/40,000 이지만 이세대 용액을 사용하면 5-10배 저하된다고 하였다.[42,43] 치료는 일반적인 기준과 동일하게 steroid와 항히스타민제를 사용한다.

알러지 반응에서 진단의 어려움

- 발생의 지연
- 급성 알러지 반응을 알려주는 증상(예; 기관지 수축, 히스타민 분비)의 미흡
- 전신마취 등으로 인하여 발견과 치료가 지연될 수 있다.[44,45]

4. 의료진의 숙련 정도

마취과 수련과정에 모든 장비와 약품이 준비된 수술실을 갖춘 대형 병원뿐만 아니라 수술실 밖의 영상의학과 응급실 및 office-base 수술실에서 시행되는 마취 관리에 대한 안전한 수기, 지침과 장비 관리 및 합병증 예방 등에 대한 사항도 포함되어야 한다. 환자가 필요로 하는 시술이 간단하다고 마취도 간단한 것이 아니므로 이러한 문제들은 마취 방법의 선택보다도 중요할 것이다.[4,9,46]

환자의 만족

마취 관리에서 질적 발전의 중요 인자는 환자의 만족도이다. 환자 불만의 원인이 될 수 있는 불안, 통증, 오심과 구토, 불충분한 마취 깊이의 유지 등을 적절하게 관리하여 제거할 수 있어야 한다.[47] 또한 의료진의 교육과 함께 수술 전과 후의 마취 관리 및 수술에 따른 주의사항 등

에 대한 상세한 설명과 설명서를 제공하는 것이 효과적이다(제 4 장 참조).[47]

Gozal 등은[22] 수술실 밖 마취에 대하여 다음과 같은 문제점을 지적하였다.

1. 모든 소아 환자가 마취과의사에 의한 진정과 마취를 제공받아야 하는가?
2. 내과와 응급의학과 의사도 깊은 진정을 환자에게 재공할 수 있는가?
3. 마취통증의학과 의사가 아닌 의사가 propofol 등을 이용한 진정을 제공할 수 있는가?
4. 진정마취에서 BIS 감시는 유용한가?
5. Evidence-based guidelines이 만들어져 있지만 술전 금식을 무시하여도 되는가?
6. 환자에게 안전한 진정을 제공하기 위한 마취과의사가 아닌 의사의 수련은 어떻게 하여야 하는가?

마취 후 관리

마취 후 관리에서도 수술실에서와 다를 것이 없다. 시술하는 곳과 회복실이 가능하다면 가깝게 위치하여 이동거리를 짧게 하는 것이 환자 관리에서 위험을 저하시킬 것이다. 시술이 끝나면 회복실에서 회복에 대한 관리를 받아야 한다. 회복실 근무자에게 환자 상태에 대하여 확실하게 전달하여 실수가 없도록 한다. 다른 당일수술에서와 같이 회복과 퇴원에 관한 관리 지침을 적용하면 된다.

[참고문헌]

1. Pino RM: The nature of anesthesia and procedure sedation outside of the operating room. Curr Opin Anaesthesiol 2007; 20: 347-51
2. Kotob F, Twersky RS: Anesthesia outside the operating room: general overview and monitoring standards. Int Anesthesiol Clin 2003; 41: 1-15
3. Koch ME, Dayan S, Barinholtz D: Office-based anesthesia: an overview. Anesthesiology Clin N Am 2003; 21: 417-43
4. Perrott DH: Anersthesia outside the operating room in the office-based setting.Curr Opin Anesthesiol 2008; 21: 480-5
5. Hausman LM: Advances in office-based anesthesia. Curr Opin Anaesthesiol 2003; 16: 421-7
6. Wetchler BV: Online shopping for ambulatory surgery: let the buyer beware! [editorial]. Ambulatory Surg 2000; 8: 111
7. Quattrone MS: Is the physician office the wild, wild west of health care? J Ambulatory care Manage 2000; 23: 64-73
8. Van de Velde M, Roofthooft E, Kuypers M: Risk and safety of anaesthesia outside the operating room. Curr Opin Anaesthesiol 2008; 21: 486-7

9. Melloni C: Morbidity and motality related to anesthesia outside the operating room. Minerva Anesthesiol 2005; 71: 325-34
10. Cote CJ, Notterman DA, Karl HW, et al: Adverse sedation events in pediatrics: a critical incident analysis of contributing factors. Pediatrics 2000; 105: 805-14
11. Cote CJ, Karl HW, Notterman DA, et al: Adverse sedation events in pediatrics: analysis of medications used for sedation. Pediatrics 2000; 108: 633-44
12. Melloni C: Anesthesia and sedation outside the operating room: how to prevent risk and amintain good quality. Curr Opin Anaesthesiol 2007; 20: 513-9
13. Schiebler M, Kaut-Watson C, Williams DL: Both sedated and critically ill require monitoring during MRI. In Vivo Research 1992-2000
14. WolfsenHC, Hemminger LL, Achem SR, et al: Complications of endoscopy of the upper gastrointestinal tract: a single-center experience. Mayo Clin Proc 2004; 79: 1264-7
15. Clarke GA, Jacobson BC, Hammett RJ, et al: The indications, utilization and safety of gastrointestinal endoscopy in an extremely elderly patient cohort. Endoscopy 2001; 33: 580-4
16. Lightdale JR, Goldmann DA, Feldman HA, et al: Microstream capnography improves patient monitoring during moderate sedation; a randomized, controlled trial: Pediatrics 2006; 117: 1170-8
17. Thompson AM, Wright DJ, Murray W, et al: Analysis of 153 deaths after upper gastrointestinal endoscopy: room for improvement? Surg Endosc 2004; 18: 22-5
18. Lazzaroni M, Bianchi Porro G: Preparation, premedication, and surveillance. Endoscopy 2005; 37: 101-9
19. American Society for Gastrointestinal Endoscopy: Guidelines for conscious sedation and monitoring during gastrointestinal endoscopy. Gastrointest Endosc 2003; 58: 317-22
20. American Society of Anesthesiologists Task Force on Sedation and Analgesia by Non-Anesthesiologists: Practice guidelines for sedation and analgesia by non-anesthesiologists. Anesthesiology 2002; 96: 1004-17
21. Chen SC, Rex DK: An initial investigation of bispectral monitoring as an adjunct to nurse-administered propofol sedation for colonoscopy. Am J Gastroenterol 2004; 99: 1081-6
22. Gozal D, Gozal Y: Pediatric sedation/anesthesia outside the operating room. Curr Opin Anaesthesiol 2008; 21: 494-8
23. Worthington LM, Flynn PJ, Strunin L: Death in the dentakl chair: an avoidable catastrophe? Br J Anaesth 1998; 80: 131-2
24. Bike GT, Christoffersen K, Cravero JP, et al: A method for measuring system safely and latent errors associated with pediatric procedural sedation. Anesth Analg 2005; 101: 48-6
25. Cote CJ, Wilson S: Guidelines for monotoring and management of pediatirc patients during and after sedation for diagnostic and therapeutic procedures: an update. Pediatrics 2006; 118: 2587-602
26. Bonnet F, Marret E: Anaesthesia outside the operating room: conflicting strategies? Curr Opin Anaesthesiol 2008; 21: 478-9
27. Robbertze R, Posner KL, Domino KB: Closed claims review of anbesthesia for procedure outside the operating room. Curr Opin Anaesthesiol 2006; 19: 436-42
28. Bhananker SM, Posner KL, Cheney FW, et al: Injury and liablilty associated with monotored anesthesia care: a closed claim analysis. Anesthesiology 2006; 104: 228-34
29. Zorab JSM: A general anesthesia service for magnetic resonance imaging. Eur J Anaesthesiol 1995; 12:387-95
30. Ayoub C, Skoury A, Abdul-Baki H et al: Lidocaine lollipop as single-agent anesthesia in upper GI endoscopy. Gastrointest Endosc 2007; 66: 786-93
31. de Villiers WJ: Anesthesiology and gastroenterology. Anesthesiol Clin 2009 ; 27: 57-70
32. Lazaraki G, Kountouras J, Metallidis S, et al: Single use of fentanyl in colonoscopy is safe and effective and significantly shortens recovery time. Surg Endosc 2007; 21: 1631-6

33. Cooter RD, Rudkin GE, Gardiner SE: Day case breast augmentation under paravertebral blockade: a prospective study of 100 consecutive patients. Aesthetic Plast Surg 2007; 31: 666-73
34. Maldini B, Miskulin M: Outpatient arthroscopic knee surgery under combined local and intravenous propofol anesthesia in children and adolescents. Paediatr Anaesth 2006; 16: 1125-32
35. Pendeville PE, Lois F, Scholtes JL: A comparison of intubation conditions and time-course of action with rocuronium and mivacurium for day case anaesthesia. Eur J Anaesthesiol 2007; 24: 546-50
36. Herregods LL, Bossuyt GP, De Baerdemaeker LE, et al: Ambulatory electrical external cardioversion with propofol or etomidate. J Clin Anesth 2003; 15: 91-6
37. Patel S, Vargo JJ, Khandwala F, et al: Deep sedation occurs frequently during elective endoscopy with meperidine and midazolam. Am J Gastroenterol 2005; 100: 2689-95
38. Papachristou GI, Gleeson FC, Papachrisou DJ, et al: Endoscopist administered sedation during ERCP: impact of chronic narcotic/benzodiazepine use and predictive risk of reversal agent utilization. Am J Gastroenterol 2007; 102: 738-43
39. Burton JH, Miner JR, Shipley ER, et al: Propofol for emergency department procedural sedation and analgesia: a tale of three centers. Acad Emerg Med 2006; 13: 24-30
40. Chudnosfsky CR, Weber JE, Stoynoff PJ, et al: A combination of midazolam and ketamine for procedural sedation and analgesia in adult emergency department pediatrics. Acad Emerg Med 2000; 7: 228-35
41. Laroche D, Namour F, Lefrancois C: Anaphylactoid and anaphylactic reaction to iodinated contrast media. Allergy 1999; 54 (Suppl 58): S13-6
42. Sidhu P, Dawson P: Corticosteroid prophylaxis in contrast material examinations. Br J Hosp Med 1997; 58: 304-6
43. Stellato C, Adkinson NF: Pathophysiology of contrast media. Anaphylactoid reaction: new perspective of an old problem. Allergy 1998; 53: 1111-3
44. Dewachter P, Mouton-Faivre C, Felden F: Allergy and contrast media. Allergy 2001; 56: 250-1
45. Ginsberg R, Lippmann M: Anaphylactic reactions to radio-opaque contrast media. Br J Anaesth 2002; 83: 879
46. Hausman LM, Levine AI, Rosenblatt MA: A survey evluating the training of anesthesiology residents in office-based anesthesia. J Clin Anesth 2006; 18: 499-503
47. Capuzzo M, Gilli G, Paparella L, et al: Factors predictive of patient satisfaction with anesthesia. Anesth Analg 2007; 105: 435-42

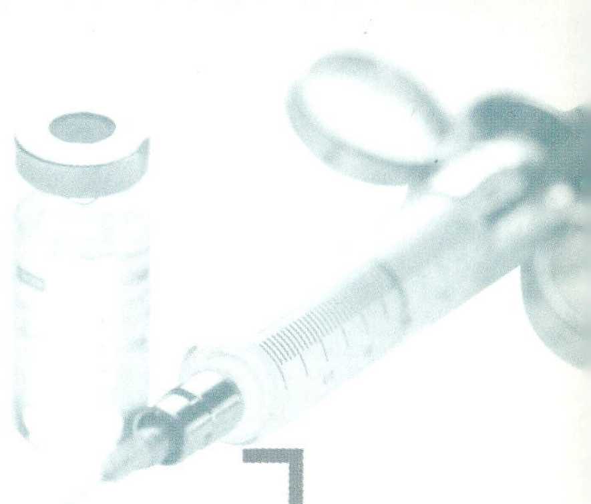

Chapter 18
전기경련요법(elelctroconvulsive therapy, ECT)을 위한 마취

일반적으로 정신과하면 약물 치료법과 같은 내과적 치료법만을 생각하게 되지만 전신경련을 유발하여 치료에 적용하는 전기경련요법(elelctroconvulsive therapy, ECT, electric- shock therapy, EST)이 있다. 이 장에서는 입원과 외래 환자 모두를 위한 ECT에서 마취관리의 기본이 되는 마취제와 보조약물의 약리작용과 위험도가 높은 동반 질환 등에 대하여 설명하고자 한다. 전기경련요법도 수술실 밖에서 이루어지는 시술로서 마취관리에서 다른 환자와 고려해야 할 사항들의 차이가 크다고 생각되어 새로운 장을 만들었다.

전기경련요법은 1938년 처음 소개된 이후 마취 없이 적용하였다.[1,2] 점차 임상적용이 증가되면서 치료 효과의 증진 및 부작용과 합병증의 예방을 위하여 정맥마취제, 근이완제와 함께 조절호흡을 이용한 전신마취를 적용하게 되었다.[3,4] 최근에는 환자가 늘어나면서 당일환자로서 ECT 적용도 증가하게 되었다.[1-8]

ECT는 폴란드 정신과 의사 Manfred Sakel과 이탈리아 신경과 의사 Ugo Cereletti에 의하여 발견되어 50년 이상 임상에서 적용되고 있지만 아직 정확한 기전은 밝혀지지 않았다. 다만 신경생리학적, 신경내분비학적 및 신경화학적 체계 변화에 의한 것으로 추측하고 있다. 예측되는 기전은 아래와 같다.[9]

1) 반복된 ECT 적용은 중추신경계에서 몇 가지 신경전달물질에 영향을 줄 것이다.
2) 두 가지의 serotonin 수용체(5-Hydroxytriptamine 수용체)에 감작시켜서 전달신호를 증강시킨다.
3) Norepinephrine과 dopamine의 기능을 저하시키며, locus coeruleus와 substantia nigra에 있는 auto-receptor를 억제한다.

표 18-1. 경련 역치(seizure threshold)에 영향을 주는 인자들
1. 역치를 증가시키는 인자들
나이
두개골의 두께
양측 전기자극
반복된 전기자극
약물들 예; barbiturate, benzodiazepine, anticonvulsants
2. 역치를 저하시키는 인자들
선천성 경련(Genuine seizure)
저이산화탄소혈증 / 과환기
성(여자)
과산소화(hyperoxia)
약물들 예; caffine, antidepressants, clozapine

4) 장기간 ECT를 적용하면 대뇌변연계(limbic system) 부위에 brain-derived neurotrophic factor(BDNF)와 수용체 및 Tyrosine kinase B(TrkB) 등이 증가된다.

ECT는 10,000명에서 4.9(0.4-81.2)명의 빈도로 적용하며 지역과 병원에 따라 적용빈도가 12배 이상 차이가 있다.[10,11)] ECT는 70-90%에서 완화 효과가 있으며 다른 항우울제제보다 우월하며, 재발률은 20.2% 이다.[7,12-14)] 또한 저산소증, 과이산화탄소혈증, ECT 시술 예측에 의한 공포, 기억상실 등은 치료 효과에 영향이 없으며 전기자극에 의한 경련의 역치에 영향을 줄 수 있는 인자는 표 18-1과 같다.[4,5,)]

ECT의 적응증

1) 심하거나 약물치료에 반응이 없는 조증과 우울증(depression과 mania),
2) 정신분열증(schizophrenia),
3) 정동성장애(affective disorder),
4) 자살충동(suicidal drive),
5) 망상(delusional symptoms),
6) vegetative dysregulation,
7) 기아성 쇠약(inanition),
8) 긴장성 증상(catatonic symptoms) 등이 있다(표 18-2).[3,4,12)]

표 18-2. ECT 적용이 효과적인 정신과 질환

우울증 ; 일차 또는 재발 모두에서
양극성(bipolar) 우울증 ; 우울형(depressed) 또는 혼합형(mixed type)
조증 ; 양극성, 조병(mania) 또는 혼합형
정신분열증(schizophrenia)
  긴장증(catatonia)
  정신분열형(schizopreniform) 또는 분열정동형(schizoaffective disorder)
비정형정신질환 (atypical psychosis)
기타의 정신 질환 경우들
  기질성 망상장애(organic delusion disorder)
  기질성 기분이상(organic mood disorder)
  급성 정신병적 이상(acute psychotic disorder)
  강박 반응성 이상(obsessive compulsive disorder)
  정서이상 (dysthymia)
기타질환
  파킨슨 병 (Parkinson' s disease)
  신경이완성 악성증후군 (neuroleptic malignant syndrome)
  이차성 긴장증 (secondary catatonia)
  치명적 긴장증 (lethal catatonia)

ECT는 성격장애, 약물의 오남용과 신경증(psychoneurosis) 등에서는 적용하지 않는다. 소아는 제외되고 있어 13세 이하에서는 보고 증례가 없으며 13-18세에서는 드물게 성인과 같이 적용 사례가 보고되고 있다.[13-16]

ECT의 적용

- 급성기에는 일주일에 3번씩 하여 전체 6-12회 적용한다.
  일반적으로 3-5회 적용으로 성공적인 결과를 얻을 수 있다.
- 재발 방지를 위한 방법으로 적용 간격을 증가시켜 주 1회에서 월 1회 정도 적용한다.[12,17]
- 외래 환자에서 ECT 적용은 다른 외래수술 환자의 마취 관리법과 차이가 없다.
  마취 전 금식을 유지하고 안전하게 병원으로 이동하고 또 퇴원 후 간호를 할 수 있는 보호자가 있어야 한다.[15,18]
- ECT 후에 혼미(혼돈, confusion), 흥분 등과 같은 부작용으로 예상하지 못한 입원율이 높으므로 환자 선택에 신중하여야 한다.[15,18]
- 술전 상태에서 자살 위험이 있거나 심한 흥분, 혼수상태 등의 부작용, 심한 영양결핍, 함구증(함묵증, mutism), 전신질환의 동반(예; 심근경색, 뇌혈관류) 등이 있다면 반드시 입원

하여야 한다.[15)]

- ECT 전에 환자와 보호자에게 상세한 설명과 함께 동의서(informed consent)를 받아야 한다.[4)]
- 감시장비는 기존의 마취관리와 같이 혈압, 심전도 및 심박수, 호기말 이산화탄소분압, 산소포화도를 거치하고 뇌파와 함께 팔 또는 발목에 지혈대를 적용하여 혈류 차단 후에 전기 자극에 따른 근육 경련의 지속시간을 측정한다

ECT를 위한 장비

전기 자극을 위한 전극은 일측 또는 양측으로 거치할 수 있으나 일반적으로 양측을 이용한다. ECT 자극은 70-150 volt로 낮추어서 50-60 Hz의 교류를 사용한다. 전극은 양측에 부착하며 자극은 0.1-0.5초 동안 한다. 전압은 일정하게 유지되므로 전류량은 환자 머리의 임피던스(impedance)에 따라 결정되며 300 mAmp가 적용되었다. 1940년대 초기에는 기억 장애와 혼미의 위험을 감소시키기 위하여 일측에만 전극을 거치하였으며 일시적으로 sine 파로 전환하기도 하였다. 1997년 뉴욕에서는 75%에서 양측에 전극을 거치하여 sine파 자극을 하였다. 통상적으로 전기 자극은 750 mAmp를 1-6초 동안 유지하며, 전압은 최고 225 volt, 자극파는 2.2 msec동안에 30-70 Hz로 적용한다.[13-16)] 표 16-3은 ECT에 적용하는 전기자극의 기준이다.

ECT를 위한 마취 관리

1) 전기자극에 대한 생리적 변화와
2) ECT 반응에 대한 마취약물의 효과를 이해하고

표 18-3. Electroconvulsive therapy를 위한 MECTA 기구를 이용한 양측성 전기자극의 Guidelines

Age	Sex	Pulse	Frequency(Hz)	Duration (msec)	Current(Amp)
〈 30 yr.	Female	1.4	60	1.0	0.70
	Male	1.4	70	1.0	0.70
30 yr.~60 yr.	Female	1.4	70	1.25	0.75
	Male	1.4	80	1.25	0.75
〉 60 yr.	Female	1.4	80	1.5	0.75
	Male	1.4	90	1.5	0.75

3) 환자의 신체 상태와 동반 질환 등에 대한 술전 평가를 하여
4) ECT와 관련된 부작용을 완화시킬 수 있는 마취제와 보조약물을 선택한다.[19,20)]

ECT에 따른 생리적 변화

전기 자극이 피부에 위치한 전극을 통하여 뇌에 가해지면 뇌파(electroencephalography. EEG)에서 spike와 wave activity를 동반한 전신 경련과 함께 급성 뇌혈류와 뇌압이 증가되면서 이에 따른 심혈관계 반응이 나타난다.[21)] 뇌혈류는 133% 이상 증가되며,[22)] 뇌대사율과 산소요구량은 경련 동안에는 200% 증가된다.[23)] 근육과 EEG에서 경련 지속시간과 관계없이 급성 혈역학적 활성이 증가되며 모세혈관의 투과성이 증가된다.[24)] 이러한 혈역학적 변화는

1) 심근 허혈과 심근 경색[25)]
2) 일시적인 신경학적 허혈 증상, 뇌출혈(intracerebral hemorrhage)
3) 대뇌 피질성 실명(cortical blindness),[25,27)]
4) 짧은 기간의 기억상실,[2,12)]
5) 신경성 폐부종(neurogenic pulmonary edema)
6) 인지장애(cognitive dysfunction) 등을 유발할 수 있다.

그러나 뇌세포의 손상과 같은 직접적인 신경손상의 증거는 없다.[28,29)] ECT 후의 인지장애가 뇌손상에 의한 것으로 추정하지만 드물게 기억상실 또는 마취보조약물의 부작용과 관련되어 나타날 수도 있다.[29)] 이러한 부작용을 저하시키기 위하여 전극은 일측 또는 양측을 선택하고 전기자극의 시간과 정도를 세심하게 결정하여야 한다.[3,12,30,31)]

일반적인 자율신경계 자극에 따른 심혈관계 반응

1) ECT 직후에 10-15초 정도 지속되어 나타나는 부교감신경계 자극에 따른 서맥,
2) 이후에 교감신경계 반응으로 빈맥과 혈압 상승이 5분 이상 지속되어 나타난다.[1,4,32)]

이와 같은 심혈관계반응은 catecholamine 분비 및 부정맥과 관련이 있다.[33,34)] 수축기 혈압의 30-40% 일시적인 상승과 심박수의 20% 이상 증가에 따른 rate-pressure product (RPP, 심박수 x 혈압)가 2-4배 증가되고 심근 산소소모지수(index of myocardial oxygen consumption)도 증가된다.[33-35)] 일측보다는 양측 ECT에서 RPP는 더 증가한다.[36)]

노인에서 ECT 후에 RPP가 크게 증가하며, 3-5분 후에 최고의 심박수와 혈압 상승이 나타난

표 18-4. 전기경련치료법(Electroconvulsive therapy, ECT)과 관련되어 흔히 나타나는 반응과 부작용들	
	반응
중추신경계	뇌혈류속도, 뇌압, 뇌대사 등의 상승; 어지러움, 기억상실, 혼미, 흥분과 두통
심혈관계	혈압, 심박수, 심박출량의 증가; 심부정맥
근골격계	Myotonic-clonic contracions, 골절과 탈구, 근육통과 관절통
기타	타액분비 증가, 오심과 구토, 치아손상, 구강점막 열상

다.[24,32] 전기자극에 따른 경련의 질과 정도에 차이가 있으므로 전기자극의 용량 결정에도 유의하여야 한다.[37]

과호흡에 의한 저이산화탄소혈증(Hyperventilation-induced hypocapnea, $PaCO_2$ 2%)은 정상 호기말이산화탄소분압($P_{ET}CO_2$ 5%)을 유지하는 경우보다 심박수(47% : 28%)와 RPP (2% : 60%)가 증가된다.[38] 과환기된 환자에서 심박수와 RPP 변화는 경련 지속시간과 관련이 있으며 정상 $P_{ET}CO_2$가 유지되는 환자에서는 없다.

심장기능에 이상이 있는 환자에서는 ECT로 인하여 심근허혈과 심근경색이 초래될 수 있다.[25,39] ECT에 의한 급성 혈역학적 변화는 폐부종, 심실성 빈맥과[40] 드물게 심장성 쇽(cardiogenic shock), 심장 파열을[41] 유발 할 수 있으며 심장질환이 동반된 환자에서는 ECT로 인하여 심장 합병증의 위험이 증가된다.[42-44] 심장 질환이 없는 환자에서도 ECT 시술 6시간 후에 좌심실의 수축과 이완기 기능이 저하될 수 있다.[45,46]

ECT 적용에 따른 신경학적 및 심혈관계의 급성 변화와 함께 전신적인 경련에 동반되어 골절과 탈골,[47,48] 근육통이[49] 초래될 수 있다. 이 외에도 ECT에 대한 두려움, 기억상실, 오심과 구토, 두통, 각성중 흥분(emergence agitation), 돌연사(sudden death) 등이 나타날 수 있다.(표 18-4).[50,51] 이러한 합병증은 적절하게 ECT를 적용하였는가와 시술 전의 심혈관계와 신경계 상태 및 환자 나이와 관련이 있다.[52,53] 또한 전신마취를 적용하게 되므로 마취와 근이완제 사용에 따른 위험이 증가될 수 있으므로 유의하여야 한다.

ECT와 관련된 사망 또는 심한 손상은 50,000번 적용에서 1명[4] 또는 환자 10,000명 또는 90,000번 적용에서 3.2명 정도로 매우 드물다.[15]

ECT를 위한 마취 약물들

급성 우울증에서 ECT 효과는 유발된 경련의 지속시간에 따라 차이가 있다.[1-3,12,17] ECT 적용 후에 25-50초간 지속되는 경련이 효과적이다. 경련이 15초 이하 또는 120초 이상 지속된다면 치료 효과는 저하된다.[54] 마취약물들이 항경련 효과를 가지므로 경련 지속시간은 투여량에 따라서 변화될 수 있다. ECT 효과가 저하될 수 있으므로 마취상태와 적절한 경련 지속기간의 균형을 유지하여야 한다. 최근에 선호되는 빠른 작용 발현과 회복을 제공하는 마취제와 수기는 ECT 후 1-2 시간 내에 회복하여 퇴원할 수 있도록 한다.[1,4]

ECT를 적용하는 동안에는 전기자극으로 인하여 마취깊이와 의식소실 정도가 서로 관련성이 저하될 수 있다.[54,55] BIS(bispectral index) 등을 이용한 최면(hypnosis) 깊이의 감시와 평가는 마취제 요구량의 조절에 도움이 될 수 있다.[56,57]

ECT에서 적용할 수 있는 마취제와 보조 약물들의 약리 작용과 특징은 표 16-5와 같다.[1,4,15]

표 18-5. ECT에서 사용되는 마취제의 영향

	심박수	혈압	뇌혈류	경련지속시간	기타
Methohexital	→/↑	↓/↑↑	N.E.	→	ECT를 위한 표준 마취제
Thiopental	↑/↑	↓/↑↑	↓/↑↑	↓	히스타민 분비
Propofol	↓/↑→	↓/↑	↓/↑	↓	정주통
Diazepam	→/↑	↓/↑	N.E.	↓↓	긴 작용시간
Ketamine	↑/↑	↓/↑↑	↓/↑↑	↑↓	정신병적 작용
Etomidate	→/↑	→/↑↑	N.E.	↑	정주통, 느린 회복
Sevoflurane	↑/↑	↓/↑	↓/↑↑	↓↓	느린 마취유도

전기자극 전과 후의 비교(전기자극 전/ 후)

1. Methohexital

Methohexital은 다른 마취약물과 비교할 수 있는 기준 약물("Gold Standard")로 적용되고 있다.[58-60] ECT를 위한 통상적인 용량은 1.5±0.3 ㎎/㎏가 권장되지만 영국 정신과 협회에서는 0.75-0.9 ㎎/㎏, 미국 정신과 협회에서는 0.75-1.0 ㎎/㎏로 소량을 권장하고 있다.[59] 투여량의 결정은 ECT 치료를 시도하려는 시기에 장기간 복용하고 있는 약물과 관련이 있다. 장기간 alcohol 섭취, 중추신경계 작용 약물(예; benzodiazepine) 등을 복용하였다면 마취약물의 요구량이 증가된다. 아직은 barbiturate 금기증(예; acute intermittent porphyria)이 아니라면 ECT를 위한 최선의 약물로 선호되고 있다.[1,4]

2. Thiopental과 Thiamylal

Thiopental(1.5-2.5 mg/kg)과 thiamylal(1.5-2.5 mg/kg)은 methohexital(0.5-1.0 mg/kg)과 비교하여 ECT에 의한 경련 지속시간을 단축시킨다.[61] Thiopental과 thiamylal은 동성 서맥과 심실 기외수축의 빈도를 증가시킨다.[61] Propofol에 비하여 ECT 직후에 중대뇌동맥(middle cerebral artery)의 혈류를 증가시키며,[62] sevoflurane 보다 혈역학적 변화가 크다.[63] 그러므로 ECT를 위한 정맥마취제로 thiopental과 thiamylal을 선택한다면 이를 고려하여야 할 것이다.

3. Etomidate

Etomidate 0.15-0.3 mg/kg는 methohexital, thiopental 및 propofol에 비하여 경련 지속시간을 연장시키므로 최대 자극에서도 경련 지속시간이 20초 이내로 짧은 환자에서 효과적이다.[58,64,65] 또한 심혈관계 억제 효과가 적으므로 경련 직후 급격한 혈역학적 변화를 개선시킬 수 있다. Methohexital과 propofol보다 ECT후에 혼미 및 오심과 구토의 빈도가 증가되므로 etomidate의 빠른 회복 효과가 지연될 수 있다.[1,4]

4. Propofol

Propofol은 다른 정맥마취제보다 강한 항경련 효과를 갖는다.[58,66-70] 그러나 최소 최면용량(0.75 mg/kg)을 사용한다면 경련 지속시간에서는 표준용량의 methohexital과 차이가 없다.[68] Propofol(1.0-1.5 mg/kg)은 methohexital, etomidate와 thiopental 보다 경련 지속시간이 짧아지며 1.5 mg/kg 이상에서는 현저하게 짧아진다.[58,62] 그러나 임상효과 측면에서는 수용할 수 있으며,[67,68] 경련의 질적 측면에서도 methohexital과 차이가 없다.[67]

Propofol은 경련 지속시간을 짧게 하므로 ECT의 항우울 효과와 관련이 있을 것으로 예상하고 있다.[69-71] ECT의 항우울 효과에 대한 분석에서 propofol이 경련 지속시간은 짧지만 Hamilton rating efficiency와 Beck Depression Inventory 점수는 methohexital과 비슷하게 개선되었다. 우울 증상의 치유 정도는 경련 지속시간과 tricyclic antidepressant(TCA) 투여와는 관련이 없다.[69]

Propofol은 심혈관계 억제작용으로 ECT 직후의 급성 혈역학적 변화를 다른 정맥마취제보다 저하시킬 수 있다.[45,48] 각성 속도는 다른 정맥마취제 보다 다소 빠르지만 회복초기의 인식 기능은 methohexital과 비슷하다.[58,72]

5. Ketamine

Ketamine은 진정과 진통 효과 모두를 가지는 정맥마취제로 ECT를 위한 최면 효과를 유도하기 위하여 사용한다.[73] Ketamine은 다른 정맥마취제와 비교에서 교감신경계 자극으로 혈역학적 변화를 증가시킨다.

소량의 ketamine은 뇌파의 경련 지속시간을 methohexital보다 저하시킨다. 또한 정신과적 부작용은 적지만 혈역학적 반응을 유발하고 뇌압을 증가시키므로 methohexital과 propofol보다는 선호되지 않는다.[1,4]

6. Benzodiazepine

Benzodiazepine은 ECT의 경련 역치와 지속시간을 변화시킬 수 있다. ECT 전에 lorazepam 투여는 경련 역치와는 관련이 없다고 하지만 지속시간은 저하된다.[74] 그러나 catatonia 환자의 치료에서 lorazepam은 ECT와 함께 효과적이다.[75]

Midazolam을 정맥투여한다면 thiopental보다 경련 지속시간이 저하된다.[76] Lorazapam과 midazolam은 flumazenil로 길항시킬 수는 있으나 항경련 효과로 인하여 ECT를 위한 마취에서는 제외되고 있다.[77]

Benzodiazepine을 장기간 복용하는 환자에서는 flumazenil을 ECT 직전에 투여하여 길항시킨 후에 적용한다면 ECT의 효과에 영향이 없으므로 안전하게 사용할 수 있다.[4,78]

7. Dexmedetomidine

Dexmedetomidine은 α_2-아드레날린수용체 작용제로서 수술에 따른 통증 자극, ECT와 같은 과역동성 자극에 의한 교감신경계와 부신의 반응을 저하시켜서 혈역학적으로 안정을 유지한다. Dexmedetomidine 1㎍/kg을 10분 동안 ECT 전에 정주하면 경련시간과 회복에 영향없이 과역동성 반응을 억제할 수 있다.[79]

8. Sevoflurane

대부분의 ECT는 수술실과는 떨어진 곳에서 이루어지므로 정맥마취제가 흡입마취제보다 선호되고 있다. 그렇지만 sevoflurane(1.7%)과 아산화질소(50%)는 thiopental 보다 ECT에 따른 급성 혈역학적 변화를 억제한다.[63] Sevoflurane(3.4%)은 thiopental 보다 심부정맥의 발생도 적으며 급성 혈역학적 변화의 예방에 효과적이다. ECT 후에 경련 지속시간과 마취 회복시간도 thiopental과 유사하다. 흡입마취제는 정맥마취제보다 ECT를 위한 충분한 마취 깊이를 유도하는 데에 시간이 필요하며 탁월한 이점은 없으나 임신 말기에 ECT가 필요한 여성 환자에서 전기자극 후에 자궁수축의 위험을 저하시킬 수 있다.[80]

Desflurane도 sevoflurane과 유사한 작용을 갖지만 아직 ECT와 관련된 보고는 없다.

9. 근이완제

ECT를 근이완제 없이 적용한다면 경련이 지속되는 동안에 강력한 신체적 제지가 필요하며 심한 근육통을 호소하거나 골절 또는 탈구를 초래할 수 있다. ECT에 의한 합병증의 예방을 위하여 근이완제가 필요하다.[47-49] ECT에서 처음 근이완제의 적용은 1953년 succinylcholine으로 시작되었다.[15] 앞서 설명(제 8 장 참조)을 하였으나 ECT의 특수성을 고려하여 일부 추가하였다.

1) Succinylcholine

Succinylcholine은 ECT에 따른 근육 수축을 저하시키기 위하여 가장 흔하게 사용되는 근이완제이다.[59] 투여량은 0.5 mg/kg을 권장하지만 임상에서는 최대 용량(0.75-1.5 mg/kg)도 흔히 사용되고 있다.[81] ECT 후에 흥분 병력이 있는 환자에서는 혈중 lactate 농도 증가와 관련이 있으며, succinylcholine의 투여량을 증가하면 각성중 섬망의 빈도가 줄어든다.[82] 그러나 서맥이 있는 환자에서는 succinylcholine의 증량을 피해야 한다.[83] 소량을 사용하여도 악성고열증에 감수성이 있거나, neuroleptic malignant syndrome(NMS), catatonic schizophrenia, organophosphate 중독 등이 있는 환자에서는 부작용(예; 근육통, 악성고열증, 과칼륨혈증 등)의 위험이 있다.[84-86] 그러므로 마취과의사들은 작용발현이 빠르고 짧은 작용시간을 갖는 비탈분극성 근이완제를 기대하고 있으나 아직은 succinylcholine을 대체할 약물은 없다.

2) Mivacurium

Mivacurium은 ECT에서 succinylcholine을 대체하여 가장 많이 사용되는 근이완제이다.[81,83,87-89] Succinylcholine에 의한 악성고열증 또는 NMS와 유사한 반응이 있었던 환자에서 mivacurium은 ECT에 의한 근육수축을 효과적으로 저하시킨다. 또한 mivacurium은 골다공증, amyotrophic lateral sclerosis, 심부정맥 등이 있는 환자에서도 사용할 수 있다.[89] Mivacurium 0.08 mg/kg과 succinylcholine 0.5 mg/kg을 비교하면 ECT에서 근육 수축의 예방에는 succinylcholine이 효과적이다.[87] NMS 위험이 있는 환자에서는 mivacurium의 기관내 삽관용량(0.2 mg/kg iv)을 사용한다면 효과적으로 ECT를 위한 근이완을 얻을 수 있다.[81] 중증 근무력증 환자에서도 0.15-0.25 mg/kg를 사용할 수 있다.[89] 기관내 삽관용량을 사용한다면 histamine 분비, 저혈압 등을 초래할 수 있으며, 근육의 기능회복을 위하여 anticholinesterase의 필요성이 증가 된다.[1,4]

3) Atracurium과 Cisatracurium

Atracurium 0.5 mg/kg 정맥투여는 0.3 mg/kg보다 ECT에 따른 중등도 이상의 심각한 근육 수축은 거의 없다(16% : 86%).[90] Atracurium 0.5 mg/kg 정맥투여는 0.3 mg/kg보다 TOF비가 0.5 이상 회복에 더 많은 시간이 필요하다(9.2±0.8분 : 4.3±0.4분). 그러므로 succinylcholine과 mivacurium을 사용할 수 없는 경우에 atracurium을 사용한다면 소량을 권장한다. 그러나 비전형 혈장cholinesterase 환자에서는 적은 량의 atracurium(10-15 mg)에서도 작용발현은 6분, TOF에서 T1의 90% 회복에 anticholinesterase를 사용하여도 16분이 소요된다.[91] 임상에서 cisatracurium이 atracurium을 대체하고 있으나 ECT에서 효과에 대한 연구는 아직 없다.

4) Vecuronium과 Rocuronium

Vecuronium은 일반 마취에서 succinylcholine 투여후 근육통의 예방을 목적으로 일부에서 사용한다.[49] ECT에서 rocuronium을 사용한 보고는 아직 없으나 aminosteroid계 비탈분극성 근이완제의 약리학적 특성으로는 특별한 장점이 없다.

5) 기타

Gantacurium(AV430A, GW280430A)은 아직 실험 중에 있는 비탈분극성 근이완제로 빠른 작용발현과 짧은 작용시간으로 succinylcholine을 대체할 수 있을 것으로 기대를 모으고 있다.[92]

Sugammadex(Org25969)는 cyclodextrin계 화합물로 aminosteroid계 비탈분극성 근이완제에 길항작용을 갖는다. 특히 rocuronium의 근이완 작용의 길항에 효과적인 약물로서 깊은 근이완 상태에서도 빠른 회복을 기대할 수 있을 것이다. ECT에서 rocuronium과 함께 sugammadex를 사용한다면 빠른 작용발현과 회복을 기대할 수 있어 succinylcholine을 대체할 수 있는 다른 형태의 약물로 관심을 모으고 있다.[93,94]

심혈관계 반응의 치료를 위한 약물들

ECT에 따른 급성 심혈관계 반응으로 심각한 합병증을 초래할 수 있으므로[15,25,26,42-44] 급성 부교감신경계와 교감신경계 반응의 완화를 위하여 심혈관계 작용약물을 사용하게 된다.[32-35] ECT의 부교감 신경계 효과는 타액분비의 증가, 일시적인 서맥, 드물게 심정지 등이 유발될 수 있으며 특히 반복하여 적용할 경우에 호발한다.[95] 교감신경계 효과는 빈맥, 고혈압, 때로는 심

표 18-6. ECT 동안에 사용되는 심혈관계 작용약물의 효과

	뇌혈류	경련지속시간
Nicardipine	↑*	↑
Verapamil	N.E.	↑
Diltiazem	N.E.	↓
Trinitroglyceline	↑→	→
Alprenolol	↑→	→
Prostaglandin E_1	↑*	→
Labetalol	N.E.	↓→
Landiolol	↑*	→
Esmolol	↑*	↑→

N.E., 아직 분석된 자료 없음. * ; 투약하지 않은 경우와 비슷하게 상승

근 허혈과 경색이 초래될 수 있다. 항콜린성 약물로 부교감신경계 반응을 차단하며, 교감신경계 반응은 β-차단제, 칼슘통로 차단제, α_2-작용제와 직접작용 혈관확장제 등으로 완화시킬 수 있다. 빠른 발현과 짧은 작용시간을 갖는 아편유사제는 교감신경계 차단효과를 가지므로 ECT를 위한 마취에서 보조 약물로 선호된다. 일부 약물들은 ECT에 의한 경련 지속시간에 영향을 줄 수 있으므로(표 18-6) 마취제와 보조약물의 선택은 환자 상태에 따라서 신중하여야 한다.[1,4,15,96]

1. 항콜린성 약물

ECT 전에 atropine을 전투약 하면 RPP가 상승할 수 있다.[97] 그러나 마취유도 전에 atropine(0.6 mg iv) 투여는 조기심방수축(premature atrial contracture), 서맥의 빈도를 저하시키고 빈맥은 증가시킨다.[61]

Glycopyrrolate는 중추신경계 작용이 적은 항콜린성 약물로서 ECT 후에 부작용 없이 타액분비와 서맥의 발생을 줄일 수 있어 선호되고 있다. 특히 노인에서 전투약으로 사용하여도 인지장애 등 부작용이 없다.[98,99] Glycopyrrolate(0.1-0.3 mg iv)는 atropine에 비하여 ECT 후에 빈맥의 발생이 적고 타액분비를 줄일 수 있어 효과적이다.[1,4]

2. β 차단제

Esmolol과 labetalol은 ECT에 따른 교감신경계 반응을 완화시킨다. ECT 전에 esmolol (1.0-1.3 mg/kg) 또는 labetalol(0.1-0.2 mg/kg)를 투여한다면 심혈관계 반응을 개선시킬 수 있

다.[100] 그러나 esmolol보다 labetalol에서 수축기 혈압이 마취회복 초기에 저하될 수 있다

Esmolol(1.0 mg/kg) 또는 labetalol(0.3 mg/kg)을 마취유도 직전에 투여하면 fentanyl (1.5 mg/kg) 또는 lidocaine(1.0 mg/kg)에 비하여 ECT에 따른 혈역학적 반응을 저하시킬 수 있다.[101] 혈압 조절에서도 esmolol이 labetalol보다 효과적이다. Esmolol은 labetalol, fentanyl, lidocaine보다 ECT의 경련 지속시간을 저하시켜서 2차 ECT 적용의 필요성을 증가시킬 수 있다.[101] 그러나 아직은 esmolol과 labetalol의 효과에 대하여 논란이 많다.[102-105] 이러한 경련 지속시간 변화와 같은 labetalol의 부작용을 회피하기 위하여 ECT 적용 직전이나 직후에 투여할 것을 권장한다.[1,4]

3. 칼슘통로 차단제

ECT 직후에 나타나는 혈압 변화를 최소화하기 위해서는 labetalol 단독으로 충분하지 못하여 nifedipine과 병용하며 특히 노인에서 혈역학적 변화를 효과적으로 조절할 수 있다.[106] 고혈압 환자에서 ECT 20분 전에 nifedipine(10 mg)의 혀밑 투여는 ECT 직후 급격한 평균동맥압 상승을 완화시킬 수 있다.[107]

ECT 직후에 나타나는 혈역학적 변화의 조절에서 nicardipine(5 mg, iv)은 평균동맥압을 저하시키지만 대량(10-15 mg, iv) 투여한다고 더 크게 저하되지는 않는다.[96] Nicardipine (1.25-5 mg, iv)은 작용발현이 빨라서 methohexital(1 mg/kg iv)에 의한 심혈관계 억제작용에 영향없이 빠른 혈역학적 조절효과를 나타낸다.[108] 그러나 nicardipine 5 mg의 일시 투여 후에 혈압 저하에 따른 반사작용으로 심박수가 증가된다. 그러므로 ECT에 따른 급성 혈역학적 변화의 조절에는 nicardipine(1.25-5 mg iv)과 labetalol(10 mg iv)의 병용이 효과적이다. 이러한 병용은 labetalol 단독 투여보다 ECT 직후에 평균동맥압을 20% 저하시키고 회복에서 퇴원까지 혈압을 낮게 유지하며, 소량의 nicardipine은 경련 지속시간에도 영향이 적다.[96,108] 소량의 nicardipine 또는 nifedipine과 labetalol(0.1-0.2 mg/kg iv)의 병용은 노인 고혈압 환자에서 혈역학적 변화를 최소화 할 수 있다.[1,4]

Diltiazem(10 mg, iv)은 마취유도 직후에 평균동맥압과 심박수를 저하시키지만 ECT 직후에는 증가 정도를 완화시키고 경련 지속시간은 단축시킨다.[109]

4. α_2 작용제와 길항제

α_2 작용제인 dexmedetomidine(0.5-1.0 μg/kg iv)은 ECT를 위한 마취유도 10-30분전에 10분 동안 투여하면 진정 효과를 투여량에 비례하여 증가시킬 수 있다.[110] 그러나 dexmedetomidine

은 혈압과 심박수의 상승을 저하시키지 않으며 회복시간을 연장시킨다. ECT에 따른 경련 지속시간에 영향이 없으며 혈역학적 조절 효과도 없다.

ECT에서 clonidine(0.05-0.3 mg)의 마취유도 60-90분전 경구투여는 ECT 직전 투여보다 평균동맥압 저하가 투여량에 비례하여 나타난다.[111] 그러나 clonidine은 ECT 후의 심박수와 평균동맥압에 영향이 없을 뿐만 아니라 경련 지속시간과 마취 회복시간에도 영향이 없다.[1,4]

신경절 후(postsynaptic) α_1-차단제인 urapidil(25 mg, iv)은 ECT 직후의 혈압조절 효과가 labetalol (0.2 mg/kg iv)과 비슷하지만 심박수 증가는 예방하지 못한다.[112] 그러므로 ECT에서 혈역학적 안정을 위하여 clonidine과 같은 α_2 항진과 길항 작용 모두가 있는 약물이 효과적이다. 그러나 안정된 효과를 위하여 환자 상태에 따른 용량 조절은 필수적이다.

5. 직접작용 혈관 이완제

Nitroglycerin(NTG, 3 ㎍/kg iv)을 ECT 2분 전에 투여하면 esmolol(2 mg/kg iv)보다 혈역학적 변화를 줄일 수 있다.[101] 또한 NTG와 esmolol 모두 경련 지속시간에는 영향이 없다.[112] ECT 전에 NTG(0.4 mg)의 혀밑 투여는 급격한 혈압 상승을 완화시키며, ECT 45분 전에 2% NTG 연고의 첩포는 심박수와 평균동맥압의 상승을 예방할 수 있다.[1,4,96,113-115] 심근허혈의 위험도가 높은 환자에서 고려할 수 있을 것이다. 또한 NTG는 ECT와 관련된 대뇌혈류 속도 증가도 억제한다.[22,96]

Nitroprusside는 두개내 혈관류(intracranial aneurysm), dissecting aortic aneurysm, aortic stenosis를 동반한 환자에서 ECT가 필요한 경우에 선호된다.[116-118] β-차단제와 nitroprusside의 병용은 빈맥과 고혈압을 예방하고, ECT 후에 증가되는 중대뇌동맥의 혈류속도 증가를 완화시킨다.[22] Nitroprusside도 경련 지속시간에는 영향이 없다.[96,119]

6. 신경절 차단제

Trimethaphan은 5, 10, 또는 15 ㎎을 일시 정맥투여하면 ECT의 경련 지속시간에 영향 없이 혈역학적 변화를 조절할 수 있다.[120] 또한 반사성 고혈압(rebound hypertension), ECT후 혈압저하, 심부정맥 등과 같은 부작용도 없다.[1,96]

7. 국소마취제

Lidocaine은 ECT 후에 나타나는 심혈관계 반응을 둔화시킨다.[24,101] 근육과 뇌파에서 경련 지속시간은 투여량에 비례하여 저하되지만[24] lidocaine(1 mg/kg iv)은 ECT 후의 급격한 심혈관계 변화를 둔화시킨다.[96,101]

8. 아편유사제

Alfentanil(10 ㎍/kg iv)은 methohexital 또는 propofol과 함께 사용한다면 methohexital과 propofol의 요구량을 33% 감소시키며, ECT의 경련 지속시간을 연장시킨다.[121,122] 근육과 뇌파에서 경련 지속시간은 methohexital과 alfentanil을 병용한 경우에서 길며 propofol 단독 사용에서 가장 짧다.[123] 그러나 마취에서 회복시간은 methohexital과 alfentanil을 병용하거나 methohexital 단독 투여한 환자보다 propofol을 단독 사용한 환자에서 짧다. Alfentanil(25 ㎍/kg iv)을 methohexital(20 mg)과 함께 사용한 경우와 methohexital(0.75 mg)을 단독 투여한 경우와 비교해서 뇌파의 경련 지속시간은 45% 증가되었다.[121] Etomidate와 병용에서는 경련 지속시간에 변화가 없으며 혈압과 심박수의 변화도 적다.[122]

Remifentanil(0.05-1.0 ㎍/kg/mon)과 Methohexital(0.5 ㎎/kg)의 병용은 methohexital(0.75 ㎎/kg) 단독 투여보다 remifentanil과 같은 아편유사제의 마취제 절약효과로 경련 지속시간이 27-38초 연장될 수 있어 전기자극의 크기를 낮게 할 수 있다.[123-125] 그러나 혈역학적 변화와 마취 회복시간에는 차이가 없다.

Fentanyl(1.5 ㎍/kg, iv)은 methohexital(0.75 ㎎/kg, iv) 또는 propofol(0.5 ㎎/kg 15 sec. iv)과 함께 투여하면 경련 지속시간이 짧아진다.(표 18-7)[101] Fentanyl은 ECT에 의한 혈역학적 변화를 완화시키지 못한다. 그러므로 경련 지속시간의 증가와 정맥마취제 요구량의 감소 효과가 있는 짧은 작용시간의 아편유사제인 alfentanil과 remifentanil이 효과적이다. ECT에 따른 경련 지속시간이 충분하지 못한 환자에서는 짧은 작용시간의 아편유사제를 함께 사용하면 효과적이다.[1,4]

9. Magnesium sulfate

Magnesium sulfate는 ECT와 관련된 혈압의 상승을 완화시키고 경련 지속시간에도 영향이 없다. Remifentanil과 magnesium sulfate의 병용은 자발호흡의 회복은 지연될 수 있으나 허혈성 심장질환이 있는 노인 환자에서 빈맥과 혈압 상승을 예방할 수 있다.[126]

ECT를 위한 일반적인 마취 관리의 기준

기본 요소로 1) 빠른 의식 소실
2) 혈역학적 반응의 효과적인 억제
3) 경련에 따른 환자의 움직임을 최소화

4) 경련에 대한 효과를 최대화

5) 의식과 자발 호흡의 빠른 회복

등을 제공할 수 있는 빠르고 짧은 작용시간을 갖는 마취 약물을 선택하게 된다. Alfentanil과 remifentanil은 마취제의 절약 효과가 있으므로 환자 상태에 따라서 함께 사용하는 것이 효과적일 것이다.[1,4,96]

대부분의 경우에서 정맥마취제를 이용하여 의식을 소실시킨 후에 마스크를 이용하여 환기를 시키면서 근이완제(예; succinylcholine)를 투여하여 근육이완이 된 후에 기도유지기를 거치한 후에 전기 자극을 실시한다. 전기 자극 후에 마스크를 이용하여 보조호흡을 하면서 자발호흡을 회복시키므로 기관내 삽관은 시도하지 않는다.

일반적인 수술 전 금식 규정과 같이 ECT에서도 시술하기 8시간 전부터 금식을 하여야 하지만 맑은 물과 경구복용 약물은 시술 1시간 전까지는 섭취할 수 있다. 심혈관계 질환이 동반된 환자는 ECT 전에 장기간 투여하던 항고혈압제는 반드시 복용하여야 한다. ECT후 근육통을 예방하기 위하여 enteric-coated aspirin(650 mg p.o.) 또는 acetaminophen(650 mg p.o.)을 전투약에 포함한다. 근육통, 두통 등의 빈도가 높은 환자에서는 ketorolac(30 mg iv)을 마취유도 전에 투여하여 예방할 수 있다. Methohexital과 propofol의 정맥투여에 따른 통증은 투여 직전에 정맥 카테터에 lidocaine(1-2%, 0.5-1 ml)을 주입하여 최소화 할 수 있다.[1,4,96]

ECT는 일주일에 3회씩 3-4주 동안 적용하며 각 처치는 수분 내에 끝이 나므로 임신말기, 금식이 되지 않은 환자의 응급치료 등을 제외하고 기관내 삽관은 권장되지 않는다. 비만 환자의 ECT를 위한 마취관리에서 위역류와 폐흡인의 위험은 낮다.[127] 필요에 따라서 앉은 자세에서 윤상연골 압박(cricoid pressure, Sellick's maneuver)을 유지하면서 처치하거나[18] 임산부에서는 prosealed LMA와 같은 상인두 기도유지기(supraglottic airway)를 적용하여 시술할 수도 있다.[128]

마취 기계는 표준 circle system 또는 단순히 bag-valve-mask system을 이용한 안면 마스크에 의한 환기를 적용할 수 있다. 수면무호흡(sleep apnea syndrome)을 가진 비만 환자에서 Guedel 기도유지기는 보조 호흡 유지에 선호되는 방법이며 응급 심폐소생술에 필요한 장비(예; 후두경, 기관튜브, 후두마스크 등)는 항상 준비되어 있어야 한다.[1,4] 혈압 측정을 위한 동맥카테터의 삽입은 위험도가 높은 뇌혈관류, 심근경색 등에서 시행하고 그 외의 경우에는 비침습적 혈역학적 감시 장비를 준비한다. 표준 뇌파와 전기근전도(electromyographic) 감시와 함께 근이완제를 투여하기 전에 팔 또는 발목에 지혈대를 거치하여 순환에서 격리하는 방법으로 팔 또는 발에서 근육경련과 뇌파를 측정하여 경련 지속시간을 계측한다. Bite-block은 ECT를 적용하기 전에 치아, 혀 및 입술의 손상을 예방할 수 있도록 조심하여 거치하여야 한다. 기도유지기 또는 bite-block을 앞니에 맞추어 거치하면 전기자극과 함께 치아를 악물면서 손상 위험이 증가되므로 양측 어금니에 맞추어 제작된 치아보호용 기도유지기를 거치하는 방법이 효과적이다.

회복기에 많은 부작용으로는 혼미, 흥분, 기억상실, 두통 등이 나타날 수 있다. ECT를 적용한 환자의 45%에서 두통이 나타나며,[129] ketorolac으로 예방하는 것보다 5-hydroxytryptamine-1(5HT1) 작용제인 sumatriptan의 경비 투여가 효과적이다.[1,4] 오심과 구토는 어지러움과 함께 비교적 드문 합병증이다. 급성 심혈관계 변화,[25,43,130] 신경학적 변화,[26,27] 비장 파열(splenic rupture),[131] 폐부종[132-135] 등이 드물게 발생할 수 있다. 표준 혈역학적 변화와 산소 포화도는 ECT 적용 후 30분 이상 감시하여야 한다.[136] ECT 후에 각성중 흥분은 흔히 소량의 midazolam(0.5-1 mg, iv)으로 치료할 수 있으나 succinylcholine 투여량의 증가와 methohexital 소량(10 mg iv) 투여도 ECT 후 각성중 흥분의 빈도 저하에 효과적이다.[137]

동반된 질환이 있는 환자들의 관리

1. 나이

1) 소아와 사춘기

ECT는 발육과정에 있는 신경계에 손상의 위험이 있으므로 소아와 사춘기에는 거의 적용되지 않는다. 사춘기와 젊은 성인에서는 심한 정신병적 우울증(psychotic depression) 또는 긴장증(catatonic state)에서 안전하게 적용된 증례 보고가 있다. 소아에서는 우울증의 발생빈도가 2%나 되지만 아직은 선호되지 않는다.[138] 기분이상(mood disorder)을 호소하는 사춘기 환자에서는 65%에서 효과가 있으며 장기간 연구에서 인지장애와 같은 부작용은 없었다.[138] 윤리적 및 도덕적인 측면에서 반드시 적용 전에 충분한 설명과 함께 승낙서(informed consent)를 받아야 한다. 환자의 선택은 최소의 위험과 함께 최대의 효과를 얻을 수 있는 기준을 적용하여야 한다.[137-141]

2) 노인

ECT는 대부분 약물치료에 반응이 없는 노인 우울증 환자에게 적용되고 있으며 70- 80%에서 효과적이다.[138-142] 특히 간, 신장, 및 심장 기능에 이상으로 약물 치료에 부담이 되는 노인환자의 치료에 선호되고 있으며 약물치료에 저항이 있거나 합병증 또는 정신병적 우울증 등의 경우 젊은 성인보다 노인에서 효과적이라고 한다. 그러나 심장 기능에 이상이 있는 노인 환자에

서는 ECT 전에 서맥, 빈맥, 고혈압 및 부정맥 등에 대한 분석 평가가 필요하다.[137)]

전극은 일측 보다는 양측에 거치하며 장기간 적용하는 방법이 효과적이고 경련의 역치는 노화와 함께 증가된다.[137)] ECT를 위한 마취 관리에서는 정맥마취제의 용량을 감소시켜야 되며 호흡관리에 유의하여야 한다. 노인 환자에서 ECT 후에 혼미와 기억 장애의 위험이 높다.[53,137)]

2. 중추신경계 질환

1) 뇌혈관류(cerebral aneurysm)

ECT 적용은 전신과 뇌의 급격한 혈역학적 변화를 유발하여 뇌혈관류의 압력이 증가되어 커지거나 파열을 초래하게 된다.[51)] ECT는 뇌혈류 속도를 증가시키므로 thiopental 보다는 propofol이 효과적이다.[62)] Nicardipine(0.02 mg/kg)은 ECT와 관련된 뇌혈류 속도 증가를 차단하지 못하지만[22)] β차단제와 nitroglycerin 등은 일부 차단한다. Nitroprusside (30 ㎍/min i.v.)와 atenolol(50 mg, p.o.)의 병용은 ECT에 의한 급격한 심혈관계 변화를 조절할 수 있다.[143)] ECT 적용에 따른 뇌혈관류의 파열에 대한 분석은 없으나 이환율은 4% 이다.[138)]

2) 경막하 출혈(subdural hemorrhage)

경막하 출혈이 동반된 환자에서 ECT는 경막하 출혈을 증가시키거나 두개내 합병증을 유발하지는 않지만 일측성 전극을 거치하여 ECT 용량을 조절한다면 신경학적 합병증을 최소화 할 수 있다. ECT 적용 후에는 MRI 또는 CT 등과 같은 검사를 권장한다.[144)]

3) 공간점유 병소(Space-occupying lesion)

뇌종양 등과 같은 공간점유병소는 두개강내압을 증가시켜 ECT에 따른 위험을 증가시킨다. 그러나 ECT의 절대적인 금기증은 아니다.[172)] 전기자극은 대뇌 피질의 혈류를 증가시키고 뇌대사율과 산소요구량을 증가시킨다. 또한 MRI 검사에서 일시적으로 혈뇌장벽(blood-brain barrier)을 파괴하여 혈관의 투과성을 증가시키게 되어 뇌탈출(brain herniation)과 사망을 초래할 수 있다고 하였다.[137)] 뇌척수액의 흐름을 차단하여 갑작스런 뇌압 증가와 부종을 유발하게 된다. 아직 정확한 평가는 없으나 위험을 감소시키기 위하여 100% 산소와 함께 과호흡, 항고혈압제, 이뇨제와 steroid 등의 사용을 시도하고 있다.[137,145)]

3. 심혈관계 질환

심근허혈을 최소화하기 위하여 위험 인자(예; 고혈압, 협심증, 부정맥, 당뇨, 울혈성 심부전 등)들은 ECT 적용 전에 치료하여야 한다. Etomidate는 혈압 저하를 최소화하기 위하여 사용하지만 ECT 후에 나타나는 혈역학적 변화를 증가시킬 수 있다. β-차단제의 전투약은 관상혈관 질환이 있는 환자에서 권장된다.[146] 일부에서는 ECT 적용으로 심방세동이 정상 박동으로 전환되었으며, 항응고제를 복용하는 심방세동 환자에서도 ECT를 성공적으로 적용할 수 있다.[147] 심방세동에서 색전증의 위험을 고려한다면 ECT 적용 전에 충분한 항응고제 복용을 권장한다.[1,4]

서맥(예; sick sinus syndrome)이 동반된 환자 특히 pyridostigmine을 복용 중인 중증 근무력증 환자에서는 atropine의 전투약이 중요하다.[83,148] 이러한 환자들에서는 심정지 위험을 저하시키기 위하여 succinylcholine 용량과 ECT의 역치 조절이 필요하다, 심박동 보조기(pace maker)를 가진 환자에서는 ECT에 의하여 심박동 보조기 기능에 변화가 초래될 수 있으므로 고정된 박동수로 일시적인 조절이 필요하다.[149] Autonomic internal cardioverter- defibrillator를 거치한 환자에서는 ECT 적용 전에 전원을 끄고, ECT 적용 후 회복기에 전원을 연결하여 작동시킨다.[150]

심한 고혈압, 심부전, 두통과 안면홍조 병력이 있거나 크롬친화모세포종(pheochromocytoma)을 동반한 우울증 환자에서는 환자 상태를 재분석하여 금기 여부를 확인하여야 한다.[151]

4. NMS(Neuroleptic malignant syndrome)

NMS는 항정신 약물에 의한 심각한 부작용이다. 일반적으로 마취과의사는 NMS에서 악성고열증(malignant hyperthermia, MH)의 위험을 중요하게 생각하지만 치료를 위하여 ECT를 적용할 수 있다. Catatonia와 감별이 어렵거나 NMS 병력이 있는 우울증 또는 정신질환 환자에서는 신경이완제(neuroleptics)의 대체치료법으로 ECT가 선호되고 있다.[152]

ECT 전에 bromocriptine, benzodiazepine, amantadine, L-dopa, 항콜린성 약물 등을 단독 또는 병용하여 투여한다. ECT의 효과는 평균 4.1회 적용 후에 나타나며, 발열, 경직, 의식상태, 긴장증 등의 증상과 CK(creatinine kinase)와 백혈구수 등 검사소견이 호전된다. ECT 후에 드물게 경련중첩증(status epilepticus)이 발생할 수 있다. 특히 뇌 또는 대사에 이상이 있거나 theophylline과 lithium을 복용하던 환자에서 호발한다.[152]

마취약물의 선택에서도 악성고열증과 임상적으로 유사하여 succinylcholine, 흡입마취제(예; sevoflurane)와 같은 유발약물들은 제외하고 있다.[153-156] Succinylcholine을 대체하여 비탈분극성 근이완제(예; mivacurium, rocuronium) 등의 사용을 권장하지만,[84] 일부에서는 succinylcholine을 안전하게 사용할 수 있다고 하였다.[152]

5. ECT의 불충분한 경련 활성(inadequate ECT-induced seizure activity)

Etomidate는 최고 전기 자극을 이용한 ECT에서도 충분한 경련 활성이 유발되지 않는 환자에서 선호된다.[58] 정맥마취제의 용량 감소와 함께 alfentanil 또는 remifentanil의 병용은 경련 지속시간을 연장시킬 수 있다.[122,25] Aminophylline의 병용도 경련 지속시간을 증가시킬 수 있다.[157] ECT 적용 30분 전에 theophylline 100-200 mg 투여는 경련의 지속시간을 연장하고 심각한 심혈관계 합병증도 저하시킬 수 있다. Caffeine도 ECT의 경련 지속시간을 연장시킬 수 있는 약물이다.[158,159] 그러나 경련중첩증의 위험이 있다.[152]

6. 임신

임신유발 우울증(pregnancy-induced depression)에서도 ECT는 선호된다. 그러나 모성 합병증으로는 흡인과 premature labor, 태아의 합병증으로 자연유산과 사망 등이 초래될 수 있다.[160,161] 환자의 기도 유지가 어렵거나 금식이 되지 않은 경우에는 상후두기도유지기(예; laryngeal mask airway, LMA)[128] 또는 윤상연골 압박과 기관내 삽관 등으로 안전을 도모할 수 있다. 임신말기에는 앙와위에서 태아와 자궁에 의한 대동맥과 하대정맥의 압박으로 산모의 혈압과 태아 순환이 저하될 수 있다(supine hypotensive syndrome).[138] Premature labor 또는 자궁 수축 병력이 있었다면 진통용해제(tocolytic therapy)를 예방 목적으로 사용할 수 있다. 임신 후기에는 다른 정맥마취제보다는 흡입마취제(예; sevoflurane)를 사용하여 ECT 후에 나타나는 자궁 수축의 위험을 저하시킬 수 있다.[80]

7. 정신과 치료 약물을 복용 중인 환자

최근의 추세는 ECT를 시작하기 전에 항우울증 치료제들의 중단을 권장하고 있다.[12] TCA(tricyclic antidepressant), MAOI(monoamine oxidase inhibitor), serotonin 재흡수 억제제(serotonin reuptake inhibitor)와 lithium 등이 흔히 조증과 우울증 환자에서 처방되는 약물들이다. MAOI를 복용하는 환자에서는 meperidine과 간접작용 교감신경 작용제(예; ephedrine)는 피하여야 한다. TCA의 항콜린성 작용은 항콜린성 약물을 피할 수 있다. MAOI는 평균동맥압을 저하시키고 심박수에는 영향 없이 혈압의 체위성 저하를 증가시킨다.[162] 그러나 장기간 MAOI를 복용한 환자와 하지 않은 환자의 비교에서 ECT후에 평균동맥압과 심박수 변화는 차이가 없다는 주장도 있다.[163,164]

Serotonin 재흡수 억제제의 복용은 TCA와 비교해서 경련 지속시간은 비슷하며, 혈압상승과 심부정맥 발생에는 차이가 없다.[165] 그러나 venlafexine을 복용한 환자에서 장기간 서맥이,[166] fenfluramine, phentermine, fluoxetine 등을 복용한 환자에서는 혈압 저하와 서맥이 초래될 수 있다.[167] Meclobemide(300 mg/d, po)를 복용한 경우에는 ECT에 따른 특이한 부작용은 없다.[168] 그러나 lithium을 복용한 환자에서는 근이완제의 회복이 지연된다.[169] TCA와 비특이성 항우울제(atypical antidepressant, 예; mianserin, iprindole, fluoxetine, zimelidine, viloxazine 등)는 마지막 복용 후 2-5일까지는 마취의 회복이 지연될 수 있다.[1,4]

경련을 유발할 수 있는 약물들

치료를 목적으로 사용하는 항우울제, 진정제, 진통제, 항생제, 항경련제, 항바이러스제, 면역억제제, 심혈관 작용제 등 다양한 약물과 화학 물질들이 경련 유발 작용을 가지고 있다. 그러므로 마취 관리에서 뿐만 아니라 전기경련 치료 전에 병력과 복용 여부 등을 반드시 확인하고 선택하여야 할 것이다.

경련 유발 약품은 약품이 갖는 지용성, 분자량, 이온화, 단백결합 등과 혈중 농도 및 중추신경계 농도와 환자가 가지고 있는 유전적인 특성과 약물의 상호작용 및 대사에 작용하는 간과 신장 기능저하, 혈뇌장벽 파괴, 과용량 복용 등이 경련을 유발하는 인자로 작용하게 된다. 경련을 유발할 수 있는 약물은 여러 종류가 있으나 여기서는 마취 및 치료에서 흔히 사용되는 약물들을 소개하고자 한다.[170]

강한 경련 유발 약물 : meperidine, sevoflurane, clozapine, phenothizine, cyclosporine.
중등도 경련 우발 약물 : propofol, maprotiline, tricyclic antidepressants, chlorambucil.
경한 경련유발 약물 : fluoroquinolones, carbapenems, bupropion, iodinated contrast media, interferon-α

위의 약물 외에도 국소마취제, 인슐린, levodopa, thiazide 이뇨제, cimetidine 등과 같은 많은 약물들이 경련 유발 작용이 있다는 보고가 있으므로 사용 용량과 환자의 특성 등을 확인하여야 할 것이다.[170]

맺는말

ECT는 약물치료에 반응하지 않는 우울증과 정신분열증(schoziphrenia) 등과 같은 정신과 질환들을 가진 다양한 환자에서 적용할 수 있는 비교적 간단한 시술방법이다. ECT의 치료 효과는 증명되었지만 아직까지 반론이 많은 방법 중 하나이다.[171] 적절하게 적용한다면 ECT는 높은 위험도를 갖는 다양한 환자에서 안전하고 효과적인 방법이다.[138] 그러나 ECT를 보존 치료법으로 계속하여 적용하는 경우 지속적인 약물치료와 관계없이 50%이상에서 급성기가 지난 6-12개월 후에 재발한다.[172]

ECT를 위한 마취 관리는 전형적으로 마취유도 용량의 정맥마취제와 근이완제를 사용한다. ECT와 전신 경련에 따른 심혈관계 반응을 최소화하기 위하여 심혈관계 작용 약물의 투여를 선호하는 경향이 있다. 일반적으로 비침습적 표준 감시방법을 적용하며 기도유지는 안면 마스크를 사용한다. 타액분비의 억제를 위하여 항콜린성 약물을 투여하며, 상기도 폐색(예; 수면 무호흡증, 심한 비만)을 예방하기 위하여 기도유지기를 사용한다. 또한 뇌 감시장비(예; EEG, bispectral index(BIS), patient state index, auditory evoked potential index 등)를 이용하여 ECT에 적합한 마취제의 선택과 용량을 조절할 수 있는 능력을 개선할 수 있다.[56,173]

마취제, 근이완제와 교감신경계 작용 약물의 용량은 환자 개개인의 상태에 맞게 세심한 조절이 필요하며 ECT 적용 중에 환자의 반응에 따라서 추가 조절이 필요하다. 일부에서는 ECT를 위한 간단한 한 가지 통일된 방법의 적용을 주장하지만 환자는 각각의 약물에 대한 반응이 다양하고, 나이, 신체상태 및 최근 사용한 약물의 종류에 따라서 차이가 있다.[174] 예를 들면 심혈관계 질환(예; 고혈압, 관상혈관질환, 말초혈관질환)이 동반된 노인 환자의 대부분에서 교감신경차단제(예; labetalol, esmolol, nicardipine, clonidine)의 용량 조절은 ECT의 치료 결과를 향상시키기 위해서 매우 중요하다. 그러므로 한 가지 방법의 적용은 의학적으로 합당한 방법은 아니다.

결론적으로 마취과의사는 ECT에 따른 적절한 경련 지속시간(평균 30 초, 15-120초)에 영향을 줄 수 있는 마취과적 요인을 인식하고 있어야 한다. 대부분의 환자들이 정신과 및 심혈관계 약물을 복용하고 있으므로 마취과의사는 약물의 상호작용에 따른 위험성을 인지하여야 한다. ECT를 적용하는 대부분의 환자들은 나이가 많고 동반된 질환이 있지만 아직은 우울증의 치료를 위한 안전하고 효과적인 치료 방법으로 선호되고 있다.

대부분의 정맥마취제와 보조 약물들은 ECT에 효과적으로 적용 할 수 있으며, 당일 환자에서 적합한 조기 회복과 퇴원 조건을 충족시키는 약리작용을 갖는다. 그러므로 당일 환자로

ECT를 적용하려면 환자의 정신 및 신체 상태가 적합하며, ECT 적용 전과 후에 환자를 안전하게 이동시키고 간호와 함께 증상의 변화를 감시하고 분석 할 수 있는 확실한 보호자가 있어야 한다. 또한 정신과 의사와 마취과의사의 환자에 대한 의견 교환이 중요하다.

[참고문헌]

1. Ding Z, White PF: Anesthesia for electroconvulsive therapy. Anesth Analg 2002; 94: 1351-64
2. Khan A, Mirolo MH, Hughes D, et al: Electroconvulsive therapy. Psychiatr Clin North Am 1993; 16: 497-513
3. Thompson JW, Weiner RD, Myers CP: Use of ECT in the United States in 1975, 1980 and 1986. Am J Psychiatry 1994; 151: 1657-61
4. Wagner KJ, Mollenberg O, Rentrop M, et al: Guide to anaesthetic selection for electroconvulsive therapy. CNS Drugs 2005; 19: 745-58
5. Sackheim HA: Central issues regarding the mechanisms of electroconvulsive therapy: directions for future research. Psycopharmacol Bull 1994; 30: 281-308
6. Prudic J, Olfson M, Sackeim HA: Electro-convulsive therapy practices in the community. Psychological Medicine 2001; 31: 929-34
7. 이정락, 박선정, 임정길, et al: 당일수술센터를 통한 정신과 환자의 전기경련용법. 대한마취과학회지. 2002; 43: 520-4
8. Thompson JW, Weiner RD, Myers CP: Use of ECT in the united states in 1975, 1980, and 1986. Am J Psychiatry 1994; 151: 1657-61
9. Duman RS, Vaidya VA: Molecular and cellular actions of chronic electroconvulsive seizures. J ECT 1998; 14: 181-93
10. Hermann RC, Dorwart RA, Hoover CW, et al: Variation in ECT use in the United States. Am J Psychiatry 1995; 152: 869-75
11. Pippard J: Audit of electroconvulsive treatment in two national health service regions. Br J Psychiatry 1992; 160: 621-37
12. American Psychiatric Association Committee on Electroconvulsive Therapy: The practice of electroconvulsive therapy: recommendations for treatment, training, and privileging. 2nd ed. Washington DC: American Psychiatric Association, 2001
13. Prudic J, Olfson M, Sackeim HA: Electro-convulsive therapy practices in the community. Psychol Med 2001; 31: 929-34
14. Prudic J, Olfson M, Marcus SC, et al: Effectiveness of electroconvulsive therapy in community settings. Biol Psychiatry 2004; 55: 301-12
15. Fink M, Bailine S: Electroconvulsive therapy and managed care. Am J Manag Care 1998; 4: 107-12
16. Esmaili T, Malek A: Electroconvulsive therapy(ECT) in a six-year-old girl suffering from major depressive disorder with catatonic features. Eur Child Adolese Psychiatry 2006; 16: 58-60
17. Segman RH, Shapira B, Gorfine M, et al: Onset and time course of antidepressant action: psychopharmacological implications of a controlled trial of electroconvulsive therapy. Psychopharmacology 1995; 119: 440-8
18. Tecoult E, Nathan N: Morbidity in electroconvulsive therapy. Eur J Anaesthesioll 2001; 18: 511-8
19. Gaines GY 3rd, Rees DI: Electroconvulsive therapy and anesthetic considerations. Anesth Analg 1986; 65: 1345-56

20. Folk JW, Kellner CH, Beale MD, et al: Anesthesia for electroconvulsive therapy: a review. J ECT 2000; 16: 157-70
21. Saito S, Miyoshi S, Yoshikawa D, et al: Regional cerebral oxygen saturation during electroconvulsive therapy: monitoring by near-infrared spectrophotometry. Anesth Analg 1996; 83: 726-30
22. Saito S, Kadoi Y, Iriuchijuma N, et al: Reduction of cerebral hyperemia with anti-hypertensive medication after electroconvulsive therapy. Can J Anaesth 2000; 47: 767-74
23. Gurland BJ, Cross PS: Epidemiology of psychopathology in old age. Psychiatr Clin North Am 1982; 5: 11-25
24. Fu W, Stool LA, White PF, et al: Acute hemodynamic responses to electroconvulsive therapy are not related to the duration of seizure activity. J Clin Anesth 1997; 9: 653-7
25. Lopez-Gomez D, Sanchez-Corral MA, Cobo JV, et al: Myocardial infarction after electroconvulsive therapy. Rev Esp Cardiol 1999; 52: 536
26. Weisberg LA, Ellicott D, Mielke D: Intracerebral hemorrhage following electroconvulsive therapy. Neurology 1991; 41: 1849
27. Rikher KV, Johnson R, Kamal M: Cortical blindness after electroconvulsive therapy. J Am Board Farm Pract 1997; 10: 141-3
28. Zachrisson OC, Balldin J, Ekman R, et al: No evident neuronal damage after electroconvulsive therapy. Psychiatry Res 2000; 96: 157-65
29. Dwork AJ, Arango V, Underwood M, et al: Absence of histological lesion in primate models of ECT and magnetic seizure therapy. Am J Psychiatry 2004; 161: 576-8
30. Ng C, Schweitzer I, Alexopoulos P, et al: Efficacy and cognitive effects of right unilateral electroconvulsive therapy. J ECT 2000; 16: 370-9
31. Delva NJ, Brunet D, Hawken ER, et al: Electrical dose and seizure threshold: relations to clinical outcome and cognitive effects in bifrontal, bitemporal, and right unilateral ECT. J ECT 2000; 16: 361-9
32. Kadoi Y, Saito S, Seki S, et al: Electroconvulsive therapy impairs systolic performance of the left ventricle. Can J Anesth 2001; 48: 405-8
33. Weigner MB, Partridge BL, Hauger R, et al: Prevention of the cardiovascular and neuroendocrine response to electroconvulsive therapy. II. Effects of pretreatment regimens on catecholamine, ACTH, vasopressin, and cortisol. Anesth Analg 1991; 73: 563-9
34. Castelli I, Partridge BL, Hauger R, et al: Comparative effects of esmolol and labetalol to attenuate hyperdynamic state after electroconvulsive therapy. Anesth Analg 1995; 80: 557-61
35. Wells DG, Davies GG: Hemodynamic changes associated with electroconvulsive therapy. Anesth Analg 1987; 66: 1193-5
36. Mayur PM, Gangadhar BN, Girish K, et al: Acute post-ECT cardiovascular response: a comparison of threshold right unilateral and bilateral ECT. J ECT 1998; 14: 94-8
37. Swartz CM: Physiological response to ECT stimulus dose. Psychiatry Res 2000; 97: 229-35
38. Bergsholm P, Bleie H, Gran L, et al: Cardiovascular response and seizure duration as determined by electroencephalography during unilateral electroconvulsive therapy. Acta Psychiatr Scand 1993; 88: 25-8
39. Cockey GH, Conti CR: Electroconvulsive therapy-induced transient T-wave inversion on ECG. Clin Cardiol 1995; 18: 418-20
40. Larsen JR, Hein L, Stromgren LS: Ventricular tarchycardia with ECT. J ECT 1998; 14: 109-14
41. Ali PB, Tidmarsh MD: Cardiac rupture during electroconvulsive therapy. Anaesthesia 1997; 52: 884-6
42. Zeilinski RJ, Roose SP, Devanand DP, et al: Cardiovascular complications of ECT in depressed patients with cardiac disease. Am J Psychiatry 1993; 150: 904-9
43. McCall WV: Asystole in electroconvulsive therapy: report of four cases. J Clin Psychiatry 1996; 57: 199-203
44. Peterson GN: ECT risk in cardiac patients. Psychosomatics 1985; 26: 531
45. Fuenmayor AJ, El Fakih Y, Moreno J, et al: Effects of electroconvulsive therapy on cardiac function in

patients without heart disease. Cardiology 1997; 68: 254-7
46. Kadoi Y, Saito S, Seki S, et al: Electroconvulsive therapy impairs systolic performance of the left ventricle. Can J Anaesth 2001; 48: 405-8
47. Sarpel Y, Togrul E, Herdem M, et al: Central acetabular fracture-dislocation following electroconvulsive therapy: report of two similar cases. J Trauma 1996; 41: 342-4
48. Nott MR, Watts JS: A fractured hip during electro-convulsive therapy. Eur J Anaesthesiol 1999; 16: 265-7
49. Herriot PM, Cowain T, McLeod D: Use of vecuronium to prevent suxamethonium-induced myalgia after ECT. Br J Psychiatry 1996; 168: 653-4
50. Fantz RM, Markowitz JS, Kellner CH: Sumatriptan for post-ECT headache. J ECT 1998; 14: 272-4
51. Zhu BL, Ishida K, Oritani S, et al: Sudden death following psychatric electroconvulsive therapy: a case report. Nippon Hoigaku Zasshi 1998; 52: 149-52
52. Shiwach RS, Reid WH, Carmody TJ: An anlysis of reported deaths following electroconvulsive therapy in Texas, 1993-1998. Psychiatr Serv 2001; 52: 1095-7
53. Brodaty H, Berle D, Hickie I, et al: 'Side effects' of ECT are mainly depressive phenomena and are independent of age. J Affect Disord 2001; 66: 237-45
54. Sackeim HA, Devanand DP, Prudic J: Stimulus intensity, seizure threshold, and seizure duration: impact on the efficacy and safety of electroconvulsive therapy. Psychiatr Clin North Am 1991; 14: 803-43
55. Gunawardane PO, Murphy PA, Sleigh JW: Bispectral index monitoring during electroconvulsive therapy under propofol anaesthesia. Br J Anaesth 2002; 88: 184-7
56. Hanss R, Bauer M, Bein B, et al: Bispectral index-controlled anaesthesia for electroconvulsive therapy. Eur J Anaesthesiol 2006; 23: 202-7
57. White PF, Rawal S, Recart A, et al: Can the bispectral index be used to predict seizure time and awakening after electroconvulsive therapy? Anesth Analg 2003; 96: 1636-9
58. Avramov MN, Husain MM, White PF: The comparative effects of methohexital, propofol, and etomidate for electroconvulsive therapy. Anesth Analg 1995; 81: 596-602
59. Cook A, Stevenson G, Scott al: A survey of methohexitone use by anesthetists in the clinical practice of ECT in Edinburgh. J ECT 2000; 16: 350-5
60. Gurmamik S, Young R, Alesker E: Devided doses of methohexitone improves ECT outcome. Can J Anaesth 1996; 43: 535
61. Morkriski BK, Nagle SE, Papuchis GC, et al: Elelctroconvulsive therapy-induced cardiac arrhythmias during anesthesia with methohexital, thiamylal, or thiopental sodium. J Clin Anesth 1992; 4: 208-12
62. Saito S, Kadoi Y, Nara T, et al: The comparative effects of propofol versus thiopental on middle cerebral artery blood flow velocity during electroconvulsive therapy. Anesth Analg 2000; 91: 531-6
63. Tanaka N, Saito Y, Hikawa Y, et al: Effects of thiopental and sevoflurane on hemodynamics during anesthetic management of electroconvulsive therapy. Masui 1997; 46: 1575-9
64. Saffer S, Berk M: Anesthetic induction for ECT with etomidate is associated with longer seizure duration than thiopentone. J ECT 1998; 14: 89-93
65. Trzepacz PT, Weniger PC, Greenhouse J: Etomidate anesthesia increase seizure duration during ECT: a retrospective study. Gen Hosp Psychiatry 1993; 15: 115-20
66. Freman B, Husain MM, White PF: Anaesthesia for electroconvulsive therapy: use of propofol revisited. Eur J Anaesthesiol 1994; 11: 423-5
67. Geretsegger C, Rochowanski E, Kartnig C, et al: Propofol and methohexital as anesthetic agents for electroconvulsive therapy(ECT): a comparison of seizure- quality measures and vital signs. J ECT 1998; 14: 28-35
68. Fredman B, d'Etienne J, Smith I, et al: Anesthesia for electroconvulsive therapy: effects of propofol and methohexital on seizure activity and recovery. Anesth Analg 1994; 79: 75-9

69. Fear CF, Littlejohns CS, Rouse E, et al: Propofol anesthesia in electroconvulsive therapy: reduced seizure duration may not be relevant. Br J Psychiatry 1994; 79: 75-9
70. Kirkby KC, Beckett WG, Matters RM, et al: Comparison of propofol and methohexitone in anesthesiafor ECT: effect on seizure duration and outcome. Aust N Z J Psychiatry 1995; 29: 299-303
71. Malsch E, Gratz I, Mani S, et al: Efficacy of elelctroconvulsive therapy after propofol and methohexital anesthesia. Convuls Ther 1994; 10: 212-9
72. Sakamoto A, Hoshino T, Suzuki N, et al: Effects of propofol anesthesia on cognitive recovery of patients undergoing electroconvulsive therapy. Psychiatry Clin Neurosci 1999; 53: 655-60
73. Rasmussen KG, Jarvis MR, Zorumski CF: Ketamine anesthesia in electroconvulsive therapy. Convuls Ther 1996; 12: 217-23
74. Boylan LS, Haskett RF, Mulsant BH, et al: Determinants of seizure threshold in ECT: benzodiazepine use, anesthetic dosage, and other factors. J ECT 2000; 16: 3-18
75. Bush G, Fink M, Petrides G et al: Catatonia. II. Treatment with lorazepam and electroconvulsive therapy. Acta Psychiatr Scand 1996; 93: 137-43
76. Loimer N, Hofmann P, Chaudhry HR: Midazolam shortens seizure duration following electroconvulsive therapy. Acta Psychiatr Res 1992; 26: 97-101
77. Bailine SH, Safferman A, Vital-Herne J, et al: Flumazenil reversal of benzodiazepine-induced sedation for a patient with severe pre-ECT anxiety. Convuls Ther 1994; 10: 65-8
78. Krystal AD, Watts BV, Weiner RD, et al: The use of flumazenil in the anxious and benzodiazepine-dependent ECT patient. J ECT 1998; 14: 5-14
79. Begec Z, Toprak HI, Demirbilek S, et al: Dexmedetomidine blunt acute hyperduynamic responses to electroconculsive therapy without altering seizure duration. Acta Anaesthesiol Scand 2008; 52: 302-6
80. Ishikawa T, Kawahara S, Saito T, et al: Anesthesia for electroconvulsive therapy during pregnancy: case report. Masui 2001; 50: 991-7
81. Fredman B, Smith I, d'Etienne J, et al: Use of muscle relaxants for electroconvulsive therapy: how much is enough? Anesth Analg 1994; 78: 195-6
82. Auriacombe M, Reneric JP, Usandizaga D et al: Post-ECT agitation and plasma lactate concentration. J ECT 2000; 16: 263-7
83. Tang WK, Ungvari GS: Asystole during electroconvulsive therapy: a case report. Aust N Z J Psychiartry 2001; 35: 382-5
84. Kelly D, Bruell SJ: Neuroleptic malignant syndrome and mivacurium: a safe alternative to succinylcholine? Can J Anaesth 1994; 41: 845-9
85. Cooper RC, Baumann PL, McDonald WM: An unexpected hyperkalemic response to succinylcholine during electroconvulsive therapy for catatonic schizophrenia. Anesthesiology 1999; 91: 574-5
86. Jaksa RJ, Palahniuk RJ: Attempted organophosphate suicide: a unique cause of prolonged paralysis during electroconvulsive therapy. Anesth Anlag 1995; 80: 832-3
87. Cheam EW, Critchley LA, Chiu PT et al: Low-dose mivacurium is less effective than succinylcholine in electroconvulsive therapy. Can J Anaesth 1999; 46: 49-51
88. Liu S, Modell JH: Anesthetic management for patients with postpolio syndrome receiving electroconvulsive therapy. Anesthesiology 2001; 95: 799-801
89. Gitlin MC, Jahr JS, Margolis MA, et al: Is mivacurium chloride effective in electroconvulsive therapy? A report of four cases, including a patient with myasthenia gravis. Anesth Analg 1993; 77: 392-4
90. Lui PW, Ma JY, Chan KK: Modification of tonic-clonic convulsions by atracurium in multiple-monitored electroconvulsive therapy. J Clin Anesth 1993; 5: 16-21
91. Hickey DR, O'Connor JP, Donati F: Comparison of atracurium and succinylcholine for electroconvulsive therapy in a patient with atypical plasma cholinesterese. Can J Anaesth 1987; 34: 280-3

92. Moore EW, Hunter JM: The new neuromuscular blocking agents: do they offer any advantages? Br J Anaesth 2001; 87: 912-25
93. de Boer HD, van Egmond J, van de Pol F, et al: Sugamadex, a new reversal agent for neuromuscular block induced by rocuronium in the anaesthetized Rhesus monkey. Br J Anaesth 2006; 96: 473-9
94. Shields M, Giovannelli M, Mirakhur RK, et al: Org 25969 (sugammadex), a selective relaxant binding agent for antagonism of prolonged rocuronium-induced neuromuscular block. Br J Anaesth 2006; 96: 36-43
95. McCall WV, Reid S, Ford M: Electrocardiographic and cardiovascular effects of subconvulsive stimulation during titrated right unilateral ECT. Convuls Ther 1994; 10: 25-33
96. Saito S: Anesthesia management for electroconvulsive therapy: hemodynamic and respiratory management. J Anesth 2005; 19: 142-9
97. Mayer PM, Shree RS, Gangadhar BN, et al: Atropine premedication and the cardiovascular response to electroconvulsive therapy. Br J Anaesth 1998; 81: 466-7
98. Sommer BR, Satlin A, Friedman L, et al: Glycopyrrolate versus atropine in post-ECT amnesia in the elderly. J Geriatr Psychiatry Neurol 1989; 2: 18-21
99. Kelway B, Simpson KH, Smith RJ, et al: Effects of atropine and glycopyrrolate on cognitive function following anaesthesia and electroconvulsive therapy(ECT). Int Clin Psychopharmacol 1986; 1: 296-302q
100. Castelli I, Steiner LA, Kaufmann MA, et al: Comparative effects of exmolol and labetalol to attenuate hyperdynamic states after electroconvulsive therapy. Anesth Analg 1995; 80: 557-61
101. Weigner MB, Partridge BL, Hauger R, et al: Prevention of the cardiovascular and neuroendocrine response to electroconvulsive therapy. I. Effectiveness of pretreatment regimens on hemodynamics. Anesth Analg 1991; 73: 556-62
102. van den Broek WW, Leentjens AF, Mulder PG, et al: Low-dose esmolol bolus reduces seizure duration during electroconvulsive therapy: a double-blind, placebo-controlled study. Br J Anaesth 1999; 83: 271-80
103. McCall WV, Zvara D, Brooker R, et al: Effect of esmolol pretreatment on EEG seizure morphology in RUL ECT. Conculs Ther 1997; 13: 175-80
104. Kovac AL, Goto H, Pardo MP, et al: Comparison of two esmolol bolus doses on the haemodynamic response and seizure duration during electroconvulsive therapy. Can J Anaesth 1991; 38: 204-9
105. Berkenstadt H, Loebstein R, Faibishenko I, et al: Effects of a single dose of esmolol on the bispectral index scale(BIS) during propofol/fentanyl anesthesia. Br J Anaesth 2002; 89: 509-11
106. Figiel GS, DeLeo B, Zorumski CF, et al: Combined use of labetalol and nifedipine in controlling the cardiovascular response from ECT. J Geriatr Psychiatry Neurol 1993; 6: 20-4
107. Wells DG, Davis GG, Rosewarne F: Attenuation of electroconvulsive therapy induced hypertension with sublingual nifedipine. Anaesth Intensive Care 1989; 10: 31-3
108. Avramov Z, Stool LA, White PF, et al: Effects of nicardipine and labetalol on the acute hemodynamic response to elelctroconvulsive therapy. J Clin Anesth 1998; 10: 394-400
109. Wajima Z, Yoshikawa T, Ogura A, et al: The effects of diltiazem on hemodynamics and seizure duration during electroconvulsive therapy. Anesth Analg 2001; 92: 1327-30
110. Fu W, White PF: Dexmedetomidine failed to block the acute hyperdynamic response to electroconvulsive therapy. Anesthesiology 1999; 90: 422-4
111. Fu W, Stool LA, White PF, et al: Is oral clonidine effective in modifying the acute hemodynamic response during electroconvulsive therapy? Anesth Analg 1998; 86: 1127-30
112. Blanch J, Martinez-Palli G, Navines R, et al: Comparative hemodynamic effects of urapidil and labetalol after electroconvulsive therapy. J ECT 2001; 17: 275-9
113. O'Flaherty D, Husain MM, Moore M, et al: Circulatory responses during electroconvulsive therapy: comparative effects of placebo, esmolol and nitroglycerin. Anaesthesia 1992; 47: 563-7

114. Villalonga A, Planella T, Castillo J et al: Nitroglycerin spray in the prevention of hypertension induced by electroconvulsive therapy. Rev Esp Anestheiol Reanim 1989; 36: 264-6
115. Parab AL, Chaudhari LS, Apte J, et al: Use of nitroglycerin ointment to prevent hypertensive response during electroconvulsive therapy: a study of 50 cases. J Postgrad Med 1992; 38: 55-7
116. Levin L, Wambold D, Viguera A, et al: Hemodynamic response to ECT in a patient with critical aortic stenosis. J ECT 2000; 16: 52-61
117. Devanand DP, Malitz S, Sackeim HA: ECT in a patient with aortic aneurysm. J Clin Psychiatry 1990; 51: 255-6
118. Drop LJ, Bouckoms AJ, Welch CA: Arterial hypertension and multiple cerebral aneurysms in a patient treated with electroconvulsive therapy. J Clin Psychiatry 1988; 49: 280-2
119. Sudha S, Andrade C, Anand A, et al: Nitroprusside and ECS-induced retrograde amnesia. J ECT 2001; 17: 41-4
120. Petrides G, Maneksha F, Zervas I, et al: Trimethaphan(Arfonad) control of hypertension and tachycardia during electroconvulsive therapy: a double-blind study. J Clin Anesth 1996; 8: 104-9
121. Dinwiddie SH, Isenberg KE: Combined alfentanil-methohexital anesthesia in electroconvulsive therapy. Convuls Ther 1995; 11: 170-6
122. Nguyen TT, Chhibber AK, Lustik SJ, et al: Effects of methohexital and propofol with or without alfentanil on seizure duration and recovery in electroconvulsive therapy. Br J Anaesth 1997; 79: 801-3
123. Akcaboy ZN, Akcaboy EY, YigitbasiB, et al: Effects of remifentanil and alfentanil on seizure amplitude and recovery parameters during ECT. Acta Anaesthesiol Scand 2005; 49: 1068-71
124. van der Brook WW, Groenland THN, et al: Alfentanil has no proconvulsive effect during electroconvulsive therapy. Can J Anesth 2003; 50: 198-204
125. Anderson FA, Arsland D, Holst-Larsen H: Effects of combined methohexiton-remifentanil anaesthesia in electroconvulsive therapy. Acta Anaesthesiol Scand 2001; 45: 830-3
126. van Zijl DH, Gordon PC, James MF: The comparative effects of remifentanil or magnesium sulfate versus placebo on atteuating the hemodynamic response after electroconvulsive therapy. Anesth Analg 2005; 101: 1651-5
127. Kedar AG, Ing CH, White PF, et al: Anesthesia for electroconvulsive therapy in obese patients. Anesth Analg 2002; 94: 360-1
128. Brown NI, Mack PF, Mitera DM, et al: Use of the proseal laryngeal mask airway in a pregnant patient with a difficult airway during electroconvulsive therapy. Br J Anaesth 2003; 91: 752-4
129. Markowitz JS, Kellner CH, DeVane CL, et al: Intranasal sumatriptan in post-ECT headache: results of an open-label trial: J ECT 2001; 17: 280-3
130. Ring BS, Parnass SM, Shulman RB, et al: Cardiogenic shock after electroconvulsive therapy. Anesthesiology. 1996; 84: 1511-3
131. Gitlin MC, O'Neill PT, Barber MJ, et al: Slpenic rupture after electroconvulsive therapy. Anesth Analg 1993; 76: 1363-4
132. Tsutsumi N, Tohdoh Y, Kawana S, et al: A case of pulmonary edema after electroconvulsive therapy under propofol anesthesia. Masui 2001; 50: 525-7
133. Malik AB: Mechaniam of neurogenic pulmonary edema. Circ Res 1985; 57: 1-18
134. Sargent P, Reeves J: Pulmonary edema after electroconvulsive therapy. J ECT 2008; 24: 283-5
135. Buisseret P: Acute pulmonary oedema following grand mal epilepsy and as a complication of electric shock therapy. Br J Dis Chest 1982; 76: 194-5
136. McCormick AS, Saunders DA: Oxygen saturation of patients recovering from electroconvulsive therapy. Anaesthesia 1996; 51: 702-4
137. Labbate LA, Miller JP: Midazolam for treatment of agitation after ECT. Am J Psychiarty 1995; 152: 472-3

138. Rabheru K: The use of electroconvulsive therapy in special patient populations. Can J Psychiatry 2001; 46: 710-9
139. Cohen D, Taieb O, Flament M, et al: Absence of cognitive impairment at long-term follow-up in adolescents treated with ECT for severe mood disorder. Am J Psychiatry 2000; 157: 460-2
140. Cohen D, Flament M, Taieb O, et al: Electroconvulsive therapy in adolescence. Eur Child Adolesc Psychiatry 2000; 9:1-6
141. Taieb O, Flament MF, Corcos M, et al: Electroconvulsive therapy in adolescents with mood disorder: patients' and parents' attitudes. Psychiatry Research 2001; 104: 183-90
142. Olfson M, Marcus S, Sackeim HA, et al: Use of ECT for inpatient treatment of recurrent major depression. Am J Psychiatry 1998; 155: 22-9
143. Viguera A, Rordorf G, Schouten R, et al: Intracranial haemodynamics during attenuated responses to electroconvulsive therapy in the presence of an intracelebral aneurysm. J Neurol Neurosurg Psychiatry 1998; 64: 802-5
144. Wijeratne C, Shome S: Electroconvulsive thrapy and subdural hemorrhage. J ECT 1999; 15: 275-9
145. Salaris S, Szuba MP, Traber K: ECT and intracranial vascular masses. J ECT 2000; 16: 198-203
146. Applegate RJ: Diagnosis and management of ischemic heart disease in the patient scheduled to undergo electroconvulsive therapy. Convuls Ther 1997; 13: 128-44
147. Petrides G, Fink M: Atrial fibrillation, anticoagulation, and electroconvulsive therapy. Convuls Ther 1996; 12: 91-8
148. Otsuka H, Shikama H, Saito T, et al: Asystole during electroconvulsive therapy in a patient with depression and myasthenia gravis. Masui 2000; 49: 893-5
149. Abiuso P, Dunkelman R, Proper M: Electroconvulsive thrapy in patients with pacemakers. JAMA 1978; 240:2459-60
150. Lapid MI, Rummans TA, Hofmann VE, et al: ECT and automatic internal cardioverter-defibrillator. J ECT 2001; 17: 146-8
151. Carr ME Jr, Woods JW: Electroconvulsive therapy in a patient with unsuspected pheochromocytoma. South Med J 1985; 78: 613-5
152. Troller JN, Sachdev PS: Electroconvulsive treatment of neuroleptic malignant syndrome: a review and report of cases. Aust N Z J Psychiatry 1999; 33: 650-9
153. Sakamoto A, Hoshino T, Suzuki H, et al: Repeated propofol anesthesia for a patient with a history of neuroleptic malignant syndrome. Nippon Ika Daigaku Zasshi 1999; 66: 262-5
154. Nisijima K, Ishiguro T: Electroconvulsive therapy for the treatment of neuroleptic malignant syndrome with psychotic syndrome: a report of five cases. J ECT 1999; 15: 158-63
155. Geiduschek J, Cohen SA, Khan A, et al: Repeated anesthesia for a patient with neuroleptic malignant syndrome. Anesthesiology 1988; 68: 134-7
156. Nelson TE, Jones EW, Bedell PM: Porcine malignant hypertension: a study of the triggering effects of succinylcholine. Anesth Analg 1973; 52: 908-11
157. Stern L, Dannon PN, Hirschmann S, et al: Aminoiphylline increase seizure length during electroconvulsive therapy. J ECT 1999; 15: 252-7
158. Francis A, Fochtmann L: Caffeine augmentation of electroconvulsive seizures. Psychopharmacology 1994; 115: 320-4
159. Navines R, Bernardo M, Martinez-Palli G, et al: Optimization of electroconvulsive therapy: strategies for an adequate convulsion-role of caffeine. Actas Esp Psiquiatr 2000; 28: 194-201
160. Gilot B, Gonzalez D, Bournazeau JA, et al: Case report: electroconvulsive therapy during pregnancy. Encephale 1999; 25: 590-4
161. Echovarria Moreno M, Martin Munoz J, Sanchez Valderrabanos J, et al: Electroconvulsive therapy in the

first trimester of pregnancy. J ECT 1998; 14: 251-4
162. Goldman LS, Alexander RC, Luchins DJ: Monoamine oxidase inhibitor and tricyclic antidepressants: comparison of their cardiovascular effects. J Clin Psychiatry 1986; 47: 225-9
163. El-Ganzouri AR, Ivankovich AD, Braveman B, et al: Monoamine oxidase inhibitors: should they be discontinued preoperatively? Anesth Analg 1985; 64: 592-6
164. Dolenc TJ, Habl SS, Barnes RD, et al: Electroconvulsive therapy in patients taking monoamine oxidase inhibitors. J ECT 2004; 20: 258-61
165. Bernardo M, Navarro V, Salva J, et al: Seizure activity and safety in combined treatment with venlafaxine and ECT: a pilot study. J ECT 2000; 16: 38-42
166. Agelink MM, Zeit T, Klieser E: Prolonged bradycardia complicates antidepressive treatment with venlafaxine and ECT. Br J Psychiatry 1998; 173: 441
167. Rich JM, Njo L, Robert KW, et al: Unusual hypotension and bradycardia in a patient receiving fenfluramine, phentermine, and fluoxetine. Anesthesiology 1998; 88: 529-31
168. Becker T, Struck M, Laux G: Treatment of depression using MAO-A inhibitors: an open study of a direct switch from meclobemide to tri-tetracyclic antidepressants. Psychiatr Prax 1989; 16: 44-7
169. Martin BA, Kramer PM: Clinical significance of the interaction between lithium and a neuromuscular blocker. Am J Psychiatry 1982; 139: 1326-8
170. Ruffmann C, Boglium G, Beghi E: Epiletogetnic drugs: a systematic review. Expert Rev Neurotherapeutics 2006; 6: 575-89
171. Glass RM: Electroconvulsive therapy: time to bring it out of the shadows. JAMA 2001; 285: 1346-8
172. Sackeim HA, Haskett RF, Mulsant BH, et al: Continuation pharmacotherapy in the prevention of relapse following electroconvulsive therapy: a randomized controlled trial: JAMA 2001; 285: 1299-307
173. Tanabe T, Sakai T, Mi WD, et al: Electroconvulsive therapy decreased bispectral index: a case report. Masui 1998; 47: 1096-8
174. Kellner CH: Towards the modal ECT treatment. J ECT 2001; 17: 1-2

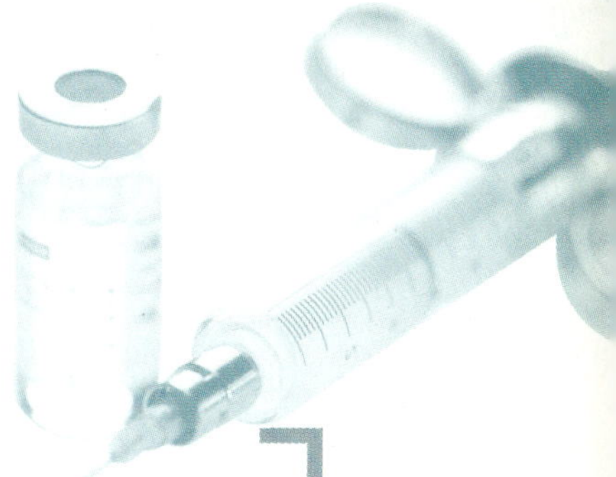

Chapter 19

당일수술 후 합병증과 결과의 평가

당일수술과 관련된 수술 후 합병증 발생은 매우 중요하다. 당일수술에 대한 평가에는 다음과 같은 결과들을 적용할 수 있다.

- 합병증 발생률과 사망률
- 수술 후 회복시간의 연장
- 예상하지 못한 입원
- 병원으로 재방문하거나 재입원
- 환자의 만족도

당일수술로 치료받는 환자와 적용되는 수술이 점진적으로 확대된다면 환자가 수술 후 특히 퇴원 후에 안전하여야 한다는 것은 기본 조건이 될 것이다. 당일수술에 대한 기본적인 개념은 마취와 수술이 입원 환자의 관리와 질적으로 비교하여 더 안전하게 수행되어야 하며 당일수술의 확대와 비용부담에 대한 영향을 받지 않아야 한다. 당일수술의 합병증은 Natof의 설명에[1] 따라서 대, 소로 분류할 수 있다(표 19-1).

여러 연구에서 이환율은 매우 낮으며 대 합병증은 흔하지 않다.[2,3] 당일수술에서 이환율은 1/66500-1/11273 정도이다. 당일수술 후 대합병증은 미국마취과학회 신체상태 분류 등급에 따라서 분포하며 인구분포를 기초로 한 역학적 자료에서 대 합병증은 예상보다는 흔하지 않다.[2] 당일수술에 따른 대 합병증의 이환율은 1/1455이다.[4]

표 19-1. 당일수술 후 대, 소합병증

대 합병증[a]	소 합병증[b]
심근 경색증	통증
폐색전증	PONV
호흡부전	어지러움, 기면, 졸음
뇌혈관 사고	인후두 통증 또는 쉰 목소리
파국적인 수술후 출혈	두통
인지하지 못한 장기의 손상	감염
	적은 출혈

a. 대 합병증 ; 심한 장애를 초래할 수 있다.
b. 소 합병증 ; 가벼운 증상으로 심한 장애는 초래하지 않는다.

소 합병증은 매우 흔하며 당일수술에서 소 합병증은 넓은 범위를 갖는다.[5)] 당일수술에서 소 이환은 조사자의 관점에 따라서 차이가 있다. 당일수술에서 가장 흔한 합병증은 표 19-1에 정리하였다. 이러한 합병증은 환자에게 불편할 뿐만 아니라 발견하는 데에는 시간이 큰 영향을 주게 된다. 모든 당일수술에서 수술 후 첫날에는 정상 활동을 할 수 있다고 하지만 일부 연구에서는 평균 7일에 22%에서 정상 또는 부분적으로 활동을 할 수 있다고하였다.[6,7)] 대 합병증은 심하게 장애를 초래할 수 있으므로 매우 중요하며, 소 합병증은 상대적인 빈도에서 큰 영향을 줄 수 있다.[8)]

합병증의 예상

당일수술에 따른 이환율의 예상은 간단하지 않다. 중요한 사항은 전통적으로 당일수술에서 엄격한 환자와 수술의 선택 지침을 적용한다면 수술 후 문제점을 제한할 수 있을 것이다. 그러나 여러 조사에서 당일수술의 확대를 제한하는 기존의 선택지침에서 예상되는 가치는 거의 없다(제 3 장 참조).[9)]

전신마취와 일부 수술(예; 복강경 수술)에서 수술 후 이환율이 증가되며 일반적으로 당일수술에서 미국마취과학회 신체상태 등급분류와 합병증의 빈도는 거의 관계가 없다.[10)] Chung 은[10)] 전신마취, 부인과 수술이 아닌 경우, 1시간이내 수술과 관련된 수술 후 24시간이내에서 진행된 문제점의 분석에서 Meridy는[9)] 나이와 수술시간은 합병증에 대한 조사에서 관련이 없다고 하였다. 이러한 조사에도 불구하고 대부분의 선택 지침은 나이와 수술의 종류를 기준으로 실시되고 있다.

이환율과 부작용의 적절한 예상은 선택기준과 특별한 특징 또는 수술을 받는 환자에서 위험도 평가의 기준으로 운용될 수 있다.

ASA 신체상태는 입원환자에서는 합병증 발생률을 예상할 수 있으나 당일수술에서 ASA 3급의 상태 환자가 ASA 1-2급 환자보다 합병증 빈도가 더 높다고 할 수는 없다. 유사한 것으로 당일 수술을 받는 미국마취과학회 신체분류 3등급 환자가 같은 상태의 입원 환자보다 더 나쁘다는 어떠한 징조도 없다.[8,11)]

당일수술 후 나타나는 대부분의 합병증은 소 합병증으로 수술 수기의 어려움 또는 기관내 삽관 곤란과 같이 위험 가능성을 인식하지 못한 것이며 미국마취과학회 신체분류 등급과 관련이 없다는 것은 놀랍지 않다.[12)]

수술의 특징과 범위와 함께 마취방법이 수술 후 이환율에 현저한 영향을 미치게 된다. 일부 수술은 수술 후 통증 또는 PONV의 이환율과 관련이 있다.[13)] 퇴원을 지연시키는 지속되는 증상은 수술의 종류와 시간 모두와 관련이 있다.[14)] 복강경 수술, 정형외과 또는 일반외과 수술을 받는 환자에서 지속적인 증상이 나타날 수 있는 위험도가 6배 증가된다. 당일수술의 미래는 이러한 수술 종류에서 이환율의 감소에 달려 있다.

일부 약물과 마취수기도 비슷하게 다른 인자들 보다 이환율의 증가와 관련이 있다(표 19-2). Succinylcholine은 근육통과 관련이 있어서 당일수술에서는 사용을 피하여야 한다.[15)] Fentanyl, alfentanil과 NSAIDs의 비교에서 morphine은 PONV의 증가와 관련이 있으며,[16)] 기관내 삽관은 후두마스크와 같은 상후두 기도유지기보다 인후통의 증가와 관련이 있다.[17,18)] 당일수술에서

표 19-2. 마취와 관련된 합병증을 피하는 방법
수술 전 2시간까지 수분을 섭취할 수 있다(black coffee도 가능). 정맥마취를 한다. 적합한 환자라면 기관내 삽관이 필요한 경우 LMA를 적용한다. NSAIDs 또는 가능한 진통제들을 선행진통제로 사용한다. 가능하다면 국소마취를 단독, 진정마취 또는 전신마취와 함께 적용한다. PONV 위험이 있는 환자에서는 예방적으로 항구토제를 사용한다. 수술과 수술후 경과에 대한 적절한 정보를 제공한다(인쇄된 것으로).
Morphine은 사용하지 않는다. Succinylchoiline은 사용하지 않는다. 임상적으로 적응이 되지 않는다면 근이완제의 길항제는 사용하지 않는다.

이러한 소 이환율의 상대적인 중요성은 환자관리의 질적인 향상과 관련하여 일상적인 입원 환자의 마취관리와 같은 방법으로 당일수술 환자를 관리하는 방법은 적합하지 않다는 것이다.

수술 후 이환율은 일반적으로 수술수기 및 마취방법과 관련이 있다. 적합한 환자의 선택만으로 당일수술후 합병증을 예상할 수 없다. 미국마취과학회 신체분류 등급도 예민하지 못하다.

합병증은 언제 발생하는가?

당일수술 후에 합병증의 발생을 예견할 수 있는 인자는 당일수술센터에 머무르는 시간이다. 심한 수술 후 합병증은 일반적으로 수술 종료 또는 수술 후 첫 3시간에 분명하게 된다.[19)]

그러나 명확하게 가능성 있는 합병증이 발생하는 데에는 많은 시간이 필요하다. Patel과 Hanallh는[20)] 당일 수술로 편도절제술에서 수술 8시간 이후에 발생하는 출혈은 0.7%의 빈도로 흔하지 않다. 당일수술로서 편도절제술을 시행할 경우 확실한 것은 안전이므로 회복을 위하여 최소한 8시간을 머물러야 한다. 이는 비용부담과 관련이 있다.[21)]

모든 수술 후 합병증은 수술 48시간 이후에도 발생한다.[2)] 수술 후 이환율에 대한 연구에서 수술 후 첫 24시간으로 제한한다면 과소평가 될 수 있다.

수술 후 얼마동안 이환율이 적용되는가?

Phillip은[22)] 당일수술 환자의 86%에서 최소한 1가지의 퇴원 후 소후유증을 호소하였으며, 59% 환자에서 첫 1일동안 지속되었고 2일째에는 28%이었으며 3일째는 14% 였다.

당일수술 후 소합병증은 일시적인 것이 아니며 직업활동으로 복귀에 필요한 시간과 관련이 있으며 공공의료 서비스에서 관리하여야 할 것이다.

예상하지 못한 입원

당일수술 후 이환율과 관련된 연구에서 중요한 것은 예상하지 못한 입원이다.[23)] 퇴원 후에 발생하는 이환율을 무시하더라도 예상하지 못한 입원은 당일수술로서 기본적으로 실패를 하였으므로 중요하다. 입원은 현저한 경비 부담이 있으며, 수술 후 이환율을 가지고 가정으로 퇴원하는 많은 환자에서 입원보다 퇴원이 나쁜 것은 아니므로 지속적인 관심이 필요하다. 예상하지 못한 입원의 빈도는 0.1-5%이다.[9,24] 수술 요인이 많은 입원에서 중요한 역할을 한다. 일부 연구에서 예상하지 못한 입원의 63.2%에서 수술에 따른 사고보다는 예상외의 광범위한 수술이라고 하였다.[24] 동반된 질병과 수술 중 합병증은 19.9%, 사회적인 이유로는 4.7%, 마취와 관련된 이유는 12.7%였다.[4]

공공의료 서비스의 부담 증가

일반의사와 공중 의료 서비스의 부담 정도는 당일수술이 제공할 수 있는 의료질에 달려있다. 높은 질의 당일수술은 퇴원 후 피부 봉합사 제거에서 단순히 전화를 통한 정보제공과 같은 환자관리의 48%를 부담한다.[25]

소 합병증 - 원인 인자와 치료

마취과의사의 영향을 받는 수술 후 가장 흔한 문제는 통증, PONV 및 졸음, 어지러움, 기면과 같은 회복과 관련된 문제들이다. 다른 부작용들은 치료에 영향은 적으나 예방이 쉽지 않다.

1. 통증

수술 후 예상하지 않은 입원의 2/3는 치료되지 않는 통증이며,[9] 최근 조사에서는 중등도 이상의 통증은 당일수술의 30%이상에서 나타난다고 하였다.[26] 통증의 예방, 평가와 치료에 대한 것은 제 13 장에 정리하였다. 통증은 당일수술후 이환율의 가장 흔한 형태이다.

2. 수술 후 오심과 구토(PONV)

PONV는 당일수술과 마취후의 흔한 문제점중 하나이다.[27] 수술, 마취, 환자의 특성 등과 같이 많은 원인 인자들과 관련이 있다.[28] PONV의 예방은 예상 위험인자들의 세심한 평가가 필요하며, 빈도를 증가시키는 마취과적 인자를 피하는 방법을 적용하는 것이다. PONV와 관련된 환자의 중요성을 과소평가하여서는 안 된다.[29] 이러한 방법에 대한 것은 제 10 장에서 설명하였다.

3. 대사 기능

당(glucose) 대사에 장애가 발생하면 과혈당을 초래하게 된다.[27] 중등도 이상으로 혈당이 증가하게 되면 심혈관계 이상, 감염과 신경질환 등이 초래되는 빈도가 증가된다.[30,31] 스테로이드(예; dexamethasone, methyl prednisolone)을 사용하게 된다면 오심과 구통의 빈도가 저하되고 통증 조절이 쉬워져서 fast-track의 효과가 커질 수 있으나 수술 후에 일시적인 과혈당을 유발할 수 있다.[32]

4. 체온 조절

수술 중에 저체온은 창상 감염, 심장 기능이상, 출혈 등으로 병원에 머무르는 시간이 길어지게 된다.[33-35] 저체온을 예방하기 위하여 공기가온장치(force air warming), 수액가온장비 등을 사용할 수 있으며 특히 복강경 수술에서 주의하여야 한다.[36,37] 가온 가습된 공기의 공급은 수술 후 통증을 저하시키고 아편유사제등 진통제의 요구량이 저하되며 PONV의 치료에도 효과적이라고 한다.[38]

기타 합병증

두통 : 두통은 가장 흔한 소 합병증으로 알려져 있다. 흡입마취제의 사용, 기관내 삽관, 상대적 탈수 등과 관련이 있다.[39] 많은 양의 caffeine을 복용한 환자에서 수술 전 금식에 따른 금단현상으로 두통이 발생될 수 있으며,[40] caffeine의 예방 투여는 빈도를 효과적으로 저하시킨다.[41]

졸음과 어지러움 : 당일수술 후 졸음의 발생 빈도는 11-23%이다.[5,42,43] 장시간 졸음은 수술시간, 마취약제 투여시간과 부작용으로 추가 투여된 약제(예, 아편유사제, 항구토제)와 관련이 있다.[44,45] Propofol은 다른 정맥, 흡입 마취유도제와 비교하여 빠르고 깨끗한 회복을 제공하며,[46-48] 마취유도와 유지 모두에서 효과적인 약제이다. 중추신경계에 작용하는 모든 추가 투여하는 약제는 짧은 작용시간을 가져야 하며, 반드시 사용을 하여야 한다면 최소량을 투여한다.[49] 새로운 흡입마취제 desflurane과 sevoflurane은 다른 흡입마취제 보다 잔류 졸음이 덜하

지만 PONV의 빈도는 같다.[50,51]

인후통 : 인후통의 빈도는 기관 튜브의 사용과 관련이 있다. 적절한 환자에게 후두마스크의 사용은 인후통을 감소시킨다(제 6 장 참조).[16,17] 가습이 되지 않은 마취가스의 사용 또한 중요하며 필터의 사용으로 감소시킬 수 있다.

환자의 불만 : 수술 후 환자의 불만을 증가시키는 합병증 중에서 통증과 PONV 가 가장 흔하다. 또한 후유증으로 나타나는 PONV는 가장 피하려고 하는 것이다.[29] 그러나 모든 환자는 당일수술을 매우 만족해하고,[52] 발생하는 합병증의 형태는 당일수술에서 제외할 수 없으며 드물게는 입원 환자로 치료하여 개선될 수 있다. 논란의 대상이 되는 것은 합병증의 심한 정도와 발생기간을 수용할 수 있느냐 하는 것이며, 환자는 수술 후 가정으로 돌아가는 것을 선호한다. 안정된 퇴원을 할 수 있는 합병증의 정도를 결정할 수 있는 연구가 있어야 할 것이다.[52,53]

당일수술 후 발생하는 대부분의 합병증은 과도한 위험 가능성은 거의 없다. 그러나 소 합병증은 환자에게는 큰 중요성을 가진다, 수술 종류가 합병증의 빈도에 현저한 영향을 미치며 마취도 같다. 합병증이 없는 당일수술이 이상적이지만 마취약제와 수기의 적절한 선택은 수용할 수 있을 정도로 이환율의 빈도를 저하시킬 것이다.

[참고문헌]

1. Natof HE: Complications associated with ambulatory surgery. JAMA 1980 ; 244: 1116-8
2. Warner MA, Shields SE, Chut CG. Major morbidity and mortality within one month of ambulatory surgery and anaesthesia. J Am Med Assoc 1993; 270: 1437-41
3. Osborne GA, Rudkin GE: Outcome after day-care surgery in a major teaching hospital: Anaesth Intensive Care 1993; 21: 822-7
4. Warner MA, Shields SE, Chute CG: Major morbidity and mortality within 1 month of ambulatory surgery and anesthesia. JAMA 1993; 270: 1437-41
5. Duncan PG, Cohen MM, Tweed WA, et al: The Canadian four-centre study of anaesthetic outcomes: III. Are anaesthetic complications predictable in day surgical practice? Can J Anaesth 1992; 39: 440-8
6. Shnaider I, Chung F: Outcomes in day surgery. Curr Opin Anaesthesiol 2006 ; 19: 622-9
7. Swan BA, Maislin G, Traber KB: Symptom distress and functional status changes during first seven days after ambulatory surgery. Anesth Analg 1998; 86: 739-45
8. Hitchcock M, Ogg TW: Anaesthesia for day-case surgery. Br J Hosp Mud 1995; 54: 202-6
9. Meridy HW: Criteria for selection of ambulatory surgical patients and guidelines for anaesthetic management: a retrospective study of 1553 cases. Anesth Analg 1982; 61: 921-6
10. Chung F: Recovery pattern and home-readiness after ambulatory surgery. Anesth Analg 1995; 80: 896-902
11. American Society of Anesthesiologists: New classification of physical status. Anesthesiology 1963; 24: 111
12. Lee A, Lum ME, Perry M, et al: Risk of unanticipated intraoperative events in patients assessed at a

preanaesthetic clinic. Can J Anaesth 1997;44:946-54
13. Madsen MR, Jensen KEJ: Postoperative pain and nausea after laparoscopic cholecystectomy. Surg Laparosc Endosc 1992; 2: 303-5
14. Chung F: Recovery pattern and home-readiness after ambulatory surgery. Anesth Analg 1995; 80: 896-902
15. Alcock R, Peachey T, Lynch M, et al: Comparison of alfentanil with suxamethonium in facilitating nasotracheal intubation in day case anaesthesia. Br J Anaesth 1993; 70: 34-7
16. Weinstein MS, Nicholson SC, Schreiner MS: A single dose of morphine sulphate increases the incidence of vomiting after outpatiet inguinal surgery n children. Anesthesiology 1994; 81: 572-7
17. Alexander CA, Leach AB: Incidence of sore throats with the laryngeal mask. Anaesthesia 1989; 44: 791
18. Lee SK, Hong KH, Choe H, et al: Comparison of the effects of the laryngeal mask airway and endotracheal intubation on vocal function. Br J Anaesth 1993; 71: 648-50
19. Koka BV, Jeon IS, Andre JM, et al: Postintubation croup in children. Anesth Analg 1977; 56: 501-4
20. Patel RI, Hanallah RW: Anaesthetic complications following paediatric ambulatory surgery: a 3 year study. Anesthesiology 1988; 69: 1009-12
21. Sung YF, Reiss N, Tillette T: The differential cost of anaesthesia and recovery with propofol-nitrous oxide anaesthesia versus thiopental sodium-isoflurane- nitrous oxide anaesthesia. J Clin Anesth 1991; 3: 391-4
22. Philip BK: Patients' assessment of ambulatory anaesthesia and surgery. J Clin Anesth 1992; 4: 355-8
23. Gold BS, Kitz DS, Lecky JH, et al: Unanticipated admission to the hospital following ambulatory surgery. J Am Med Assoc 1989; 232: 3008-10
24. Levy ML: Complications: prevention and quality assurance. Anesth Clin North Am 1987; 5: 137-66
25. Fletcher J, Dawes M, McWilliam J, et al: Day surgery and community health services workload: a descriptive study. Br J Gen Prac 1996; 46: 477-8
26. Hitchcock M, Ogg TW: Quality assurance in day case anaesthesia. Ambulatory Surg 1994; 2: 193-204
27. Watcha MF, White PF: Postoperative nausea and vomiting: its aetiology, treatment and prevention. Anesthesiology 1992; 77: 162-84
28. Lerman J: Surgical and patient factors involved in postoperative nausea and vomiting. Br J Anaesth 1992; 69(Suppl. 1): 24S-32S
29. Orkin F: Patient preferences for immediate postoperative recovery. Br J Anaesth 2003; 90: 526-7
30. McAlister FA, Majumdar SR, Blitz S, et al: The relation between hyperglycemia and outcomes in 2471 patients admitted to the hospital with community-acquired pneumonia. Diabetes Care 2005; 28: 810-5
31. Gandhi GY, Nuttall GA, Abel MD, et al: Intraoperative hyperglycemia and perioperative outcomes in cardiac surgery patient. Mayo Clin Proc 2005; 80: 862-6
32. London MJ, Grunwald GK, Shroyer AL, et al: Association of fast-track cardiac management and low-dose to moderate-dose glucocorticoid administration with perioperative hyperglycemia. J Cardiothorac Vasc Anesth 2000; 14: 631-8
33. Kurz A, Sessler DI, Lenhardt R: Perioperative normothermia to reduce the incidence of surgical-wound infection and shorten hospitalization. Study of wound infection and temperature group. N Engl J Med 1996; 334: 1209-15
34. Nesher N, Zisman E, Wolf T, et al: Strict thermoregulation attenates myocardial injury during coronary artery bypass graft surgery as reflected by reduced levels of cardiac-specific troponin I. Anesth Analg 2003; 96: 328-35
35. Schmied H, Kurz A, Sessler DI, et al: Mild hypothermia increases blood loss and transfusion requirements during total hip arthroplasty. Lancet 1996; 347: 289-92
36. Lenhardt R, Marker E, Goll V, et al: Mild intraoperative hypothermia prolongs postanesthetic recovery. Anesthesiology 1997; 87: 1318-23

37. Smith I, Newson CD, White PF: Use of forced-air warming during and after outpatient arthroscopic surgery. Anesth Analg 1994; 78: 836-41
38. Hamza MA, Schneider BE, White PF, et al: Heated and humidified insufflation during laparoscopic gastric bypass surgery: effect on temperature, postoperative pain, and recovery outcomes. J Laparoendosc Adv Surg Tech A 2005; 15: 6-12
39. Nikolajsen L, Larsen KM, Kierkegaard O: Effect of previous frequency of headaches, duration of fasting and caffeine abstinence on perioperative headache. Br J Anaesth 1994; 72: 295-7
40. Weber JG, Ereth MH, Danielson DR: Perioperative ingestion of caffeine and postoperative headache. Mayo Clin Proc 1993; 68: 842-5
41. Hampl KF, Schneider MC, Ruttimann U, et al: Peroperative administration of caffeine tablets for prevention of postoperative headaches. Can J Anaesth 1995; 42: 789-92
42. Duncan PG, Cohen MM, Tweed WA, et al: The Canadian four-centre study of anaesthetic outcomes: III. Are anaesthetic complications predictable in day surgical practice? Can J Anaesth 1992; 39: 440-8
43. Swann DG, Spens H, Edwards SA, et al: Anaesthesia for gynaecological laparoscopy-comparison between the laryngeal mask airway and tracheal intubation. Anaesthesia 1993; 48: 431-4
44. Davis PS, McGowan FX, Landsman I, et al: Effect of antiemetic therapy on recovery and hospital discharge time. Anesthesiology 1995; 83: 956-60
45. Melnick B, Sawyer R, Karambelkar D, et al: Delayed side-effects of droperiodol after ambulatory general anaesthesia. Anesth Analg 1989; 69: 748-51
46. Heath PJ, Ogg TW, Gilks WR: Recovery after day-case anaesthesia. A 24-hour comparison of recovery after thiopentone or propofol anaesthesia. Anaesthesia 1990; 45: 911-5
47. Millar JM, Jewkes CF: Recovery and morbidity after day case anaesthesia. A comparison of propofol with thiopentone-enflurane anaesthesia with and without alfentanil. Anaesthesia 1988; 43: 738-43
48. Pollard BJ, Bryan A, Bennett D, et al: Recovery after oral surgery with halothane, enflurane, isoflurane or propofol anaesthesia. Br J Anaesth 1994; 72: 559-66
49. Melnick BM: Extrapyramidal reactions to low-dose droperidol Anesthesiology 1988; 69: 424-6
50. Ghouri AF, Bodner M, White PF: Recovery profile following desflurane-nitrous oxide versus isoflurane-nitrous oxide in outpatients. Anesthesiology 1991; 74: 419-24
51. Nathanson MH, Fredman B, Smith I, et al: Sevoflurane versus desflurane for outpatient anesthesia: a comparison of maintenance and recovery profiles. Anesth Analg 1995; 81: 1186-90
52. Black N, Sanderson C: Day surgery: development of a questinnaire for eliciting patients' experiences. Qual Health Care 1993; 2: 157-61
53. Ratcliffe F, Lawson R, Millar J: Day-case laparoscopy revistied: have postoperative morbidity and patient acceptance imrpoved? Health Trends 1994; 26: 47-9.

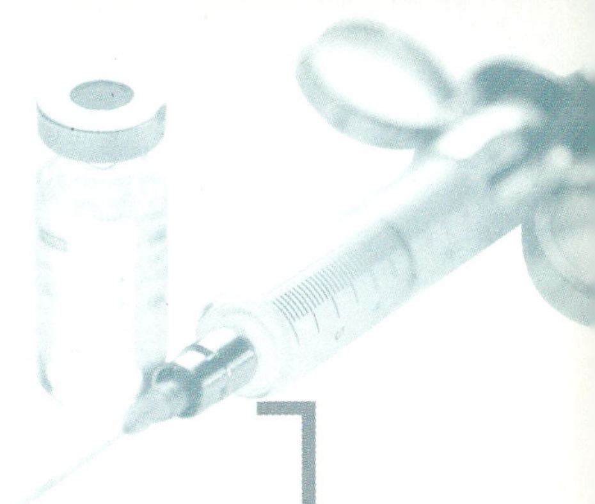

Chapter 20

회복과 퇴원

당일수술 센터의 운영은 병원에서 종합 평가되는 것과 반대되는 명백한 장점을 가진다. 그러나 초기에 자본의 지출이 증가되지만 당일수술 센터에서 낮은 수가로 높은 질의 서비스를 제공하게 된다. 또한 소속감의 증진은 숙련된 간호사의 효율적인 배치를 하게 되고 효과적으로 조직화할 수 있다. Free standing(의원 등에서 독립하여 운영하는 방법)과 nondedicated facilities(병원에서 입원 환자와 당일수술 환자를 통합하여 회복실을 운영하는 방법)에서 얻을 수 있는 특징적인 차이점은 병원에서 통합 회복실을 운영하는 체계는 최선의 이득을 얻고자 하는 방법이다. 당일수술 환자를 위한 통합 회복실의 운영은 비용부담의 절감과 함께 환자 관리에서 질적으로 증가된 효과를 갖는다.[1)]

환자 회복 과정

마취에서 회복은 속도와 질적으로 분석되어야 한다. 회복과정을 초기, 중간과 후기 3 단계로 분리할 수 있다(그림 20-1).[2-5)]

1. 초기 회복기(phase 1)

마취제 투여를 중지한 후부터 의식을 회복하고 기도반사와 같은 보호반사, 근육의 활성이 회복되기까지를 말한다. 전통적으로 제 1차 회복실에서 세심한 감시와 간호사의 간호와 관찰

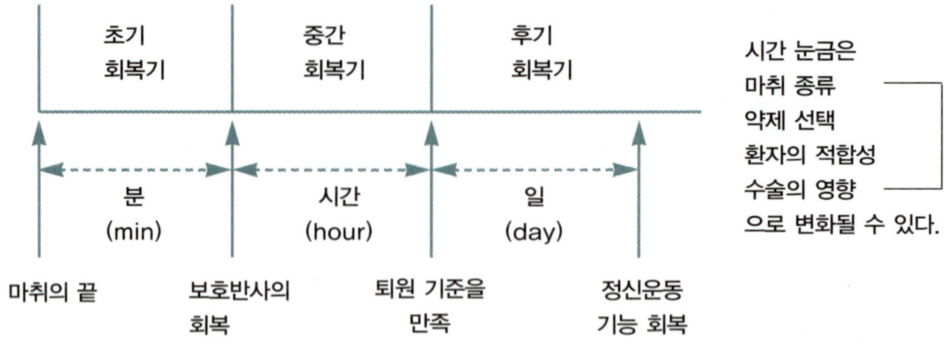

그림 20-1. 환자의 회복 단계

표 20-1. 초기 회복에서 검사방법
눈을 뜨고
생일을 말하고
인식(예; orientation; 장소, 시간, 대통령 이름 등)
구두 반응
Aldrete 회복 점수(예; 운동능력, 호흡, 순환, 의식, 피부색)[4]
Steward 점수(예; 의식, 피부색)[5]
수정된 Steward 점수[6,7]
흥분 점수(Excitement score)[8]

이 함께 이루어지는 과정이다.[6] 초기 회복기의 평가는 혈압, 호흡수 감시와 같은 생리적인 변화의 측정과 관련이 있다(표 20-1). Aldrete score 값이 9점 이상이 되면 다음 과정으로 이동할 수 있다.(표 20-2)[3,7]

2. 중간 회복기(phase II)

초기 회복기에서 제 2 차 회복실로 이동하여 병원에서 퇴원할 수 있는 조건을 충족시키는 시기까지를 말하며 환자가 가정생활을 할 수 있거나("home readiness") 임상적으로 안정되고 책임질 수 있는 성인의 간호와 함께 가정에서 휴식을 할 수 있는 시기까지를 말한다.[8]

3. 후기 회복기(phase III)

가정으로 퇴원된 후부터 모든 정신과 운동 기능이 수술전 상태와 같이 정상으로 회복된 시기까지를 말한다. 혼자서 거리를 걸을 수 있으며("street fit") 통상적인 활동을 할 수 있는 상태 말한다.[3,9]

표 20-2. Aldrete score

운동능력	
사지를 잘 움직인다.	2
사지 중에 2만 움직인다.	1
전혀 움직이지 못한다.	0
호흡능력	
깊게 호흡하며 자유롭게 기침을 할 수 있다.	2
호흡이 곤란하고 얕거나 호흡에 제한이 있다.	1
무호흡	0
순환계	
혈압이 술전과 차이가 20 mmHg 범위내에 있다.	2
술전과 차이가 20-50 mmHG 범위내에 있다.	1
술전과 50 mmHg 범위 이상 차이가 있다.	0
의식 수준	
완전하게 회복됨	2
구두 반응이 있음	1
전혀 반응이 없음	0
산소포화도	
산소 공급 없이 대기를 호흡하여 92% 이상 유지	2
산소를 공급하여서 90% 이상 유지	1
산소를 공급하여도 92% 이하 유지	0

Desflurane, sevoflurane, propofol 등과 같은 짧은 작용시간의 마취제가 소개되면서 환자는 회복 단계를 빠르게 지나게 되면서 회복 후기의 부담이 감소하게 되었다.[10)]

회복의 각 단계에서 소모되는 시간은 마취과의사가 사용하는 약제와 수기 모두의 영향을 받는다. 초기의 빠른 회복이 정상 기능으로 회복되는 속도 등과 관련이 있는 것은 아니다.

회복의 측정

회복 속도와 질적 평가는 여러 가지 기준을 적용하고 있으며 환자 상태와 마취 약제 및 수기에 따라서 차이가 있다. 회복에서 마취제 투여를 중단 한 후 언제 눈을 떴느냐 보다는 제 1회

표 20-3. 회복의 측정 방법
조기 회복
눈을 뜬 시간(time to eye open)
구두 반응에 혀를 내밀 수 있는 시간(time to protrude the tongue on command)
깨어난 시간(time to awaken)
중반 회복
정확한 날짜(예; 생일 위치, 수술 받은 일짜 등)를 말 할 수 있는 시간
정위력(orientation)의 회복 시간
후반 회복
도움 없이 걸을 수 있는 시간
바르게 직선으로 걸을 수 있는 시간
퇴원하여 집으로 갈 수 있는 시간
정신운동성 회복
P-delation test
Computor dor tracking test
Trieger dot test
Critical flicker fusion threshold
Percetual accuracy and recall tests
Pegboard tests
Reaction time (simple, choice)
Maddox wing
부작용
오심과 구토
통증
불안

복실 또는 제 2회복실로 이동한 시간과 집으로 퇴원한 시간이 중요하다.

회복의 측정은 5단계로 초기, 중간, 후기, 정신 운동성 회복 및 부작용의 발생 등으로 분류할 수 있다(표 20-3). 정신 운동성 회복은 다른 회복 단계와 관련이 있으며 어느 한 가지 검사 결과의 완전한 회복을 의미하는 것은 아니다. 이와 같은 방법을 단계별로 적용하게 되면 환자 상태, 마취 약제와 수기 및 수술 종류, 수기와 시간 등의 영향을 보다 더 정확하게 질적 평가와 비교가 가능하게 될 것이다.[10]

회복실의 단계적 운영

회복실의 정의는 나라에 따라서 차이가 있다. 편의상 전문용어로는 1차와 2차 회복실로 사용한다(제 2 장 참조).

▣ 제 1차 회복실

일반적으로 회복실이라고 하는 곳이다. 수술 후부터 급성기 회복을 관리하는 병동으로 입원 환자와 같은 지침을 가지고 간호 관리와 감시를 적용한다.

목적 : 간호사의 면밀한 감시가 더 이상 필요하지 않는 회복 정도까지 머무른다.

환자의 최종 점수
- 안정된 활력증후
- 보호반사의 회복
- 구두 반응의 회복

▣ 제 2차 회복실

일반적으로 병동 또는 차단계 회복실(step-down unit)

표 20-4. 단계별 환자 관리의 비교

제 1 단계	제 2 단계
환자:간호사 비율이 높다	낮다
15 분 간격 환자 관찰	도착, 30분 간격으로 관찰, 퇴원
	경구로 음식물과 수분 섭취 (필요에 따라서 정맥 투여)
약물은 정맥 투여	경구로 투여하는 것을 권장 (필요에 따라서 정맥 투여, 예, 항구토제)
보호자의 출입 통제	보호자가 환자와 함께하면서 퇴원에 따른 주의사항을 교육 받는다.
Aldrete 점수표를 적용	PADSS 점수표를 적용

PADSS; postanesthesia discharge scoring system

목적 : 책임질 수 있는 보호자의 도움과 함께 당일수술 센터에서 안전하게 퇴원을 할 수 있는 단계에 도달하게 한다. 가정에서 관리할 수 있는 최소한 오심과 구토 및 통증을 호소한다.

환자의 최종 점수 : 퇴원 지침과 같아야 한다.

각 회복 단계에서 간호사의 간호 관리는 서로 다르다(표 20-4). 이상적으로 환자의 이동, 마취과와 외과 의사의 평가는 쉬우며, 회복실은 수술실과 매우 가깝게 위치한다. 환자의 필요성에 따라서 쉽게 이동할 수 있으므로 1차와 2차 회복실이 서로 연결되어 있는 것이 간호 관리에는 이점이 있다.

1. 감시와 안전

회복실에서 적절한 감시는 안전에 중요하다. 특히 길고 복잡한 당일 수술에서 더욱 중요하다. 적합한 교육으로 숙련된 인력이 관리하는 입원 환자의 회복실과 같은 안전기준이 적용된다. 회복실 의료진은 당일수술 환자의 요구사항과 특성에 숙달되어야 하며 초기 회복에서 퇴원까지 최소한의 합병증으로 진행되어야 한다. 개개인 환자의 특성과 수술 후 오심과 구토, 통증을 위한 초기 치료 지침을 인식하고 관리하여야 한다.[11,12] 최근 경향은 비용부담을 최소화하려고 회복실 체류시간을 줄이려고 한다.

숙달된 수술 수기, 새로운 짧은 작용시간의 마취제, 개선된 부위마취와 진정마취 수기 및 신뢰성 있는 퇴원지침들은 회복시간을 단축시킨다. 그러나 일차적으로 고려하여야 할 사항은 안전과 편안함이다.

2. 회복 기간 중에 환자 평가의 지침

과거에는 당일수술에 관여하는 의료진들은 일정시간 회복실에 머무르게 한 후 퇴원에 대한 적합성을 평가하였다. 이것은 시간을 기준으로 평가하는 방법이다. 그러나 이러한 방법은 회복실 관리에 부적절한 두 가지 이유가 있다. 첫째 당일수술 종류에 따른 환자의 안전에 개인적인 차이가 있으며, 둘째로는 최소한의 침습적인 수술과 짧은 작용시간의 마취제의 소개로 대부분의 환자에서 미리 예정된 시간을 기준으로 하는 방법보다 단계적 회복실 운영이 안전하고 더 빠르게 진행시킬 수 있기 때문이다.

회복실에서 환자 평가를 위하여 대체되고 권장되는 방법은 기준지침을 기초로 한 방법이다. 이러한 방법은 특별한 기준을 적용하여 각 환자의 회복 속도에 따라서 단계별로 퇴원을 허용한다.

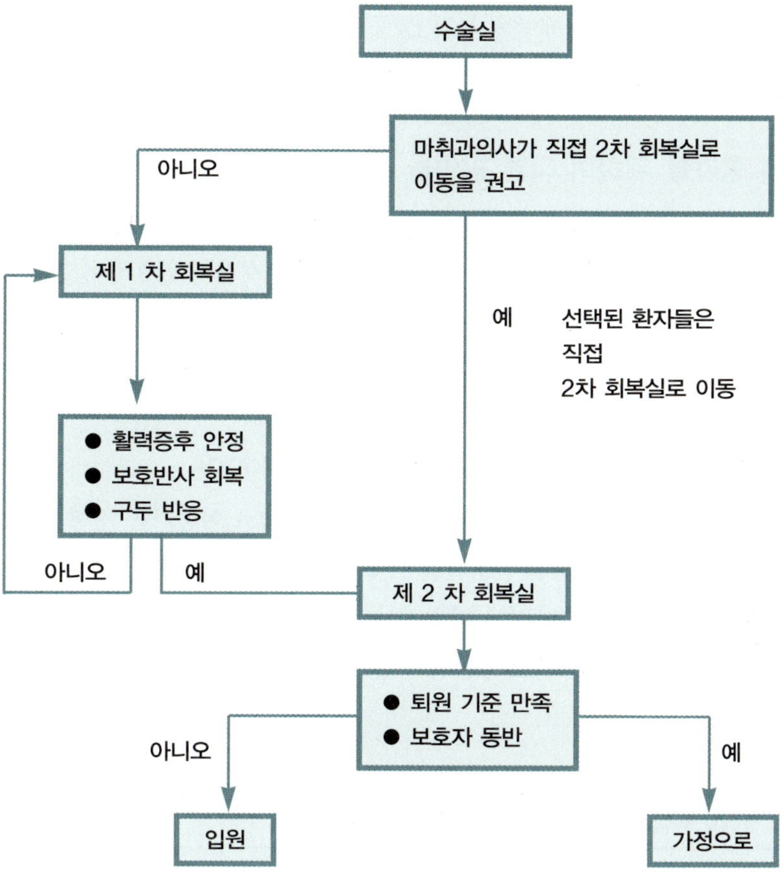

그림 20-2. 회복실에서 단계별 환자의 이동

제 1차 회복실에서 제 2차 회복실로 이동은 특별한 기준지침을 만족시킬 때에 적용한다(그림 20-2).

- 안정된 활력 증후
- 보호 반사작용의 회복
- 구두 반응의 회복

일부 병원에서는 잘 알려진 환자의 운동능력, 호흡, 순환, 의식, 피부색을 기준으로 하는 "Aldrete scoring system" (표 20-2)를 수술 후 회복 점수로 적용하고 있다.[13-15]

이러한 점수제는 환자의 운동능력, 통증, 구토 등을 나타낼 수 없으므로 당일수술 환자에서는 적용할 수 없었다. 퇴원의 평가에 운동능력, 통증 조절과 같이 마취 후 안전한 회복과 퇴원을 지킬 수 있는 객관적인 점수제를 퇴원 기준에 적용하여야 한다.

3. 회복에서 평가를 위하여 다른 방법을 사용하여야 하는가?

정신운동 검사와 모의운전 검사를 이용하여 환자의 완전한 회복을 평가할 수 있다. 그러나 이러한 검사는 복합적이고, 숙달된 기사가 필요하며, 운영에 시간이 필요하여 통상적인 임상 검사로 적용하기에는 유용하지 못하다.[16,17] 그렇지만 이러한 검사들은 당일수술 환자에서 새로운 약제와 수기의 객관적인 평가를 위하여 퇴원 전 조사 기구로 유용하다.

4. 수술실에서 직접 2차 회복실로 이동(Fast-Tracking)

최근에 선택된 일부 환자들은 수술실에서 직접 2차 회복실로 이동하는 경향이다(그림 20-2). 직접 2차 회복실로 이동할 수 있는 환자들을 표 20-5와 6에 정리하였다.

환자를 2차 회복실로 이동시키기 전에 마취과의사와 외과의사는 다음 사항을 확인하여야 한다. 마취과의사는 직접 2차 회복실로 이동이 적합한 가를 판단하여야 한다.

표 20-5. 제 2 회복실로 직접 이동(Fast track)에 적합한 환자
국소마취만 실시한 환자
국소마취와 최소한의 짧은 작용시간의 진정마취를 시행한 환자 경우
상, 하지 차단과 같은 부위마취를 단독 또는 최소한의 짧은 작용시간의 진정제를 투여한 경우(척추마취와 경막외 마취는 제외)
Aldrete 회복 점수 9-10을 수술실에서 만족시킬 수 있는 환자
Modified Aldrete score 12점 이상으로 1점미만이 하나도 없을 것

표 20-6. 제 2차 회복실로 이동 기준
1. 활력 징후가 안정되고
2. 완전하게 각성이 되고 인지 기능이 회복되었으며
3. 호흡 이상이 없으며
4. 통증이 조절되고
5. 출혈이 없으며
6. 나이와 발육상태에 맞는 음직임을 유지할 수 있으며
7. 충분하게 수분이 공급된 상태를 유지하며
8. 오심과 구토가 없거나 극히 미미한 상태를 유지할 수 있어야 한다.

- 마취에서 완전히 회복되었는가?
- 의식상태는 명료(alert)한가?
- 확실하게 반응을 하는가?
- 활력징후가 안정되었는가?
- 최소한의 도움으로 움직일 수 있는가?
- 통증은 조절되는가?
- 오심과 구토는 없는가?

5. 빠른 회복과 퇴원

빠른 회복 과정이란 당일수술 후에 마취에서 빠른 회복으로 수술실에서 직접 제 2회복실로 이동하게 되는 과정을 말한다. 당일수술에서 빠른 회복 과정을 제공할 수 있다는 의미는 완벽한 수술 전 준비와 마취에서 빠르고 완전한 회복과 수술에 따른 합병증 없이 회복실에서 머무르는 시간을 줄여서 가족과 사회생활로 빠르게 복귀시키고자 하는 데에 있다(표 20-7).[18] 소아

표 20-7. 당일수술 후에 빠른 퇴원(fast-track recovery)을 위한 마취 관리와 수술에서 영향을 줄 수 있는 주요 인자들

단계	인자들
I. 수술 전	동반된 질환(예; 고혈압, 당뇨)의 안정 유지, 재활 운동과 금연, 불안감과 불편함을 저하시키고 안정상태를 유지하도록 함 수분 부족을 공급하여 충분한 수분 상태를 유지함 수술 후 합병증(예; 오심과 구토, 통증, 장폐색 등)을 예방하기 위한 적절한 치료를 한다.
II. 수술 중	수술에 적합한 마취를 제공하는 마취 수기는 부작용이 적고 빠른 회복을 제공할 수 있어야 한다. 말초신경 차단, 수술 부위 국소침윤, 점적 주입으로 국소 진통을 제공한다. 여러 가지 진통과 항구토를 위한 예방법을 적용한다. 위식도관의 거치를 최소한으로 하며 과도한 수분 공급을 피한다.
III. 수술 후	빠른 회복과 퇴원을 적용할 수 있도록 퇴원 지침에 적합하게 환자를 간호한다. 퇴원 후 적절한 통증 치료를 위하여 아편유사제 사용을 최소화 할 수 있도록 다른 진통제를 사용한다. 조기 거동과 함께 일상생활에서 정상 활동을 하도록 권장한다.

표 20-8. 소아에서 적용할 수 있는 새로운 Aldrete score

항목	점수
기도 유지	
기침을 할 수 있거나 울음	2
기도를 유지할 수 있음	1
기도를 유지하기 위한 보조가 필요	0
활력징후	
안정되고 나이에 맞게 유지	2
안정되지만 나이에 맞지 않음	1
불안정 상태	0
운동능력과 움직임	
목적이 있는 사지의 움직임	2
목적 없는 사지의 움직임	1
움직이지 않음	0
의식 상태	
깨어 있음	2
자극에 반응을 함	1
반응이 없음	0
대기에서 산소 포화도	
〉95	2
90-94	1
〈 90	0

에서도 환자와 수술의 종류를 적절하게 선택하여 마취 관리를 제공한다면 편리하고 유익한 방법이다.[19] 소아에서 빠른 퇴원을 위한 조건은 표 20-8와 9에 정리하였다.

빠른 회복에 작용하는 위험인자들로는 나이, 환자 상태, 마취 약물과 수기, 수술 종류와 시간, 수분 공급 정도 등이 있다. 그 외 마취 중에 마취 깊이를 감시할 수 있는 방법 또는 장비(예; BIS)를 적용한다면 도움이 될 것이다.[20]

전신마취를 받은 당일수술 환자는 통상적으로 수술실에서 제 1회복실로 이동을 하며 이 후 회복 기준에 부합되면 제 2회복실로 이동하게 된다. 그러나 새로운 마취 약제가 개발되면서 수술실에서 제 2회복실로 이동을 가능하게 되었다. 예를 들면 정맥마취제(예; propofol)와 아편유사제(예; remifentanil), 흡입마취제(예; desflurane과 sevoflurane)와 작용발현이 빠르고 짧은 작용시간의 근이완제(예; mivacurium, rocuronium)와 길항제(예; sugammadex) 등과 같은 약물 및 후두마스크와 같은 자극이 적은 상후두 기도유지기와 수기의 개발로 당일 수술에서 마취에 의한 회복 지연을 제거하여 빠른 회복이 가능하게 되었다.[18,21]

표 20-9. 소아에서 Fast-track을 적용할 수 있는 기준

항목	기준	점수
I. 의식 수준	완전히 회복(awake and oriented)	2
	자극에 의하여 깨어남	1
	단지 큰 자극에 반응을 함	0
II. 운동	사지 모두를 움직일 수 있음	2
	사지 움직임이 약함	1
	전혀 움직이지 못함	0
III. 심혈관계 안정상태	기준혈압에서 ± 15% 범위내 유지	2
	± 30% 범위내 유지	1
	± 50% 범위내 유지	0
IV. 호흡 상태	심호흡을 할 수 있다.	2
	빠른 호흡을 하지만 효과적인 기침을 할 수 있다.	1
	호흡곤란과 기침을 약하게 함	0
V. 산소포화도	대기중에서 〉 90% 이상 유지함	2
	추가 산소투여가 필요함	1
	추가산소를 통하여도 90% 이하를 유지함	0
VI. 수술 후 통증	없거나 경함	2
	중등도에서 심한 통증은 있으나 진통제로 조절 가능	1
	지속되는 심한 통증	0
VII. 수술 후 오심과 구토	없거나 구토가 동반되지 않은 오심	2
	일시적인 구토와 구역이 있음	1
	지속적인 중등도 이상의 오심과 구토가 있음	0
Fast-track이 가능한 최고 점수		14

수술실에서 2단계 회복실로 직접 이동(fast tracking)할 수 있는 점수는 12점 이상으로 어느 항목에서도 1점 미만이 있어서는 할 수 없다. Anesth Analg 1999; 88: 1069-72

그러므로 환자는 마취에서 인지기능, 호흡기능의 완전하게 회복과 함께 활력 징후가 안정되고, 당일수술에서 마취와 관련이 적은 인자들인 수술 전에 동반된 질환의 안정된 치료와 함께 수술 후 합병증(예; 오심과 구토, 통증, 출혈, 장폐색(ileus) 등)을 저하시킬 수 있으면서 수술실에서 퇴원 기준을 만족시키게 된다면 환자는 수술실에서 직접 제 2회복실로 이동하게 될 것이다.[20,22]

빠른 회복과 퇴원은 간호사 일의 양과 병원비를 절감시킬 것으로 예측한다. 그러나 다른 요인들로 환자의 수 및 상태와 집중 정도 등의 영향에 따라서 변화될 수 있다.[23]

6. 일반적인 회복실에서 문제점들

회복실에서 문제점들은 환자의 회복 단계에 영향을 받는다. 제 1차 회복실의 흔한 문제점들은 조절되지 않는 통증, 오심과 구토, 혈압의 변화(상승과 저하) 이다. 제 2차 회복실에서 문제점들은 Wetchler가[24] 주장한 바와 같이 어지러움, 졸음, 허약과 저혈압이 단독 또는 함께 실신과 같은 추가 문제가 나타난다. 실신은 빠른 Trendelenburg 체위를 취하면서 수액공급과 ephedrine과 같은 혈압강화제로 치료할 수 있다. 가능한 범위에서 빠른 치료 계획은 지연 퇴원 또는 예상치 않은 입원을 예방하게 된다.

7. 회복기에 영향을 줄 수 있는 인자

환자가 수술 후 제 1과 2차 회복실에 머무르는 시간은 수술의 특성과 마취수기에 따라서 차이가 있다. Chung에[8] 의하면 당일수술에서 퇴원 기준점수표의 적용은 82%에서 수술 후 1-2시간 내에, 95.6%에서 3시간 내에 안전하게 퇴원할 수 있다. 국소마취로 유산 또는 백내장 수술을 받은 환자는 복강경 수술, 정형외과와 일반외과 수술에서 보다 빠르게 퇴원한다. 복강경 수술, 정형외과와 일반외과 수술을 받은 환자는 24시간 이후에 합병증 증상의 발현 빈도가 6배 증가한다.[25]

호주에서 당일수술 6,000예에 대한 조사에서 평균 회복시간은 국소마취, 부위마취 및 전신마취의 비교에서 전신마취가 길었다. 회복시간은 일반적인 당일수술보다 부인과 복강경 수술이 현저하게 길었다. 회복시간은 환자의 나이와는 관련이 없으며 단지 수술시간과 미약한 관련이 있다.[14]

오심과 구토는 통증과 함께 수술 후에 최소화하여야 할 문제점이다. Cardosa 등은[26] 슬관절 관절경 수술을 실시한 465예에 대한 조사에서 대부분의 퇴원 지연은 통증, 오심과 구토 등과 관련이 있으며, 수술 후 통증, 오심과 구토는 회복시간을 현저하게 연장시켰다. 수술 후 장시간 오심과 구토로 인하여 비용부담이 증가될 수 있다는 것을 이해하여야한다.[27]

복잡하고 통증이 동반되는 복강경 담낭절제술과 같은 수술은 회복실에 머무르는 시간이 현저하게 연장되며 높은 입원율을 갖는다.[12]

출혈은 편도절제술, 임신 중절술 등에서 흔히 발생하며, 반드시 입원의 원인은 아니며 퇴원 후에 발생할 수 있으므로 출혈 성향(예; spotting, oozing)과 처치법 등을 설명하여 위험을 줄일 수 있어야 한다.[28]

비용에 비하여 효과가 큰 수술을 선택하여야 한다. 당일수술센터가 처리용량 전체를 완전하게 운영한다면 복강경 담낭절제술과 같은 소요시간이 긴 수술보다는 많은 부분을 짧은 수술로 실시하여야 한다. 긴 수술의 비용 효과문제를 대체하는 것은 높은 간호 비용을 필요로 하는 입원을 피하여야 정당화 할 수 있다.

Marais 등은[29] 간호사의 수당은 당일수술 비용의 1/2 이상을 차지한다고 하였다. 그러므로 회복실에 머무르는 시간을 줄이는 것이 비용에 비하여 더 효과적인 서비스를 제공할 수 있다. 당일수술의 여러 단계에서 소요되는 특수한 시간에 대한 분석은 다른 당일수술 센터에서 환자의 안전과 편안함을 제공하는 기준으로서 특수한 수술 지침을 제공한다. Chung's 퇴원 지침을 기준으로 판단하게 되며, 지속적인 수술과 마취약제의 발전과 개선으로 환자의 회복 시간을 더 감소시킬 수 있다는 것을 예상할 수 있다.[15]

회복시간은 일차적으로 수술과 마취수기의 영향을 받는다. 긴 수술과 오래 동안 회복실에 머무르는 더욱 복합적인 당일수술을 안전하게 수행할 수 있다. 그러나 실시한 수술의 비용에 대한 효과의 평가가 필요하다.

8. 회복실과 관련된 경영 정책

책임과 권리 특히 입원의 결정, 불안정 환자의 내과적 치료와 퇴원에 대한 책임에 대하여 분명하게 선을 그을 수 있어야 한다. 그러나 궁극적인 책임과 권리는 의료 관리자로서 갖는다. 마취과의사는 탁월한 수술 전 평가, 마취, 회복실 관리와 환자의 퇴원을 결정하는 의료 관리자로 가장 적절하다.

의료관리자, 마취과의사, 외과의사와 간호사로 구성되는 당일수술 팀은 입원이 필요하다면 환자를 언제, 어떻게, 어디로 보내어져야 하는가와 같은 임상적인 문제를 포함하는 수술실 운영정책을 정착시킬 책임이 있다. 이러한 정책은 당일수술의 적용 확장을 위한 기준의 변화와 새로운 수기를 규칙적으로 재고와 수정을 하여야 한다.

당일수술 팀은 회복 및 응급처치법의 숙련과 평가 및 결산을 하여 의료의 발전과 연구 계획 등에도 책임이 있다.

환자의 퇴원

환자의 퇴원에 확실한 기준 또는 점수제의 적용은 분명한 장점이 있으며 환자의 편안함, 안전과 법의학적 이유로 중요하다. 퇴원에 대하여 환자의 서명과 함께 문서화는 효과적인 임상정책이며 가장 인정받는 부분으로 필요하다. Korttila는[2] 당일수술 퇴원 기준과 여러 가지 변화에 따라 적용하면서 발전하게 되었다(표 20-10).

표 20-10. 안전한 퇴원의 기준

활력증후가 최소한 1시간 이상 안정됨
환자는 사람, 장소 시간을 인식
경구 수분섭취가 가능
배뇨가 가능
옷을 입을 수 있으며
도움 없이 걸을 수 있다.
환자는 오심과 구토,
통증,
출혈이 없어야 한다.
환자는 마취과의사와 외과의사 또는 지명된 사람의 허락이 있은 후에만 퇴원 할 수 있다.
가정에서 연락할 사람과 장소와 함께 수술 후 주의사항이 인쇄된 설명서를 제공한다.
환자는 가정으로 이동하고 머무르면서 책임질 수 있는 성인의 간호를 받을 수 있어야 한다.

1. 퇴원 점수제에서 중요한 관점들

- 효과적이고 확실하며
- 간단하며
- 실제적이고
- 기억하기 쉽고
- 양적이고 객관적이며
- 모든 환자에서 일정한 평가를 적용할 수 있어야 하며
- 가정생활에서 반복된 재평가를 통상적이고 적합하게 할 수 있어야 하며
- 법의학적 이점을 얻을 수 있어야 하고
- 평가된 기준으로 안전이 증명되어야 한다.

위의 사항을 만족시키는 퇴원 점수제는 Chung 등이[15] 소개한 개선된 PADSS(표 20-11)이다. 환자가 제 2차 회복실에서 가정생활에 적합한 가를 PADSS를 이용하여 평가할 수 있다. 기준 점수를 30분 간격으로 2번 만족하다면 환자는 퇴원을 고려할 수 있다.

그러나 어떠한 퇴원 기준을 적용하더라도 상식적인 임상적 판단을 하여야만 하며 환자는 가정으로 복귀하기에 충분한 안정감을 느낄 수 있어야 한다. 매우 불안해하여 수술 전에 혈압이 상승하는 환자는 수술 후에는 정상으로 회복되므로 활력증후 점수에 감안하여야 한다. 임상적 판단에서 외과적 출혈을 퇴원 전에 다시 판단하여 적절함을 평가하여야 한다.

배뇨는 퇴원기준에 포함되어 있지 않다. 환자에게 배뇨곤란이 있으면 가까운 병원에서 치

표 20-11. 개선된 퇴원 점수표(Postaneaesthesia discharge scoring system, PADSS)

1. 활력증후	수술 전의 20% 범위내	= 2
	20-40% 범위내	= 1
	40% 이상	= 0
2. 활동	안정되게 걸으며 어지러움이 없다	= 2
	도움이 필요하다	= 1
	걸을 수 없으며, 어지럽다	= 0
3. 오심과 구토	거의 없다	= 2
	중등도	= 1
	심하다	= 0
4. 통증	거의 없다	= 2
	중등도	= 1
	심하다	= 0
5. 수술 후 출혈	거의 없다	= 2
	중등도	= 1
	심하다	= 0

전체 점수 10점 만점에 9점 이상이 되면 가정으로 퇴원 기준에 적합하다.

료 받을 것을 가르쳐 주어야 한다. 그러나 배뇨 능력은 척추 또는 경막외 마취를 하였으면 필수적이고 치질 수술 또는 일부 비뇨기과 수술을 한 환자에서는 권장사항이다.[2)]

조절된 PADSS 퇴원 점수표는 진정마취, 부위마취와 전신마취를 한 환자에서 유용하므로 각각의 마취 방법의 회복 속도에 맞게 안전한 퇴원을 할 수 있도록 한다.

증상은 퇴원 점수를 만족시킨 퇴원 직전과 후에도 나타날 수 있다.[8)] 지연 퇴원은 적절한 보호자가 없거나 증상이 재발하거나 지속되어 나타날 수 있다. 당일수술센터 의료진은 이러한 문제점을 예상하고 효과적인 수술 전 평가, 적절한 마취와 회복실 설치와 관리지침의 조기 확립으로 발생을 최소화하여야 한다. 환자의 적절하고 안전한 퇴원은 비용 절감과 설비 효능을 증진시킨다.

2. 당일수술 후에 퇴원을 지연시키거나 예기치 못한 입원의 원인 인자들

당일수술 환자에서 퇴원을 지연시킬 수 있는 인자들의 완전한 제거는 어렵다(표 20-12). 그러나 이러한 인자들을 이해하여 예방하고 수술 기간 중에 적절한 처치로 해결하여야 할 것이다.[5)]

표 20-12. 퇴원을 지연시킬 수 있는 인자들

수술 전	여자 노인 울혈성 심부전
수술 중	긴 수술 전신마취 척추마취
수술 후	오심과 구토 통증 어지러움과 졸음 동반할 보호자가 없음

표 20-13. 예기치 못한 입원의 위험 인자들

외과적 인자	통증 출혈 수술이 커진 경우 외과적 합병증 발생 복부 수술 이비인후과, 비뇨기과 수술
마취과적 인자	오심과 구토 졸음 폐 흡인
사회적 인자	동반할 보호자 없음
내과적 인자	당뇨, 허혈성 심장질환 등과 관련된 합병증 수면성 무호흡

당일수술 후 예기치 못한 입원의 원인 인자들은 수술, 마취, 내과에 따른 문제점과 사회적인 문제로 구분할 수 있다(표 20-13).[30-32] 당일수술에서 입원을 예상할 수 있는 인자들로는 남자, 미국마취과학회 신체 등급 II와 III, 긴 수술(예; 2시간 이상), 오후 늦게 끝나는 수술, 수술 후 출혈, 심한 통증, 오심과 구토, 심한 어지러움 또는 졸음 등이 있다.[5]

표 20-14. 당일수술 후 요저류 발생에 위험인자들
1. 수술의 종류 (예; 항문과 직장, 탈장, 질과 골반부위 부인과 수술)
2. 노인
3. 남자
4. 척추 또는 경막외 마취
5. 수술시간이 60분 이상
6. 수술 중 수분 공급이 750 ml 이상

3. 퇴원 전에 수분을 섭취할 수 있어야 하는가?

경구 수분 섭취는 더 이상 퇴원 전에 필요사항이 아니다. 소아와 성인 모두에서 퇴원 전에 경구 수분섭취를 하게 되면 오심과 구토로 인하여 퇴원이 지연된다.[33-35] 그러므로 수술 후 4-6 시간 수분 섭취를 금지하는 방법이 오심과 구토 예방에 효과적이다.[34] 특히 아편유사제를 사용한 환자에서는 경구 수분섭취를 금지하여야 한다.

Jin 등은[35] 퇴원 전 수분섭취와 오심과 구토 발생 및 퇴원 지연과는 관계가 없다고 하였다. 그러므로 퇴원 전 경구 수분섭취의 결정은 환자 상태와 수술 종류 등에 따라서 결정하여야 할 것이다.[36]

4. 퇴원 전에 배뇨를 할 수 있어야 하는가?

전신마취와 척추마취는 방광 배뇨근 기능에 영향을 줄 수 있다. 장시간 방관이 팽창하게되면 배뇨 후에 방광 아토니 또는 배뇨기능이상, 요저류의 재발 등 심각한 위험을 초래하게 된다.[37,38] 수술 후에 요저류의 위험인자는 표 20-14와 같이 정리할 수 있으며 당일수술 환자에서 요저류의 위험이 없어도 5-11%에서 퇴원이 지연될 수 있다.[39-42] 요저류는 600 ml이상에서 배뇨를 하지 못하는 경우를 말하며 빈도는 당일수술 환자의 1%이하이다.[39] 척추마취에서 lidocaine보다 bupivacaine을 사용하면 방광의 용적으로 1.6배 증가시킨다고 하였다. 짧은 작용시간 국소마취제를 사용하였다면 요저류는 적을 것이다.[41]

방광에 대한 초음파 감사는 카테터의 적용을 결정하는 데에 도움을 주며 임상적인 판단에 도움이 된다. 초음파 검사에서 방광용적이 300 ml 이하에서는 배뇨가 필요하며, 500-600 ml에서는 퇴원 전에 카테터를 이용하여 배뇨를 시켜야 할 것이다.[42]

5. 악성고열증의 위험이 있는 환자

악성고열증의 위험이 있는 환자에서는 반드시 하루 입원을 하여야 할 필요는 없다. 마취에서 유발인자가 아닌 마취제와 근이완제를 사용하였으며 수술 후 최소한 4시간이 경과하여도 체온에 변화가 없다면 위험은 없다.[43] 그러나 퇴원 전에 어떻게 체온을 측정하고 위험을 나타내는 증상을 어떻게 인지할 것인가에 대한 설명과 안내서를 제공하여야 한다.[44,45]

6. 부위마취를 한 환자의 퇴원

당일수술에서 빠른 회복과 퇴원에 대한 개념이 도입되면서 기본 조건의 하나인 부위마취에 대한 관심은 점차 증가되고 있다.

부위마취의 장점은 수술 후 통증이 개선되고 오심과 구토의 위험도 저하되며, 빠른 퇴원의 가능성 증가와 함께 만성통증증후군(chronic pain syndrome)의 빈도를 저하시킬 수 있다.[46-48] 상박신경총 차단(예; 사각근간 차단),[49,50] 서혜부 신경 차단 등은 수술실에서 시간 소모가 적으며, 병원 체류시간의 단축, 통증 감소, 뇨저류 위험이 전신마취와 척추마취보다 낮다.[51,52]

척추마취는 당일수술에 적합한 마취 방법이지만 마취 후에 일시적인 신경결함이 나타날 수 있어 lidocaine 보다는 2-chloroprocaine을 권장한다.[53-55] 당일수술에서 척추마취를 제한하는 인자 중 하나는 천자 후 두통(psotdural puncture headache: PDPH)으로 예방을 위하여 천자 바늘은 가는 것을 선택한다.[56] 빈도는 1%이하이며 대부분에서 경미하며 자연 치유된다.[57] 척추마취 후 환자가 움직이기 전에 감각, 운동, 교감신경이 회복되어야 한다. 차단에서 회복을 나타내는 기준으로 항문 주위 감각(S_{4-5}), 발의 바닥쪽 굽힘, 엄지발가락의 고유감각이 회복되어야 한다.[58]

부위마취를 한 환자에서 퇴원과 함께 다음과 같은 안내서를 제공하여야 한다.

- 발의 감각이 회복될 때까지 운전은 금지한다.
- 감각이 둔한 팔과 다리에 뜨거운 것을 피하여야 한다(화상위험).
- 팔과 다리의 부종을 예방하기 위하여 첫 24시간 동안 높이하고 있어야 한다.
- 다리에 감각 이상이 있다면 지팡이, 의지 등을 이용한다.
- 진통제는 감각이상이 없어지기 전에 복용한다.

환자가 퇴원할 때에 무엇을 설명할 것인가?

마취 약제가 투여되었던 모든 환자는 퇴원 전에 최소한 24시간 동안 관찰되어져야 할 일반적인 안전 수칙을 알아야 한다. 환자가 지켜야 할 주의사항은 다음과 같다.

- 자동차, 오토바이를 운전하거나 , 자전거를 타서는 안 된다.
- 알코올이 함유된 어떠한 음료도 마셔서는 안 된다.

- 중요한 사항의 판단과 결정(예, 중요 서류의 결제, 등)은 24시간 내에는 하지 않는다.
- 대중교통을 혼자서 이용하지 않는다.
- 요리 또는 위험한 기계의 작동은 하지 않는다.
- 운동, 힘든 일 또는 무거운 물건의 운반은 하지 않는다;
- 의사의 처방 없이 약제의 복용을 금지한다(예, 진정제 등).

또한 수술과 관련된 주의사항도 포함된다. 모든 주의사항의 안내는 환자에게 구두 설명과 함께 인쇄되어 제공되어야 한다. 이러한 주의사항은 수술에 따라서 또는 외과의사에 따른 특별한 주의사항, 당일수술 센터와 지역과 나라에 따라서 각각 적합한 내용을 포함하여 당일수술센터의 의료진이 제공한다.

퇴원 설명서에는 수술 과정과 퇴원 후 과정 특히 진통제의 필요성, 사회활동으로 복귀 등을 도울 수 있는 사항이 준비되어 있어야 하며 간결하고 쉽게 이해할 수 있어야 한다. 인쇄된 퇴원 설명서는 독자를 생각하고 제작하여야 한다. 디자인과 지면 배정이 내용보다 중요하다. 내용이 복잡하거나 중요하지 않다면 읽게 되지 않는다. 인쇄된 안내서에 대한 기준은 제 3 장에서 설명하였다.

7. 언제 운전을 할 수 있는가?

환자는 최소한 24시간 동안은 운전을 삼가 하여야 한다고 확실하게 주의시켜야 한다. 그렇지 않다면 환자는 직접 운전하여 병원에 올 것이며 수술 후 귀가를 하면서도 운전을 할 것이다. 마취약제로부터 회복은 알코올 음료의 섭취 병력, 진정제 또는 강한 진통제의 복용 등으로 지연될 수 있으므로 경구 투약은 담당 의사의 처방에 따라야 한다.

조기에 회복되는 새로운 짧은 작용시간 약물이 소개되었음에도 불구하고 운전은 환자의 안전과 법의학적 문제로 제한되고 있다. 그러나 이러한 짧은 작용시간 약제는 빠른 회복과 조기에 사회활동으로 복귀할 수 있도록 하지만[59] 수술에 따른 스트레스로 수면 부족, 마취약물의 잔류효과, 수술 후 통증 등으로 운전에 영향을 줄 수 있으며, 가정으로 퇴원(home readiness)과 운전능력(street fitness)은 차이가 있다.[60,61] 정신운동 장애를 가진 환자에서는 이동 도중 또는 가정에서 사고와 관련이 있으므로 주의하여야 한다.[62,63]

8. 가정에서 진통제 복용

환자에게 수술 후 적절한 진통제 복용에 대한 주의사항을 구두 설명과 함께 인쇄된 설명서

표 20-15. 복합 진통제 처방을 위한 설명문 견본

( ) 가지의 진통제를 처방하였습니다.

Diclofenac은 규칙적으로 복용하셔야 합니다. 8시간 간격으로 1정을 복용합니다.
통증을 느끼기 전에 빨리 시작하거나 잠자리에 들기 전에 복용합니다. 그러면 더 편안하며 통증으로 잠에서 깨는 일은 없을 것입니다.

통증이 계속된다면 diclofenac을 추가 복용할 수 있습니다.
Paracetamol 500 mg/Codeine phosphate 30 mg 정제를 1-2정을 4시간 간격으로 복용하며 24시간 동안 8정 이상은 복용은 하지 마십시오.

수술 후 첫날 취침 전에 진통제를 복용하는 것은 통증 없이 잠을 잘 수 있도록 도울 것입니다.

처방된 용량보다 많이 복용하지 마십시오.

진통제를 복용하였으나 통증이 지속된다면 당일수술 센터의 담당의사 또는 수술 집도의와 전화 또는 직접 연락하십시오.

를 제공하여야 한다. 환자가 가정에서 진통제 복용으로 편안함을 느낄 수 있어야 한다.[64] 두 가지 또는 그 이상의 진통제(예, NSAIDs, 아편유사제, 기타 진통제 등)를 처방한다면 통증의 심한 정도에 따라서 복용할 약제를 확실하게 설명하여야 한다. 최고 효능을 위하여 함께 복용하도록 하려면 복합 처방(예, NSAIDs와 아편유사제를 함께 처방)을 제공하여야 한다. 처방되지 않은 진통제 등 약제의 단독 또는 함께 복용을 하지 않도록 하여야 한다. 귀가 후 주의 사항에 대한 설명서를 분리하여 제공하는 것도 도움이 된다(표 20-15).

당일수술 후 통증은 흔한 문제점이다. 분명한 설명과 함께 적절한 진통제 처방은 중요하다. 그러므로 환자는 진통제의 부작용에 대하여 분명하게 이해를 하여야 한다. 변비 가능성(아편유사제와 관련된)과 문제점들의 간단한 치료방법을 설명하여야 한다. 그 외 안내사항의 설명과 함께 심한 부작용이 나타나면 즉시 담당 의료진에게 연락하도록 한다.

9. 누가 책임질 수 있는 보호자인가?

보호자는 여러 가지로 해석될 수 있다? 각 당일수술 센터와 나라에 따라서 정책과 기준에 따라서 의료진이 결정한다.[65] 책임질 수 있는 보호자는 신체적으로 이상이 없는 16세 이상의 성인(예, 정신 지체가 없는)을 말한다. 책임질 수 있는 보호자가 없다면 퇴원은 절대 금기이며 반드시 지켜야 한다. 당일수술에서 보호자가 없을 빈도는 0.2% 이하이다.[5,66]

설명하여야 하고 또 해결해야 할 문제점들은 다음과 같다.

- 누가 책임질 수 있는 보호자의 능력을 평가할 것인가?
- 당일수술 센터 의료진은 환자의 퇴원 후 계획에서 무엇을 조절 할 것인가?
- 가정에서 보호자가 함께 기거하지 않는다는 것을 의료진이 알고 있었다면 퇴원을 허용하여서는 안 된다.
- 가정환경이 적절하지 못하다면 책임과 의무를 할 수 있는 곳은 어디인가?

10. 누가 환자를 퇴원시킬 것인가?

퇴원 기준 점수를 만족시킨 후에 외과의사와 마취과의사가 퇴원을 결정하지만 환자가 퇴원할 때에 의료관리자가 반드시 있어야할 필요는 없다. 간호사는 퇴원 점수를 정확하게 적용시켜야하며 엄격한 계획에 따라서 환자를 퇴원시켜야 한다.

11. 당일수술 센터에서 퇴원 후 합병증의 치료

환자는 당일수술 센터에서 퇴원한 후 출혈, 치료되지 않는 통증, 오심과 구토, 어지러움, 졸도, 정신집중 장애, 수면 장애 등과 같은 합병증을 호소할 수 있다.[67] 그러므로 환자는 병원에서 1시간 이내의 이동 거리에서 거주하는 것이 효과적이다. 그러나 환자의 상태와 수술의 종류에 따라서 그 이상의 거리에서 거주하여도 가까운 곳에 응급처치를 할 수 있는 의료시설이 있다면 가능하다.

외과의사 또는 병원과 연락할 수 있는 전화번호와 응급실의 근무시간 이후의 전화번호를 퇴원과 함께 제공하여야 한다. 또한 환자는 전화를 이용할 수 있어야 한다.

연락할 수 있는 인쇄물을 제공하여 환자의 수술 이름, 마취방법, 퇴원 처방 및 주의사항과 어떤 합병증이 발생하였는가를 알려줄 수 있도록 하여야 한다. 만일 환자가 지역의 주치의와 접촉을 원한다면 이러한 인쇄물은 중요한 전달 수단이 된다. 환자의 주치의와 컴퓨터로 연결을 할 수 있다면 당일수술 센터에서 직접 제공할 수도 있다.

12. 수술 후 전화 방문

당일 수술 환자에 대한 수술 후 전화방문은 현저한 장점이 있다. 이러한 전화방문은 환자에게는 치료의 지속성, 의료진에게는 환자 관리의 귀환(feedback)을 제공한다. 의료진은 당일수술에 대한 적절한 질문, 시술한 수술과 관련된 개방된 질문을 하고 환자에게 유용한 설명을 제공할 수 있어야 한다(표 20-16).

표 20-16 수술 후 전화방문의 지침

질문	정리
통증의 정도는 어떻습니까?	휴식중의 통증 점수 활동중의 통증 점수
처방된 진통제로 통증이 조절이 됩니까?	예 / 아니오 / 필요 없다.
통증 처방에서 무엇이 필요합니까?	
진통제 복용 후에 문제점이 있습니까?	특별한 부작용을 질문한다. (예, codeine 관련 약제에 의한 변비)
오심과 구토가 있습니까?	예 / 아니오 /(처방이 필요합니까?)
출혈이 있습니까?	예 / 아니오 예, 라고 대답하면 출혈의 정도를 질문한다?
상처와 관련하여 문제점이 있습니까?	
졸음을 느끼십니까?	예, 바로 서서 걸을 수 있습니까?
발열, 떨림이 있습니까?	
병원을 방문할 필요가 있을 정도의 심각한 문제가 있습니까? [a]	

a. 특별한 질문은 수술 수기와 마취와 관련된 것을 한다. 예; 척추마취후 두통

13. 퇴원 후 치료관리의 대체방법

당일수술 후 간호와 내과적인 보조를 필요로 하는 환자의 의뢰가 증가하고 있다. 호주의 서부 소비자 위원회(1994) 조사를 퍼스(Perth)시 일간신문은 다음과 같이 보도하였다.

- 932명의 대답에서 44%는 가정에서 도움을 받을 수 없으며 수술 후 간호할 사람을 구할 수 없다고 하였다.
- 77%는 수술 후 가정으로 간호사의 방문을 기대하였으며, 52%는 의사가 방문할 것을 기대하였다.

이러한 문제점을 해결 할 수 있는 방법은 가정간호사일 것이다.

당일수술을 받은 일부 환자들은 다음과 같은 이유로 퇴원 후 치료를 필요로 한다.[68]

- 사회적인 후원 체계의 부족
- 불편한 가정환경, 예, 계단의 오르내림.
- 복잡한 수술 후 관리, 예, 상처와 카테터 관리, 광범위한 통증 치료.
- 개인적인 극복능력 부족, 예, 불안, 우울감(depression), 기억장애 등.

이러한 환자는 진행과정을 확인하여야 하며 수술 후 간호 관리를 조정한 후에만 당일수술을 시술하여야 한다. 한국에서는 당일수술과 함께 가정간호도 적용할 수 있으므로 앞으로 더욱 발전할 가능성이 있다.

장시간 회복관리 시설. 이러한 시설은 수술 후 장시간 간호 관리를 제공할 있다. 23시간 회복관리 시설은 보험 배상을 이유로 북미에서는 일반적으로 제공되고 있다. 치료 관리에는 간호, 투약과 음식 문제, 수술 후 응급 관리를 할 사람과 직업적인 관리 등을 제공할 수 있어야 한다.[65,69] 가족은 환자와 함께 격려되어야 한다. 퇴원에 관한 마지막 결정을 하기 전에 당일수술 센터에서 환자의 분석을 하고 관찰 보고서(observation concept)를 작성하여야 한다. 당일수술 환자의 23시간 관찰 시설은 다음과 같은 장점이 있다.

- 가정과 사회적 환경이 귀가 후 간호를 할 수 없는 경우
- 환자는 내과적인 불안정에 대한 감시가 필요한 경우
- 환자는 전방 십자인대 재건과 질식 자궁 적출술과 같은 심한 통증이 있는 수술에서 더 조절된 진통을 원하는 경우

이러한 시설에서 23시간 머무르면서 또는 퇴원 직후 등에서 환자 관리방법이 입원 환자 관리보다 우수성 결정에 대한 비용 효과와 환자 만족도의 감시는 중요하다.

환자의 만족도에 영향을 줄 수 있는 요인들은 다음과 같이 정리할 수 있을 것이다.[70-72]

- 환자와 관련된 요인들 : 성별, 나이. 교육, 불안과 우울(depression), 건강상태
- 수술과 관련된 요인들 : 수술의 종류와 범위 및 시간
- 마취와 관련된 요인들 : 마취와 관련된 처치 과정, 수술 전 방문, 수술 후 통증관리
- 병원과 관련된 요인들 : 의료진 및 시설과 관련된 요인들

가정 간호 관리에서 병원의 역할. 당일수술 후 병원을 기초로 하여 환자의 가정을 방문하여 간호하는 대체 방법이다.[73] 병원에서 가정간호 계획은 담당 간호사를 당일수술 전에 확인할 수 있어야 한다.

가정 간호가 제공할 수 있는 사항들의 예

- 간호의 지속성(일주일; 7일 모두)
- 짧은 기간의 간호(7일 이내)
- 병원 또는 주치의 지시에 따른 특수 간호 관리

14. 간호 범위

- 상처, 카테터, 소독 및 배액 관리
- 투약 관리
- 환자 교육

이러한 관리를 위한 비용을 고려하여야 한다. 비용에는 방문 횟수와 시간, 사용 기구, 주차, 차량 또는 전화방문 등이 포함된다. 평균 소요 비용은 다음과 같다(Queen Elizabeth Hospital, Woodville, South Australia의 예). 한국에서 환자의 비용 부담과 병원의 부담 등에 대한 분석은 제공되지 못하고 있다.

- 가정 간호 방문 ; AU $25.
- 간호를 위하여 하루 밤을 머무르는 비용, AU $80.
- 응급 간호 관리, AU $200.

앞으로는 이동 자가 진통조절(ambulatory patient-controlled analgesia)과 같은 새로운 진통제 투여 방법이 환자에게 가정간호와 함께 제공될 수 있을 것이다.

15. 의료 호텔(medical hotel)

수술을 위하여 먼 거리를 이동하여야 하거나 또는 가정에서 간호를 할 보호자가 없는 환자에게 필요하다. 입원환자 관리에 비하여 비용부담에서 이점이 있다.[74] 일반적인 입원 기준에서 환자가 직접 할 수 있거나 필요할 경우 응급처치를 제공받을 수 있다. 음식과 투약이 제공될 수 있으며 환자가 직접 할 수도 있다. 아직 국내에서는 도입된 경우가 없다.

16. 전통적인 입원관리

대체방법이 허용되지 않거나 충분하지 못한 경우 비용이 문제가 되지만 입원을 하게 된다. 가용한 침상을 유지하는 관련된 비용과 이용 가능한 침상 확보가 문제점이다. 비용과 효과에서 대체할 수 있는 방법은 지속적으로 감시가 필요하지 않는 환자를 위하여 간호사수가 적은 병동에서 관리하는 것이다. 이러한 방법은 총 경비를 감소시키며 안전, 퇴원기준, 퇴원 후 관리 등은 당일수술의 질적 향상을 위한 중요한 부분이다.

[참고문헌]

1. Rudkin GE, Bacon AK, Burrow B, et al: Review of efficiencies and patient satisfaction in Australian and New Zealand day surgery units: a pilot study. Anaesth Intens Care 1996; 24: 74-8
2. Korttila K: Recovery from outpatient anaesthesia. Factors affecting outcome. Anaesthesia 1995; 50(Suppl.): 22-8
3. McGrath B, Chung F: Postoperative recovery and discharge. Anesthesiology Clin N Am 2003; 21: 367-86
4. Steward DJ, Volgyesi G: Stabilometry: a new tool for measuring recovery following general anaesthesia. Can Anesth Soc J 1978; 25: 4-6
5. Awad IT, Chung F: Factors affecting recovery and discharge following ambulatory surgery. Can J Anaesth 2006; 53: 858-72
6. Aldrete JA, Kroulik D: A postanesthetic recovery score. Anesth Analg 1970; 49: 924-34
7. Aldrete JA; The post anaesthesia recovery score revisited[letter] J Clin Anesth 1995; 7: 89-91
8. Chung F: Recovery pattern and home-readiness after ambulatory surgery. Anesth Analg 1995; 80: 896-902
9. Chung F: Are discharge criteria changing? J Clin Anesth 1993; 5(Suppl 1): 64S-68S
10. Pollard BJ, Elliott RA, Moore EW: Anaesthetic agents in adult day case surgery. Eur J Anaesthesiol 2003; 20: 1-9
11. Bran DF, Spellman JR, Summitt RL: Outpatient vaginal hysterectomy as a new trend in gynaecology. AORN J 1995; 62: 810-4
12. Singleton RJ, Rudkin GE, Osborne GA, et al: Laparoscopic cholecystectomy as a day surgery procedure. Anaesth Intens Care 1996; 24: 231-6
13. Aldrete JA, Kroulik D: A postanesthetic recovery score. Anesth Analg 1970; 49: 924-34
14. Osborne GA, Rudkin GE: Outcome after day-care surgery in a major teaching hospital: Anaesth Intens Care 1993; 21: 822-7
15. Chung F: Discharge criteria-a new trend. Can J Anaesth 1995; 42: 1056-8
16. Herrera FJ, Wong J, Chung F: A systematic review of postoperative recovery outcomes measurements after ambulatory surgery. Anesth Analg. 2007; 105: 63-9
17. Wong J, Tong D, De Silva Y, et al: Development of the functional recovery index for ambulatory surgery and anesthesia. Anesthesiology 2009; 110: 596-602
18. White PF, Eng M: Fast-tracking anesthetic techniques for ambulatory surgery. Curr Opin Anaesthesiol 2007; 20: 545-57
19. Patel RI, Verghese ST, Hannallah RS, et al: Fast-tracking children after ambulatory surgery. Anesth Analg 2001; 92: 918-22
20. Song D, Joshi GP, White PF: Fast-track eligobolity after ambulatory anesthesia: a comparison of desflurane, sevoflurane, and propofol. Anesth Analg 1998; 86: 267-73
21. Coloma M, Zhou T, White PF, et al: fast-tracking after outpatient laparoscopy: reasons for failure after propofol, sevoflurane, and desflurane anesthesia. Anesth Analg 2001; 93: 112-5
22. Lubarsky DA: fast track in the postanesthesia care unit: unlimited possibilities? J Clin Anesth 1996; 8: 70-2
23. Dexter F, Macario A, Manbery PJ, et al: Computer simulation to determine how rapid anesthetic recovery protocols to decrease the time for emergence or increase the phase I postanesthesia care unit bypass rate affect staffing of an ambulatory surgery center. Anesth Analg 1999; 88: 1053-63
24. Wetchler BV: Outpatient anesthesia. What are the problems in the recovery room? Can J Anaesth 1991; 38: 890-4
25. Apfelbaum JL, Walawander CA, Grasela TH, et al: Eliminating intensive postoperative care in same-day surgery patients using short-acting anesthetics. Anesthesiology 2002; 97: 66-74

26. Cardosa M, Rudkin GE, Osborne GA: Outcome from day-case knee arthroscopy in a major teaching hospital: Arthroscopy 1994; 10: 624-9
27. Carroll NV, Miederhoff PA, Cox FM, et al: Costs incurred by outpatient surgical centers in managing postoperative nausea and vomiting. J Clin Anesth 1994; 6: 364-9
28. Twersky R, Fishman D, Homel P: What happens after discharge? return hospital visits after ambulatory surgery. Anesth Analg 1997; 84: 319-24
29. Marais LM, Maher MW, Wetchler BV, et al: Reduced demands on recovery room resources with propofol (Diprivan) compared to thiopental-isoflurane. Anesthesiol Rev 1989; 16: 29-40
30. Gold BS, Kitz DS, Lecky JH, et al: Unanticipated admission to the hospital following ambulatory surgery. JAMA 1989; 262: 3008-10
31. Osborne GA, Rudkin GE: Outcome after day-care surgery in a major teaching hospital: Anaesth Intensive Care 1993; 21: 822-7
32. Fortier J, Chung F, Su J: Unanticipated admission after ambulatory surgery- a prospective study. Can J Anaesth 1998; 45: 612-9
33. Schreiner MS, Nicolson SC, Martin T, et al: Should children drink before discharge from day surgery? Anesthesiology 1992; 76: 528-33
34. Kearney R, Mack C, Entwistle L: Withholding oral fluids from children undergoing day surgery reduces vomiting. Paediatr Anaesth 1998; 8: 331-6
35. Jin FL, Norrus A, Chung F, et al: Should adult patients drink fluids before discharge from ambulatory surgery? Anesth Analg 1998; 87: 306-11
36. American Society of Anesthesiologists Task Force on postanesthetic Care: Practice guidelines for postanesthetic care: a report by the American Society of Anesthesiologists Task Force on Postanesthetic Care. Anesthesiology 2002; 96: 742-52
37. Mulroy MF, Salinas FV, Larkin KL, et al: Ambulatory surgery patients may be discharged before voiding after short-acting spinal and epodural anesthesia. Anesthesiology 2002; 96: 712-52
38. Axelsson K, Mollefors K, Olsson JO, et al: Bladder function in spinal anaesthesia. Acta Anaesthesiol Scand 1985; 29: 315-21
39. Pavlin DJ, Pavlin EG, Gunn HC, et al: Voiding in patients managed with or without ultrasound monitoring of bladder volume after outpatient surgery. Anesth Analg 1999; 89: 90-7
40. Rosseland LA, Stubhaug A, Breivik H: Detecting post operative urinary retention with an ultrasound scanner. Acta Anaesthesiol Scand 2002; 46: 279-82
41. Kamphuis ET, Ionescu TI, Kuipers PW, et al: Recovery of storage and emptying functions of the urinary bladder after spinal anesthesia with lidocaine and with bupivacaine in men. Anesthesiology 1998; 88: 310-6
42. Joshi GP: The Society for Ambulatory Anesthesia: 19th Annual Meeting Report. Anesth Analg 2005; 100: 982-6
43. Bryson GL,Chung F, Cox RG, et al:; Canadian Ambulatory Anesthesia Research Education Group. Patient selection in ambulatory anesthesia - an evi- dence-based review: part II. Can J Anaesth 2004; 51: 782-94
44. Malignant Hyperthermia Association of the United States: Medical Professionals' FAQs. 2003; available from URL; Content.Display/PagePK/MedicalFAQs.cfm
45. Malignant Hyperthermia Association of Canada: Elective management of malignant hyperthermia susceptible patients. 2003; available from URL; http://www.mhacanada.org/MHA%20Poster%20txt.pdf
46. Liu SS, Strodtbeck WM, Richman JM, et al: A comparison of regional versus general anesthesia for ambulatory anesthesia: a meta-analysis of randomized controlled trials. Anesth Analg 2005; 1041: 1634-42
47. Reuben SS, Pristas R, Dixon D, et al: The incidence of complex regional pain syndrome after fasciectomy for Dupuytren's contrac ture: a prospective observational study of four anesthetic techniques. Anesth

Analg 2006; 102: 499-503
48. Hadzic A, Arliss J, Kerimoglu B, et al: A comparison of infraclavicular nerve block versus general anesthesia for hand and wrist day-case surgeries. Anesthesiology 2004; 101: 127-32
49. Brown AR, Weiss R, Greenberg C, et al: Interscalene block for shoulder arthroscopy: comparison with general anaesthesia. Arthroscopy 1993; 9: 295-300
50. Wu CL, Rouse LM, Chen JM, et al: Comparison of postoperative pain in patients receiving interscalene block or general anesthesia for shoulder surgery. Orthopedics 2002; 25: 45?8
51. Song D, Greilich NB, White PF, et al: Recovery profiles and costs of anesthesia for outpatient unilateral inguinal herniorrhaphy. Anesth Analg 2000; 91: 876-81
52. Nordin P, Zetterstrok H, Gunnarsson U, et al: Local, regional, or general anaesthesia in groin hernia repair: multicentre randomised trial: Lancet 2003; 362: 853-8
53. Schneider M, Ettlin T, Kaufmann M, et al: Transient neurologic toxicity after hyperbaric subarachnoid anesthesia with 5% lidocaine. Anesth Analg 1993; 76: 1154-7
54. Rodriguez-Chinchilla R, Rodriguez-Pont A, Pintanel T, et al: Bilateral severe pain at L3-4 after spinal anaesthesia with hyperbaric 5% lignocaine: a comparison with lidocaine in volunteers. Anesth Analg 2004; 98: 75-80
55. Kouri ME, Kopacz DJ: Spinal 2-chloroprocaine: a comparison with lidocaine in volunteers. Anesth Analg 2004: 98: 75-80
56. Santanen U, Rautoma P, Luurila H, et al: Comparison of 27-gauge (b o.41-mm) Whitacre and Quincke spinal needles with respect to post-dural puncture headache and non-dural puncture headache. Acta Anaesthesiol Scand 2004; 48: 474-9
57. Pittoni G, Toffoletto F, Calcarella G, et al: Spinal anesthesia in outpatient knee surgery: 22- gauge versus 25-gauge Spotte needle. Anesth Analg 1995; 81: 73-9
58. Pflug AE, Aasheim GM, Foster C: Sequence of return of neurological function and criteria for safe ambulation following subarachnoid block (spinal anaesthetic). Can Cnaesth Soc J 1978; 25: 133-9.
59. Korttila KT: Post-anaesthetic psychomotor and cognitive function. Eur J Anaesthesiol Suppl 1995; 10: 43-6
60. Rawal N: Postdischarge complications and rehabilitation after ambulatory curgery. Curr Opin Anaesthesiol 2008; 21: 736-42
61. American Society of Anesthesiologist: Practice guidelines for postanesthetic care. A report by American Society of Anesthesiologists Task Fprce on postanesthetic care. Anesthesiology 2002; 96: 742-52
62. Carroll NV. Miederhoff P, Cox FM, et al: Postoperative nausea and vomiting after discharge from outpatient surgery centers. Anesth Analg 1995; 80: 903-9
63. Ersin NK, Onçag O, Cogulu D, et al: Postoperative morbidities following dental care under day-stay general anesthesia in intellectually disabled children. J Oral Maxillofac Surg 2005; 63(12): 1731-6
64. Rudkin GE: Patient choice in sedation anaesthesia and recovery room analgesia. Ambulatory Surg 1994; 2: 75-80
65. Buredn N: Discharging patients: innovative postoperative care. Ambulatory Surg 1993; 1: 70-6
66. Cjung F: Imasogie, N, Ho J, et al: Frequency and implications of ambulatory surgery without a patient escort. Can J Anesth 2005; 52: 1022-6
67. Pavlin DJ, Chen C, Penaloza DA, et al: A survey of pain and other symptoms that affect the recovery process after discharge from an ambulatory surgery unit. J Clin Anesth 2004; 16: 200-6
68. Redmond MC: Phase III recovery: referral options in postoperative discharge planning. J Post Anesth Nursing 1994; 9: 353-6
69. Clement P, Sangermano C: Twenty-three hour recovery: observation versus hospitalization. Semin Periop Nursing 1992; 1: 261-7
70. Capuzzo M, Gilli G, Paparella L, et al: Factors predictive of patient safisfaction with anesthesia. Anesth

Analg 2007; 105: 435-42

71. Myles PS, Williams DL, Hendrata M, et al: Patient satisfaction after anaesthesia and surgery: results of a prospective surveyof 10811 patients. Br J Anaesth 2000; 84: 6-10

72. Capuzzo M, Landi F, Bassani A, et al: Emotional and interpersonal factors are most important for patient satisfaction with anaesthesia. Acta Anaesthesiol Scand 2005; 49: 735-42

73. Montaito M, Dunt D: Delivery of traditional hospital services to patients at home. Med J Aust 1993; 159: 263-5

74. Jarrett PEM, Wallace M, Jarrett MED, et al: Experience of a hospital hotel. Ambulatory Surg 1996; 4: 1-3

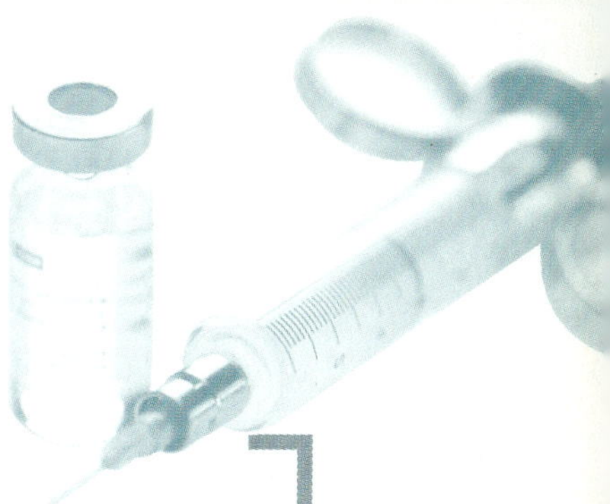

Chapter 21
당일수술에서 비용과 질적인 균형

마취에서 질적인 관리는 가장 기본이 되는 것이다. 질의 조절 및 관리와 함께 지속적인 향상에 대한 개념은 산업에서와 같이 건강과 마취 관리에서도 도입되어 적용되고 있다. Donabenian은[1] 의료의 질은 모든 분야에서 환자에게 제공된 결과에서 기대된 득과 실의 균형을 산출한 이후에 환자의 안녕에 대한 총괄적인 측정에서 기대되는 최상의 치료를 말한다고 하였다.

Orkin은[2] 정당한 비용으로 최고의 결과를 얻을 수 있는 가치를 기준으로 한 치료(value-based care)를 정의하는 비용과 질적인 문제를 확인하였다. 이를 수학식으로 표현하면 다음과 같다.

가치(value) = 질(quality) / 비용(cost)

질은 환자가 기대하는 모든 만족으로 결정된다. 환자의 만족은 개인적인 건강, 정책적인 안정과 법의학적 체계와는 다른 인자에 의하여 결정된다. 또한 임상적 성과에 의하여도 영향을 받는다. 질에 대한 임상적 지표는 임상적 성과와 제공되는 서비스의 비용으로 측정한다.

질적으로 낮은 치료는 더 많은 비용을 필요로 하는 것처럼 질적인 치료 제공과 비용의 관계는 필요에 따라서 제공되므로 직접적인 관련은 적으나 질과 비용은 밀접한 관계가 있다. 예를 들면 수술 전에 적절하게 조절되지 못한 고혈압과 같이 불충분한 수술 전 환자 평가는 합병증의 위험을 증가시킬 뿐만 아니라 수술 당일에 취소하게 되어 추가 비용이 필요하게 된다.

Orkin이[2] 정의한 가치를 기준으로 한 치료의 성취는 실제적인 구성을 필요로 한다. 당일수술에 관심을 가진 관리자, 외과 의사, 마취과의사, 간호사와 환자들은 적극적인 참여를 하게 된다. 이러한 환자관리에서 조직적 접근(team approach)은 안전, 효능 및 비용과 질적 균형을 유지하는 가치를 기준으로 제공하며 의료의 주요 난점을 해결하는 데에 도움이 된다.[3,4] 환자관리 과정에서 결과가 나쁘다면 이는 개인적인 실수 보다는 전체적인 전달체계가 잘 못된 것이다.[3,5]

질적 향상을 위한 기본 개념에서 4 단계로 접근하게 된다.

1. 제공되는 서비스와 수행 과정의 여러 조항들은 분석하고 결과와 관련된 인자들은 인지하여야 한다.
2. 수행 과정에서 발생하는 모든 불필요한 변화를 찾아서 분석 평가한다.
3. 이러한 변화들은 실수 또는 과정에서 나타나는 부정적인 결과들이다.
4. 마지막으로 수행 과정에서 유도되는 효과적인 서비스들은 질적 향상을 도모하고 불필요한 변화는 운영체계에서 제거한다.[3]

언제 치료비용과 결과의 질을 비교할 수 있는가?

가치를 기준으로 한 치료의 도전은 더 복합적인 수술을 실시하며 더 만족하는 환자들이 있는 당일수술에서 증가하는 추세이다. 가치를 기준으로 한 치료를 제공하기 위하여 능율적인 평가 체계와 문제점이 없는 회복기를 갖게 하는 적합한 마취 약물과 수기의 선택으로 치료의 질을 증진할 수 있다는 관점이다. 비용의 척도는 지속적인 건강에 대한 예산 압박으로 점차 명백해졌다. 그러나 질의 향상과 비용 부담의 정도를 정당화하여야 한다.

당일수술 센터가 사립 또는 국공립, 대규모 또는 소규모이든지 가치를 기준으로 한 치료를 결정하는 과정의 감시가 필요하다. 이러한 과정은 회계 관리, 지속적인 질적 개선 프로그램, 질의 보증과 비용 효과의 분석으로 설명할 수 있다.

Evidence-based medicine에서 표준 지침에는 다음과 같은 5가지 관점이 포함되어야 한다.

1. 원칙이 있어야 하며
2. 가능성 있는 증례(evidence)들이 항상 절대적인 것이 아니며
3. evidence-base medicine은 2가지 개념을 포함한다.
   • 많은 환자에게 적용할 수 있는 지침 (예; 수술 후 오심과 구토의 위험이 있는 환자)

• 지침을 적용하여 각각의 의사가 최선의 방법으로 치료를 제공함

4. Evidence의 구성은 문헌을 기초로 한 의견, 경험을 바탕으로 한 의견, 전문가의 의견으로 구성된다. 이러한 의견들은 재검토되고 무작위로 조절된 시험에 한정된 의존성이 있다.
5. 모든 임상적인 결정은 최선의 방법에 기초를 하며, 치료 방법의 결과를 측정하므로 특별한 마취 수기의 통상적인 적용은 표준 수기 또는 evidence-based medicine에 따른 수기와 대립하는 것이 아니다.[3,6]

가치를 기준으로 한 치료의 개선을 위한 실제 모형

Donabedian의 3 원소 즉 구조, 과정 및 결과의 모형이다(표 21-1).[1] 이 모형은 개인에 의한 서투른 작업에서 기인한 것보다 조직을 기초로 한(system-based) 문제점들이다. 규칙적인 체계의 재조사와 활동의 조절은 더 나은 치료의 질적인 향상을 얻을 수 있도록 조직을 도울 것이다.

당일수술 서비스의 가치에서 체계적인 발전은 조직화되고 충분한 자원(예, 시설, 의료진, 기구)이 필요하다. 효과적인 개선은 기구의 모든 중요한 계획과정과 함께 시작하고, 시설 운영계획 범위 내에서 가치를 기초로 한 치료계획을 필요로 한다. 외과 의사, 마취과의사, 간호사와 관리요원을 포함한 여러 가지 조직이 관여되어야 한다. 조직 간의 규칙적인 만남과 책임 있는 관리자들의 규칙적인 보고와 기구의 변화 가능성은 중요하다. 다음과 같은 프로그램은 우선권, 귀환(feedback)의 제공, 규칙적인 재조사와 분석을 위한 기전이 포함되어야 한다.

• 과정에서 정보의 계획된 수집

표 21-1. 구조, 조직, 결과의 3 요소

구조 : 조직과 당일수술센터의 물리적, 인간적 자원
(예, 당일수술센터에서 마취과의사가 없이 숙련되지 못한 인원에 의한 환자 평가)

과정 : 건강관리에 제공될 수 있는 조직의 기능
(예, 환자 평가에서 복용하고 있는 약물을 발견하지 못하는 경우)

결과 : 환자에 대한 구조와 과정의 효과
(예, 수술이 당일에 취소되는 경우)

- 활동의 문서화
- 서비스 제공자와 수혜자에게 결과의 교환
- 모든 사용자와 의료진과 책임자들에게 귀환

이러한 귀환은 "어떻게 현재보다 더 잘할 수 있는가"를 조직에서 찾아내는 것이 필수적이다.

임상적인 질적 지표

임상적인 질적 지표들은 "환자관리에서 임상 치료와 결과의 측정"으로 정의할 수 있다. 많은 임상적인 질적 지표들은 당일수술 센터에서 제공되는 서비스 질의 평가에서 효과적인 면과 경제적인 면으로 확인하여야 한다.[7,8] 흔히 이용되는 다음 네 가지 임상적인 질적 지표들은 인가를 목적으로 또는 표준과 이론이 다른 수준의 여러 가지 건강관리 체계의 적응성 평가에 유용하다.

- 당일수술의 취소율
- 재수술
- 지연 퇴원
- 예상하지 못한 입원

임상적인 질적 지표와 함께 조직적인 접근 또한 다음 사항과 함께 포함된다.

- 수술의 지연
- 수술전 대기 시간
- 퇴원의 지연
- 수술 후 감염율
- 수술 후 28일 이내 재입원율

마취과학 전문 학회에서 제공되는 지침에는 전문가들의 증례들을 기본으로 하여 상세하게 분석하여 제공하는 수술 전 금식, 기도 평가와 관리 방법, 항응고제를 복용한 환자에서 부위마취의 적용, 수술 전 평가, 심폐소생술의 적용 등이 있다.[9,10]

표준 지침은 통상적인 진료와 응급 상황에서 이상적인 방법으로 널리 수용되고 있다. 그러

나 많은 통상적인 치료 지침들은 임상 마취에서 수용되지 못하며 사용되지 않고 있다.[9,11)]

기본적인 지침과 규범은 아래와 같은 이유로 효과적이며 질적 향상을 도모하게 될 것이다.

1. 임상적인 문제점을 최선의 방법으로 접근하게 하며
2. 실수, 오해 및 변화의 폭을 줄이게 되며 정확한 치료의 기회를 증가시키며[12)]
3. 비용 부담을 저하시킨다.[13)]

비용의 지표

비용의 지표를 얻는 것은 조직적인 접근에 따른 병원의 즉각적인 책임을 제외하고 비용이 포함될 범위를 결정하는 것과 같이 복잡할 수 있다. 예를 들면 재입원, 다른 병원에서 치료 또는 사회활동으로 복귀의 지연에 따른 비용들이 있다.

일부에서 흔히 문제가 되는 비용의 지표들은 다음과 같다.

- 병원에서 소요되는 모든 비용
- 수술에 따른 비용
- 의료진에 의한 비용
- 의료진에 의한 소모성 비용
- 수술 후 비용

그러나 관리비용의 가장 중요한 부분은 관리하는 인원에 따른 것들이다(표 21-2). 비용을 조절하는 데에 영향이 없는 인원은 비용 부담에 책임이 없다. 비용 지표의 관리에서 비용을 조절하기 위한 인원을 확인하는 것은 중요하다. 초점은 이러한 부분에 두어야 한다.

표 21-2. 절약할 수 있는 비용의 예

의료진의 형태	비용
관리원	전용 또는 비전용 시설
외과의사	복강경 또는 개복 서혜부 탈장 복원술
마취과의사	전신마취와 부위마취 약물의 제비용
제 1 회복실 간호사	정맥 또는 경구 진통제 투여
제 2 회복실 간호사	퇴원 속도

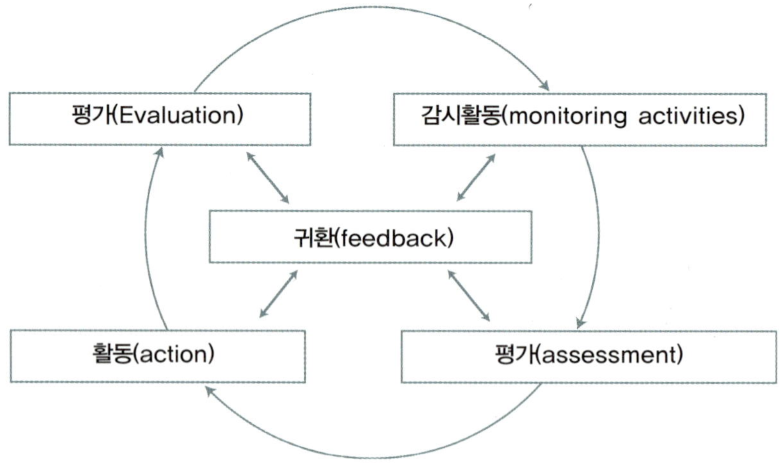

그림 21-1. 효과적인 가치를 기준으로 한 치료과정의 순환표

각각의 임상적인 질의 지표와 비용 지표에는 기초가 되는 표준을 수립하고, 분석하는 작업과 조절하는 활동을 하여야 한다. 질적인 순환 활동의 되풀이는 문제점의 해결과는 관계없이 나타나게 되고 개선된 상태 또는 더 나아가는 행동이 필요하다(그림 21-1).

환자의 만족도 측정

당일수술 센터의 의료진은 흔히 환자의 만족도를 재조사 한다. 일반적으로 대부분의 조사에서는 당일수술 서비스에 높은 만족도를 확인한다. 그러나 이러한 결과는 일반적으로 조사 계획안의 탁월성이 결여되고 조사를 당일수술 환자에서 실시하므로 주의하여 분석하여야 한다.

서비스의 질적인 분석을 위한 기준 설정에서 어려운 규정으로 환자들을 조사하는 것이 중요하다. 또한 만족도를 감소시키는 질적으로 낮은 치료는 건강에 나쁜 결과를 초래한다.[14] 환자의 만족도 조사는 환자의 의견을 평가하지만 서비스를 정당화하기 위하여 사용되며 만족도는 일반적으로 높다(약 85% 만족도를 나타내며 이를 표준으로 한다). 환자 만족도에 대한 질문들에 대한 의료진의 도전은 불만 환자의 평가와 이유를 찾는 것이다.

환자 만족의 가르침은 단지 질적 개선에 사용되는 정보를 제공할 뿐이다. 이것을 하기 위하여 환자가 무엇을 생각하고 있는가에 대하여 솔직한 평가를 얻어야 한다. 여기에는 감사하는 반응을 얻어야 한다. 조사는 다음과 같이 하여야 한다.[15]

표 21-3. 당일수술 환자들에 대한 질문들에서 개선된 디자인의 지표

대상 환자의 크기, 대표성의 확보와 조건의 전개를 결정한다.
불리한 조건의 환자를 제외시키지 않을 것(예, 외국인 등).
질문의 분포를 중립적인 인원의 관여를 고려하여야 한다. 건강 관리 요원은 적절하지 못 한 판단을 할 수 있는 환자를 제외하여 대상에 편견이 있을 수 있다.
답변하는 환자가 관리요원이 자신의 답변을 볼 것이라는 것을 알면 준비를 소홀히 할 것이다.
익명이 중요하다.
짧고 일반적인 질문으로 준비하고 불만족이 있는 부분은 보조 질문으로 보충한다.
개방된 질문들을 포함한다. 폐쇄된 질문보다는 더 많은 부정적인 대답과 설명을 할 수 있도록 한다.
시험조사의 발달을 유도하는 기초로서 질적인 조사(환자와 깊이 있는 대화)를 하도록 한다.
환자와 대화는 질문보다 문제점이 높은 비율을 차지하도록 한다.
대답률이 50% 이하가 되지 않도록 하며, 더 높은 비율을 얻도록 하여야 한다.
추적 조사에서 엽서 또는 전화방문은 대답률을 증가시키기 위하여 권장된다.
우편조사에서 대답률은 전화방문보다 현저하게 대답률이 높다. 그러나 우편 조사로 인하여 더 많은 자료가 빠질 수 있다.
가족 또는 친구들이 간호를 한다면 환자보다 더 많이 부정적이다. 환자와 간호자는 서로 다른 필요성을 느낀다. 서로 다른 질문을 하는 것이 적합하다.
결과와 함께 무엇을 할 것인가를 결정한다. 환자와 의료진에게 결과를 알려주고 발표한다.

- 신뢰성 : 같은 경우의 조사는 성공적인 조사로서 같은 결과가 나와야 한다.
- 정확성 : 조사의 목적이 무엇을 평가하려는 것인가는 관계없이
- 실용성 : 임상 적용과는 관계없이

환자 만족도 조사의 목적을 결정하는 것은 중요하다. 영향과 변화를 줄 수 있는 주제에 대한 질문을 하는 것이다. 유용한 결과를 얻을 수 있는 계획과 수용력에 주의력이 결여된다면 목적을 얻지 못하고 많은 비용과 시간 및 노력이 소모된다. 표 21-3에서 환자 질문에 대한 개선된 계획안의 기준을 설명하였다.

비용과 질에 대한 조사

당일수술에서 해결하여야 할, 즉 치료의 가치를 개선하는 문제점중 하나는 특별한 임상적인 질적 지표와 비용 지표를 위한 관련된 기준과 표본이 없다는 것이다. 이러한 것은 사립과 국공립 병원간의 차이점이다. 더 나은 기준은 당일수술 조직의 이점을 확인하고 발표하는 데에 필

표 21-4. 특수한 임상적 지표를 개선하는 인자들

표 21-4. 특수한 임상적 지표를 개선하는 인자들
국가, 시/도, 문화적인 차이점들
교육에 관하여 사립과 국공립 병원의 서로 객관적인 협조
병원의 형태: free-standing과 공공 병원(nondedicated facilities)
임상적 숙달 정도와 자원의 차이
증례의 다양성
계측된 임상 수기의 발생 빈도
환자의 기대 정도: 비용 부담 여부

요하다. 그러나 한 병원의 발표된 기준을 다른 병원에서 적용함에 영향을 줄 수 있는 측정 인자들을 고려하여야 한다(표 21-4).

비용과 질의 평가에서 당일수술에서 적용되는 흡입마취와 정맥마취를 위한 마취 약물과 방법의 선택에서 비용 산출과 절감에서 각각의 방법과 약제의 사용에 따른 마취 유도, 유지 및 회복의 질적 평가뿐만 아니라 소모되는 약물의 양, 사용되는 장비(예; 흡입마취기계, 정맥투여기구) 및 소모품(예; 소다라임, 주사기 및 바늘 등), 버려지는 약물의 양, 환경오염 등을 감안하여 산출하고 분석하여야 할 것이다.[16]

1. 병원의 형태

많은 수술 특히 미용 성형수술의 최근 경향으로 국소 또는 부위마취와 진정으로 외과의사의 외래 수술실에서 실시하고 있다. 이러한 방법으로 실시하는 수술에는 정계정맥류,[17] 복강경 수술,[18] 유방확대술과 유방고정술들이[19,20] 포함된다. 일부 수술은 당일수술센터와 비교에서 절반의 비용으로 외과의사의 외래 수술실에서 실시되고 있다.[21]

호주와 뉴질랜드에서 free-standing과 병원 단위의 당일수술 센터에서 실시한 조사보고에 의하면 당일수술 환자는 입원환자와 분리된 회복실 또는 공동 사용하는 방법을 적용하고 있다. 그러나 입원환자와 당일수술 환자를 혼합하지 않는 방법이 효능과 환자의 만족도를 증진시킨다.[22]

2. 평가

최근에는 당일수술의 취소율과 입원율의 저하와 비용효과를 증가시키기 위하여 수술 전 평가를 적용하는 경향이다.[23] 당일수술 환자의 현저한 비용 절감은 일상 검사보다는 임상적 적응에 따른 수술 전 검사만을 실시하는 것이다.[24]

3. 마취 약제와 방법의 선택

마취약제의 비용은 구입 비용보다 더 복잡하다. 마취과적 경제는 다른 영역의 예산보다 더 많은 비용을 소모한다. PONV가 좋은 예가 된다. Carroll 등은[25] PONV의 빈도는 당일수술 센터에서 소모되는 비용을 증가시킨다고 하였다.

마취약제의 비용효과 또한 고려되어야 한다. Watcha와 Smith는[26] metoclopramide보다 ondansetron이 더 효과적이라고 하였다. 마취방법이 오심과 구토 정도와 밀접한 관계가 있는 것과 같이 약물을 별개로 분리하여 조사 분석하여서는 안된다. Gan 등은[27] 유방수술을 한 입원환자에서 propofol 지속주입이 ondansetron과 회복 초기에 항구토제를 응급 투여하는 것보다 PONV 빈도의 최소화에 더 효과적이라고 하였다. Propofol 지속 주입은 짧은 당일수술에서 흡입마취와 비교에서 비용중립적(cost-neutral)이다.[28]

당일수술 수기 중에서 propofol을 이용한 정맥마취는 PONV 빈도가 높은 환자에서 비용효과적인 선택이다. 또한 Ondansetron 또는 granisetron 등은 PONV의 치료에서 적합한 선택 방법이다.[27,28]

부위마취(예; 척추마취, 경막외 마취)와 신경 차단의 비용은 미리 준비된 장비, 특수 차단 바늘, 진정마취 등을 포함하여도 전신마취보다 부담이 적다.[29] 부위마취에 따른 질적 지표들은 수술 후 합병증 저하, 회복시간 단축, 수술 후 진통의 개선과 같은 사항도 포함하여야 한다. Edkin 등은[30] 부위마취를 한다면 전방십자인대 재건술에서 대퇴신경 차단으로 현저한 비용절감과 함께 병원에서 머무르는 시간을 단축시킬 수 있다고 하였다.

그러나 부위마취로 모든 비용을 절감한다고 하여도 환자의 선택이 중요하다. Ferry와 Rankin 등은[31] 국소 진통에 의한 내막 제거술을 포함한 광범위한 부인과 수술에서 안전, 비용효과, 환자의 수용 정도, 수술대기시간의 단축 등을 조사하였다. 국소마취에서 안전하고 빠른 복강경 나팔관 결찰술이 비용 효과적이라고 하였다.[32]

조사자들은 치료의 가치를 침식시키지 않도록 질적으로 동등한 연구를 확실하게 하여야 한다. 당일수술에서 정맥마취와 흡입마취의 비용에 대한 분석에서 비용은 비교할 수 있으며 특히 30분 이내의 당일수술에서 현저하다.[28] 마취약제의 비용은 중요하지만 모든 비용 계산식에 의한 총 수술비용에서는 단지 일부분에 지나지 않는다. 수술실 이용율과 회복실에 머무르는 시간과 같은 다른 효능 인자들도 당일수술에서 분석되어야 한다.[33]

새로운 약제의 임상적 장점과 관련된 과외비용의 가치도 표시되어야 한다. 약 경제학의 증가되는 중요성은 사실로 증명되고 있으며 경제적인 분석에서 약제의 효과 검증을 위한 과정

과 비용부담도 포함되고 있다.[34)]

4. 환자의 회복

특수한 수술을 위한 수기의 선택은 수술 후에 환자에게 영향을 주게 된다. 복강경과 개복수술에 의한 서혜부 탈장 복원술의 결과에 대한 조사에서 복강경수술보다 개복수술이 현저하게 짧은 회복 시간, 적은 수술기간중 합병증, 낮은 진통제 요구량을 나타내었다.[35)]

Marais 등은[36)] 간호사 수당이 당일수술 센터 비용의 반을 차지한다고 하였다. 회복실에서 환자가 소모하는 시간을 단축하는 것은 더 비용 효과적이다. Chung의 개선된 퇴원기준,[37)] 수술과 마취약제와 수기의 지속적 발달은 회복실에서 소모하는 시간을 감소시킬 것이라고 예상하였다.

가치를 기준으로 한 치료의 필요성은 최근 발표된 연구에서 강조되고 있다. 예를 들면 슬관절 관절경을 한 465명의 당일수술 환자들의 회복실에서 일차적인 문제점과 현저하게 지연된 회복을 초래하는 원인은 통증과 PONV라고 하였다.[38)]

5. 예상하지 못한 입원과 재입원

당일수술에 대한 여러 연구에서 예상하지 못한 입원율을 측정하였다.[39-41)] 비율은 0.1%에서 2.4%로 차이가 많았다. 그러나 일부 조사에서는 환자의 재입원에 대한 조사를 하였다. 수술 후 첫 14일간 추적 조사에서 재입원을 필요로 하는 주요 수술 후 합병증의 빈도는 예상하지 못한 입원율과 비슷하였으며 대부분이 수술과 관련된 문제들이다.[39-41)] Twersky 등은[41)] 재입원율이 3.13%였으며 대부분이 수술과 관련되었다고 하였다. 재입원율도 수술수기와 관련되어 차이가 많다고 한다. 조사자들은 슬관절 관절경후 28일 이내에 재입원율은 0.86%이었고,[38)] 사랑니 발치후 재입원율은 0.7%, 그 외의 보고에서는 안과수술 후 재입원율이 높다고 하였다.[42,43)]

6. 추적조사 정보

당일수술센터에서 도움을 줄 수 있는 환자에 대한 추적조사 정보는 소량이다. 당일수술 환자 6,000명을 대상으로 한 초기 추적조사에서 환자의 4.0%는 개인 의원을 찾았으며 3.1%에서 적은 문제점으로 병원 또는 응급 치료를 받았다고 하였다.[39)] 이러한 연구는 퇴원 후 책임에 대하여 확실하게 문서화하여야 한다는 것이 모든 당일수술 환자를 위하여 필요하다고 강조한다. 이러한 것들은 개원의들에게 당일수술에 대한 교육의 필요성을 강조하는 것이다. 병원(봉직의)과 개원의 사이에서 의견교환에 문제점이 있으며, 이는 주요 개선점이다. 개원의와 귀환을 위한 설명서에는 수술 수기, 실시한 특수한 검사와 치료, 약의 처방, 추가 치료의 필요성 등을 포함하여야 한다.

가치를 기준으로 한 치료의 초점은 치료의 질을 개선하는가?

비용과 질에 대한 정보 수집과 관련된 인원이 질과 비용의 지표를 측정하여 보고하는 것이 치료의 가치를 개선한다. 당일수술 의료진은 조직화된 과정을 통하여 균형된 질과 비용으로 가치를 기준으로 한 치료의 제공에 초점을 두고 강조하여야 한다.

가치를 기준으로 한 치료의 분석은 최근에 실시한 것보다 더 발전할 수 있는 당일수술 조직의 핵심이다.

[참고문헌]

1. Donabenian A: Promotion quality through evaluating the process of patient care. Med Care 1968; 6: 181-202
2. Orkin FK: Moving toward value-based anaesthesia care. J Clin Anesth 1993; 85: 91-8
3. Merrill D: Management of outcomes in the ambulatory surgery center: the role of standard work and evidence-based medicine. Curr Opin Anaesthesiol 2008; 21: 743-7
4. Furman C, Caplan R: Applying the Toyota lean production system: using a patient safety alert system to reduce error. J Comm J Qual Patient Saf 2007; 33:376-85
5. Leape LL: When good doctors go bad: a systems problem. Ann Surg 2006; 244: 649-52
6. Tunis SR: Reflections on science, judgment, and value in evidence-based decision making: a conversation with David Eddy. Health Aff 2007; 26:w500-w515
7. Roberts L: Clinical indicators for quality assurance in ambulatory surgery. Ambulatory Surg. 1994; 2: 5-6
8. Roberts L: Accreditation of ambulatory surgery centres utilrizing universally acceptable clinical indicators - is it achievable? Ambulatory Surg. 1994; 2: 223-6
9. Pearsall FJ, Davidson JA, Asbury AJ: Attitudes to the Association of Anaesthetists recommendations for standards of monitoring during anaesthesia and recovery. Anaesthesia 1995; 50: 649-53
10. Marte W, Ecker W, Metzler H: Anesthesia monitoring: degree of compliance with guidelines in Austria. Anasthesiol Intensivmed Notfallmed Schmerzther 1999; 34: 743-46
11. Tanenbaum SJ: Evidence and expertise: the challenge of the outcomes movement to medical professionalism. Acad Med 1999; 74: 757-63
12. Alexander L, Schoenback V, Jackson G: Healthcare epidemiology: medical and healthcare variation. ERIC Notebook, Issue 24, 2002. http:// www.sph.unc.edu/courses/eric [Accessed 1 June 2008]
13. Pham HH, Ginsburg P, Mckenzie K, et al: Redesigning care delivery in response to a high-performance network: the Virginia Mason Nedical Center. Health Aff 2007; 26:w532-w543
14. Westbrook J: Patient satisfaction: methodological issues and research findings. Aust. Health Rev. 1993; 16: 75-88
15. Aharony L. Strasser S: Patient satisfaction: what we know about and what we still need to explore. Med. Care Rev. 1993; 50: 49-79
16. Smith I: Total intravenous anesthesia: is it worth the cost? CNS Drugs 2003; 17: 609-19
17. RIcci S, Georgiev M: Office varicose vein surgery under local anesthesia. J. Demratol. Surg. Oncol. 1992; 18: 55-8
18. Schultz LS: Cost analysis of office surgery clinic with comprison to hospital outpatient facilities for laparoscopic procedures. Int. Surg. 1994; 79: 273-7
19. Okoro SA, Barone C, Bohnenblust M, et al: Breast reduction trend among plastic surgeons: a national survey. Plast Reconstr Surg. 2008; 122: 1312-20

20. Shapiro FE: Anesthesia for outpatient cosmetic surgery. Curr Opin Anaesthesiol. 2008; 21: 704-10
21. Van Sickels JE, Tiner BD: Cost of a genioplasty under deep intravenous sedation in a private office verses general anesthesia in an outpatients surgical centre. J. Oral Maxillofac. Surg. 1992; 50: 987-90
22. Rudkin GE, Bacon AK, Burrow B, et al: Review of efficiencies and patient satisfaction in Australian and New Zealand day surgery units: a pliot study. Anesth. Intens. Care 1996; 24: 74-8
23. Pollard JB, Zboray AL, Mazze RI: Economic benefits attributed to opening a preoperative evaluation clinic for outpatients. Anesth Analg 1996; 83: 407-10
24. Rudkin GE, Osborne GA, Doyle CE: Assessment and selection of patients for day surgery in a public hospital: Med. J. Aust. 1993; 158: 308-12
25. Carroll NV, Miederhoff PA, Cox FM: Costs incurred by outpatient surgical centres in managing postoperative nausea and vomiting. J. Clin. Anesth. 1994; 6: 364-9
26. Watcha MF, Smith I: Cost-effectiveness analysis of antiemetic therapy for ambulatory surgery. J. Clin. Anesth. 1994; 6: 370-7
27. Gan TJ, Ginsberg B, Grant AP, et al: Double-blind, randomized comparison of ondansetron and intraoperative propofol to prevent postoperative nausea and vomiting. Anesthesiology 1996; 85: 1036-42
28. Hitchcock M, Rudkin G: The real cost of total intravenous anaesthesia: cost versus price. Ambulatory Surg. 1995; 3: 43-8
29. Latifzai K, Sites BD, Koval KJ: Orthopaedic anesthesia - part 2. Common techniques of regional anesthesia in orthopaedics. Bull NYU Hosp Jt Dis. 2008; 66: 306-16
30. Edkin BS, Spindler KP, Flanagan JFK: Femoral nerve blockas an alternative to parenteral narcotics for pain control after anterior cruciate ligament reconstruction. Arthroscopy 1995; 11: 404-9
31. Ferry J, Rankin L: Low cost, patient acceptable, local analgesia approach to gynaecological outpatient surgery. A review of 817 consecutive procedures. Aust. N.Z.J. Obstet. Gynaecol. 1994; 34: 453-6
32. Poindexter AN, Abdul-Malak M, Fast JE: Laparoscopic tubal sterilization under local anesthesia. J. Obstet. Gynaecol. 1990; 75: 5-8
33. Macario A, Vitez TS, Dunn B, et al: Where are the costs in perioperative care? Analysis of hospital costs and charges for inpatients surgical care. Anesthesiology 1995; 83: 1138-44
34. Henry D: Economic analysis as an aid to subsidization: the development of guidelines for pharmaceuticals. Pharmaco. Econ. 1992; 1: 54-67
35. Rudkin GE, Maddern GJ: Peri-operative outcome for day-case laparoscopic and open inguinal hernia repair. Anesthesia 1995; 50: 586-9
36. Marais LM, Maher MW, Wetchler BV, et al: Reduced demands on recovery room resouces with propofol(Diprivan) compared to thiopental-isoflurane. Anesthesiol. Rev. 1989; 42: 1056-8
37. Chung F: Discharge criteria-a new trend. Can. J. Anesthesiol. 1995; 42: 1056-8
38. Cardosa M, Rudkin GE, Osborne GA: Outcome from day-case knee arthroscopy in a major teaching hospital: Arthroscopy 1994; 10: 624-9
39. Osborne GA, Rudkin GE: Outcome after day-care surgery in a major teaching hospital: Anaesth Intens Care 1993; 21: 822-7
40. Fancourt-Smith PF, Hornstein J, Jenkins LC: Hospital admission from the Surgical Day Care Centre of Vancouver General Hospital 1997-1987. Can. J. Anaesth. 1990; 37: 699-704
41. Twersky RS, Abiona M, Thorne AC, et al: Admission following ambulatory surgery: outcome in seven urban hospital: Ambulatory Surg. 1995; 3: 141-6
42. Chye EPY, Young IG, Osborne GA, et al: Outcomes after same-day oral surgery: a review of 1,180 cases at a major teaching hospital: J. Oral Maxillofac. Surg. 1993; 51: 846-9
43. Paix A, Rudkin GE, Osborne GA: Ambulatory surgery complications and patient fitness. Ambulatory Surg. 1994; 2: 166-70.

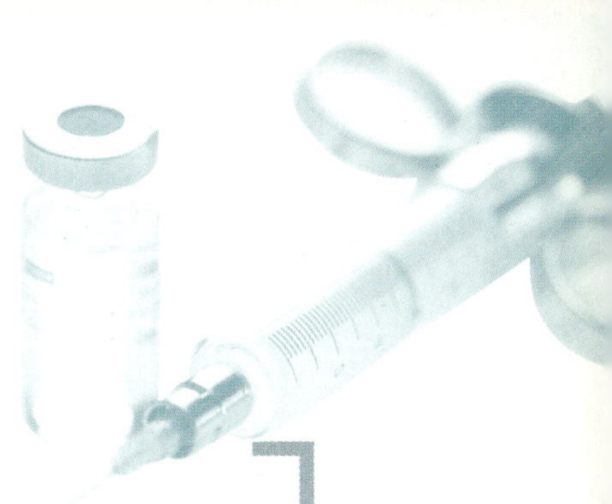

Chapter 22

당일수술과 마취의 미래

세계적으로 건강관리 예산은 정책적인 의미를 갖는다고 생각된다. 30년 전에 미국과 영국에서 당일수술이 폭발적으로 전파되리라고 생각한 사람은 거의 없었으며 이는 수혜자 부담 건강관리 체계가 원인이 되었다.

당일수술의 미래에서 가능성은 무한하다고 하겠다. 당일수술 프로그램의 설립과 함께 모든 나라에서는 다른 나라를 자신들의 본보기로 하여 활성화시키고 있다. 많은 나라에서 당일수술을 기초로 하여 수술이 제공되어야 한다는 중요성을 단지 인식만 할 뿐이다. 이 장에서는 외과적, 마취과적 관리 측면에서 가능성과 앞으로 예상되는 진보의 일부를 소개하고자 한다.[1]

당일수술의 미래

모든 건강관리 전문성은 계획과 목표를 해결할 수 있을까?

선택수술의 긴 대기 순서는 건강 토론에서 일반적인 논란거리로 되고 있다.[2] 실로 당일수술은 환자들이 주도한 연구에서 소비자 만족도가 매우 높다.[3,4] 더욱이 병원에서 사회로 환자의 치료가 이동하게 되어 건강관리 공급자는 당일수술의 성공에 영향을 주었다고 주장한다. 이러한 중요한 결과에도 불구하고 지역사회와 정부에서 당일수술이 차지하는 부분에 대한 개념에 커다란 차이가 있다. 미래의 목적은 계획된 준비로 이러한 상황을 역전시키는 것이지만 질의 보장, 의료진의 교육, 지속적인 조사 연구와 평가에 관심을 가진다면 이룩할 수 있을 것이다. 1990년대에는 당일수술의 증가는 입원 환자를 위한 침상 필요성을 저하시켰으나[5] 미래에는 대수술을 하는 대형 병원보다는 당일수술 등과 같은 각 전공에 따른 전문성을 갖는 병원이 증가될 것으로 예측된다.

외과적 발전: 최소한의 침습적 수술 (minimally invasive surgery, MIS)

부인과 의사들은 복강경 수술의 개척자가 되었으며 난소수술, 복강경 근종제거술, 골반 임파선 적출술은 대부분이 MIS로 시술되고 있다.[6] 일반외과 분야에서는 복강경을 이용한 서혜부 탈장수술, 충수돌기 적출술 등이 일반화 되었으며 MIS는 십이지장 천공의 단순 덧대는 수술(patch repair)에서도 효과적이다.[7] 일부에서는 당일수술로 복강경 담낭절제술의 적용을 주장하고 있다.[8] 비뇨기과 의사들은 경피 내시경적 쇄석술이 개복수술을 대체하고 있으며 합병증도 거의 없다고 하였다.[9] 미래에는 많은 전립선의 경뇨도 절제술도 당일수술로 실시될 것이다. 정형외과에서는 관절경 시술이 증가되면서 당일수술에서 큰 자리를 차지하고 있다.[10,11]

다른 의사들은 복강경 수술의 발달에 기초를 다진 부인과 의사들을 인정하기 전에 현재는 MIS가 세계적으로 전파되어 이용되고 있으며 전통적인 외과 수술 수기의 혁명을 이룩하여 미래는 매우 밝다고 한다. 새로운 영상 기술, 내시경 기구와 기술적인 발달은 점차 작은 카메라를 만들게 되었다. 외과의사는 확대하여 높은 해상력의 화면을 통하여 수술을 하게 될 것이며 교육적인 이득과 함께 수술실에 관여하는 모든 의료진에게 적용될 것이다. 또한 간단한 봉합술도 기계적인 봉합기(stapling) 또는 무선주파수 열에너지(radiofrequency heat energy)로 대체될 것이다. 레이저는 요석 분쇄에 사용되고 종양의 파괴에는 광학적 치료법이 적용될 수 있을 것이다.[12]

영상의학과와 내과 의사들은 stent 등을 이용하여 악성 종양에 의하여 막힌 담도의 확장과 관상혈관의 동맥경화에 의한 폐색의 확장과 제거술이 보편화되면서 조정 역활의 증가에 따른 일의 양이 증가하게 되었다. 그러나 다음 20년에는 로봇을 이용한 중제 치료법이 더욱 증가하게 될 것이며 반도체 기술과 미세 공학의 발달과 함께 육안으로 불가능한 수술을 기구가 체내에 들어가서 시술하는 것이 수년 내에 가능하게 될 것이다. 이와 같은 변화는 모든 수술이 수술실에서만 진행되어야 한다는 개념을 변화시켜 마취과의사들을 수술실 밖으로 불러내게 될 것이다.[13]

훈련과 관련된 부분에서는 무한하며 영국 Royal college의 외과의사는 가상 실험실을 만들었다.[14] 이러한 부분은 계속 번창하여 외과의사, 마취과의사, 간호사를 위한 모든 MIS 교육은 미래를 준비하고 또 적합하게 만들어질 것이다. 그러나 고전적인 수술은 결과 비교를 위한 교육과 연구를 위하여 필요하게 될 것이다.

당일수술을 위한 마취와 통증치료의 발달

마취과의사는 당일수술센터의 조직에서 선구적인 위치를 하고 있다. 임상약리, 감시와 마취기구의 발달은 대부분의 환자를 위하여 안전, 적합성, 비용과 효과적인 관점에서 전문가의 요구를 수용하여 설계되었다. 당일수술을 위한 마취과학의 발전은 새로운 마취 유도제, 흡입마취제와 기구의 발달과 함께 지속될 것이며 진정마취와 부위마취에서도 약물과 수기의 진보가 동반될 것이다. 앞으로는 PONV와 통증을 완화할 수 있는 더 효과적인 약물과 기구의 개발이 필요하다.

TIVA와 진정마취는 당일수술을 위한 마취에서 사용되는 흡입마취제를 대체하게 될 것이다. 아편유사제(예; remifentanil, alfentanil 및 fentanyl)와 함께 propofol을 사용하는 것은 탁월한 마취와 진통 효과를 제공하게 될 것이다.[15] 최근에는 TIVA의 순수 원가를 조사한 결과 전통적인 흡입마취와 비교에서 특히 30분 이내 수술은 TIVA가 효과적이라고 하였다.[16] 앞으로 TCI(target control infusion, 목표농도 주입법)를 이용한 마취가 발달하게 되면 당일수술을 위한 마취유지는 더욱 부드럽게 할 수 있을 것이다.[17,18] Desflurane과 sevoflurane을 이용한 흡입마취에서도 저유량을 사용하여 빠른 마취 유도와 회복으로 효과의 증진과 비용을 절감시킬 수 있을 것이다.[19]

합성 아편유사제 alfentanil은 fentanyl보다 1/3의 작용지속시간을 가지므로 당연히 당일수술에서 널리 사용하게 될 것이다. Remifentanil은 빠른 작용발현과 짧은 작용시간을 갖는다. 앞으로 당일수술에서 remifentanil을 사용하려면 충분한 수술 후 진통을 제공할 수 있어야 한다. 더욱이 아편유사제로 trefentanil과 mirfentanil이 소개되었으며 trefentanil은 alfentanil과 remifentanil의 중간 형태이다.[20] 최근 esmolol은 복강경 불임수술에서 fentanyl 대신에 마취 보조제로 사용되며 빠른 회복, 오심과 구토를 저하시키므로 fentanyl의 대체 약물로 선호될 수 있을 것이다.[21,22]

TIVA와 관련된 기술은 마취의 유도와 유지를 위하여 주사기 펌프를 사용하므로 안정된 상태를 유지할 수 있다. TIVA가 세계적으로 도입되기 전에 관련된 수련 프로그램에 신중하고 적극적인 투자를 하여야 한다. 결국은 많은 나라에서 이와 같은 주입 펌프의 사용은 어려우며 비용부담과 계속적인 교육이 필요하므로 TIVA에 대한 기술 전파가 어려울 것이다. TIVA의 비용과 흡입마취를 위한 기화기, 감시와 배출 기구의 효과와 비용에 대한 분석과 평가가 지속되어야 할 것이다.

1. 새로운 흡입마취제가 필요한가?

앞으로는 점차 낮은 혈액가스 용해지수를 갖는 desflurane과 sevoflurane과 같은 흡입마취제가 당일수술을 위한 마취제로 선호될 것이다. 이러한 흡입마취제는 당일수술을 위한 유익한 특성으로 빠른 흡수와 제거를 시킬 수 있는 낮은 혈액과 조직 용해도를 갖는 것이다. 그러나 desflurane은 높은 빈도로 PONV를 초래하지만 소다라임과 함께 폐쇄회로에서 화학적 안정을 유지하므로 당일수술에서도 지속적으로 사용될 수 있을 것이다.[23,24]

Sevoflurane은 낮은 혈액가스와 지방가스 용해지수를 갖는 할로겐화 에테르로서 흡입마취 유도에서 쾌적하고 빠르게 할 수 있어서 소아마취에서 효과적이다.[25] 그러나 분해과정에서 compound A라는 olefin을 생산하므로 폐쇄회로에서 사용할 수 없다.[26,27] 그러므로 사람에서 최소 가스유량은 2 L 이상을 유지하여야 한다.[28,29] 구토작용에 대한 비교에서 sevoflurane과 desflurane 중에서 어느 것도 과거의 흡입마취제보다 현저한 개선 효과는 없다.

2. 마취제에 의한 오염

측정할 수 있는 마취제 오염은 마취 준비실, 수술실과 회복실에서 발생한다.[30] 영국에서는 유해가스 조절기구(Control of Substances Hazardous to Health, COSHH)의 관리로 흡입마취제에 노출을 제한하고 있다.

바쁜 당일수술센터에서 마취가스에 의한 오염은 환자 수와 안면 마스크를 이용한 흡입마취 유도로 증가되고 있다. 이는 당일수술에서 일부 마취과의사가 TIVA를 선호하는 원인이지만 작용발현과 회복이 빠른 흡입마취제가 소개되면서 둔화되고 있다. Xenon은 신경보호 작용이 있는 것으로 소개되어 앞으로 기대되는 마취제로 예측된다.[31] 마취제 오염에 의한 인체에 미치는 유해한 영향과 관련되어 해결되지 못한 많은 문제점들은 과학적인 연구 조사의 일부분에 지나지 않는다.[32]

3. 근이완제

Succinylcholine의 예상할 수 없는 부작용과 관련이 없는 짧은 작용시간의 비탈분극성 근이완제가 필요하다. Mivacurium은 pseudocholinesterase에 의하여 분해되는 비탈분극성 근이완제로 15-20분의 작용시간을 가지며 길항제가 필요하지 않다. 그러므로 당일수술에 적합한 근이완제이다.[33] 다른 유용한 비탈분극성 근이완제로는 rocuronium이 있다. Rocurinium은 초회량 0.6 mg/kg으로 환자의 80%에서 양호한 기관내 삽관 조건을 얻을 수 있으며 평균 작용지속시간은 22분이다.[34] 이러한 특성으로 rocuronium은 중등도의 수술시간이 필요한 당일수술에서 빠른 기관내 삽관에 적합하다.[35]

Cisatracurium은 atracurium의 이성체 중에서 정제하여 생산한 것으로 Hoffmann식으로 제거되며 극소량의 histamine 분비와 빠르고 예측할 수 있는 회복시간을 갖는다.[35,36]

앞으로는 succinylcholine과 유사한 작용발현과 작용시간을 갖는 비탈분극성 근이완제(예; GW280430A)와[37] 신경근 기능의 회복을 위한 cyclodextrin 제제(예; sugamadex)의 임상 적용으로 당일수술을 위한 마취 관리에 도움이 될 것이다.[38]

4. 안정과 함께 국소마취 또는 부위마취 수기가 앞으로 계속 이용될 것인가?

당일수술 센터에서 퇴원을 지연시키는 인자로는 느린 회복, PONV와 조절되지 않는 통증 등이 포함된다. 그러므로 많은 국가에서 비용 효과적인 부위마취의 이용이 수술 후 합병증을 저하시킬 수 있으므로 선호된다. PONV는 당일수술에서 불만의 요인이며,[38] 모든 수술 후 구토의 감소는 부위마취 후에 기록되며 특히 아편유사제를 사용하지 않은 경우이다.[40]

대부분의 마취과의사들은 독성이 적은 장시간 작용 국소마취제 levobupivacaine, ropivacaine 등으로 낮은 농도에서 상, 하지 신경차단을 실시한다면 4-24시간 동안의 확실한 수술 후 진통을 제공한다.[41,42] 또한 탈장 수술 부위의 국소 침윤마취는 흔히 권장되고 있으며, 아편유사제의 요구량도 저하시킬 수 있다.[43,44] 그러나 마취과의사는 당일수술에서 작용지속시간이 24-48시간이고 독성이 없는 새로운 국소마취제를 찾을 것이다.[45] 다른 방법으로는 국소마취제를 지속적으로 상처 부위에 주입하는 방법이 효과적이며 안전성을 제공한다.[46]

일부 유럽국가에서는 운동신경 차단으로 퇴원시간이 지연되지만 척추마취와 경막외마취를 이용하기도 한다. 척추마취에서 2-Chloroprocaine 사용은 2시간 후에, lidocaine은 3시간 후에 퇴원을 가능하게 한다.[42,47,48] 미래 당일수술실의 구조는 중요한 부분으로 국소마취와 부위마취를 위한 분리된 공간으로 마취준비실은 수술실에서 시간 소모를 줄이기 위하여 이용하여야 한다. 경험은 신경차단 수기의 성공률을 증가시키고 외과의사와 마취과의사가 장점을 환자에게 적극적으로 설명하여 준다면 환자의 수용도가 증가될 것이다.

과거에는 척추마취를 천자후 두통으로 거부하였으나 이제는 더 이상 문제가 되지 않는다. 천자 바늘을 25-27G로 사용하고 적응증을 노인, 움직임이 적은 당일수술로 한정한다면 1% 이하로 저하시킬 수 있다.[49] 주사바늘의 사단이 연필심과 같이 둥근 천자바늘의 사용은 젊은 환

자에서도 천자후 두통의 빈도를 저하시킬 수 있다고 하였다.[48,50]

개선된 짧은 작용시간의 진정제는 전신마취의 대부분을 국소마취 또는 부위마취와 함께 진정마취로 대체하게 될 것이다. 미래의 임상에서는 자가조절 진정법(patient controlled sedation)과 자가조절 진통법(patient controlled analgesia)과 같은 진정제와 진통제 투여방법이 선호될 것이다.[48,51]

5. 합병증

PONV와 조절되지 않는 통증은 당일수술 후 입원하는 가장 흔한 원인이다.[52] 이러한 합병증은 경제적인 문제를 가지므로 미래의 마취과의사는 합병증을 예방하기 위하여 노력을 하여야 할 것이다. 작용발현과 회복이 빠른 흡입마취제 desflurane과 sevoflurane, propofol과 remifentanil 또는 alfentanil 등을 이용하는 TIVA, LMA 삽입, 새로운 빠른 작용발현과 작용시간이 짧은 근이완제와 확실한 길항제의 소개와 함께 수술 후 국소마취와 같은 적절한 진통방법들은 모두 실제 적용될 것이다. 진보적인 결산은 당일수술에서 마취에 대한 진지하고, 과학적이고 이중 맹검으로 무작위적 조사를 실행한다면 서로 다른 마취방법에 의한 PONV의 발생빈도를 비교할 수 있을 것이다. PONV는 여러 요인이 작용하는 문제이며 모든 당일수술 센터의 의료진은 저하시키기 위하여 노력하여야 한다. 선택적 $5HT_3$ 길항제로 ondansetron, granisetron 등은 효과적인 항구토제이며[53] PONV는 효과적인 환자의 선택, 적절한 마취와 진통 및 수액공급 등으로 현저하게 저하시킬 수 있다.[54]

수술 후 진통은 당일수술의 확대에서 중요한 문제점이다. 선행 진통은 처음 소개되었을 때보다 성공적이지 못하여서 통증이 발생하기 전에 지속적으로 통증 치료의 필요성을 결정하는 많은 연구조사가 있어야 할 것이다.[55]

NSAIDs의 사용에서도 논란은 있다. 그러나 미래의 당일수술에서는 강력한 진통을 위하여 비아편유사제가 요구되며 단독 또는 다른 약제와 함께 사용하여 아편유사제의 필요성을 저하시킬 것이다. NSAIDs의 사용에 따른 합병증은 잘 알려져 있으며, 미래에는 정맥 투여가 근육 또는 항문투여보다 더 편안하고 덜 불쾌하게 될 것이다.[56] 모든 당일수술센터는 통증 치료에 대한 확실한 처방을 가지고 있어야 한다. 더욱이 표준화하여 경, 중등도, 중한 통증치료 결과를 검사하여야 한다. 앞으로 마취과의사는 열, 저온, 침술, 최면, 경피전기자극(transcutaneous electrical stimulation, TENS)과 같은 대체할 진통방법의 적용을 고려하여야 한다. 마지막으로 경피 fentanyl 첩포(transdermal fentanyl patch), 구강점막, 경비, 경피 및 경구로 서서히 유리되는 약제에 대하여 많은 연구가 있어야 할 것이다.[57]

표 22-1. Free-standing 당일수술 센터를 위한 권고 사항들(British Association of day Surgery)
1. 모든 당일수술 환자가 퇴원할 때까지 모든 의료진은 근무할 것을 전제로 할 것
2. 간호사와 수술실 근무자들은 당일수술에 경험이 있을 것이며 수술실, 마취와 회복실에 대한 교육을 받을 것
3. 수술 전 면담실을 준비할 것
4. 당일수술 환자 중에서 응급 환자의 입원을 위하여 조절할 수 있도록 할 것
5. 입원병원으로 응급이동할 수 있도록 조절할 것
6. 질적 평가를 위한 프로그램을 비치할 것

미래의 당일수술 계획

1. 병원

영국에서 운영되고 있는 free-standing 당일수술센터의 성장에 대하여 많은 논의가 있어야 할 것이다. 과거 30년 동안 미국에서 당일수술센터의 확산은 인상적이며 2000개소 이상 등록 되었다. 이러한 변화는 23시간 당일수술을 위한 회복실의 발달에 의한 것이며 병원과 free-standing 당일수술센터에 중대한 영향을 주었다. 표 22-1에서 영국 당일수술 협회(Britisch Association of day Surgery, BADS)에서 권장 사항을 정리하였다. 또한 당일수술센터의 운영 시간을 오후와 주말까지 확대될 것이며 소수술 후 사회활동에서 제외되는 불편함을 해결할 것이다. 이러한 제안의 내면에는 지속적인 비용 증가를 낳게 될 수도 있다.

2. 환자 호텔

현시점에서 당일수술에서 재확인할 필요가 있으며 제 1, 20장에서 정의를 설명하였다. 그러나 당일수술로서 갑상선 부분 정제술, 유방 축소술, 이하선 절제술과 같은 대수술에서 23시간 회복실 시설과 함께 보고가 있었다. 유럽에서는 짧은 당일수술의 관점에서는 고유의 개념이 아니다. 이러한 문제의 답변은 환자 호텔일 것이다.[58,59] 특수성을 고려하여 모든 환자의 14%는 환자 호텔의 편의를 적절하다고 선택할 것이다.[60] 어떠한 호텔 계획이라도 진보적인 호텔 사업계획의 절대적인 부분을 차지할 것이다. 장점은 침상 유지와 퇴원 환자의 정리 문제에서 다른 어떤 발전에 앞서 제고되는 것을 최대화 할 것이다.

당일수술은 지속적으로 확대될 것이고 계획 입안자는 어떤 새로운 병원의 복합성을 위한 계획에서 입원 환자 침상수를 고려하여야 할 것이다. 모든 선택수술의 60%가 당일수술로 안전하게 치료되고 있다. 그러므로 미래의 병원은 크기는 작아지고 전문화 되면서 점차 당일수술 센터로 대체될 수 있을 것이다. 병원 시설들은 MIS, 중재적(interventional) 치료와 진단을 위한 영상의학과 소아와 성인 당일수술, 만성 통증 치료와 내시경을 위한 공간으로 변화될 것이다. 이상적인 당일수술 센터는 병원 건물의 1층에 위치하여야 하며 가까운 거리에 주차장이 있어야 한다. 더욱이 성공을 위한 모험은 성공적인 당일수술 센터 미래는 질적 보장, 교육과 연구를 위한 활동적인 프로그램에 의존하는 것과 같이 교육을 위한 공간의 배정이다.

3. 경제적인 부분

미래는 당일수술과 입원수술의 상대적인 비용에 대한 연구 시도에는 모든 관련된 비용을 포함하여야 한다. 견실한 경제적인 기초와 임상적인 방향으로 계획된 당일수술 센터는 재정과 개선된 능율적인 계획에 따라서 조절되는 개별적인 예산으로 할당하여야 한다. 입원환자와 비슷한 과정으로 비교하여 19-68%의 비용절감 효과가 있다고 하였다. 그러나 미래의 당일수술 센터가 갖는 위험은 질보다 비용 절감으로 향하는 것이다. 그러므로 건강관리 수혜자들은 비용과 함께 질적인 결과를 조사하여 조언하여야 한다. 당일수술 분야의 뒷전에 있는 국가는 이러한 방해요인을 제거하여야 한다. 이러한 문제점에는 일반적으로 의료보험의 장벽과 의사와 관리요원의 무관심이 포함된다. 마지막으로 많은 부분에서 당일수술의 확대는 과거 세대에서 건강관리에 대한 현저한 발전의 일부분이었다고 동의하며 많은 나라에서 미래에 당일수술의 장점을 수용하게 될 것이다.

당일수술에 대하여 기술적인 발전과 문제점에 대한 교육 프로그램의 개발과 함께 조직적인 접근이 필요하다. 병원을 기초로 하여 간호 관리에도 종사하면서 수술 후 진통과 감시 프로그램을 관리하여야 한다. 미래의 성공은 의료진과 간호사 및 관리진의 서로 협조와 교육을 통하여 이루어 질 것이다.

[참고문헌]

1. Ogg TW: The future of day surgery and anaesthesia. cited in Miller JM, Rudkin GE, Hitchcock M: Practical anesthesia and analgesia for day surgery. Oxford, BIOS Scientific Publishers Limited 1997 pp237-50
2. Sierra E, Pi F, Domingo J, et al: Ambulatory surgery to cope with long patient waiting lists. Ambulatory Surg 1995; 3: 19-22
3. Linden I, Bergbom Engberg I: Patient's opinions and experience of ambulatory surgery-a self care perspective. Ambulatory Surg 1995; 3: 131-9
4. Theus RJ, GO PMNH, Van Wijmen F: Quality assessment in a day sugregy unit. Ambulatory Surg 1995; 3: 195-8
5. Edwards N: Day surgery. Day for night. Health Serv J 1996; 106: 24-6
6. Sutton C: Operative laparoscopy. Br J Hosp Med 1993; 49: 312-7

7. Monson JRT: Advanced techniques in abdominal surgery. Br Med J 1993; 307: 1346-50
8. Livingstone JI, Cahill CJ: Day case laparoscopic cholecystectomy-a feasibility study. Ambulatory Surg 1995; 3: 179-82
9. Wickham JEA: Treatment of urinary tract stones. Br Med J 1993; 307: 1414-7
10. Gilliard N, Eggli Y, Halfon P: A methodology to estimate the potential to move inpatient to one day surgery. BMC Health Serv Res 2006; 6: 78
11. Dexter F, Macario A, Penning DH, et al: Development of an appropriate list of surgical procedures of a specified maxmum anesthetic complexity to be performed at a new ambulatory surgery facility. Anesth Analg 2002; 95: 78-82
12. Dougherty TJ: Photosensitisation of malignant tumours. Semin Surg Oncol 1986; 2: 24-37
13. Pino RM: The nature of anesthesia and procedural sedation outside of the operating room. Curr Opin Anaesthesiol 2007; 20: 347-51
14. Cushieri A: Minimal access surgery; the birth of a new era. J R Coll Surg Edinb 1990; 35: 345-7
15. Hitchcock M, Ogg TW: Anaesthesia for day-case surgery. Br J Hosp Med 1995; 54: 202-6
16. Hitchcock M, Rudkin G: The real cost of total intravenous anaesthesia: cost versus price. Ambulatory. Surg 1995; 3: 43-8
17. Bovill JG: New delivery systems for anaesthesia. Curr. Opin. Anaesthiol. 1995; 8: 287-91
18. Carroll PH, Ogg TW: Recovery after day surgery with intravenous anaesthetics agents. Ambulatory Surg. 1996; 3: 43-8
19. Suttner S, Boldt J: Low-flow anaesthesia. Does it have potential pharmacoeconomic consequences? Pharmacoeconomics 2000; 17: 585-90
20. Bovill JG: New drugs. Curr Opin Anaesthiol 1996; 9: 318-22
21. Coloma M, Chiu JW, White PF, et al: The use of esmolol as an alternative to remifentanil during desflurane anesthesia for fast-track outpatient gynecologic laparoscopic surgery. Anesth Analg 2001; 92: 352-7
22. Bagshaw RJ, Conahan TJ, Delling C, et al: Esmolol as an anaesthetic in ambulatory surgery. Ambulatory Surg 1995; 3: 13-7
23. Smith I, White PF: New anaesthetics, analgesics and muscle relaxants for ambulatory surgery. Curr Opin Anaesthiol 1995; 8: 298-303
24. Saros GB, Doolke A, Anderson RE, et al: Desflurane vs. sevoflurane as the main inhaled anaesthetic for spontaneous breathing via a laryngeal mask for varicose vein day surgery: a prospective randomized study. Acta Anaesthesiol Scand 2006; 50: 549-52
25. Smith I, Nathanson M, White PF: Sevoflurane-a long awaited volatile anaesthetic. Br J Anaesthesia 1996; 76: 435-45
26. Gonsowski CT, Laster MJ, Eger EI, et al: Toxicity of compound A in rats. Effect of increasing duration of administration. Anesthesiology 1994; 80: 566-73
27. Kandel L, Laster MJ, Eger EI 2nd, et al: Nephrotoxicity in rats undergoing a one-hour exposure to compound A. Anesth Analg 1995; 81: 559-63
28. Eger EI 2nd, Koblin DD, Bowland T, et al: Nephrotoxicity of sevoflurane versus desflurane anesthesia in volunteers. Anesth Analg 1997; 84: 160-8
29. Ebert TJ, Frink EJ Jr, Kharasch ED: Absence of biochemical evidence for renal and hepatic dysfunction after 8 hours of 1.25 minimum alveolar concentration sevoflurane anesthesia in volunteers. Anesthesiology 1998; 88: 601-10
30. Yagiela JA: Health hazards and nitrous oxide: a time for reappraisal: Anesth Prog 1991; 38: 1-11
31. Valleggi S, Cavazzana AO, Bernardi R, et al: Xenon up-regulates several genes that are not up-regulated by nitrous oxide. J Neurosurg Anesthesio 2008; 20: 226-32
32. Marx T, Schmidt M, Schirmer U, et al: Pollution of the environment and the workplace with anesthetic gases. Int Anesthesiol Clin 2001; 39: 15-27
33. Caldwell JE: New muscle relaxants. Curr Opin Anaesthesiol 1995; 8: 356-61

34. Chetty MS, Pallard BL, Wilson A, et al: Rocuronium bromide in dental day case anaesthesia-a comparison with atracurim and vecuronium. Anaesth Intesn Care 1996; 24: 37-41
35. Leuwer M: Do we need muscular blockers in ambulatory anaesthesia? Curr Opin Anaesthesiol 2000; 13: 625-9
36. Wastila WB, Maehr RB, Turner GL, et al: Comparative pharmacology of cisatracurium(51W89), atracurium, and five isomers in cats. Anesthesiology 1996; 85: 169-77
37. Lien CA, Belmont MR, Heerdt PM: GW280430A: pharmacodynamics and potential adverse effects. Anesthesiology 2005; 102: 861-3
38. Jones RK, Caldwell JE, Brull SJ, et al: Reversal of profound rocuronium-induced blockade with sugammadex: a randomized comparison with neostigmine. Anesthesiology 2008; 109: 816-24
39. Watcha MF. Nausea and vomiting: choice of drugs and treatment. Curr Opin Anaesthesiol 996; 9: 300-5
40. Barker JP, Vafidis GC, Hall GM: Post-operative morbidity following cataract surgery: a comparison of local and general anaesthesia. Anaesthesia 1996; 51: 435-7
41. Green G, Jonsson L: Nausea: the most important factor determing length of stay after ambulatory surgery. Acta Anesthesiol Scand 1993; 37: 742-6
42. O'Donnel BD, Iohom G: Regional anesthesia techniques for ambulatory orthopedic surgery. Curr Opin Anaesthesiol 2008; 21: 723-8
43. Munro HM, Riegger LQ Reynolds PI, et al: Comparison of the analgesic and emetic properties of ketorolac and morphine for paediatric outpatient strabismus surgery. Br J Anesth 1994; 72: 624-8
44. Eck JB, Ross KA: Paediatric regional anaesthesia - what makes a difference? Best Prac Res Clin Anaesthesiol 2002; 16: 159-74
45. Stewart J, Kellett N, Castro D: The central nervous system and cardiovascular effects of levobupivacaine and ropivacaine in healthy volunteers. Anesth Analg 2003; 97: 412-6
46. Harrison CA, Morris S, Harvey JS. Effect of ilioinguinal and iliohypogastric nerve block and wound infiltration with 0.5% bupivacaine on post-operative pain after hernia repair. Br J Anaesth 1994; 72: 691-3
47. Neal JM, Deck JJ, Kopacz DJ, et al: Hospital discharge after ambulatory knee arthroscopy: A comparison of epidural 2-chloroprocaine versus lidocaine. Reg Anesth Pain Med 2001; 26: 35-40
48. Awad IT, Chung F: Factors affecting recovery and discharge following ambulatory surgery. Can J Anesth 2006; 53: 858-72
49. Mulroy MF, Wills RP: Spinal anesthesia for outpatients: appropriate agents and techniques. J Clin Anesthesiol 1995; 7: 622-7
50. Buettner J, Wresch KP, Klose R: Postdural puncture headache: comparison of 25 gauge Whitacre and Quincke needes. Reg Anesth 1993; 18: 166-9
51. Capadevila X, Ponrouch M, Choquet O: Continuous peripheral nerve block in clinical practice. Curr Opin Anaesthesiol 2008; 21: 619-23
52. Twersky R, Abiona M, Thorne AC, et al: Admission following ambulatory syrgery: outcome in seven urban hospitals. Ambulatory Surg 1995; 3: 141-6
53. Stienstra R, Samhan YM, el-Mofty M, et al: Double-blind comparison of alizapride, droperidol and ondansetron in the treatment of post-operative nausea. Eur J Anaesthesiol 1997; 14: 290-4
54. Dahl JB: The status of pre-emptive analgesia. Curr Opin Anaesthesiol 1995; 8: 323-30
55. White PF: Management of postoperative pain and emesis. Can J Anaesth. 1995; 42: 1053-5
56. Bovill JG: New delivery systems for anaesthesia. Curr Opin Anaesthesiol 1995; 8: 287-91
57. Jarrett PEM, Wallace M, Jarrett MED, et al: Experience of a hospital hotel. Ambulatory Surg 1996; 4: 1-3
58. Winyard G: Patient hotels. J Epidemiol Community Health 1993; 47:341
59. Hensher M, Fulop N, Coast J, et al: The hospital of the future. better out than in? Alternatives to acute hospital care.Better out than in? BMJ 1999; 319: 1127-30
60. Jarrett PEM: Day surgery-the future. Ann Chir Gynaecol 1995; 84: 379-83.

부록

- 당일수술 안내문
- 외래 마취전 질의서
- 수술 · 마취 동의서
- 이비인후과 / 삼출성 중이염
- 이비인후과 / 설소대수술
- 안과 / 눈물관삽입술
- 안과 / 백내장
- 안과 / 사시
- 안과 / 상하안검수술
- 성형외과 / 코수술
- 소아외과 / 탈장 수술
- 산부인과 / 환상투열요법
- 산부인과 / 임신중절술
- 구강외과 수술
- 비뇨기과 / 음낭수종
- 비뇨기과 / 요실금

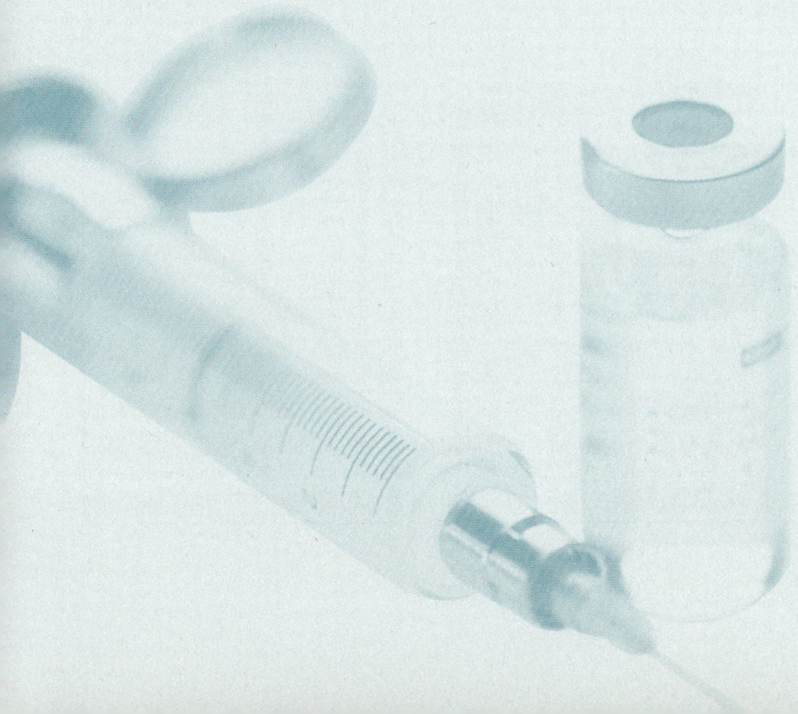

당일수술센터

주의 사항

- 보호자가 대기실에서 자리이동을 할 경우 간호사에게 연락처를 남겨 주시기 바랍니다.
- 보호자의 회복실 입실은 감염관리를 위해 제한하며, 간호사의 안내에 따라 안정실로 가시기 바랍니다.(단, 소아환자 보호자는 회복실 입실이 가능합니다.)
- 환자의 안정을 위하여 대기실에서는 반드시 휴대폰을 꺼 주시기 바랍니다.
- 사물함 열쇠는 보호자가 보관하시고, 귀가할 때 간호사에게 반드시 반납하여 주시기 바랍니다.
- 귀중품은 분실하지 않도록 보호자의 각별한 주의와 보관을 바랍니다(본인의 부주의로 인해 분실되었을 경우 병원에서 책임을 지지 않습니다).
- 귀가할 때 영수증이나 환자진료카드 번호를 주차원에게 제시하시면 주차는 무료입니다.

서울아산병원

서울특별시 송파구 아산병원길 86 (우) 138-736
병원대표전화 : 1688.7575 **인터넷** : www.amc.seoul.kr
당일수술센터 : 02)3010.8420

당일수술센터

당일수술 안내문
(전신마취환자)

앞선 의술 더 큰 사랑

서울아산병원
Asan Medical Center

수술 전

마취상담실

마취통증의학과 의사와 상담합니다.
(수술 전 신관3층 당일수술센터에서 시행)

수술 전 알아두실 사항

수술 시간은 진료과에서 안내해 드립니다.
수술 전날 밤 12시부터 금식합니다.
※ 물도 마시면 안됩니다.
수술 당일은 보호자와 동반해 주십시오.

탈의실

당일수술센터에 도착하면 직원의 안내에 따라 사물함 열쇠를 받은 후 환자복으로 갈아 입습니다.

탈의 방법

속옷(브레지어 · 팬티), 악세서리, 안경(렌즈), 틀니, 보청기, 화장(메니큐어) 제거 후 환의, 모자, 슬리퍼 착용

대기실

활력징후와 체중을 측정합니다(혈압, 체온 등).
환자가 준비실에 들어간 후 보호자는 대기실에서 계시면 됩니다.

준비실

수액주사와 투약(항생제, 진정제 등)을 하게 됩니다.

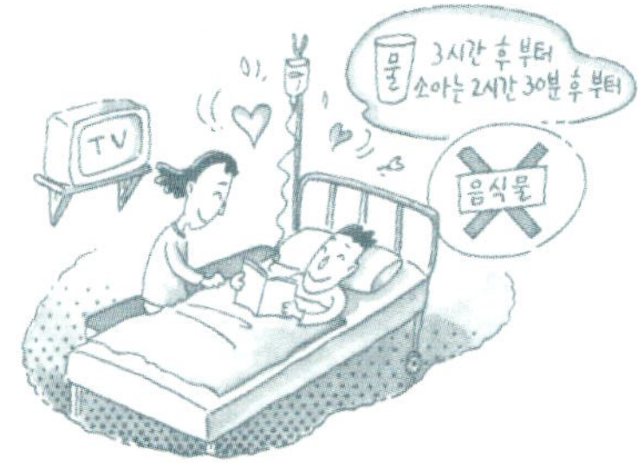
TV
물 3시간 후 부터
소아는 2시간 30분 후 부터
음식물

수술 후

수술실

수술 준비가 끝나면 담당 의사가 환자와 함께 수술실로 들어갑니다. 수술 소요시간은 수술준비(소독, 마취 등)를 포함하므로 예상보다 길어질 수 있습니다.

회복실

환자의 안정과 마취 회복을 위하여 1시간 정도 머무르게 되며 산소공급과 혈압 및 심전도 측정을 하게 됩니다.

안정실

마취에서 회복되어 안정실로 옮기신 후에는 보호자와 함께 있을 수 있습니다. 비디오, TV, 인터넷, 잡지 등을 보실 수 있습니다. 물과 이온음료는 회복실 입실 시간을 기준으로 소아는 2시간 30분 후, 성인은 3시간 후부터 드실 수 있습니다(단, 흉부외과 다한증 환자는 별도의 안내를 받으십시오.) 음료 외 음식물은 섭취하실 수 없습니다.

퇴원 교육

퇴원

안정실에서 3~4시간 정도 있다가 환자에게 특별한 문제가 없으면 퇴원약, 예약증을 받고 퇴원하시게 됩니다.

상처관리 방법

1) 상처는 1주일 정도 물에 닿지 않도록 주의하여 주십시오.
2) 배액주머니(JP)와 소변줄을 가지고 귀가하는 경우 다음 외래 방문시 제거하게 됩니다.
3) 과도한 활동(예: 자전거, 등산, 운전 등)으로 상처에 무리가 가지 않도록 주의하십시오.
4) 실밥을 제거해야 하는 경우는 1~2주 정도 소요됩니다.

식사관리

1) 오후 6시 이후에 죽이나 미음을 먹고, 그 전에는 물이나 이온음료만 섭취합니다.
2) 분유를 먹는 아이는 수술 후 4시간 이후에 묽게 타서 조금씩 자주 먹입니다.

퇴원약 수령

약물 효과, 복용 방법에 대해 담당 간호사의 설명을 듣고 그대로 이행하십시오.

수납(신관2층 21~24번 수납 창구)

담당 간호사에게 예약증을 받은 후 원무과에서 수납하고 귀가하십시오.

외래 마취전 질의서

이 질의서는 환자(당신 또는 당신의 자녀)를 책임질 의사를 돕기 위해 만들어진 것입니다. 환자의 건강에 대해 더 많이 알 수 있도록 가능한 완전하게 채워주시고 접수 창구로 되돌려 주시기 바랍니다.

성명 : ______________ 나이 : ____________ 성별 : 남 / 여

신장 : ____________ cm 체중 : ____________ kg 직업 : ________________

주소 : ____________________________________ 전화 : ________________

종교 : ☐ 없음 ☐ 기독교 ☐ 가톨릭교 ☐ 불교 ☐ 기타 ____________

활력징후 : 혈압 ______ / ______ mmHg 맥박 __________ 회/min

수술날짜 : ______ 년 ______ 월 ______ 일 수술명 : ______________

수술외과의사 과 : ______________ 성명 : ______________

환자의 전체 건강 상태는?

☐ 매우 좋다 ☐ 좋다 ☐ 그저 그렇다 ☐ 나쁘다

환자의 건강에 있어서 최근에 변화가 있습니까?

☐ 예 ☐ 아니오 ☐ 부연 설명:

환자는 신체적으로 활동적입니까?

☐ 매우 활동적이다 (아무런 제한이 없다) ☐ 다소 활동적이다 (계단을 오르내린다) ☐ 활동적이지 못하다 (걸을 수 없다)

환자는 현재 감기증세(기침, 가래, 열, 콧물 등)가 있습니까?

☐ 없다 ☐ 있다 (증세 : ______________________)

흔들리는 치아가 있습니까? ☐ 없다 ☐ 있다(______)

환자는 아래의 질환들에 대해서 앓고 계십니까?

☐ 심장질환, 심부전 ☐ 고혈압 ☐ 당뇨병

☐ 간질환, 간염 ☐ 관절염 ☐ 폐질환(결핵, 기관지염, 폐렴, 천식, 폐기종 등)

☐ 신장, 방광 질환 ☐ 종양

☐ 중풍 ☐ 경련, 간질 ☐ 임신유무 유☐ 무☐

☐ 출혈성 질환 ☐ 류마티스성 열 ☐ 기타 ______________

☐ 알레르기 (없음☐ , 있음☐ (______________)

환자가 현재 복용하고 계신 약을 적어주십시요.
: 조제약과 비조제약(아스피린, 감기약 등)을 모두 포함해 주십시요.

복용 약의 종류	용　　량	하루당 투약 횟수
1.		
2.		
3.		
4.		

과거 입원력

입원 년도	병원	질환	수술 종류	마취 종류
				전신마취/부위마취
				전신마취/부위마취
				전신마취/부위마취
				전신마취/부위마취

Anesthesia Note(마취의사가 기록)

☐ NPO　☐ Chart Reviewed　☐ Lab Data Reviewed
☐ Further test, consultation needed specify ____________________
☐ Anesthesia management and risk explained to patient/responsible party
☐ Pateint' s condition satisfactory to proceed with anesthesia as planned
☐ General　☐ Regional　☐ Monitored Anesthesia Care

Date ______________　Time ______________　Signature ______________

수술 · 마취 동의서

등록번호 :	성별/연령 : /	이름 :
병명(진단명) :		
수술명 :		
시행 예정일 : 년 월 일	통증조절기(100/100 본인부담) 사용 □ 동의함 □ 동의하지 않음	
수술 집도의 :		
수술부위 표지 여부 □ 예(수술부위 :) □ 해당없음(단일장기, 치아, 미숙아)		

이 설명 내용은 수술 · 마취에 대한 좀 더 정확한 정보를 제공하여, 귀하나 보호자가 수술 · 마취 시행 여부를 결정할 수 있도록 하기 위한 것입니다. 설명 내용 중 이해되지 않는 부분이 있다면 의사에게 설명을 요구하십시오.

1. 치료를 하지 않을 경우의 예후

2. 수술 이외의 시행 가능한 다른 치료 방법

3. 수술의 목적 및 효과

4. 수술 과정 및 방법

5. 수술 후 발생 가능한 합병증, 후유증 및 기능 장애

6. 수술 및 마취과정 중 발생할 수 있는 문제점
   1) 일반적인 문제 : 감염, 출혈, 쇼크, 사망.
   2) 그 외, ____________________
   3) 마취 시 부가적으로 발생할 수 있는 위험
      무기폐, 폐렴, 후두, 기관지 경련, 급성호흡곤란증후군 등의 호흡기계 부작용, 혈압 저하, 부정맥, 쇽 등의 심혈관계 부작용, 약물 과민 반응, 간기능 손상, 신기능 부전, 마비, 뇌 손상, 사망.
      전신마취의 경우 성대, 치아, 눈에 불편감 내지 손상을 줄 수 있음.
      척추나 경막외 마취시 두통, 만성적 요통, 배뇨곤란, 신경성후유증, 감염, 혈압저하, 쇽 등이 유발될 수 있음.
   4) 수혈과 관련된 문제
      수술 중 수혈이 필요할 수도 있습니다. 이에 (동의합니다), (동의하지 않습니다).
      수혈 시 발생할 수 있는 부작용
      : 감염, 수혈반응(용혈성, 알러지성, 발열, 혈액량 과다). 혈액응고장애, 저체온,
      기타____________________

5) 수술 후 중환자실 입실 및 인공호흡기 치료 가능성

6) 고령, 미숙아, 영유아, 특이체질, 중등도 이상의 전신질환을 동반하고 있는 환자의 경우 상기의 문제점이 유발될 가능성이 더욱 큼

7) 수술 중 각성이나 수술 후 회복지연이 드물게 나타날 수 있음

8) 장시간의 수술, 환자의 피부상태, 수술체위에 따라 피부 통합성에 문제가 발생할 수 있음

7. 외과적으로 적출된 조직은 대부분 조직 검사에 이용되며, 그 나머지 부분은 관련 법규에 따라 병원에서 폐기 처리하게 됩니다. 폐기될 귀하의 조직의 일부분은 귀하의 혈액과 함께 보관되어 연구의 목적으로 사용하고자 합니다. 보관된 혈액 및 조직은 병인 규명, 진단, 치료 기술 향상과 병의 예방을 위한 연구 및 유전자 연구에 사용될 수 있으며, 해당 연구의 윤리성과 적정성은 임상연구위원회의 검토와 승인 아래 이루어 질 것입니다. 연구 시 개인정보에 대한 비밀은 철저히 엄수될 것이며, 연구 결과에 대한 귀하의 권한은 없습니다. 또한 귀하가 동의하지 않는 경우라도 이에 대한 불이익은 없습니다. 이에 대해 (동의합니다. 동의하지 않습니다.)

나(대리인)는 나(환자)의 상태, 시행될 수술에 대한 설명, 다른 치료 방법, 수술을 받지 않을 시의 경과와 마취의 위험에 대하여 충분히 설명을 들었으며, 질문할 수 있는 기회를 가졌습니다.

나(대리인)는 본 수술로 인해 생길 수 있는 불가항력적인 문제점과 합병증, 후유증에 대하여 설명을 들었으며 충분히 이해하였습니다. 또한 이러한 문제점과 합병증, 후유증은 누구도 예측할 수 없으며, 이런 가능성에도 불구하고 나(대리인)는 본 수술을 시행하는데 동의하며, 수술에 대한 모든 것을 병원과 주치의에게 위임합니다.

나(대리인)는 시행한(할) 조직, 골수, 세포검사의 보다 정확한 진단을 위하여, 채취한 조직, 세포 등으로 퇴원 이후에 추가로 정밀검사를 시행할 수 있음에 동의하며, 그에 따른 추가비용을 고지 받을 경우, 진료비 수납에 동의합니다.

환자 또는 대리인: ______________ (서명/인)
설명의사: ____________________ (서명/인)
년 월 일

환자 또는 대리인(환자의 ____________) : ______________ (서명/인)
주민등록번호 : ______________________________

나는 수술의 목적 과 방법, 발생 가능한 문제점과 합병증 및 후유증, 본 수술 이외의 다른 가능한 치료 방법, 치료를 받지 않을 시의 경과에 대하여 설명하였습니다.

년 월 일

설명의사 : __________________ (서명/인)

※ **대리인이 서명하게 된 사유** ☐ 환자의 신체 · 정신적 장애로 인하여 수술에 대하여 이해하지 못할것으로 판단됨
☐ 미성년자로서 수술에 대하여 이해하지 못할 것으로 판단됨
☐ 설명하는 것이 환자의 심신에 중대한 나쁜 영향을 미칠 것으로 판단됨
☐ 환자 본인이 승낙에 관한 권한을 특정인에게 위임함
☐ 응급 상황
☐ 기타 ______________________________________

이비인후과 / 삼출성 중이염

◈ 비고

◈ 퇴원후 건강관리 안내

식 사	□ 일반식	□ 저염식	□ 고단백	□ 저지방식	□ 당뇨식	□ 기타
활 동	□ 일상생활	□ 안정	□ 재활치료	□ 관절운동	□ 정기적운동	□ 체위변경
목 욕	□ 제한	□ 통목욕	□ 샤워	□ 침상목욕	□ 세발	□ 좌욕
특이사항	□ Dressing	□ Stitch Out	□ Tube Change	□ 혈압관리	□ 당뇨기타	□ 발간호
	□ 감염예방	□ 구강간호	□ 체중관리	□ 기타		

◈ 기타 안내

퇴원방법	□ 눕는차	□ 앉는차	□ 도보	□ 응급차	□ 보호자에게 안겨서
자퇴서약서	□ 없음	□ 있음			

간호사 서명 : ______________

◈ 퇴원 후 주의사항

- 본 시술은 삼출성 중이염의 치료를 위해 중이간내에 고여 있는 액체를 배출시키고 중이 간내의 환기를 돕기 위해 고막에 직경 1mm 보다 조금 큰 튜브를 삽입하는 것입니다.
- 수술 후 약간의 어지럼증이나 고막에서 이루 등이 나올 수 있지만 이는 일시적인 것이며 수술이 잘못되어 그런 것은 아닙니다. 단, 심할 경우에는 이비인후과에 문의하십시오.
- 가장 주의해야 할 점은 귀에 물이 들어가지 않게 해야 한다는 것입니다. 고막에 인위적인 구멍이 존재하므로 외이도의 물이 중이강으로 들어가기 쉽습니다. 따라서 수영은 금기이며, 목욕 시에도 조심해야 합니다.
- 튜브는 평균적으로 수술 후 6개월에서 1년 사이에 중이의 염증이 호전되면서 저절로 빠지게 됩니다. 이보다 더 빨리 빠질 수도 있으며, 1년 이상 지속되는 수도 있어 인위적으로 뽑아 주는 경우도 있습니다.
- 튜브가 빠진 후에 그 자리가 대부분의 경우에서 문제없이 아물게 되지만 귀에 물이 들어가거나 염증 등으로 인하여 고막에 천공이 지속되는 경우가 있으며 이는 다른 수술적 치료를 요할 수도 있습니다.
- 치료가 끝난 후에 재발을 안 하는 경우가 많지만 다시 중이염이 발생하여 튜브를 새로 끼워야 하는 경우가 있습니다. 따라서 재발을 하기 전에 지속적인 외래 관찰 및 치료가 필요합니다.
- 시술하신 선생님에 따라 귀에 넣는 물약을 처방하는 경우가 있는데 이 경우 하루에 2~3회 씩 귀속으로 점적을 하면됩니다.

이비인후과 외래 02-3010-3697, 3691

이비인후과 / 설소대수술

◈ 비고

◈ 퇴원후 건강관리 안내

식 사	☐ 일반식	☐ 저염식	☐ 고단백	☐ 저지방식	☐ 당뇨식	☐ 기타
활 동	☐ 일상생활	☐ 안정	☐ 재활치료	☐ 관절운동	☐ 정기적운동	☐ 체위변경
목 욕	☐ 제한	☐ 통목욕	☐ 샤워	☐ 침상목욕	☐ 세발	☐ 좌욕
특이사항	☐ Dressing	☐ Stitch Out	☐ Tube Change	☐ 혈압관리	☐ 당뇨기타	☐ 발간호
	☐ 감염예방	☐ 구강간호	☐ 체중관리	☐ 기타		

◈ 기타 안내

퇴원방법	☐ 눕는차	☐ 앉는차	☐ 도보	☐ 응급차	☐ 보호자에게 안겨서
자퇴서약서	☐ 없음	☐ 있음			

간호사 서명 : ____________________

◈ 퇴원 후 주의사항

- 본 시술은 설소대가 혀의 움직임을 방해하여 발음에 장애가 오는 것을 해소시키려는 목적으로 설소대를 절개하는 것입니다. 수술시 봉합한 실은 저절로 녹는 실이므로, 따로 뽑아 줄 필요는 없습니다.
- 시술 후 즉시 발음이 좋아지는 것은 아니며, 잘못된 발음습관이 교정되어야 시술의 효과가 나타날 수 있습니다.
- 식사는 며칠간은 식혀서 부드러운 것으로 섭취하는 것이 좋습니다.
- 간혹 수술 부위의 통증 및 혀가 저린 듯한 느낌을 호소하는 경우가 있으나, 시간이 지나면 사라지며 심한 경우 이비인후과 외래로 문의하십시오.
- 별다른 합병증은 없는 간단한 시술이나, 턱 밑이 부어오르거나 통증을 호소하면 바로 병원으로 오셔야 합니다. 이는 수술시 지혈 목적으로 봉합한 실이 턱밑샘(침샘)이 분비관을 묶게되면 침이 배출되지 못하여 발생하는 현상으로 즉시 봉합한 실을 풀어주어야 합니다.
  (대개 수술후 일주일 후가 됩니다.) 그 후 필요에 따라 외래 경과관찰을 하게 됩니다.

이비인후과 외래 02-3010-3691
당일수술센터 02-3010-8420

안과 / 눈물관삽입술

◈ 비고

◈ 퇴원후 건강관리 안내

식　사	☐ 일반식	☐ 저염식	☐ 고단백	☐ 저지방식	☐ 당뇨식	☐ 기타
활　동	☐ 일상생활	☐ 안정	☐ 재활치료	☐ 관절운동	☐ 정기적운동	☐ 체위변경
목　욕	☐ 제한	☐ 통목욕	☐ 샤워	☐ 침상목욕	☐ 세발	☐ 좌욕
특이사항	☐ Dressing	☐ Stitch Out	☐ Tube Change	☐ 혈압관리	☐ 당뇨기타	☐ 발간호
	☐ 감염예방	☐ 구강간호	☐ 체중관리	☐ 기타		

◈ 기타 안내

퇴원방법	☐ 눕는차	☐ 앉는차	☐ 도보	☐ 응급차	☐ 보호자에게 안겨서
자퇴서약서	☐ 없음	☐ 있음			

간호사 서명 : ______________

◈ 퇴원 후 주의사항

- 수술 후 부종 및 멍이 발생할 수 있습니다. 수술 후 냉 찜질을 2~3일 해주시고, 이후 온 찜질로 바꾸어 2~3일 시행해주시면 술 후 빠른 회복에 도움이 됩니다. 술 후 약 1~2주 정도는 약간의 피썩인 가래, 침 등이 나올 수 있습니다.
- 세수는 하셔도 됩니다.
- 술 후 약 1~2주 정도는 약간의 피 섞인 가래, 침 등이 나올 수 있습니다.
- 처방한 안약은 수술 후 3개월째까지 사용하게 됩니다. 눈물 흘림 증상이 소실되어도 새로 만들어진 눈물길이 다시 막히는 것을 방지하기 위하여 안약을 꼭 사용하여야 합니다.
- 처방한 비강내 분무제(후릭소나제)는 수술 후 1개월째 까지 사용합니다. 하루 4번 수술 한쪽 코에 사용합니다.
- 처방한 은박지에 덮인 비강점적제(NS-N제제)는 수술 후 1주일째까지만 사용합니다. (비강내 출혈을 줄이는 효과를 가지고 있으므로 머리를 높이는 자세를 유지하십시오. 이후에는 효과가 없으므로 사용하지 마십시오.)
- 수술 후 3-4일이 경과하면 코를 풀어도 특별한 문제가 없습니다. 다만 수술 시 수술 부위가 다시 막히는 것을 방지하기 위해 넣어둔 실리콘 관이 코 밖으로 밀려나올 수 있습니다. 이런 경우에는 놀라지 마시고 다시 코 속으로 관을 밀어 넣으시면 관이 다시 제 자리를 찾게 됩니다.
- 수술 부위가 다시 막히는 것을 방지하기 위해 넣어둔 실리콘 관은 수술 받은 눈을 자세히 살펴보시면 눈 안쪽 구석에서 보이게 됩니다. 이로 인하여 수술 후 2-3주 정도 이물감을 호소하시는 분들이 있는데 대개 2-3주 이후에는 이물감이 없어집니다. 실리콘 관은 수술 후 3-6개월 후 외래에서 제거합니다.
- 코세척 방법
  : 수술 다음날 병원에서 코안에 거즈가 제거되면 생리 식염수와 세정용 주사기를 구입(의료기 상사)하셔서 1일 3회 코 세척하십시오.

안과 외래 02-3010-3661

안과 / 백내장

◈ 퇴원 후 주의사항

- 수술 후 1달 동안 보호용 안대(양철망)을 자는 동안 착용하는 것이 안전합니다.
- 눈곱, 눈물, 분비물, 넘쳐 흐르는 안약 같은 것은 깨끗한 크리넥스 티슈로 눈을 누르지 않고 살짝 닦으면 됩니다. 수술 후 보름간은 세수, 세발과 목욕은 눈에 물이 들어가지 않게 조심해서 하십시오.
- 수술 후 보름간은 세수, 세발, 목욕시 눈에 물이 들어가지 않게 조심하십시오.
- 심한 육체노동, 운동과 눈에 먼지나 이물이 들어가기 쉬운 일을 제외하고 보통 집안일과 직장 일은 퇴원 다음날부터 해도 무방합니다.
- 책, 텔레비전, 컴퓨터 등 무엇이나 봐도 해롭지 않으며 수술 전 쓰던 안경이 편하고 도움이 되면 계속 쓰셔도 됩니다. 수술 받은 눈에 맞는 새 안경을 약 5주 후에 처방 받을 때까지 안경에 관해선 기다리시고 그간 보는 어려움이 있으면 다음 번 외래 진료 시 질문하여 답변을 받으면 됩니다.
- 타과에서 처방된 약은 계속 복용하시고 반대편에 쓰던 약도 계속 사용하십시오.
- 운전에 지장이 없을 만큼 보이고 안전하다고 느끼시면 운전해도 좋습니다.
- 과음은 피하되 가릴 음식, 눈에 좋거나 해로운 음식은 없습니다.
- 언제든지 갑작스러운 변화(통증, 부기, 출혈, 분비물, 시력 저하 등)가 생기면 곧 본원 안과로 오셔서 수술하신 선생님 아니면 다른 선생님이라도 꼭 보시고 휴일이나 밤에는 응급실로 오시면 됩니다.

〈걱정할 필요 없는 백내장 수술 후의 정상적인 눈의 변화〉

1. 충혈이 수일에서 수주까지 있을 수 있으며 점차적으로 줄어듭니다.
2. 약간의 통증 같은 느낌이나 이물감은 며칠 간 있을 수 있으며 점점 줄어듭니다.
3. 시력은 사람마다 눈마다 상태에 따라 다를 수 있습니다. 수술 직후부터 잘 보이는 경우도 있고, 흐리게 보이다가 점차 좋아지기도 하며, 계속 흐리게 보이다가 안경 처방을 받아 안경을 쓰고서야 비로소 잘 보이게 되는 등 다양합니다. 최종 시력은 약 4-6주 후 검사때 알게 됩니다.
4. 몹시 안 보였던 눈인 경우 너무 밝고 환하게 보여 눈이 부시고 색감이 달라질 수 있으며 시간이 경과함에 따라 점차 적응하게 됩니다.
5. 눈이 밝아지면 검은 점들이 보일 수 있는데 점차 없어지거나 경과 관찰중 그 수가 갑자기 증가하는 경우 안과 진료를 받아야 합니다.
6. 백내장이 있는 반대 눈이 갑자기 나빠진 느낌이 들 수 있습니다.
7. 다른 병이 동반되어 있는 경우(당뇨병, 망막증, 녹내장, 만성염증등) 회복이 느리거나 한계가 있을 수 있습니다.

안과 외래 02-3010-3661
내일(/) 신관 11층 116병동 안과 검사실로 오전 시 분까지 가세요.

안과 / 사시

◈ 비고

◈ 퇴원후 건강관리 안내

식 사	□ 일반식	□ 저염식	□ 고단백	□ 저지방식	□ 당뇨식	□ 기타
활 동	□ 일상생활	□ 안정	□ 재활치료	□ 관절운동	□ 정기적운동	□ 체위변경
목 욕	□ 제한	□ 통목욕	□ 샤워	□ 침상목욕	□ 세발	□ 좌욕
특이사항	□ Dressing	□ Stitch Out	□ Tube Change	□ 혈압관리	□ 당뇨기타	□ 발간호
	□ 감염예방	□ 구강간호	□ 체중관리	□ 기타		

◈ 기타 안내

퇴원방법	□ 눕는차	□ 앉는차	□ 도보	□ 응급차	□ 보호자에게 안겨서
자퇴서약서	□ 없음	□ 있음			

간호사 서명 : ____________________

◈ 퇴원 후 주의사항

- 수술 후 메스껍거나 토하는 경우가 가끔 있습니다.
- 수술은 눈의 근육을 재배열함으로써 사시를 교정하는 것이고 시력의 변화는 없습니다.
- 수술 결과는 다음날 바로 알 수 있는 경우도 있고 몇 주 기다려봐야 알 수 있습니다.
- 수술 후 눈근육 배열의 갑작스런 변화로 둘로 보일 수 있으나 기간이 경과하면 대개 회복됩니다.
- 경과 관찰중 사시가 재발되어 재수술이 필요할 수 있습니다.
- 눈은 수술 다음날부터 평소대로 보면서 생활하셔도 됩니다.
- 눈에 이물이 있는 것 같은 느낌이 있을 수 있으나 이는 수술 시 봉합한 실이 있어서 그런 것으로 수일 내에 이물감이 없어지고 시간이 지나면(약 1개월) 저절로 녹아 없어집니다.
- 눈의 흰자위가 붉게 충혈되어 있는 것은 처방한 안약을 지시대로 점안하면 시간이 지나서 없어집니다(사람에 따라 1-2개월이 걸릴 수도 있습니다).
- 눈은 수술 다음날 부터 평소대로 보면서 생활하셔도 됩니다.
- 정확한 수술결과가 나타날 때까지는 수주가 걸릴 수 있습니다.
- 세수, 목욕은 눈을 심하게 비비지 않는 범위 내에서 2-3일 이후부터 하실 수 있습니다.
- 전신 마취인 경우 수술 당일 저녁은 죽이나 미음을 드시고 국소 마취인 경우는 식사제한이 없습니다.

안과 외래 02-3010-3661

안과 / 상하안검수술

◈ 비고

◈ 퇴원후 건강관리 안내

식 사	☐ 일반식	☐ 저염식	☐ 고단백	☐ 저지방식	☐ 당뇨식	☐ 기타
활 동	☐ 일상생활	☐ 안정	☐ 재활치료	☐ 관절운동	☐ 정기적운동	☐ 체위변경
목 욕	☐ 제한	☐ 통목욕	☐ 샤워	☐ 침상목욕	☐ 세발	☐ 좌욕
특이사항	☐ Dressing	☐ Stitch Out	☐ Tube Change	☐ 혈압관리	☐ 당뇨기타	☐ 발간호
	☐ 감염예방	☐ 구강간호	☐ 체중관리	☐ 기타		

◈ 기타 안내

퇴원방법	☐ 눕는차	☐ 앉는차	☐ 도보	☐ 응급차	☐ 보호자에게 안겨서
자퇴서약서	☐ 없음	☐ 있음			

간호사 서명 : ____________

◈ 퇴원 후 주의사항

- 수술 후 부종 및 멍이 발생할 수 있습니다. 수술 후 냉찜질을 2~3일 해 주시고 이후 온찜질로 바꾸어 2~3일 시행해 주시면 부기를 최소화하여 빠른 회복에 도움이 됩니다.
- 엎드리거나 고개를 숙이는 자세를 취하지 말고 머리를 높게 유지합니다.
- 수술 후 부기는 수술후 1~2일째 가장 심하며 이후 조금씩 회복되는데 대개 약 1개월정도면 90%정도까지 회복이 되며 수술 후 6개월째까지 호전을 기대할 수 있습니다.
- 처방한 연고는 하루 4회 수술 부위에 깨끗한 면봉으로 발라주시면 됩니다.
- 수술 부위에 출혈이 있는 경우에는 수술 후 갑작스럽게 멍이 심하게 들면서 수술 부위에 출혈이 있고 심한 통증이 있을 수 있습니다. 이럴 경우 빨리 외래 혹은 응급실로 내원하여 주십시오.
- 수술 후 1주뒤 외래 예약 전까지는 세수를 하지 않도록 하시고, 깨끗한 물수건이나 물티슈 등으로 환부를 제외한 부위를 닦아 주십시오.
- 수술에 사용한 봉합사(실)는 수술 후 1주일 째 외래에서 제거하게 됩니다.

안과 외래 02-3010-3661

성형외과 / 코수술

◈ 비고

◈ 퇴원후 건강관리 안내

식 사	☐ 일반식	☐ 저염식	☐ 고단백	☐ 저지방식	☐ 당뇨식	☐ 기타
활 동	☐ 일상생활	☐ 안정	☐ 재활치료	☐ 관절운동	☐ 정기적운동	☐ 체위변경
목 욕	☐ 제한	☐ 통목욕	☐ 샤워	☐ 침상목욕	☐ 세발	☐ 좌욕
특이사항	☐ Dressing	☐ Stitch Out	☐ Tube Change	☐ 혈압관리	☐ 당뇨기타	☐ 발간호
	☐ 감염예방	☐ 구강간호	☐ 체중관리	☐ 기타		

◈ 기타 안내

퇴원방법	☐ 눕는차	☐ 앉는차	☐ 도보	☐ 응급차	☐ 보호자에게 안겨서
자퇴서약서	☐ 없음	☐ 있음			

간호사 서명 : ____________________

◈ 퇴원 후 주의사항

- 수술 중 사용한 안정제 및 마취제로 인해 호흡이 저하될 수 있으므로 충분히 회복된 뒤에 퇴원을 하며, 자가 운전은 삼가해 주십시오.
- 코에서 피가 맺히거나 흘러나올 수 있습니다. 피가 코 안에 고여 있는 것보다 흘러나오는 경우 부기도 적고 회복도 빠릅니다. 코를 풀지 말고흘러나오는 것만 자연스럽게 닦아 내고 의사에게 문의해 주십시오.
- 머리를 심장보다 높게 유지하고 얼음 찜질은 수술 후 48시간까지는 계속하며, 얼음 찜질 시에는 한쪽으로 무리한 힘을 주면 코가 삐뚤어 질 수 있으므로 코 양쪽에서 대칭적으로 합니다.
- 코를 풀거나 코 구멍 안을 후비지 말아야 한다. 코 안의 상처가 덧나거나 봉합이 떨어질 위험이 있습니다.
- 코 부위의 테이프는 실리콘 보형물의 위치를 유지시키고 부종을 방지하므로 떨어지지 않게 주의하고 가렵다고 긁거나 때지 말아 주십시오.
- 수술부위를 만지거나 부딪쳐서 충격이 가지 않도록 합니다. 특히 잘 때 엎드려 자지 않도록 주의해 주십시오.
- 안경은 수술 후 2주부터 착용하는 게 좋습니다. 왜내하면 보형물이 삐뚤어 질 수 있기 때문입니다.
- 수술 후 다음날과 5일째, 그리고 7일에 걸쳐 통원치료를 필요로 합니다. 수술 다음날에는 수술 후 부기와 출혈을 체크하고 콧속의 솜을 제거하며, 5일째에는 코의 봉합사를 제거하고 7일째에는 귀의 봉합사를 제거합니다.
- 수술 뒤 1~2일은 안정을 취하는 것이 좋으며 TV나 독서 등은 괜찮지만 자세에 유의하고 너무 피곤하지 않게 합니다. 그 이후에는 심한 운동을 제외하곤 일상생활을 해도 됩니다.
- 머리를 감는 것은 수술부위에 물이 들어가지 않게 할 수 있으면 수술 다음날부터 가능하고, 세수 및 사우나, 찜질방은 코테이프와 봉합사를 제거하는 7일째 이후에 가능하나 너무 뜨거운 것은 피하도록 합니다.
- 귀연골을 사용한 경우 귀 뒷부분을 일차봉합하고 솜으로 눌러 놓는데 수술 다음날 솜을 제거하고 봉합부위를 방수반창고로 드레싱하므로 세안은 가능하며 봉합사는 7일째 제거합니다.
- 코 속의 절개부위는 녹는 실로 봉합하므로 제거할 필요가 없고 2주경에는 녹으며, 봉합사주위로 피가 날 수 있으나 걱정하지 말고 가볍게 면봉으로 닦아 줍니다. 또한 봉합사 주위에 생긴 피딱지는 떼지 않습니다.

성형외과 외래 02-3010-3591

소아외과 / 탈장 수술

◈ 비고

◈ 퇴원후 건강관리 안내

식　사	☐ 일반식	☐ 저염식	☐ 고단백	☐ 저지방식	☐ 당뇨식	☐ 기타
활　동	☐ 일상생활	☐ 안정	☐ 재활치료	☐ 관절운동	☐ 정기적운동	☐ 체위변경
목　욕	☐ 제한	☐ 통목욕	☐ 샤워	☐ 침상목욕	☐ 세발	☐ 좌욕
특이사항	☐ Dressing	☐ Stitch Out	☐ Tube Change	☐ 혈압관리	☐ 당뇨기타	☐ 발간호
	☐ 감염예방	☐ 구강간호	☐ 체중관리	☐ 기타		

◈ 기타 안내

퇴원방법	☐ 눕는차	☐ 앉는차	☐ 도보	☐ 응급차	☐ 보호자에게 안겨서
자퇴서약서	☐ 없음	☐ 있음			

간호사 서명 : ____________________

◈ 퇴원 후 주의사항

- 귀가 후 안정을 하도록 하시고 1주일 동안 무리한 활동은 피하십시오.
  예) 달리기, 씨름, 자전거 타기 등.
- 식사는 오후 6시 이후에 부드러운 죽, 미음을 섭취하도록 하여 주십시오.
- 소독은 따로 하실 필요가 없고 만약, 드레싱부위가 떨어지면 베타딘 용액으로 소독 후 밴드만 붙여주셔도 됩니다.
- 수술에 사용한 실은 녹는 실을 사용하였으므로 따로 빼지 않습니다.
- 목욕은 삼가하십시요(상처감염 예방).
- 미열은 나타날 수가 있고 고열(38.4℃ 이상)이 나타날 경우는 해열제를 복용하십시오.
- 문의사항은 아래로 연락주시기 바랍니다.
  소아 외과 외래　　02-3010-3501(오전 9시~오후 5시 30분)
  www.amc.seoul.kr/~sp/main

산부인과 / 환상투열요법

◈ 비고

◈ 퇴원후 건강관리 안내

식 사	□ 일반식	□ 저염식	□ 고단백	□ 저지방식	□ 당뇨식	□ 기타
활 동	□ 일상생활	□ 안정	□ 재활치료	□ 관절운동	□ 정기적운동	□ 체위변경
목 욕	□ 제한	□ 통목욕	□ 샤워	□ 침상목욕	□ 세발	□ 좌욕
특이사항	□ Dressing	□ Stitch Out	□ Tube Change	□ 혈압관리	□ 당뇨기타	□ 발간호
	□ 감염예방	□ 구강간호	□ 체중관리	□ 기타		

◈ 기타 안내

퇴원방법	□ 눕는차	□ 앉는차	□ 도보	□ 응급차	□ 보호자에게 안겨서
자퇴서약서	□ 없음	□ 있음			

간호사 서명 : ____________________

◈ 퇴원 후 주의사항

• 자궁경부 세포진 검사의 결과상 암으로 진행될 위험이 있을 경우 고주파를 이용하여 자궁경부 병소부위의 조직을 잘라내어 치료하거나 진단하기 위함입니다.

• 시술 후 하복부 통증이 있을 것이며 가벼운 질 출혈은 며칠 동안 있을 수 있습니다.

• 시술 후 거즈를 넣었으면 잠자기 직전에 거즈를 제거하십시요.

• 시술 후 감염을 예방하기 위해서 6주정도 부부관계, 수영, 통 목욕은 금해야 합니다.
시술 후 다음날부터는 샤워와 정상활동은 가능합니다.

산부인과 외래 02-3010-3611

산부인과 / 임신중절술

◈ 비고

◈ 퇴원후 건강관리 안내

식 사	□ 일반식	□ 저염식	□ 고단백	□ 저지방식	□ 당뇨식	□ 기타
활 동	□ 일상생활	□ 안정	□ 재활치료	□ 관절운동	□ 정기적운동	□ 체위변경
목 욕	□ 제한	□ 통목욕	□ 샤워	□ 침상목욕	□ 세발	□ 좌욕
특이사항	□ Dressing	□ Stitch Out	□ Tube Change	□ 혈압관리	□ 당뇨기타	□ 발간호
	□ 감염예방	□ 구강간호	□ 체중관리	□ 기타		

◈ 기타 안내

퇴원방법	□ 눕는차	□ 앉는차	□ 도보	□ 응급차	□ 보호자에게 안겨서
자퇴서약서	□ 없음	□ 있음			

간호사 서명 : ____________________

◈ 퇴원 후 주의사항

• 수술 후 하복부 통증이 있을 것이며, 가벼운 질 출혈은 며칠동안 있을 수 있습니다.

• 수술 후 다음날 부터는 정상활동이 가능하며, 수술 후 1주일 정도 처방한 약을 복용해야 합니다.

• 수술 후 감염을 예방하기 위하여 4주간은 성생활, 수영, 통목욕은 금합니다(단, 샤워는 가능).

• 열이 38도 이상 나거나 심한 출혈이 계속될 때는 반드시 응급실로 방문하시기 바랍니다.

산부인과 외래 02-3010-3611

구강외과 수술

◈ 비고

◈ 퇴원후 건강관리 안내

식 사	☐ 일반식	☐ 저염식	☐ 고단백	☐ 저지방식	☐ 당뇨식	☐ 기타
활 동	☐ 일상생활	☐ 안정	☐ 재활치료	☐ 관절운동	☐ 정기적운동	☐ 체위변경
목 욕	☐ 제한	☐ 통목욕	☐ 샤워	☐ 침상목욕	☐ 세발	☐ 좌욕
특이사항	☐ Dressing	☐ Stitch Out	☐ Tube Change	☐ 혈압관리	☐ 당뇨기타	☐ 발간호
	☐ 감염예방	☐ 구강간호	☐ 체중관리	☐ 기타		

◈ 기타 안내

퇴원방법	☐ 눕는차	☐ 앉는차	☐ 도보	☐ 응급차	☐ 보호자에게 안겨서
자퇴서약서	☐ 없음	☐ 있음			

간호사 서명 : ____________________

◈ 퇴원 후 주의사항

- 거즈를 물고 계신 경우에는 1-2시간 정도 물고 계신 후 뱉으세요.
- 식사는 하루정도 유동식을 섭취하시고 뜨거운 음식은 좋지 않습니다. 또한, 빨대로 먹는 음식은 되도록 삼가 주십시오.
- 수술 후 뜨거운 목욕은 삼가시고, 얼음찜질을 수술부위에 20분 정도 간격을 두시고 시행해 주십시오.
- 입안에 피는 약간 스며 나오는 것이 좋습니다. 뱉지 마시고 삼키십시오.
- 담배와 술은 약 1~2주 정도 피하십시오.
- 실은 일주 후에 발사하고 그 기간 내에 소독을 위해 1-2회 정도 더 내원하실 수도 있습니다.
- 칫솔질은 수술부위는 가글을 사용하여 헹궈내신 후 부드럽게 닦아주시고, 그 외 부위는 정상적으로 칫솔질을 하십시오.

구강외과 외래 02-3010-3825
당일수술센터 02-3010-8420

비뇨기과 / 음낭수종

◈ 비고

◈ 퇴원후 건강관리 안내

식 사	☐ 일반식	☐ 저염식	☐ 고단백	☐ 저지방식	☐ 당뇨식	☐ 기타
활 동	☐ 일상생활	☐ 안정	☐ 재활치료	☐ 관절운동	☐ 정기적운동	☐ 체위변경
목 욕	☐ 제한	☐ 통목욕	☐ 샤워	☐ 침상목욕	☐ 세발	☐ 좌욕
특이사항	☐ Dressing	☐ Stitch Out	☐ Tube Change	☐ 혈압관리	☐ 당뇨기타	☐ 발간호
	☐ 감염예방	☐ 구강간호	☐ 체중관리	☐ 기타		

◈ 기타 안내

퇴원방법	☐ 눕는차	☐ 앉는차	☐ 도보	☐ 응급차	☐ 보호자에게 안겨서
자퇴서약서	☐ 없음	☐ 있음			

간호사 서명 : ____________

◈ 퇴원 후 주의사항

- 귀가 후 안정을 하도록 하시고 1주일 동안 무리한 활동은 피하십시오.
  예) 달리기, 씨름, 자전거 타기 등.
- 소독은 수술 이틀 후부터 베타딘 용액(또는 베타딘 스왑)을 이용하여 매일 소독하시면 됩니다.
  단, 더마 본드로 드레싱을 한 경우에는 소독하실 필요가 없으며 샤워 가능하나 문지르거나 비누 사용은 피하십시오.
- 수술에 사용한 실은 녹는 실을 사용하였으므로 따로 빼지 않습니다.
- 일주일 정도 목욕시에 상처에 물이 닿지 않도록 조심하십시요(상처감염 예방).
- 미열은 나타날 수가 있습니다. 처방된 약을 잘 복용하시면 됩니다.

비뇨기과 외래 02-3010-3721

비뇨기과 / 요실금

◈ 비고

◈ 퇴원후 건강관리 안내

식 사	☐ 일반식	☐ 저염식	☐ 고단백	☐ 저지방식	☐ 당뇨식	☐ 기타
활 동	☐ 일상생활	☐ 안정	☐ 재활치료	☐ 관절운동	☐ 정기적운동	☐ 체위변경
목 욕	☐ 제한	☐ 통목욕	☐ 샤워	☐ 침상목욕	☐ 세발	☐ 좌욕
특이사항	☐ Dressing	☐ Stitch Out	☐ Tube Change	☐ 혈압관리	☐ 당뇨기타	☐ 발간호
	☐ 감염예방	☐ 구강간호	☐ 체중관리	☐ 기타		

◈ 기타 안내

퇴원방법	☐ 눕는차	☐ 앉는차	☐ 도보	☐ 응급차	☐ 보호자에게 안겨서
자퇴서약서	☐ 없음	☐ 있음			

간호사 서명 : ____________________

◈ 퇴원 후 주의사항

- 수술 후 1주일에서 10일 후에 외래를 방문하시게 됩니다.
- 오실 때까지 상처에는 물을 대지 마시고 심한 운동이나 무거운 것을 드는 등의 힘든일은 삼가하시길 바랍니다. 하지만 운전하거나 설거지를 하거나 걷는 등의 일상생활은 가능합니다.
- 드리는 약과 질정은 외래 오실 때까지 질에 삽입하거나 복용하십시오.
  : 오베스틴 질좌약은 주무시기 직전에 삽입, 지노베타딘 질좌약은 기상시 삽입후 20~30분간 누워서 안정을 취하세요(갈색 액체가 흐를 수 있습니다).
- 배뇨시에 약간의 통증을 느낄 수 있으며 피가 묻어 나올 수 있습니다.
- 또한 경우에 따라 배뇨가 약간 힘들거나 요의를 급하게 느낄 수 있으나 대개의 경우 시간이 지나면서 차츰 호전됩니다.
- 다음 외래 내원 시에는 진료 예약 시간 20~30분 전에 동관 4층 비뇨기검사실부터 가셔서 요속검사를 먼저 받으십시오.
  내원 3-4시간 전부터 소변을 참고 오셔서 요 속 검사를 하셔야 수술후 상태를 정확히 판단하는데 도움이 됩니다.
- 검사 결과를 가지고 진료를 받으시면 됩니다.

비뇨기과 외래 연결은 1688-7575로 문의하십시오.

찾아보기

【ㄱ】

【ㄴ】

【ㄷ】

【 ㅇ 】

【 ㅌ 】

【 ㅍ 】

【 ㅎ 】

【A】

【B】

【C】

【D】

【E】

【F】

【G】

【H】

【 I 】

【 K 】

【 L 】

【 M 】

【 N 】

【 O 】

【 P 】

【 R 】

【 S 】

【T】

【U】

【V】

【X】